U0281847

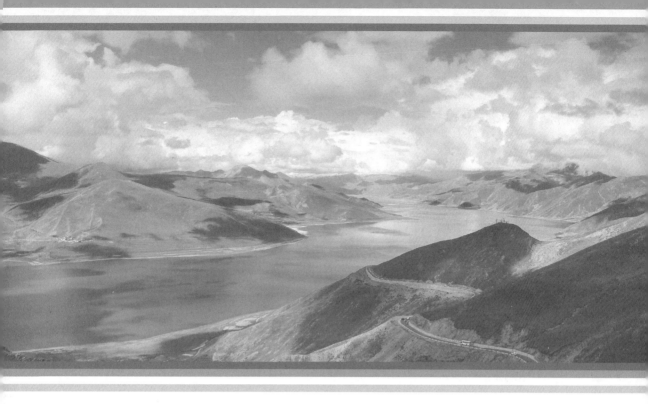

高原地区
常见疾病护理常规

GAOYUAN DIQU CHANGJIAN JIBING HULI CHANGGUI

丁　福　唐　萍　斯朗央措 / 主编

重庆大学出版社

图书在版编目（CIP）数据

高原地区常见疾病护理常规/丁福，唐萍，斯朗央
措主编.--重庆：重庆大学出版社，2024.6
ISBN 978-7-5689-4508-0

Ⅰ.①高…　Ⅱ.①丁…②唐…③斯…　Ⅲ.①高原医
学—常见病—护理　Ⅳ.①R473.5

中国国家版本馆CIP数据核字（2024）第110149号

高原地区常见疾病护理常规

GAOYUAN DIQU CHANGJIAN JIBING HULI CHANGGUI

丁　福　唐　萍　斯朗央措　主编

策划编辑：张羽欣

责任编辑：胡　斌　版式设计：胡　斌
责任校对：刘志刚　责任印制：张　策

*

重庆大学出版社出版发行
出版人：陈晓阳
社址：重庆市沙坪坝区大学城西路21号
邮编：401331
电话：（023）88617190　88617185（中小学）
传真：（023）88617186　88617166
网址：http：//www.cqup.com.cn
邮箱：fxk@cqup.com.cn（营销中心）
全国新华书店经销
重庆长虹印务有限公司印刷

*

开本：787mm×1092mm　1/16　印张：27.75　字数：511千
2024年6月第1版　2024年6月第1次印刷
ISBN 978-7-5689-4508-0　定价：168.00元

本书如有印刷、装订等质量问题，本社负责调换

版权所有，请勿擅自翻印和用本书
制作各类出版物及配套用书，违者必究

编委会名单

（以姓氏笔画为序）

主　编：丁　福（重庆医科大学附属第一医院）

　　　　唐　萍（重庆医科大学附属第一医院）

　　　　斯朗央措（西藏昌都市人民医院）

副主编：刘　月（重庆医科大学附属第一医院）

　　　　余中琴（重庆医科大学附属第一医院）

　　　　何华云（重庆医科大学附属儿童医院）

　　　　卓玛拉措（西藏昌都市藏医院）

　　　　唐文凤（重庆医科大学附属第一医院）

　　　　德　吉（西藏日喀则市人民医院）

编　者：丁　敏（重庆医科大学附属第一医院）

　　　　马　丽（西藏昌都市人民医院）

　　　　王龙琼（重庆医科大学附属第一医院）

　　　　扎西拥宗（西藏昌都市人民医院）

　　　　尹晓凤（重庆医科大学附属第一医院）

邓　琼（重庆医科大学附属第一医院）

冯家瑶（重庆医科大学护理学院）

加　安（西藏昌都市人民医院）

西热拉措（西藏昌都市人民医院）

吕凤洁（重庆医科大学护理学院）

任洪艳（重庆医科大学附属第一医院）

向　波（重庆医科大学附属第一医院）

刘丽萍（重庆医科大学附属第一医院）

刘海廷（西藏昌都市人民医院）

孙艳玲（西藏昌都市人民医院）

杜　芳（重庆医科大学附属第一医院）

李　卉（重庆医科大学附属第一医院）

李　慧（西藏昌都市人民医院）

李自琼（重庆医科大学附属第一医院）

杨　杰（重庆医科大学附属第一医院）

杨　琴（重庆医科大学附属儿童医院）

杨静裟（西藏昌都市人民医院）

何　娇（重庆医科大学附属第一医院）

汪映秀（西藏昌都市人民医院）

张　华（重庆医科大学附属第一医院）

张　沁（西藏昌都市人民医院）

张　艳（西藏昌都市人民医院）

陈　洁（重庆医科大学附属第一医院）

陈昆霞（重庆医科大学附属第一医院）

范　娟（重庆医科大学附属儿童医院）

卓玛拥宗（西藏昌都市人民医院）

罗　凤（重庆医科大学附属第一医院）

罗月英（重庆医科大学附属第一医院）

赵冬琴（重庆医科大学附属第一医院）

赵晓琴（西藏昌都市人民医院）

胡　静（重庆医科大学附属第一医院）

胡丽娟（重庆医科大学附属第一医院）

胡鸾娇（重庆医科大学附属第一医院）

姜再英（重庆医科大学附属第一医院）

洛松卓嘎（西藏昌都市人民医院）

秦红梅（西藏昌都市人民医院）

贾雯碧（重庆医科大学附属第一医院）

郭林秋（西藏昌都市人民医院）

益西措姆（西藏昌都市人民医院）

黄　艳（重庆医科大学附属第一医院）

梅　畅（重庆医科大学附属第一医院）

彭静静（重庆医科大学附属第一医院）

普春云（重庆医科大学附属第一医院）

谭中华（西藏昌都市人民医院）

薛娇妍（重庆医科大学附属第一医院）

前　言

国家卫生健康委《全国护理事业发展规划（2021—2025年）》指出，各级医疗机构应"强化临床导向，引导护士立足护理岗位，深耕临床护理实践，努力提高业务水平"。疾病护理常规是指导护理人员为患者提供高质量临床护理服务的重要规范和标准。受高原地区低氧环境的影响，高原疾病有其独特的临床特点，更需要有疾病护理常规来指导广大医护人员的临床实践，促进他们业务水平的提高。然而目前国内尚缺乏针对高原疾病的护理常规，这在一定程度上制约了高原地区临床护理质量的进一步提升。在"组团式"医疗援藏工作30周年到来之际，重庆、西藏自治区两地的护理专家，同心协力编撰了《高原地区常见疾病护理常规》一书，旨在填补国内空白，促进高原地区临床护理的高质量发展。

本书采用了篇—章—节的编排方式，并具备以下两个显著特点。第一，立足临床，实用性强。《高原地区常见疾病护理常规》摒弃了传统的介绍疾病发生发展、临床表现和治疗方式的编写模式，重点围绕疾病的概述、护理评估、护理措施和健康教育这四个核心方面进行阐述，形式组织符合临床工作流程，内容简明且富有针对性。"概述"部分简要介绍了疾病的定义、病因、病理生理过程以及临床表现等，使读者能够迅速了解疾病的全貌。"护理评估"环节，针对疾病特点着重阐述对患者生理、心理、营养等方面的评估，为后续护理措施提供科学依据。"护理措施"部分，则根据高原疾病的特征，提出针对性的护理措施，包括基础护理、专科护理、心理支持等。最后，在"健康教育"部分，注重知识普及和预防理念的传播，阐述了高原疾病的预防措施、生活方式调整、心理调适等，期望能够帮助患者提高健康意识和自我保健能力。第二，内容丰富全面，体现研究前沿。本书涵盖内科系统、外科系统、妇产科系统和儿科系统的 140 余种高原常见疾病，在编写过程中，团队在全面查新的基础上结合高原地区的临床护理实践经验，本着信息前沿化、理念现代化、内容实用化的原则，补充了常见疾病的治疗新方法、护理新标准，以确保内容的科学性和前沿性。

　　本书的编写出版，是渝藏两地护理专家对高原地区常见疾病护理经验的系统整理和推广。通过本书，护理专业人员可以深入理解高原地区常见疾病的护理重点，掌握科学的护理方法，并为患者提供高质量护理。这本书不仅适合高原地区的各级护理人员和护理专业学生，同时也适用于高原地区的临床管理人员和社区保健人员。我们衷心希望读者在阅读或临床实践过程中能提出宝贵的意见和建议，帮助我们不断完善和优化本书内容，以满足高原地区人民群众日益增长的健康需求。

丁　福　唐　萍　斯朗央措

2024 年 5 月

目　录

第二篇　外科系统

第三篇　妇产科系统

第四篇 儿科系统

第一篇　内科系统

编者名单：（以姓氏笔画为序）

丁　敏　　丁　福　马　丽　扎西拥宗　尹晓凤　邓　琼

西热拉措　吕凤洁　刘　月　刘海廷　　李　卉　李自琼

何　娇　　余中琴　张　艳　赵晓琴　　胡丽娟　胡鸾娇

胡　静　　姜再英　唐　萍　黄　艳　　梅　畅　普春云

谭中华　　德　吉

第一章　内科常见症状护理常规

第一节　发热护理常规

一、概述

发热（fever）是指机体在致热原的作用下，或各种原因所致的体温调节中枢功能紊乱，使产热增多，散热减少，体温升高超出正常范围。

二、护理评估

1.评估患者发热的特点：起病缓急、发热的时间、发热的原因及诱因（有无突然从平原快速进入海拔 3 千米以上的高原引起的高原反应）、发热程度以及伴随症状。

2.评估发热对患者的影响：关注生命体征的变化，同时关注患者有无谵语或幻觉等意识障碍，小儿有无惊厥；急性发热者有无食欲减退、恶心、呕吐等消化道症状；大量出汗者有无脱水；长期发热者有无体重减轻等营养失调的表现。

3.评估患者心理状态及社会家庭支持系统情况。

4.了解患者诊疗与护理过程：包括已经接受过的诊断检查项目及结果，已采取的治疗或者护理措施等，关注有无疗效。

三、护理措施

1.密切观察病情：高热患者（体温超过 38.5 ℃）应每 4 小时测量 1 次体温，监测体温变化，观察热型；伴大量出汗者应记录 24 小时出入量；在测量体温的同时观察患者的面色、脉搏、呼吸及出汗等特征。

2.促进散热，降低体温：高热患者给予物理降温或遵医嘱药物降温，物理降温时注意避免受凉、冻伤；使用药物降温时注意药物的剂量，尤其对年老体弱及心血管疾病患者应防止退热时大量出汗出现虚脱或休克现象。采用降温措施 30 分钟后应复测体温，并做好记录。

3. 增进舒适，预防并发症：高热时应卧床休息，减少机体消耗；降温出汗过程中，保持皮肤、衣物和床单位清洁、干燥，注意降温后的反应，避免虚脱。由于高热患者唾液分泌减少，口腔黏膜干燥，加之抵抗力下降，易引起口腔炎和黏膜溃疡，应指导或协助患者做好口腔护理。

4. 补充营养，维持水电解质平衡：鼓励患者进食高热量、高维生素、营养丰富的半流质或软质饮食。若无严重心衰等需要限制水分的基础疾病，应同时鼓励患者多饮水，以促进代谢产物的排出，帮助散热。尤其是药物降温后会导致大量出汗，更应及时补充水分及电解质。

5. 加强心理护理：及时询问患者，了解患者的感受，耐心解释体温的变化，给予心理上的安慰和支持，缓解其焦虑、紧张的情绪。

6. 高原反应引起机体发热的处理：患者若出现高原反应，会出现缺氧的情况，引起体温调节紊乱，从而出现发热的情况，可吸氧改善症状，多休息、多喝温开水能够加快机体新陈代谢的速度，带走体内多余的热量，一般无须特殊治疗。

四、健康教育

1. 指导患者保持室内空气流通，开窗通风，保持室内湿度适宜。在高原地区，应注意气温气候变化。

2. 鼓励患者多饮水，每日应摄入 2500~3000 mL 的水；同时注重饮食调理，在饮食上要注意清淡易消化，多吃新鲜蔬菜和水果，增加维生素摄入，有助于提高免疫力。同时，要避免食用辛辣刺激性食物和油腻食物，以免加重胃肠负担。

3. 指导患者加强个人卫生，勤洗手，避免接触口鼻眼等黏膜部位，以减少病原微生物的传播。同时，要保持床铺和衣物的清洁，定期更换床单和衣物，告知患者穿透气、棉质衣服，寒战时给予保暖。

4. 告知患者适当休息，保证充足的睡眠时间，向患者家属强调限制探视的重要性，避免过多的探视影响患者休息。

第二节　贫血护理常规

一、概述

贫血（anemia）是单位容积外周血液中血红蛋白（Hb）、红细胞计数（RBC）和血细胞比容（HCT）低于相同年龄、性别和地区正常值低限的一种常见的临床症状。血红蛋白浓度与海拔高度密切相关，高原低氧环境使世居和移居高原地区人群的血红蛋白、血细胞比容随海拔高度的递增而增加，故国内现行的成人贫血诊断标准不适合高原地区。目前对高原地区的贫血标准主要参照 CDC 法进行校正：$\Delta Hb（g/dL）=-0.032 \times（Alt \times 0.0033）+0.022 \times（Alt \times 0.0033）^2$，其中 ΔHb 是 Hb 因海拔升高而增加的差值，Alt 是海拔高度（m）。

二、护理评估

1. 评估患者的患病及治疗经过；询问与本病相关的病因、诱因或促成因素；询问主要症状及体征，相关检查结果；评估患者贫血程度和发生发展的速度，对患者生活自理能力的影响。

2. 评估患者既往史、家族史和个人史，评估是否处于特殊生理时期（如孕期、月经期、生长发育期等）。

3. 评估患者的饮食和烹饪习惯、居住和工作环境，了解患者是否属于高原世居人群或移居人群，在高原地区居住时间等情况。

4. 评估患者的家庭经济状况、社会支持系统。

5. 评估患者及家属的心理反应。

6. 评估患者血常规、血液生化、骨髓细胞学等检查结果。

三、护理措施

1. 合理休息与活动：指导患者合理休息及活动，减少机体的耗氧量，根据贫血的程度、发生速度及有无原发疾病等情况，制订休息及活动计划，逐渐提高患者的活动耐力水平。轻度贫血者无须过度限制，可适当休息；中度贫血者应增加卧床时间，鼓励患者生活自理，活动量以不加重症状为度；重度贫血患者缺氧症状明显，应以舒适卧位休息为主。

2.改变不良饮食及烹饪习惯：指导患者进食高蛋白、高维生素、易消化食物，多食富含所缺营养素的食品，如缺铁性贫血补充含铁丰富食物，如属于特定营养物质缺乏引起的贫血，需遵医嘱服用特定营养物质。

3.吸氧治疗：严重贫血患者应常规进行氧气吸入，以改善组织缺氧。

4.用药护理：遵医嘱指导患者服药，注意观察疗效及副作用，及时反馈及处理药物副反应。

5.预防感染：严格做好各种清洁及消毒工作，尤其是重症贫血患者，需保持环境的无菌状态以预防呼吸道感染；加强口腔护理预防口腔感染；保持皮肤清洁干燥预防皮肤感染；保持大便通畅，维持肛周清洁，预防肛周感染等。

6.输血护理：严重贫血者，根据病情必要时遵医嘱进行红细胞成分输血，及时观察患者的意识及生命体征变化。

7.心理护理：病情需要时，应有专人陪伴患者，防止受伤（如眩晕、跌倒等），及时给予心理支持，减轻心理恐惧。

四、健康教育

1.疾病预防指导：告知患者不同类型的贫血相关病因的预防和治疗，例如慢性胃炎、消化性溃疡、月经过多、痔疮出血等疾病易引起缺铁性贫血，经常不合理接触氯霉素等药物及化学物质易引起再生障碍性贫血等。指导患者均衡饮食，改善不良饮食习惯及烹调方法。

2.疾病知识指导：根据患者的贫血类型，向患者讲解贫血的病因、临床表现、治疗方法及护理方面的知识，提高患者及家属对疾病的认识，让患者及家属能主动参与疾病的治疗及康复。

3.合理安排活动与休息：患者外出活动时最好有人陪同。

4.用药治疗的指导：包括剂量、用法、副作用、用药后监测药物疗效等。

第三节　胸腔积液护理常规

一、概述

胸腔积液（pleural effusion）俗称胸水，是指各种原因使得胸膜腔（脏层与壁层胸膜间的潜在腔隙）内液体形成过多或吸收过少，导致胸液异常积聚而出现的一种常见临床症候群。

二、护理评估

1. 原发疾病的评估：由于许多肺、胸膜和肺外疾病均可引起胸腔积液，且发病机制有所差异，需要根据其发病原因区分胸腔积液类型。

2. 临床症状的评估：症状的轻重取决于积液量和原发疾病，评估呼吸困难、咳嗽、咳痰的程度和性质；评估有无胸痛，胸痛的部位和性质；注意评估有无原发疾病的伴随症状，例如心衰所致的胸腔积液多伴有心功能不全的表现；肝脓肿所致的右侧胸腔积液可为反应性胸膜炎，也可为脓胸，可伴有发热和肝区疼痛。

3. 评估胸部体征情况，如叩诊是否呈浊音，呼吸音是否清晰，有无语颤减弱或消失等改变。

4. 注意评估患者的生命体征、血氧饱和度和动脉血气等临床指标。

5. 评估恶性胸腔积液患者是否伴有消瘦、贫血、恶病质、锁骨上淋巴结肿大等表现。

6. 评估患者的心理状态、家庭及社会支持系统。

三、护理措施

1. 密切观察生命体征的变化，尤其注意监测体温的变化，监测血氧饱和度、血气分析结果。

2. 密切观察胸痛的程度及性质，注意关注胸痛有无变化，若加重，须及时告知医生并遵医嘱给予止痛剂及其他治疗措施。

3. 鼓励患者卧床休息，给予半卧位或患侧卧位，减少氧耗，改善症状。

4. 给予高蛋白、高热量、富含维生素的粗纤维饮食，提高机体抵抗力。

5. 大量胸水影响呼吸时应按患者的缺氧情况给予低、中流量的持续吸氧，改善患者的缺氧状态。

6. 协助医生抽胸腔积液，观察胸腔积液的颜色、性状及量并做好准确记录，必要时及时送检，做好胸腔穿刺术前、术后的护理。

7. 如有胸腔闭式引流者，应严密观察引流是否通畅，记录引流液的颜色、性状及量，做好胸腔闭式引流的护理。

8. 指导患者有效咳嗽，鼓励其积极排痰，保持呼吸道通畅。

9. 做好心理护理，消除紧张或焦虑情绪。

四、健康教育

1. 指导患者合理调配饮食，进食高能量、高蛋白、富含维生素的食物，增强机体抵抗力。

2. 合理安排休息与活动，逐渐增加活动量，避免过度劳累。

3. 向患者及家属解释本病的特点及目前的治疗方法、药物剂量、用法及不良反应，指导患者遵医嘱按时服药，定期到门诊复查。

4. 指导患者戒烟，注意预防呼吸道疾病。

5. 告知患者一旦出现胸痛、呼吸困难等情况，应立即到医院救治。

第二章　呼吸系统常见疾病护理常规

第一节　肺炎护理常规

一、概述

肺炎(pneumonia)指终末气道、肺泡和肺间质的炎症,可由多种病因引起,如感染、理化因素、免疫损伤等,是呼吸系统的常见病。在高原地区,肺炎很容易发生,也更容易导致严重缺氧,进展为重症肺炎,诱发高原肺水肿,因此在高原地区及时诊断、积极治疗肺炎尤为重要。肺炎可发生于初入高原者,或长期居住在高原的人群,一般起病急剧,典型表现为突然畏寒、发热,或先有短暂"上呼吸道感染"史,随后咳嗽、咳痰或原有呼吸道症状加重,并出现脓性痰或血痰,伴或不伴胸痛。病变范围大者可有呼吸困难、发绀。早期肺部体征不明显,典型体征为肺实变体征、湿啰音。

二、护理评估

1.健康史:

(1)评估病因及诱因:有无受凉、淋雨或过度疲劳;有无上呼吸道感染史、有无慢性阻塞性肺疾病和糖尿病等慢性基础疾病;是否抽烟;是否长期使用激素或免疫抑制剂。

(2)评估目前病情与一般状况:主要症状、发热程度、治疗经过、咳嗽、咳痰情况、日常活动能力等。

2.症状与体征:

(1)体征评估:评估生命体征、意识、皮肤等情况(如面色、口唇发绀、皮肤黏膜出血等),并观察呼吸频率、节律,有无"三凹征"。

(2)观察有无休克早期症状,如烦躁不安、反应迟钝、尿量减少等。

(3)观察痰液的色、质、量的变化。

（4）评估胸痛的性质及程度。

（5）评估血常规、胸片、痰培养、血气分析等实验室检查结果。

3.心理和社会支持系统：评估患者是否有紧张、焦虑等情绪，以及这些情绪对病情的影响。评估患者生活环境、经济基础、受教育程度，患者和家属对疾病的认识程度及态度。

三、护理措施

1.环境：保持室内温度 18~20℃，湿度 55%~60%，定时开窗通风。

2.休息与体位：协助患者取舒适体位，胸痛剧烈者取患侧卧位，发热时应卧床休息，以减少耗氧量，缓解头痛等症状。

3.饮食护理：指导患者进食高维生素、高热量、营养丰富、易消化的饮食。高热时给予清淡半流质饮食，鼓励患者多饮水，每天饮水 1000~2000 mL，以利于稀释痰液。

4.保持呼吸道通畅：指导患者进行有效咳嗽。痰液黏稠、年老体弱者，可给予翻身拍背、雾化吸入及体位引流等辅助排痰。

5.口腔护理：做好口腔护理，鼓励患者经常漱口，保持患者口腔清洁。

6.根据病情，合理进行吸氧治疗。

7.发热护理：根据患者发热情况，做好正确的降温护理，以逐渐降温为宜，防止虚脱。

8.遵医嘱给予抗生素，并观察疗效及有无不良反应。使用抗生素前应遵医嘱留取痰标本及血标本做培养，并及时送检。

9.潜在并发症感染性休克的护理：

（1）病情监测：监测生命体征、精神和意识状态、皮肤黏膜有无发绀、出入量情况、动脉血气分析结果，及时发现病情变化。

（2）感染性休克抢救配合：观察有无感染性休克的发生，并配合救治。救治方法：仰卧中凹位、中高流量氧气吸入、建立多条静脉通道补充血容量（必要时建立深静脉通路，同时监测中心静脉压变化了解血容量）、遵医嘱使用升压纠酸广谱抗菌药物。

10.心理护理：做好心理护理，消除患者烦躁、焦虑、恐惧的情绪。

四、健康教育

1.肺炎发作期：指导患者合理休息、饮食，遵医嘱服药，了解用药常识和不良反应。

2.肺炎好转期：指导患者进行适当的活动锻炼，做好出院准备。

3.做好出院指导，讲解预防肺炎的知识，如防止过度劳累、防寒，皮肤感染性病变应及时治疗，戒烟限酒，慢病长期卧床者，应定期更换体位、拍背等。

4.对有慢性疾病患者予以营养支持，增强免疫力。每年接种流感疫苗或肺炎疫苗。在流感流行季，外出佩戴口罩，尽量限制暴露于人群中。

5.出现发热、咳嗽、咳痰、心率增快、胸痛等不适及时就诊。

6.出院后继续用药者应做好用药指导，出院后定期随访。

第二节　急性气管支气管炎护理常规

一、概述

急性气管支气管炎（acute tracheobronchitis）是由感染、物理、化学刺激或过敏等因素引起的支气管树黏膜急性炎症。既往对高原地区慢性支气管炎的流行病学调查显示，高原地区的发病率为11.5%，远高于平原地区。本病好发于寒冷季节或气候突变时，在高原地区由于低氧、低温、日温差大、寒冷季节时间长，本病一年四季均可发病。感染是其最主要病因，过度劳累和受凉是常见诱因。

急性气管支气管炎主要临床表现为咳嗽和咳痰，起病较急，常先有上呼吸道感染症状，如鼻塞、流涕、咽痛、声音嘶哑等，继之出现干咳或伴少量黏痰，痰量逐渐增多、咳嗽症状加剧，偶可痰中带血。咳嗽和咳痰可延续2~3周才消失。如果伴有支气管痉挛，可出现程度不同的胸闷、气喘。听诊双肺呼吸音多粗糙，伴或不伴干、湿性啰音，啰音部位常不固定，部分患者亦无明显体征。

二、护理评估

1.健康史：评估患者的临床症状，如神志、血压、体温、脉搏和呼吸；评估病因和相关因素，如有无过度劳累、受凉，是否接触过冷空气、粉尘、刺激性气体或烟雾，是否吸入花粉等。

2.症状与体征：评估患者咳嗽、咳痰情况，痰液的颜色、性状、量的变化；评估听诊是否双肺呼吸音粗，闻及散在干、湿啰音。

3. 心理和社会支持系统：评估患者心理及社会支持系统，是否有焦虑、恐惧等情绪；评估患者及家属对疾病知识的了解与掌握程度；亲属对患者的关心程度、支持力度，家庭对患者治疗的经济承受能力。

三、护理措施

1. 环境：保持病室环境清洁、安静，保持适宜温度（18~20 ℃）和湿度（50%~60%）。

2. 休息：以全身不适及发热为主要症状者，应卧床休息。

3. 饮食指导：指导患者进食清淡、高热量、含丰富维生素、易消化的食物，避免刺激性食物。鼓励患者多饮水，戒烟酒。

4. 保持呼吸道通畅，指导患者进行有效咳嗽。痰液黏稠、年老体弱者，可给予翻身拍背、吸入疗法及体位引流等辅助排痰。

5. 保持口腔清洁，进食后漱口或给予口腔护理，防止口腔感染。

6. 使用抗生素前应遵医嘱留取痰标本做培养，并及时送检。

7. 遵医嘱给予药物，观察疗效及有无不良反应。

8. 密切观察患者咳嗽、咳痰情况，记录痰液的颜色、量和性状。

四、健康教育

1. 高原地区注意防寒保暖，避免急性上呼吸道感染等诱发因素。

2. 告知患者减少探视的重要性，嘱患者咳嗽时避免正面他人。

3. 鼓励患者选择合适的体育锻炼方式，保持生活规律，可进行耐寒训练。

4. 均衡营养以增加机体的抵抗力。

5. 戒烟，嘱患者避免烟雾、化学物质等有害理化因素的刺激，避免吸入环境中的变应原。

6. 如出现咽痛、咳嗽、流涕等上呼吸道感染症状时，应及时就诊。

第三节 慢性阻塞性肺疾病护理常规

一、概述

慢性阻塞性肺疾病（chronic obstructive pulmonary disease，COPD）简称慢阻肺，

是一种常见的可以预防和治疗的疾病，其主要特征是持续存在的呼吸系统症状和气流受限，通常与显著暴露于有害颗粒或气体引起的气道和／或肺泡异常有关。肺功能检查对确定气流受限有重要意义，在吸入支气管舒张药后 $FEV_1/FVC < 70\%$ 表明存在持续气流受限。慢阻肺与慢性支气管炎及肺气肿密切相关，当慢性支气管炎和肺气肿患者肺功能检查出现气流受限并且不能完全可逆时，则可诊断为慢阻肺。

慢阻肺是呼吸系统疾病中的常见病和多发病，患病率高，病死率高，社会经济负担重。慢阻肺目前居全球死亡原因的第 4 位。2018 年王辰院士牵头的"中国肺部健康研究"在 *Lancet* 发布的我国慢阻肺流行病学调查结果显示，我国 20 岁及以上人群中慢阻肺的患病率为 8.6%，40 岁以上人群患病率高达 13.7%，依此估算，我国有近 1 亿名慢阻肺患者。有研究显示高原地区由于低氧、寒冷、干燥、冬季长等特点，高原居民慢阻肺发病率高于平原。但由于高原慢阻肺研究较少，流行病学情况有待于进一步研究。

慢阻肺起病缓慢，病程长，早期可没有自觉症状。慢阻肺主要症状包括慢性咳嗽、咳痰、气短或呼吸困难、喘息或胸闷，症状较重的患者可能会发生全身性症状如体重下降、食欲减退等，其中气短或呼吸困难是慢阻肺的标志性症状，早期仅在劳累时出现，后逐渐加重，甚至在日常活动甚至休息时也感到气短。慢阻肺的早期体征可不明显，随疾病进展，体格检查时可见视诊有桶状胸，部分患者呼吸变浅、频率增快等；触诊双侧语颤减弱；叩诊由于肺过度充气使心浊音界缩小，肺、肝界降低，肺叩诊可呈过清音；听诊双肺呼吸音减弱、呼气相延长，部分患者可闻及湿啰音和／或干啰音。

二、护理评估

1. 健康史：

（1）评估患者起病时间、主要症状及其特点，有无明显诱因及其他伴随症状。

（2）病因和相关因素：有无吸烟史、是否长期接触职业粉尘和化学物质、有无感染等因素。

（3）既往史：有无慢性呼吸道疾病（如哮喘、支气管扩张），有无过敏史、家族遗传史等。

2. 症状与体征：

（1）评估患者生命体征，尤其是呼吸频率、节律、深度等。

（2）评估患者精神状态，有无嗜睡、意识模糊等意识状态的改变。

（3）观察患者咳嗽、咳痰情况，评估痰液的颜色、量及性状。

（4）评估患者口唇、甲床、耳郭等有无发绀，皮肤有无多汗、弹性降低等。

（5）观察患者胸部情况，如是否有桶状胸、呼吸运动是否减弱、呼气相是否延长等。

（6）评估患者营养状态及全身情况。

（7）密切观察病情，注意有无慢性呼吸衰竭、自发性气胸、慢性肺源性心脏病等并发症的发生。

3. 心理和社会支持系统：评估患者是否有焦虑、恐惧、悲观、抑郁等情绪。评估患者及家属对疾病知识的了解与掌握程度。评估亲属对患者的关心程度、支持力度，家庭对患者治疗的经济承受能力。

三、护理措施

1. 休息与活动：中度及以上慢阻肺急性加重期患者应卧床休息，协助患者采取舒适体位，呼吸困难明显者采取身体前倾位，使辅助呼吸肌参与呼吸。安排适当的活动，以不加重症状、不感到疲劳为宜。室内保持合适的温湿度，高原地区全年平均气温低于平原地区，患者应注意保暖，外出可通过佩戴口罩避免直接吸入冷空气。

2. 病情观察：观察咳嗽、咳痰的情况及呼吸困难的程度。监测动脉血气分析和水电解质酸碱平衡情况。

3. 氧疗护理：呼吸困难伴低氧血症者，遵医嘱给予氧疗。一般采用鼻导管持续低流量吸氧 1~2 L/min。氧疗有效的指标：患者呼吸困难减轻、呼吸频率减慢、发绀减轻、心率减慢、活动耐力增加。

4. 保持呼吸道通畅：

（1）湿化气道：高原地区气候干燥，患者痰液易黏稠不易咳出，对心、肾功能正常的患者，应鼓励患者适当多饮水，每日饮水量在 1500 mL 以上。可遵医嘱进行雾化吸入，以稀释痰液便于排出。

（2）有效咳嗽：指导患者晨起和就寝前咳嗽排痰。咳嗽时患者取坐位，头略前倾，双肩放松，屈膝，前臂垫枕，如有可能应使双足着地，有利于胸腔的扩展，增加咳痰的有效性。咳痰后恢复坐位，进行放松性深呼吸。

（3）协助排痰：护士或家属给予胸部叩击或体位引流，有利于分泌物的排出，也可遵医嘱进行高频振动排痰治疗。

5. 遵医嘱使用支气管舒张药、祛痰药、抗生素等，观察药物疗效和不良反应。

6. 呼吸功能锻炼：

（1）缩唇呼吸：指导患者闭嘴经鼻吸气，然后通过缩唇（吹口哨样）缓慢呼气，同时收缩腹部，吸气与呼气时间比为 1∶2 或 1∶3，每日 3~4 次，每次 8~10 遍。

（2）膈式或腹式呼吸：患者取立位、平卧位或半卧位，两手分别置于前胸部和上腹部，用鼻缓慢吸气时，膈肌下降、腹肌松弛、腹部凸出、手感腹部向上抬起。呼气时经口呼出，腹肌收缩、膈肌松弛、手感腹部下降。每日 3~4 次，每次 8~10 遍。

7. 饮食护理：在高原地区，人体的基础代谢率比在平原高 17%~35%，有研究显示慢阻肺营养不良患者的肺功能较正常者明显降低，因此应根据患者情况制订足够热量、高蛋白、高维生素、易消化的饮食计划，避免进食产气和易引起便秘的食物。

8. 心理护理：了解患者焦虑的原因，针对原因采取措施。引导患者适应慢性病并以积极的心态对待疾病，告知患者及家属长期治疗的重要性并与他们共同制订和实施有效的康复计划，帮助患者树立信心。指导患者放松技巧，以分散注意力，减轻焦虑情绪。

四、健康教育

1. 疾病预防指导：劝导吸烟患者戒烟；控制职业和环境污染，减少有害气体或粉尘的吸入，改善通风不良的烹饪环境以减少燃料烟雾的吸入；预防呼吸道感染；加强体育锻炼，提高耐寒、耐低氧能力，每年接种流感疫苗；对慢阻肺高危人群定期进行肺功能监测，早发现、早治疗。

2. 帮助患者掌握慢阻肺的基础知识，学会自我控制疾病的要点和方法；指导患者学会自我监测病情变化，知晓何时应该前往医院就诊。

3. 指导康复训练：帮助患者理解康复锻炼的意义，使其发挥主观能动性，由于高原地区高寒低氧，需根据相关肺康复运动指南制订个体化的低强度锻炼计划，如进行腹式呼吸、缩唇呼吸训练等，训练应循序渐进，长期坚持，注意防止呼吸肌疲劳。

4. 饮食指导：根据患者情况制订足够热量、高蛋白、高维生素、易消化的饮食计划，避免进食产气和易引起便秘的食物。

5. 家庭氧疗指导：告知患者及家属家庭氧疗的目的、必要性及用氧注意事项；严重低氧血症患者一般用鼻导管吸氧，氧流量 1~2 L/min，每日吸氧时间不少于 15 小时，高原慢阻肺患者低氧血症要重于平原，更应重视氧疗；家庭氧疗时注意用氧安全；氧疗装置应定期更换、清洁、消毒。

6. 心理指导：协助患者适应慢性病并以积极的心态对待疾病。

7. 定期随访，如有不适，及时就诊。

第四节 慢性肺源性心脏病护理常规

一、概述

肺源性心脏病（cor pulmonale）简称肺心病，是肺组织或肺动脉及其分支的病变，引起肺循环阻力增加，继而发生肺动脉高压，导致右心室增大伴或不伴充血性心力衰竭的一组疾病。根据起病缓急和病程长短，可分为急性肺心病和慢性肺心病两类，是常见的呼吸系统疾病。《中国心血管健康与疾病报告2022》显示，目前我国肺心病患者有500万人。慢性肺心病的患病率存在地区差异，北方地区高于南方地区，农村高于城市，高原地区高于平原地区，患病率随年龄增高而增加，吸烟者比不吸烟者患病率明显增多，冬春季节和气候骤变时，易出现急性发作。高原环境寒冷、缺氧、干燥、冬季长等特点，使高原地区居民罹患慢性肺心病的概率高于平原。

慢性肺心病常见临床表现：在原有支气管、肺和胸廓疾病的各种症状和体征的基础上，逐步出现肺、心功能障碍以及其他脏器功能损害的表现。其中活动后呼吸困难、乏力和劳动耐力下降是最主要的症状，其他症状包括心悸、食欲不振、腹胀、恶心等。除原发肺脏疾病体征，如肺气肿体征，干、湿性啰音等，肺心病可表现为听诊肺动脉瓣第二心音比主动脉瓣第二心音强度强，三尖瓣区可出现收缩期杂音或剑突下心脏搏动增强，颈静脉充盈甚至怒张，肝颈静脉回流征阳性，下肢甚至躯干水肿，严重心力衰竭时出现腹腔积液、胸腔积液。

二、护理评估

1. 健康史：

（1）评估患者起病时间、主要症状及其特点，有无明显诱因及其他伴随症状。

（2）既往史：慢性咳嗽、咳痰、喘息等呼吸系统疾病病史。

2. 症状与体征：

（1）评估患者有无右心衰竭征象：气促、心悸、下肢水肿，病情严重时呼吸困难明显、尿少、全身水肿，有无颈静脉怒张及消化道症状。

（2）评估咳嗽时间，咳痰的量，气味及性状。

（3）观察患者呼吸频率、节律、幅度、有无活动后气促等。

（4）观察口唇、鼻尖、甲床、皮肤有无发绀，患者是否有烦躁、失眠、定向力障碍。

（5）评估生命体征及血气分析结果。

3.心理和社会支持系统：评估患者是否有紧张、焦虑等情绪，以及这些情绪对病情的影响；评估患者生活环境、经济基础、受教育程度，患者和家属对疾病的认识程度及态度。

三、护理措施

1.病情观察：严密观察生命体征及意识状态、发绀、呼吸困难程度，定期监测动脉血气分析，观察有无右心衰竭的表现，记录24小时出入量，发现病情变化时，及时报告医生并协助处理。

2.休息：充分休息有助于心肺功能的恢复。急性加重期绝对卧床休息，协助采取舒适体位，予以半卧位或坐位。缓解期指导患者适当运动，强度以不加重症状为宜，以提高机体免疫能力和心肺贮备能力。

3.氧疗护理：根据缺氧和二氧化碳潴留的情况，遵医嘱用氧。一般予以持续低流量低浓度吸氧，氧流量1~2 L/min，FiO_2 为25%~29%，观察氧疗效果。

4.保持呼吸道通畅：鼓励神志清楚的患者深呼吸和有效咳嗽排痰。体弱、长期卧床患者应定时更换体位、拍背排痰，神志不清无力咳痰者应予以吸痰。

5.体液过多的护理：

（1）饮食护理：予以高热量、高蛋白、高纤维素、易于消化的饮食，避免高糖饮食。明显水肿、腹水、少尿者应限制水钠摄入，钠盐小于2 g/d、饮水小于1500 mL/d、蛋白质1.0~1.5 g/（kg·d）。

（2）用药护理：注意观察药物作用和不良反应，控制输液速度。①镇静药、麻醉药、催眠药：二氧化碳潴留、呼吸道分泌物多的重症患者慎用。②利尿药：尽可能白天给药；使用排钾利尿药时，遵医嘱补钾；过度脱水易引起血液浓缩、痰液黏稠不易排出，应注意观察与预防。③洋地黄类药物：肺心病患者对洋地黄类药物耐受性低，易出现中毒反应，用药前应注意纠正缺氧，防治低钾血症。④血管扩张药：观察患者心率及血压情况。⑤抗生素：注意观察感染控制的效果，有无继发感染。

（3）皮肤护理：观察水肿情况，协助患者定时更换体位或使用气垫床预防压疮。

6.肺性脑病护理：

（1）休息与安全：绝对卧床休息，意识障碍者予以床档保护，必要时专人护理。

（2）氧疗护理：持续低流量、低浓度给氧，防止高浓度吸氧抑制呼吸，加重缺氧和二氧化碳潴留。

（3）用药护理：遵医嘱使用呼吸兴奋药时，应注意保持气道通畅，适当增加吸入氧浓度，出现心悸、呕吐、惊厥、震颤时，立即通知医生。

（4）定期监测动脉血气分析，观察病情变化，出现头痛、烦躁不安、表情淡漠、神志恍惚、精神错乱、嗜睡和昏迷时，及时通知医生并处理。

四、健康教育

1.针对高危人群进行宣传教育，劝导患者戒烟，积极防治慢阻肺等慢性支气管疾病，降低发病率。

2.注意保暖，避免受凉，以防感冒，坚持家庭氧疗。

3.加强营养，给予高蛋白、高维生素膳食，保持口腔卫生。

4.教会患者体位引流、咳嗽、咳痰的方法。

5.教会患者缩唇呼吸和腹式呼吸，改善呼吸功能，提高机体免疫力。

6.指导患者采取正确的姿势，以利于气体交换和节省能量。如站立时，背靠墙，使膈肌和胸廓松弛，全身放松；坐位时凳子高度适宜，两足平放在地，身体稍向前倾，两手放在双腿上或趴在小桌上，桌上放软枕，使胸椎和腰椎尽可能在一条直线上；卧位时抬高床头，稍抬高床尾，使下肢关节轻度屈曲。

7.进行心理辅导，鼓励患者接触社会，减轻压力，缓解焦虑。

8.教会患者及家属识别病情变化的征象，如体温升高、呼吸困难加重、咳嗽剧烈、咳痰不畅、尿量减少、水肿明显或发现患者神志淡漠、嗜睡、躁动、口唇发绀加重等，提示病情变化或加重，需及时就诊。

第五节　支气管哮喘护理常规

一、概述

支气管哮喘（bronchial asthma）简称哮喘，是由多种细胞，包括气道的炎性细胞、结构细胞（如嗜酸粒细胞、肥大细胞、T 淋巴细胞、中性粒细胞、平滑肌细胞、气道上皮细胞等）和细胞组分参与的气道慢性炎症性疾病。这种慢性炎症导致气道高反应性和广泛多变的可逆性气流受限，并引起反复发作性的喘息、气急、胸闷或咳嗽等症状，常在夜间和（或）凌晨发作、加剧，多数患者可自行缓解或经治疗后缓解。

哮喘是世界上最常见的慢性疾病之一，全球约有 3 亿名患者，各国的患病率为 1%~30% 不等，我国患病率为 1%~4%，且呈逐年上升趋势，已成为我国第二大呼吸道疾病。调查显示，青海高原哮喘患病率 0.38%，西藏高原的患病率为 0.11%，高原地区患病率较低，可能与高原地区的低压低氧环境，日照时间长，紫外线强，使很多细菌、病毒等生存、繁殖和传播相对减弱，从而减少哮喘的诱发因素相关。

二、护理评估

1. 健康史：

（1）评估患病及治疗经过，发作时的症状，如喘息、呼吸困难、胸闷或咳嗽的程度、持续时间、诱发或缓解因素。

（2）评估与哮喘有关的病因和诱因，如有无接触变应原，有无主动或被动吸烟，有无进食虾、鱼、牛奶、蛋类等，有无服用阿司匹林、普萘洛尔等药物，有无受凉、气候变化、剧烈运动、妊娠等。

（3）评估继往哮喘发作的经历，有无家族史，是否正确用药等。

2. 症状与体征：

（1）评估哮喘发作先兆症状，如胸闷、鼻咽痒、咳嗽、打喷嚏等。

（2）评估生命体征和精神状态，有无嗜睡、意识模糊等意识改变。观察呼吸频率和脉率的情况，有无奇脉。

（3）评估口唇、甲床、耳郭等皮肤有无发绀，唇舌是否干燥，皮肤有无多汗、弹性降低等。

（4）评估胸部体征，胸部有无过度通气，观察有无辅助呼吸肌参与呼吸和"三凹征"出现。听诊肺部有无哮鸣音、呼气音延长，有无胸腹反常运动，非常严重的哮喘发作时，可不出现哮鸣音。

3. 心理和社会支持系统：评估哮喘发作对患者日常生活及心理的影响程度，患者有无烦躁、焦虑、恐惧等心理反应，有无忧郁、悲观等情绪。评估患者及家属对疾病知识的了解程度，家属对患者的关心程度，经济状况和社区医疗服务状况等。

三、护理措施

1. 环境与体位：尽快脱离变应原的接触。提供安静、舒适、温湿度适宜的环境，保持室内清洁、空气流通，限制会客等。协助患者取舒适体位，以减少体力消耗。

2. 饮食护理：戒烟戒酒。与平原地区相同，给予营养丰富、高维生素的清淡易消化饮食，避免食用与哮喘发作有关的食物。哮喘急性发作时鼓励患者多饮水，每天饮水 2500~3000 mL，以稀释痰液。

3. 口腔与皮肤护理：保持患者皮肤的清洁、干燥、舒适。患者咳嗽后用温水漱口，保持口腔清洁。

4. 促进排痰：保持呼吸道通畅，痰液黏稠者可遵医嘱给予雾化吸入。指导患者有效咳嗽，协助拍背，促进痰液排出，必要时可用负压吸引器吸痰。

5. 用药护理：指导患者遵医嘱用药，观察药物疗效和不良反应。指导患者正确使用雾化吸入装置，保证药物的疗效。

6. 氧疗护理：重症哮喘患者常伴有不同程度的低氧血症，遵医嘱给予鼻导管或面罩吸氧，吸氧流量为 1~3 L/min，吸入氧浓度一般不超过 40%。为避免气道干燥和寒冷气流的刺激而导致气道痉挛，吸入的氧气应尽量温暖湿润。在给氧过程中，密切监测患者病情、动脉血气分析结果，做好进行机械通气的准备。

7. 病情观察：观察哮喘发作的前驱症状。哮喘发作时观察患者意识状态，呼吸频率、节律、深度，监测动脉血气分析结果和肺功能情况。加强对急性期患者的监护。夜间和凌晨哮喘易发作的时间，应密切观察有无病情变化。

8. 心理护理：加强心理护理，多巡视患者，耐心解释病情和治疗措施，消除紧张情绪。

四、健康教育

1. 疾病知识指导：指导患者增加对哮喘的激发因素、发病机制、控制目的和效果的认识，提高患者用药依从性，告知患者长期规范化治疗能使大多数患者达到良好或完全的临床控制。

2. 避免诱因：教会患者识别和避免哮喘发作的诱发因素，如花草、食物、刺激性气体等。在高原地区，患者可使用手帕、口罩或围巾，避免冷空气的刺激，减少气道高反应性发生的可能。

3.指导患者识别哮喘发作的先兆表现和病情加重的症状，如胸部发紧、喉部发痒、打喷嚏、咳嗽等，哮喘发作时能进行简单的紧急自我处理。

4.携带峰流速仪，做好哮喘日记：尽管峰流速仪受高原环境影响有可能会低估气道反应，但患者仍需携带峰流速仪，监测肺功能变化，为指导治疗提供有用信息。

5.用药指导：了解所用药物的名称、用法、用量及注意事项。指导患者或家属正确使用吸入装置和进行吸入技巧培训。

6.心理指导：告知患者培养良好的情绪和战胜疾病的信心是哮喘治疗和护理的重要内容。充分利用社会支持系统，参与哮喘患者的管理，为其身心康复提供各方面的支持。

7.定期随诊和评估。

第六节　肺结核护理常规

一、概述

肺结核（pulmonary tuberculosis）是结核分枝杆菌引起的肺部慢性传染性疾病。结核病目前仍是世界第二大致命传染病，具有传染性强及病死率高等特点，严重危害人民群众的健康。世界卫生组织（World Health Organization，WHO）《2023年全球结核病报告》显示，2022年全球约有1060万结核病患者，我国2022年的结核病新发患者数为74.8万，发病率为52/10万，我国结核病的疫情呈现感染率高、患病率高、死亡人数多和地区患病率差异大的特点。2008—2017年，西藏自治区肺结核平均报告发病率为105.70/10万，西藏自治区肺结核报告发病率整体呈下降趋势，但疫情仍较为严重，主要由于我国高原偏远地区自然条件艰苦，当地经济发展不平衡，医疗技术及水平尚不成熟，部分地区未开展卡介苗预防接种，加之地域辽阔、居住分散、交通不便，部分人群不能正确认识结核性疾病的危害，致使结核防治工作滞后。且高原地区由于气候寒冷、干燥，尤其秋冬季更有利于结核分枝杆菌的存活、生长、繁殖和传播，高原地区结核病的发病率仍呈较高发展趋势。

肺结核临床表现包括发热，多为长期午后低热，部分患者有乏力、食欲减退、盗汗和体重减轻等全身中毒性症状，呼吸系统症状主要包括咳嗽咳痰、咯血、胸痛、呼吸困难等。肺结核体征因病变范围和性质而异，范围小时可无异常体征；渗出性范围较大或干酪样坏死时，可有肺实变体征；较大的空洞性病变听诊可闻及支气管呼吸音；支气管结核可出现局限性哮鸣音。

二、护理评估

1. 健康史：

（1）评估患病及治疗经过：询问患者起病时间、病程及病情变化，有无发热、咳嗽加剧等情况，有无咯血及窒息风险。

（2）评估与肺结核有关的病因和诱因：近期是否接触过肺结核患者；是否存在导致抵抗力下降的因素。

（3）评估治疗依从性：评估患者生活环境、经济基础、受教育程度，评估患者对该疾病的认识程度及态度。

2. 症状与体征：

（1）评估生命体征情况，如体温、脉搏、呼吸和血压。

（2）评估有无午后发热、乏力、盗汗、食欲减退、体重减轻等情况；有无呼吸道症状（咳嗽、咳痰，或伴有咯血、痰中带血等）。

（3）评估营养状况，是否有体重减轻及减轻程度。

3. 心理和社会支持系统：评估患者心理状况，是否存在焦虑、害怕、抑郁甚至恐惧等负面情绪。

三、护理措施

1. 环境：保证休息环境的清洁和舒适；尽力改善高原地区居民的生活条件与居住环境；室内定时开窗通风换气。

2. 休息与活动：根据病情，合理安排患者休息。结核活动期，有发热、乏力、咯血者，应卧床休息。胸痛时，采取患侧卧位。恢复期患者视情况适当活动，以不引起疲劳或不适为宜。

3. 消毒与隔离：

（1）根据隔离技术要求，隔离开放性结核患者，每天用紫外线消毒病室。

（2）指导患者正确佩戴口罩，不随地吐痰、不对着他人大声说话。

（3）指导患者咳嗽、咳痰、打喷嚏时应以纸巾掩住口鼻。吐痰时将痰吐在有盖容器中，用 1% 含氯消毒液浸泡 1 小时后方可弃去，或吐在纸上将其焚烧。

（4）餐具煮沸消毒或用消毒液浸泡消毒。使用公筷，以防传染。衣物、寝具、书籍等污染物可在烈日下暴晒进行消毒。

（5）限制探视，或者探视者与患者保持适当距离。

（6）患者出院后，病室行终末消毒。

4. 氧疗护理：高寒地带空气干燥，氧分压较低，根据肺结核患者病情，遵医嘱给予氧疗，减轻患者呼吸困难的症状，改善肺功能。

5. 口腔与皮肤护理：保持口腔清洁，若患者咯血，应以生理盐水漱口，以除去口腔内血腥味。保持患者皮肤清洁，温水擦浴，保持衣、被、床单清洁干燥。协助卧床患者定时翻身，避免压疮发生。

6. 发热护理：多饮水，必要时给予物理降温或遵医嘱用药，监测体温变化，出汗后及时更换衣物。

7. 用药护理：坚持药物治疗是治疗肺结核的关键。护士应宣教到位，鼓励患者坚持全程化治疗，鼓励家庭支持，提高患者服药依从性。观察药物疗效和不良反应。

（1）异烟肼：全杀菌药，主要不良反应为周围神经炎，偶有肝功能损害。

（2）利福平：全杀菌药，主要不良反应为肝损害和过敏反应。

（3）吡嗪酰胺：半杀菌药，主要不良反应为高尿酸血症、肝损害、皮疹、关节痛、胃肠道不适等。

（4）乙胺丁醇：抑菌药，主要不良反应为视神经炎，检查视觉灵敏度和颜色的鉴别力。

（5）链霉素：半杀菌药，不良反应为耳毒性、前庭功能损害和肾毒性。

8. 维持呼吸道通畅：指导患者深呼吸，有效咳嗽，必要时可雾化或体位引流，以协助排痰。针对咯血患者，密切关注患者大咯血先兆征象，做好应急抢救准备，及时救治大咯血患者。

9. 饮食指导：肺结核是一种慢性消耗性疾病，应给予患者高热量、高蛋白、高维生素和易消化饮食，戒烟戒酒，避免辛辣刺激食物。

（1）制订饮食计划：高原地区交通不便，缺乏蔬菜水果的补给，饮食结构单一，指导患者及家属采取优良的均衡饮食，多食高蛋白、富含钙和维生素的食物，增强抵抗力。

（2）增进食欲：通过增加膳食品种，使用患者喜欢的烹饪方法，提供色香味俱全的食物，提供良好就餐环境，以少食多餐等方式增进患者食欲。

（3）监测体重：每周监测体重，了解患者的营养状态。

10.心理护理：患者易产生悲观情绪，大咯血时会感到紧张、恐惧。加强心理护理，耐心向患者介绍结核相关的疾病知识、用药知识、预防隔离知识，让患者认识到结核病是一种可以治愈的疾病，保持良好的心态，积极配合治疗。

四、健康教育

1.疾病预防指导：早期发现和彻底治愈肺结核患者以控制传染源。切断传播途径，指导患者开窗通风，教会患者如何收集、处理痰液。保护易感人群，为未受感染的新生儿、儿童和青少年接种卡介苗。

2.休息与活动：合理安排休息，逐渐增加活动，提高机体免疫力，避免劳累和呼吸道感染。

3.饮食指导：持续加强营养，增强免疫力。

4.用药指导与病情监测：指导患者服药的方法，观察药物疗效和不良反应。

5.向患者强调坚持规律、全程、合理用药的重要性。指导患者避免复发的方法，消除悲观情绪，避免情绪波动。

6.定期随访，复查胸片和肝肾功能。

第七节　急性高原肺水肿护理常规

一、概述

高原肺水肿（high-altitude pulmonary edema，HAPE）是少数初到或重返高原者，由于急剧暴露于高原低氧环境，而肺动脉压突然升高，肺血容量增加，肺循环障碍，微循环内液体漏出至肺间质和肺泡引起的一种高原特发病，以发病急，病情进展迅速为其特点。国内报告高原肺水肿成人发病率一般为 0.15%~9.9%，其发病率与进入高原速度、海拔高度、气候状况、个体对高原的易感程度、情绪以及到达高原后所从事体力活动的强度等有关。

高原肺水肿临床表现主要有：静息时呼吸困难、胸部压塞感、发绀、咳嗽、咳白色或粉红色泡沫痰，患者感全身乏力或活动能力减低，两肺布满湿啰音。

二、护理评估

1. 健康史：

（1）评估病因及诱因：包括进入高原的方式、有无呼吸道感染、剧烈活动、进入高原的次数等。

（2）既往史：既往有无高原肺水肿病史或肺动脉高压病史等。

2. 症状与体征：

（1）症状评估：是否出现呼吸困难、胸闷、咳嗽、咳痰（咳粉红色泡沫样痰为典型症状）等症状，症状的严重程度和持续时间。

（2）体征评估：检查患者是否有肺部啰音、肺部浸润、呼吸急促等体征，以及是否有发绀、意识障碍等症状。

3. 心理和社会支持系统：患者是否有紧张、焦虑等情绪，以及这些情绪对病情的影响。患者生活环境、经济基础、受教育程度，患者和家属对该疾病的认识程度及态度。

三、护理措施

1. 严格卧床休息：患者予以坐位或半坐卧位，双腿下垂，减少回心血量，减轻肺水肿。减少活动量，从而减少耗氧量，缓解病情。

2. 吸氧：吸氧是治疗高原肺水肿的关键，根据患者病情遵医嘱正确选用氧气治疗装置，尽早给氧。

（1）轻者一般采用鼻导管给氧，氧流量 4~8 L/min，缺氧症状减轻后，将氧流量调至 2~4 L/min，间断吸入。缺氧严重者可给予高流量持续吸氧（10 L/min），但高流量吸氧时间不宜过长，一般不超过 24 小时，以免发生氧中毒。高压氧舱治疗高原肺水肿更为理想，能迅速缓解患者症状，但当患者脱离高压氧舱可能出现较前更为严重的高原肺水肿表现。

（2）用氧过程中避免突然停氧，因有时停氧后可出现"反跳"，导致病情恶化，在给氧过程中，密切观察患者生命体征及血氧饱和度，若症状改善，应逐渐减少流量，间断给氧。

（3）咳泡沫痰多者，可以在湿化瓶中加入 20%~30% 的乙醇，以降低泡沫表面张力，缓解支气管痉挛，扩张末梢血管，有助于急性肺水肿的治疗。

3.保持呼吸道通畅：高原肺水肿患者呼吸道分泌物多，应加强巡视，协助患者咳嗽、咳痰，及时清除呼吸道分泌物，保持呼吸道通畅。

4.严格控制液体量及输液速度：迅速建立静脉通路，遵医嘱给予药物治疗，治疗过程中应加强巡视，输液滴速不宜过快，短时间内给患者输入大量液体或输液速度过快易加重病情或诱发心衰，输液速度控制在20~30滴/分为宜，向家属及患者做好宣教，严禁私自调快滴速。

5.药物治疗的护理：遵医嘱给予镇静、降低肺动脉压、强心、利尿、抗感染等药物时，注意药物的剂量和使用方法，密切监测药物疗效，避免不良反应的发生。

（1）氨茶碱：氨茶碱静脉推注时，需注意氨茶碱的不良反应，注射太快可引起头痛、头晕、心悸、恶心、呕吐、心律失常或血压骤降。

（2）地塞米松：如患者有癫痫、消化性溃疡、高血压、糖尿病等应慎用或禁用。

（3）利尿剂：过度使用利尿剂时有可能造成血栓形成，导致肺栓塞，因此在使用时要做好血栓预防。

（4）降低肺动脉压药物：降低肺动脉高压的药物能改善高原肺水肿的病情同时也可能降低体循环的压力，使血压下降。以酚妥拉明、硝普钠、硝苯吡啶等药物为代表，在使用该类药物时，密切关注患者血压的变化。

（5）吗啡：吗啡的主要副作用为恶心、呕吐及抑制呼吸中枢，因此严禁用于高原肺水肿合并有昏睡、昏迷、二氧化碳潴留及呼吸频率缓慢者。

6.病情监测：严密监测生命体征和观察病情变化，包括体温、脉搏、呼吸、血压、血氧饱和度、尿量、意识状态、面色、肢端皮肤颜色等，如病情加重，应及时报告医生。

7.并发症的观察与处理：注意观察患者是否出现肺部感染、休克、心力衰竭、脑水肿、肺栓塞等并发症，及时发现并处理。

8.饮食护理：应给予低盐、高热量、高蛋白质、高维生素、易消化的饮食。

9.心理护理：加强心理护理，多同患者交流。注意患者的情绪变化，应关心体贴、安慰患者，向患者宣教高原肺水肿的有关知识，减轻患者的精神负担，增强患者战胜疾病的信心。

四、健康教育

1.了解高原的相关知识：进入高原前了解高原的气候特点、环境地理等知识，消除对高原环境的恐惧心理。

2. 健康检查：进入高原前应进行健康检查，患有严重的器质性心血管病或肺部疾病者不宜进入高原地区。

3. 进入高原的方式：加强低氧耐受性训练，避免急速进入高原地区。当海拔高度超过 3000 m 后，每日上升高度 150~300 m 较为安全，实行阶梯上升，逐步适应。

4. 注意休息：初到高原 1 周内，要注意休息，逐步增加活动量，减少和避免剧烈运动，避免过度疲劳。注意保暖，防止受寒。如有轻微的高原反应，可适当吸入氧气。

5. 易感者积极预防：既往高原肺水肿的患者容易再次发病，应根据具体情况进行药物预防，进入高原后可给予低流量吸氧。

6. 进入高原地区后，宜摄入清淡、易消化、营养丰富的饮食。绝对禁止饮酒。

7. 初到高原入睡，应采取半卧位，减少右心静脉回流和肺毛细血管充血。

8. 进入高原后出现不适，应立即就诊，要做到早期诊断、及时治疗，采取治中有防、治轻防重、防治结合的原则。

第三章　循环系统常见疾病护理常规

第一节　慢性心力衰竭护理常规

一、概述

慢性心力衰竭（chronic heart failure，CHF）是各种原因引起心脏结构或功能异常，导致心脏收缩和 / 或舒张功能发生障碍，引起的一组复杂临床综合征，主要表现为呼吸困难、乏力、液体潴留，是各种心血管疾病的终末期表现。高原地区干燥、缺氧、寒冷，易增加心脏的负担，导致慢性心力衰竭的发病率相对较高且预后较差。

1.基本病因：高原地区常见的病因包括高血压、肺源性心脏病、高原性心脏病、风湿性心脏病、扩张型心肌病、先天性心脏病、冠心病等。

2.诱发和加重因素：

（1）感染：呼吸道感染最常见。

（2）心律失常：心房颤动是最重要的因素。

（3）生理或心理压力过大：过度劳累、剧烈运动、情绪激动、紧张。

（4）其他：药物减量或停用、输液过快、妊娠和分娩。

二、护理评估

1.健康史：

（1）患病与诊治经过：询问基础心脏疾病病史、评估常见病因及诱发因素。询问诊疗过程，用药情况，相关辅助检查情况。

（2）目前病情与一般情况：评估呼吸困难严重程度（劳力性呼吸困难、夜间阵发性呼吸困难、端坐呼吸）；有无咳嗽咳痰、痰中带血；有无乏力、低垂部位对称性凹陷性水肿；有无恶心、呕吐、腹胀、体重增加。评估身高体重、饮食、大小便、睡眠、皮肤情况、自理能力、跌倒风险、压疮风险。评估不良生活方式，如吸烟、饮酒史。

（3）心理—社会状况：评估焦虑、抑郁评分，评估患者家属或陪伴支持情况。

2. 身体评估：

（1）生命体征：体温、心律/心率、血压、呼吸、氧饱和度、疼痛评分。

（2）意识状态。

（3）体位：平卧、半坐位、端坐位。

（4）评估心力衰竭体征：肺部湿啰音或哮鸣音、心尖搏动位置和范围、是否有心尖区舒张期奔马律、颈静脉怒张、肝颈静脉回流征、皮肤黏膜发绀等。

3. 心功能评估：

（1）美国纽约心脏病协会（New York Heart Association，NYHA）心功能分级：①Ⅰ级：心脏病患者日常活动量不受限制，一般活动不引起乏力、呼吸困难等心衰症状。②Ⅱ级：心脏病患者体力活动轻度受限，休息时无自觉症状，一般活动下可出现心衰症状。③Ⅲ级：心脏病患者体力活动明显受限，低于平时一般活动即引起心衰症状。④Ⅳ级：心脏病患者不能从事任何体力活动，休息状态下也存在心衰症状，活动后加重。

（2）6分钟步行试验。

4. 辅助检查：

（1）血液检查：血浆脑钠肽（BNP）、血气分析、血常规、肝肾功能、电解质、血糖、血脂等。

（2）X线检查：Kerley B线是慢性肺淤血的特征性表现。

（3）超声心动图：心腔大小变化、心瓣膜结构和功能情况、左室射血分数。

（4）心-肺运动试验。

（5）有创性血流动力学检查：右心导管检查、脉搏指示连续心排血量监测（pulse index continuous cardiac output，PiCCO）。

三、护理措施

1. 一般护理：

（1）体位：端坐呼吸患者，拉起床栏，使用床上小桌板扶桌休息，防止坠床。半卧位患者，注意保持舒适，予受压部位支撑。长期卧床患者、水肿患者注意加强翻身，避免压疮。

（2）休息与活动：制订活动计划、循序渐进。心功能Ⅳ级，以休息为主，加强生活护理支持，被动运动，防止血栓；心功能Ⅲ级，鼓励日常生活自理，每天下床行走；心功能Ⅱ级，鼓励适当运动，增加午睡时间；心功能Ⅰ级，不限制一般体力活动，建议参加体育锻炼，避免剧烈运动。活动中出现呼吸困难、胸痛、心悸、面色苍白等情况时应立即中止活动。监测生命体征，注意患者的安全。

（3）饮食：限制水和钠盐摄入，食盐每日摄入量少于 5 g（含钠食品包括发酵面食、腌制品、海产品、罐头、味精、啤酒、碳酸饮料等），低热量、高蛋白、高维生素饮食。

（4）保持大便通畅：切忌用力排便，以防增加心脏负担。

2.氧疗：高海拔地区，氧气稀薄，患者缺氧情况突出，呼吸困难明显，根据患者病情，遵医嘱给予持续氧气吸入，流量 2~4 L/min。

3.病情监测：体重测量，24 小时出入量监测，水肿、腹水患者可测量腿围和腹围。

4.用药护理：

（1）利尿剂是治疗心衰最常用的药物：①排钾利尿剂：味塞米、氢氯噻嗪等，可引起低血钾等不良反应；②保钾利尿剂：氨苯蝶啶、螺内酯；③用药时间选择早晨或日间，避免睡前用药，以免夜间排尿过频影响患者休息。

（2）肾素 - 血管紧张素 - 醛固酮系统抑制剂：①血管紧张素转化酶抑制剂（angiotensin converting enzyme inhibitor，ACEI）：首选药物，扩张血管，抑制交感兴奋、延缓心室重塑，如卡托普利、贝拉普利，常见不良反应是干咳；②血管紧张素 II 受体拮抗剂（angiotensin II receptor blocker，ARB）：氯沙坦、缬沙坦等。ACEI 干咳不能耐受时，改用 ARB。

（3）β 受体拮抗剂：抑制心室重塑，但有负性肌力作用，如美托洛尔。禁用于支气管哮喘、心动过缓等疾病。

（4）洋地黄类药物：最常用的正性肌力药物，增强心肌收缩力、减慢心率。①适应证：充血性心力衰竭，尤其是伴心房颤动和心室率增快的心力衰竭。禁忌证：洋地黄中毒或过量、急性心肌梗死 24 小时内、肥厚性梗阻型心肌病。②常用制剂：静脉制剂毛花苷 C（西地兰），口服制剂地高辛。③毒性反应：低血钾、肾功能不全、急性心肌梗死等易导致洋地黄中毒。常见中毒表现：食欲减退、恶心呕吐等胃肠道不适；室性期前收缩二联律最为常见，常有窦性心动过缓、房室传导阻滞等。长期心房颤动患者使用洋地黄后心律变得规则；神经系统出现黄视、绿视、视物模糊等。④毒性反应处理：立即停用洋地黄制剂；补充钾盐；停用排钾利尿剂；室性心律失常首选苯妥英钠，其次利多卡因；缓慢心律失常考虑使用阿托品或起搏器。

四、健康教育

1. 疾病知识指导：高原地区缺乏自我管理知识和方法的患者较多，导致心衰反复住院，应向患者及家属讲解慢性心力衰竭的病因、机制，使其积极配合治疗原发疾病，控制血压、血糖、血脂，定期随访。避免诱发因素，注意保暖，避免上呼吸道感染。避免过度劳累、情绪激动、输液过多过快。育龄期妇女在医生指导下妊娠、分娩。

2. 用药指导：告知患者药物名称、用法、作用和不良反应。叮嘱患者按时服药，不随意增减药量或者停药，出现用药不良反应或病情加重时应门诊随访。静脉输液时，不可随意调快滴速。

3. 饮食指导：高原地区居民长期高盐高脂饮食，应指导低盐低脂、清淡易消化饮食，少食多餐，避免过饱加重心脏负担，保持大便通畅，防止便秘。

4. 改善生活方式：戒烟限酒，适当运动，保持良好睡眠。

5. 病情监测：给患者宣教心力衰竭的症状和体征，识别病情加重的早期临床表现，如疲乏加重、呼吸困难加重、活动耐量下降、静息心率增加 ≥ 15 次 / 分。每天测量体重，若 3 天内体重增加 2 kg 以上，提示水钠潴留。注意观察有无双下肢水肿和呼吸困难症状，及时门诊随访。

6. 心理—社会支持：帮助患者树立战胜疾病的信心，保持情绪稳定，减轻压力，配合治疗。家属应给予患者积极的社会支持。

第二节　急性心力衰竭护理常规

一、概述

急性心力衰竭（acute heart failure，AHF）是心衰的症状和体征在短时间内急性发作或急性加重的一种临床综合征，以急性左心衰多见，表现为急性肺水肿或心源性休克，病情危重，及时合理的抢救与预后密切相关。

急性心力衰竭的病因是慢性心衰急性加重、急性心肌坏死 / 损伤、急性血流动力学障碍等；其诱因包括心律失常、急性冠脉综合征伴机械性并发症、高血压危象、感染等。

二、护理评估

1. 症状：突发严重呼吸困难、端坐呼吸，频率达 30~40 次 / 分，咳嗽，咳粉红色泡沫样痰；极度烦躁，伴恐惧、窒息感，发绀、皮肤湿冷，严重者意识模糊。发病初期交感神经兴奋血压一过性升高，若不及时纠正，血压可持续下降至心源性休克甚至猝死。

2. 体征：意识状态、生命体征、评估颈静脉充盈程度、听诊两肺满布湿啰音和哮鸣音；心率加快，第一心音减弱，心尖部舒张期奔马律，肺动脉瓣第二心音亢进。

3. 辅助检查：BNP、心电图、血气分析、胸部 X 片、心脏超声、电解质等。

三、护理措施

1. 体位：突然出现呼吸困难时，协助患者采取被迫端坐位，注意保障患者安全，防坠床。出现意识丧失，大动脉搏动不明显甚至消失时，予复苏体位，注意保暖。病情相对平稳，予自主体位。

2. 氧疗：呼吸困难，伴低氧血症（$SaO_2 < 90\%$ 或 $PaO_2 < 60$ mmHg）的患者遵医嘱给予氧疗，根据缺氧程度予鼻导管吸氧、面罩吸氧、无创正压通气或有创机械通气，监测血气分析和氧饱和度，观察呼吸困难改善情况，维持 $SpO_2 \geqslant 95\%$。

3. 药物治疗：

（1）迅速建立两条有效静脉通路并遵医嘱应用药物。

（2）吗啡：静脉注射 3~5 mg。镇静，减轻耗氧量；扩张小血管，减轻心脏负荷。监测患者呼吸困难及焦虑情绪有无缓解，并警惕呼吸抑制、意识改变的发生。

（3）血管扩张药：根据患者血压、中心静脉压情况，使用微量泵控制剂量，严密监测患者心律 / 心率、血压等指标，及时调整药物用量。①硝普钠：动、静脉血管扩张药。现配现用，避光使用，药物保存和连续使用不宜超过 24 小时。②硝酸甘油：扩张小静脉，降低回心血量。③重组人脑钠肽：新活素、奈西立肽。内源性激素物质，扩张静脉和动脉，抑制肾素 - 血管紧张素 - 醛固酮系统和交感神经作用。

（4）正性肌力药物：①洋地黄制剂：适用于快速心房颤动或有心脏增大伴左心室收缩功能不全者，稀释后缓慢静推。②非洋地黄类：多巴胺、多巴酚丁胺、米力农、左西孟旦。

（5）氨茶碱：可解除支气管平滑肌痉挛，改善通气，并有一定的正性肌力及扩血管、利尿作用。

4.非药物治疗：主动脉内球囊反搏（intra-aortic balloon pump，IABP）；血液净化治疗；心室机械辅助装置。

5.病情监测：

（1）遵医嘱予以心电监护，严密监测心率/心律、血压、呼吸频率、血氧饱和度、有创血流动力学指标。

（2）观察患者心衰症状有无改善，呼吸困难是否减轻，肺部啰音是否减少，尿量是否增多，皮温是否升高等。

（3）血气分析、电解质、肝肾功变化。

（4）准确记录体重、24小时出入量，控制液体摄入量，每日1500 mL以内，不超过2000 mL，保持每天出入量负平衡500 mL。

6.心理护理：患者病情变化迅速、病情重，常出现焦虑、恐惧。诱发交感神经兴奋，增加心肌耗氧量，加重心衰症状。关注患者心理状态，镇静熟练抢救，给予安全感并安慰患者，给予情感支持。

四、健康教育

1.疾病知识指导：向患者及家属讲解急性心力衰竭的病因、机制，评估患者急性心力衰竭发作的诱因，予针对性指导，减少再入院率。

2.用药指导：护理人员应向患者及家属解释常用药物，如血管紧张素转化酶抑制剂、醛固酮受体拮抗剂等的用法、疗效及不良反应的观察，提高患者用药依从性，指导其定期随访。

3.饮食指导：急性发作紧急救治期间应禁食；病情相对平稳后，均衡清淡饮食，每天入量控制在1500~2000 mL；适量补充维生素和矿物质，服用利尿剂期间，警惕发生低钾血症、低钠血症。

4.病情监测：监测心力衰竭的症状和体征，识别心力衰竭加重的临床表现，如疲乏加重、水肿再现或加重、体质量增加等，及时就医，及早、积极控制各种急性心力衰竭诱发因素。

第三节　高血压护理常规

一、概述

高血压是以体循环动脉压升高为主要特征的心血管综合征，高原地区高血压最常见的表现形式为高原性高血压（altitude-related hypertension，ARH）和原发性高血压（essential hypertension，EH）。前者是人体对高原低氧环境的一种病理生理性反应，大部分患者脱离高原环境后，血压可逐渐恢复正常，一般预后较好；后者则由遗传及环境因素共同作用所致，绝大多数患者需在长期生活方式干预的基础上终身服药，以减少对心、脑、肾等重要靶器官功能的损害。

在高原地区低压、低氧和高寒的自然环境下，人群高血压的患病率很高且与年龄和海拔高度呈正相关。中青年、男性、肥胖、红细胞增多、血红蛋白及尿酸升高是高原性高血压的危险因素。

二、护理评估

由于高原环境的特殊性，高血压的发病机制、临床特征和治疗要点有所不同，护理评估需充分考虑高原环境因素和高原人群特点。

1. 病史的评估：

（1）一般资料：性别、年龄、民族、职业、文化程度、家族史、食物及药物过敏史。

（2）患病及诊治经过：①患病的初始时间、场合及血压最高水平。②主要症状及体征。有无头晕、头痛、颈项板紧、疲劳、心悸、恶心、呕吐、耳鸣、视物模糊、鼻出血等；有无周围血管搏动征或心脏杂音等。③既往检查的结果，治疗方法，使用药物的种类、剂量、疗效及副作用，遵医行为。

（3）既往病史：有无脑卒中或一过性脑缺血、冠心病、心力衰竭、房颤、血脂异常、糖尿病、外周血管病、痛风、睡眠呼吸暂停低通气综合征及肾脏疾病等。

（4）目前情况：目前主要的不适、血压水平及靶器官损害情况，对日常活动、饮食、睡眠及大小便有无影响；有无跌倒等受伤危险。

（5）生活史：①个人史。有无长期高原居住史、高原移居史或首次进入高原，居住地海拔高度、进入高原的方式（如乘飞机、坐火车或汽车）等。②生活方式。有无高钠、高脂、高热量或低钾的膳食习惯，有无烟、酒嗜好，有无长期精神紧张、心理压力过大或缺乏体力活动等。

（6）心理—社会支持状况：了解性格特征、有无精神创伤史，对高血压疾病相关知识的知晓程度，家庭支持系统情况等。

2. 身体的评估：测量血压（必要时四肢血压和卧立位血压）、心率，身体质量指数（body mass index，BMI）、腰围及臀围，评估有无继发性高血压的相关体征。

3. 辅助检查：

（1）血生化常规及尿液检查：血钾、空腹血糖、血脂、尿酸和肌酐；红细胞计数和血红蛋白；尿蛋白、尿糖及尿沉渣镜检等。

（2）心电图检查：高原性高血压患者的心电图类型除左室高电压、电轴左偏外，左右束支传导阻滞、右心室肥厚或双心室肥厚亦常见。

（3）动态血压监测：高原性高血压患者24小时血压波动范围大，以舒张压升高更为明显，血压昼夜生理节律减少或消失，夜间血压下降不明显。

（4）其他检查：超声心动图、颈动脉超声、X线胸片、CT、MRI、眼底、脉搏波传导速度及踝臂指数、睡眠呼吸监测等。

三、护理措施

1. 一般护理：

（1）病室环境。安静、舒适、光线及温湿度适宜，尽量减少探视，护理操作相对集中，动作轻巧，防止过多干扰。

（2）休息与活动。有头痛、头晕、眼花、耳鸣、视物模糊等不适时，抬高床头，嘱患者卧床休息，如厕或外出时需有人陪伴；伴有恶心、呕吐时，将痰盂、呼叫器及所需物品置于患者伸手可及处，防止取物时跌倒；改变体位时，动作宜慢，必要时加用床档，预防体位性低血压。

（3）饮食。低盐、低脂饮食，多食新鲜蔬菜水果，保证营养均衡。

2. 吸氧：氧疗可有效降低高原性高血压患者的心率和血压，减轻头痛，改善夜间睡眠质量。鼻导管或面罩间断吸氧（2~4 L/min）或持续低流量吸氧（1~2 L/min），严重者可高压氧舱治疗。

3. 用药护理：遵医嘱合理选择降压药，观察药物疗效及不良反应。例如，高选择性 β 受体阻滞剂（奈必洛尔和美托洛尔）、钙离子拮抗剂（氨氯地平和硝苯地平）在高原地区高血压的降压治疗中具有明显的疗效且副作用较小；而 RASS 抑制剂在极高海拔下的降压疗效并不理想；利尿剂的使用需谨慎，以免引起血液黏稠度增加，加重缺氧。

4. 病情观察：一旦发现血压急剧升高、剧烈头痛、呕吐、大汗、视物模糊、面色及意识状态的改变、肢体运动障碍等症状，应立即通知医生。

5. 急症护理：

（1）休息与活动。绝对卧床休息，避免一切不良刺激和不必要的活动，安抚情绪，协助生活护理。

（2）心电监护。严密观察血压、心率和血氧饱和度变化。

（3）吸氧。并发急性左心衰时，给予高流量吸氧。

（4）建立静脉通路。遵医嘱尽早用药进行控制性降压，使用硝普钠时，应避光，严格控制滴速，持续血压监测。

（5）并发症处理。昏迷患者应保持呼吸道通畅，头偏向一侧，防止窒息；烦躁或抽搐患者应防止坠床，必要时使用镇静剂（地西泮静注或 10% 水合氯醛保留灌肠）；发生脑水肿时，可遵医嘱使用 20% 甘露醇 250 mL 快速静滴或地塞米松 10~20 mg 静注。

6. 心理护理：告知患者烦躁、易怒和焦虑等负面情绪不利于病情的稳定和控制，加强患者对疾病的认识，争取患者积极配合治疗，可有效改善预后。

四、健康教育

1. 疾病知识指导：了解自身病情，高血压的分级、危险因素、伴随的临床疾患及危害；了解个体降压的目标，控制血压及终身治疗的必要性。

2. 用药指导：强调坚持长期服药的重要性；遵医嘱按时、按量服药；不能擅自突然停药或减量，宣教突然停药的危害；服药过程中，出现严重低血压、头晕或晕厥、乏力、心悸等不适及时就医。

3. 生活方式指导：

（1）饮食指导。①减少钠盐和含钠盐高的食品（如咸菜、火腿、腌制和卤制品等）摄入，每天钠盐摄入量应低于 5 g。②控制总热量，减少动物油脂类食物摄入。③营养均衡，增加膳食中的钾和钙摄入，补充优质蛋白、新鲜蔬菜和水果。

（2）控制体重。高血压患者 BMI 应低于 24 kg/m^2，男性腰围 < 90 cm，女性腰围 < 85 cm。

（3）戒烟限酒。

（4）运动指导。根据患者年龄、血压水平和个人兴趣选择适宜的运动方式（散步、慢跑、骑马和跳舞等），避免长时间剧烈运动；坚持适当的有氧运动（心率在 100 次 / 分以下为宜）；高危患者运动前需进行评估。

（5）有条件者，定期脱离高原低氧环境，到低海拔地区生活。

4. 避免各种诱发因素：高原低氧、高寒的环境下身体的过度劳累、情绪激动、紧张或精神创伤等可使血压急剧升高，严重者，可导致心脑血管意外，保持情绪稳定，减轻心理压力尤为重要。

5. 定期随访：经治疗后血压达标者，每 3 个月随访 1 次；血压未达标者，每 2~4 周随访 1 次；当血压异常波动或出现症状时，随时就诊。

第四节　心律失常护理常规

一、概述

由于心脏发放电冲动的频率、节律及起搏部位，传导速度或次序的异常而使心脏活动的规律发生紊乱，称为心律失常（arrhythmia）。按心率快慢分为快速性心律失常和缓慢性心律失常，高原地区因地理环境因素，缓慢性心律失常尤其多见，包括窦性心动过缓、窦性停搏及频发交界性逸搏心律等。心律失常发作临床多无症状，偶有心悸或漏跳感，但当心率＜ 40 次 / 分时，患者可出现晕厥、心绞痛等症状，严重者可出现心源性猝死。

二、护理评估

1. 评估心律失常的病因：大部分心律失常合并于器质性心脏病，如心肌缺血或心肌梗死、心肌病、传导系统退行性改变、心力衰竭等；部分心律失常属于原发疾病，如长 QT 综合征、Brugada 综合征；部分心律失常合并心脏以外的疾病，如急性感染、颅脑病变等。

2. 评估心律失常的诱因：内环境紊乱，如低血钾、低氧、酸中毒、低血容量等；医源性诱因，如药物、器械操作等；生理性诱因，如疲劳、紧张、劳累、吸烟、饮酒等。

3. 评估心律失常可能引起的临床症状：包括心悸、乏力、胸闷、头晕等，当患者出现面色苍白、四肢湿冷、尿量减少等休克症状时应及时通知医生并积极配合抢救。

三、护理措施

1. 一般护理：

（1）休息：心律失常发作引起心悸、胸闷、头晕时应保证充足的休息和睡眠，休息时避免左侧卧位。

（2）饮食：给予富含纤维素的食物，以防便秘；避免饱餐及摄入刺激性食物如咖啡、浓茶等。

（3）心理护理：根据不同性格患者，做好心理安慰，减轻其心理压力，避免情绪紧张。

2. 病情观察：持续心电监护，监测心率、心律变化，监测电解质变化，尤其是血钾。及早发现危险征兆。若发现室性心动过速、二度及三度房室传导阻滞、心室扑动及心室颤动等有猝死危险的心律失常，及时通知医生并配合抢救与处理。

3. 抢救配合：根据心律失常类型，准备各种抗心律失常药物和其他抢救药品及抢救仪器（如抢救车、除颤仪、临时起搏器等）。

4. 用药护理：

（1）严格遵医嘱按时按量给予抗心律失常药物，应用抗心律失常药物时，密切观察用药前、中、后的心率、心律、PR 间期、QT 间期等的变化，以判断疗效和有无不良反应。

（2）胺碘酮静脉用药注意选择大血管，严密观察穿刺局部情况，谨防药物外渗引起静脉炎。

5. 介入治疗的护理：向患者介绍介入治疗如心导管射频消融术或心脏起搏器安置术的目的及方法，以消除患者的紧张心理，使患者主动配合治疗，并做好介入治疗的相应护理。

四、健康教育

1. 疾病知识指导：向患者讲解心律失常的原因及诱发因素。

2. 生活指导：指导患者劳逸结合、有规律生活。无器质性心脏病者应积极参加体育锻炼，保持情绪稳定，戒烟酒，保持大便通畅。

3. 用药指导：

（1）交代清楚患者所用药物的名称、剂量、用法、作用及不良反应，叮嘱患者坚持服药，不得随意增加药物的剂量或种类，如有漏服情况一定严格按照医嘱决定是否补服。

（2）服用抗凝药期间应注意可逆出血因素，如使用软毛刷刷牙、避免竞技类危险运动，观察有无牙龈出血、皮下瘀斑，注意大小便颜色有无变化，若有异常及时就诊。

（3）自我监测指导，教会患者自测脉搏的方法以利于自我病情监测，若有异常及时就诊。

第五节　心绞痛护理常规

一、概述

心绞痛（angina pectoris）是在冠状动脉狭窄的基础上，由于心肌负荷的增加而引起心肌急剧的、暂时的缺血与缺氧所引起的，以发作性胸痛或胸部不适为主要表现的临床综合征。心绞痛分为稳定型心绞痛和不稳定型心绞痛；平原地区多见于 40 岁以上的患者，男性多于女性，高原地区由于寒冷、缺氧等特殊环境及高脂饮食的特殊饮食习惯，因此发病年龄低于平原地区。

二、护理评估

1. 健康史：评估患者是否有冠心病、高脂血症、糖尿病等病史和相关家族史；评估患者在发生心绞痛时是否有情绪激动、行重体力劳动、用力排便等诱发情况；评估患者是否有吸烟的情况。

2. 身体评估：评估胸痛的症状，即疼痛部位、性质、强度及持续时间；评估患者有无面色苍白、大汗、恶心呕吐等症状；评估休息或含服硝酸甘油后症状是否缓解，及完全缓解所需的时间；评估患者发作时监测的血压、血糖和血脂水平。

3. 辅助检查：评估心电图、心脏超声、冠状动脉造影等检查结果；评估接受的治疗及疗效和不良反应。

4. 心理—社会环境评估：评估患者的行为性格、个性特征、对疾病的认识和重视度；评估患者的工作社会环境、工作压力及经济情况，家庭支持；评估所处环境是否为低压缺氧、寒冷干燥、昼夜温差大的高原地区。

三、护理措施

1. 急性期护理：

（1）休息：疼痛发作时应脱离缺氧区域，绝对卧床休息，减少耗氧量，尽量保持环境安静，避免不良刺激，一般患者在停止活动后症状可缓解或消除。

（2）用药护理：①发作时立即舌下含服硝酸甘油 0.5 mg，在 1~2 分钟内起效，药效持续约 30 分钟左右，可每隔 5 分钟重复一次，一般连续服用不超过 3 次；②硝酸异山梨酯，5~10 mg 舌下含化，2~5 分钟见效，药效维持 2~3 小时；③疼痛发作频繁或含服药物效果差时，遵医嘱静滴硝酸甘油，必要时遵医嘱给予吗啡止痛。

（3）吸氧：有呼吸困难、发绀者，特别是在高原缺氧地区，持续氧气吸入，血氧饱和度维持在 95% 以上。

（4）观察生命体征变化：密切监测血压、心率、心律、脉搏、体温、心电图变化，注意有无心律失常、急性心肌梗死等并发症发生，观察硝酸酯类、β 受体阻断药、钙离子拮抗剂等药物疗效及副作用。

2. 缓解期护理：

（1）解除诱因：减少和避免诱发因素，如过度劳累、情绪激动、饱餐、寒冷刺激、高原缺氧环境等；不饮浓茶、咖啡，保持大便通畅。

（2）用药护理：遵医嘱预防性应用硝酸酯制剂、β 受体阻滞剂、钙离子拮抗剂用于改善心肌缺血及减轻症状，抗血小板药物、调血脂药物等用于预防心肌梗死和改善预后。

（3）非药物治疗：适量的运动锻炼、血管重建治疗、增强型体外反搏等方式。

（4）心理护理：心绞痛发作时，患者常会感到焦虑不安、无助及恐慌，从而增加交感神经的兴奋性，增加心肌需氧量，因此应向患者解释病情，劝慰、引导、平息患者激动的情绪，使神经功能得到调节，减少心肌耗氧，减少心绞痛发作次数。逐渐改变急躁易怒性格，保持心理平衡。

四、健康教育

1. 适度活动和休息：

（1）适量运动可以减轻体重，促进冠脉循环，加强心血管的适应能力。运动方式以自感体力适宜为度，在有人陪同下，坚持适量的有氧运动，如散步、慢跑、八段锦等，避免剧烈活动和竞赛运动。

（2）合理休息能减轻心脏负荷，降低心肌需氧量，放松和保持情绪稳定，安排充足的休闲生活，放松身心，减轻工作和生活上的压力。

（3）避免高强度和高压力工作，避免过度紧张，减轻精神压力。

2. 饮食指导：

（1）以低盐低脂、低热量、低胆固醇，高纤维素饮食为主。规律饮食，少量多餐，防止过饱，忌暴饮暴食。

（2）戒烟限酒。戒烟对防止脂质代谢紊乱、动脉粥样硬化、预防冠心病的发生大有益处，戒烟年龄愈早，对冠心病预防效果愈好。

3. 用药指导：

（1）指导患者遵医嘱用药，不要擅自增减药量，不可擅自停药、换药。自我监测药物的头痛、低血压等不良反应。

（2）外出时随身携带硝酸甘油，心绞痛发作时，立即放置一片于舌下，舌下可保留些唾液，有利于药物完全溶解。服药后最好平躺，以防低血压。每隔5分钟可重复用药，若连续含服3次以上仍不能缓解，警惕急性心肌梗死的发生，须立即就医。

（3）硝酸甘油需放在避光、防潮棕色玻璃瓶内，随身携带时注意不要将药瓶放在贴身衣袋里，避免药物长期受体温影响后降低药效；开封后的有效期为半年，要定期更换，以确保疗效。

4. 去除危险因素：积极治疗高脂血症、高血压病、糖尿病。定期复查心电图、血糖、血脂；加强保暖，预防感冒。

5. 自我监测：指导患者及家属掌握心绞痛发作时的缓解方法，遵医嘱定期复诊，出现胸痛等不适立即就诊。

第六节　高原性心脏病护理常规

一、概述

高原性心脏病（high altitude heart disease，HAHD）是指发生在海拔 3000 m 以上

由低氧低压引起肺动脉高压，导致右心肥厚和 / 或右心功能不全，甚至累及左心室结构及功能的一种慢性高原疾病。发病多缓慢，极少数进入高原就会突然发病。临床以头晕、头痛、心慌、心悸、胸闷和呼吸困难等为首发症状，病情进一步发展表现为上述症状加重，伴有右心衰竭症状，消化道症状和劳力性呼吸困难，胸腔积液和全身水肿等体循环淤血的表现。高原地区人口众多，且每年有大量平原地区人群进驻高原，使得高原性心脏病发生率逐年升高，年龄、性别、海拔和民族等是其重要影响因素。

二、护理评估

1. 病史评估：了解患者高原旅居史，是否初到高原或者有长期居住高原生活史，有无冠心病、肺动脉高压和原发性高血压等既往史，有无本次患病的诱因，如劳累、上呼吸道感染病史等。

2. 病情评估：评估患者发病症状，有无头晕、头痛、心慌、心悸、胸闷和呼吸困难等；有无腹胀、水肿、胸腔积液、尿少等症状。

3. 辅助检查评估：评估患者的血氧饱和度，心电图、心脏彩色多普勒、腹部 B 超、6 分钟步行试验、肺功能监测及实验室检查结果等。

4. 心理—社会支持系统：全面评估患者及家属对 HAHD 疾病的认知和心理状态，以及疾病对其生活、工作、学习的影响，患者有无焦虑、恐惧、悲观等情绪，经济状况、就医医疗报销、家庭成员对患者的关心支持度等。

三、护理措施

1. 基础护理：

（1）密切观察病情：准确记录出入量，观察血压、脉搏、心率的变化情况，输液过程严格控制液体量及输液速度，保持 30~40 滴 / 分。

（2）吸氧护理：氧气吸入一般采用鼻导管给氧法，也可使用面罩。在鼻导管吸氧过程中，护理人员应随时检查鼻导管插入的深度和管道的通畅与否，随时监测血氧饱和度，维持血氧饱和度在 85% 以上。

（3）卧床休息：对急性期患者采取半卧位姿势，并应对烦躁不安者酌情给予镇静药物。

（4）保持呼吸道通畅：协助患者排痰，痰不易排出者给予雾化吸入，及时清除呼吸道分泌物；同时做好鼻腔护理，防止鼻腔内黏膜干燥引起鼻出血。

（5）加强病房管理：适时通风换气，保持室内空气新鲜，室内温度控制在18~22 ℃，空气相对湿度保持在 50%~60%。

2.用药护理：

（1）抗生素的使用。护理人员应根据药物的性能，合理分配抗生素输注时间，以达到抑制细菌、控制感染的目的。

（2）氨茶碱的使用。护理人员应密切观察药物的不良反应。输液给药时滴速宜慢，每分钟不能超过 30~40 滴。

（3）强心药物的使用。在心力衰竭出现时，注意药物反应，观察用药后的效果，监测心率、心律变化，有特殊情况立即报告医生。

（4）利尿药的使用。对伴有水肿的患者给予利尿剂治疗时，应注意观察尿量、体重和血压的变化。

（5）血管扩张剂的使用。按医嘱给药，给药剂量须准确，静脉滴注时更要注意药物的浓度和滴速。给药时避免药物外渗，以免引起组织坏死。在用药过程中应密切观察心率和血压的变化。

3.心理护理：

（1）建立良好的护患关系，主动、热情接待患者，帮助其适应医院环境，消除陌生和孤独感，取得患者的信任，使其适应角色，主动配合治疗。

（2）与患者进行有效沟通，了解患者的感受，保守好患者的隐私和生理缺陷的秘密，使其感受到护理人员的关心体贴，让患者保持较好的情绪。

（3）帮助患者了解 HAHD 疾病知识、采取的治疗措施和护理方法，缓解其恐惧焦虑情绪，树立患者战胜疾病的信心。

（4）多与患者及家属沟通，根据患者的不同情况给予个性化的说服、解释，关心体贴患者，消除不必要的顾虑和心理负担，使患者以轻松愉快的心理状态积极配合治疗。

四、健康教育

1.积极进行健康宣教：充分利用宣传栏、广播电视、新闻媒体等进行 HAHD 疾病的防控知识讲解，提高人们的卫生保健意识。

2.改变生活方式，控制危险因素：

（1）戒烟限酒。医学研究早已证实嗜烟酗酒是心血管疾病的重要诱因，尤其在高原缺氧地区，特别容易造成心肌缺氧。对嗜烟酗酒患者明确戒烟戒酒要求，让其在亲属帮助下尽快戒烟戒酒。

（2）适当锻炼。要进行适当的体育活动，锻炼强度以不出现心悸、气促为宜，动作不要过大、过猛，防止身体受损。

（3）加强营养。建议患者少食多餐，多食水果和新鲜蔬菜。按高碳水化合物、低脂肪、适量蛋白质的膳食营养标准合理安排饮食，并增加维生素补给；进食时嘱患者要细嚼慢咽，勿过饱；叮嘱患者定时排便，要保持大便通畅，排便时勿用力过大、过猛。服用利尿剂患者应增加含钾盐食物的摄入，以防止出现低血钠、低血钾从而诱发心律失常等症状。

3. 积极治疗高血压、高血脂等基础疾病：按时用药，定期到医院检查，保持良好的心态，避免情绪激动。病重者应立即到医院就诊，以免耽误病情。

4. 讲究卫生，保持良好的卫生习惯：外出戴口罩，回家要洗手，天气变化及时添衣，防止病毒感染和感冒，尽量避免和减少上呼吸道感染，防止诱发 HAHD 疾病。

5. 对患者及其家属应特别强调坚持长期氧疗的重要性：对有条件的患者，可回低海拔地区休养；对无此条件者，可给予长期的家庭氧疗，以降低红细胞增高症的发生率，减缓肺动脉高压的进程。鼻导管给氧时，建议每天给氧时间 > 15 小时，氧流量一般为 1.5~2.0 L/min，患者可自备简易氧饱和度仪，以观察血氧饱和度的变化。

第七节　心脏电复律术护理常规

一、概述

心脏电复律（cardiac electroversion）是将一定的高压强电流在短时间内通过心脏，使全部或大部分心肌瞬间同时除极，然后心脏自律性最高的起搏点（通常是窦房结）重新主导心脏节律的治疗过程。电复律作为一种快速、简便、安全且有效的治疗心律失常方法，在临床上应用较为广泛。它不仅是致命性快速心律失常抢救的首要方法，也是射频消融术后复发和药物治疗无效心律失常的有效治疗措施。

二、护理评估

高原低氧环境的影响易致心律失常的发生，心律失常的类型及特点与高原人群的年龄、合并的心脏基础疾病密切相关。严格控制手术适应证和禁忌证，加强电复律患者的术前指导、术中配合以及术后观察和护理，可减少并发症的发生，改善预后。

1. 同步直流电复律：适用于心房颤动、阵发性室上性心动过速、阵发性室性心动过速，尤其适用于伴心绞痛、心力衰竭、血压下降等血流动力学障碍及药物治疗无效者。

（1）术前评估：①一般状况，如年龄、性别、对疾病及电复律术的认识和了解程度、心理状况等。②术前检查，如是否完善凝血功能、血电解质和食管超声检查等。③药物准备，如是否停用洋地黄类药物，是否给予改善心功能、纠正低钾血症和酸中毒的药物，心房颤动者是否术前给予常规抗凝治疗等。④患者准备，如是否禁食 6 小时，术前是否排空膀胱。⑤用物准备，如除颤用物、应急抢救设备及药品是否齐全到位。

（2）术中配合：①患者体位摆放及安全。②氧气吸入。③皮肤清洁及心电监护。④静脉通路开放及用药。⑤同步电复律操作。

（3）术后评估：①休息与饮食。②病情观察及并发症处理。③转复心律的维持及抗凝用药。

2. 非同步直流电复律（电除颤）：适用于心室颤动与心室扑动、无脉室性心动过速和某些无法同步的室性心动过速。临床上此类心律失常的心电图已无心动周期，也无 QRS 波群，患者意识多已丧失，需立即实施电除颤。除颤越早，成功率越高，患者的存活概率也越大。电除颤成功后，转复心律的维持以及血流动力学的稳定是护理评估的重点，同时应加强患者的意识状态、瞳孔、呼吸、血压、皮肤及肢体活动情况的观察，及时发现栓塞、肺水肿、皮肤灼伤等并发症，并做好相关护理。

三、护理措施

1. 同步直流电复律：

（1）术前护理：①解释与介绍。向患者介绍电复律术的目的和必要性、大致过程、可能出现的不适和并发症，给予心理疏导，取得配合。②术前检查。确保患者国际标准化比值（international standard ratio，INR）控制在 1.8~2.5，血钾水平在 4.5 mmol/L 以上，排除左心耳血栓可能。③药物准备。停用洋地黄类药物 24~48 小时，给予改善心功能、纠正低钾血症和酸中毒的药物，房颤发作超过 48 小时者术前常规抗凝治疗 3 周。④患者准备。术前禁食 6 小时，排空膀胱，着宽松舒适衣服，身上无金属物件或首饰佩戴。⑤用物准备。除颤器、导电糊、生理盐水、纱布垫、地西泮、心电和血压监护仪、心肺复苏所需的抢救设备和药品。

（2）术中护理：①协助患者去枕平卧于绝缘的硬板床上，松开衣领，有义齿者取下，记录术前十二导联心电图。②鼻导管或面罩吸氧 5~15 分钟，流量 3 L/min。③清洁电击处皮肤，连接心电导联线，电极片粘贴时避开除颤部位。做好气管插管等复苏抢救准备，将复律方式调为同步，观察心电图示波，检测除颤器的同步性能。④建立静脉通路，遵医嘱予以地西泮 0.3~0.5 mg/kg 缓慢静注，至患者神志朦胧、睫毛反射开始消失时，停止用药。⑤充分暴露患者前胸，将两电极板涂以导电糊，并分别置于患者右锁骨中线第 2 肋下方及左腋中线第 4 肋间，电极板应与皮肤紧密接触，并施以一定压力（3~5 kg），间距不宜小于 10 cm。根据不同心律失常选择复律电量并充电，充电完毕，周围人离开床边，持续按住放电按钮，直至放电完全。观察并记录心电图，如无效，可重复电转复（最多 3 次），再次复律应增加电量，最大可用单向波 360 J，双向波 200 J。转复过程中或转复成功后，均须严密监测心率、心律、血压、呼吸、神志等的变化。

（3）术后护理：①术后患者需卧床休息 24 小时，清醒后 2 小时内避免进食，以免恶心、呕吐。②持续心电监护 24 小时，严密监测心率、心律变化。密切观察意识状态、瞳孔、呼吸、血压、皮肤及肢体活动等情况，及时发现有无栓塞、电击灼伤皮肤、肺水肿等并发症，并协助医生妥善处理。③术后药物指导，部分患者为维持转复心律，需继续口服胺碘酮治疗 3 个月；房颤患者实施电复律治疗后，仍需抗凝治疗 4 周，若存在栓塞风险，还需长期抗凝治疗。

2. 非同步直流电复律（电除颤）：临床上一旦心电监护发现室扑、室颤等致命性快速心律失常时，在保障高质量心肺复苏（cardiopulmonary resuscitation，CPR）的前提下，尽早实施电除颤。通常成人电量使用单向波 360 J，双向波 200 J，放电前需再次确认心电示波，有除颤指征，即刻放电。根据循环恢复情况，决定是否需要再次除颤。

四、健康教育

1. 加强自我监测：教会患者自测脉搏，发现长期心率过快、节律不齐或出现胸闷、心悸、乏力、头晕或晕厥等症状，应及时就诊，完善心电图或 24 小时动态心电图检查，明确心律失常是否复发。

2. 用药指导：遵医嘱按时、按量服用抗心律失常或抗凝药物，不可擅自停药、改药或增减药量，出现药物不良反应时需尽早就医。

3. 生活方式指导：①适当运动、合理休息，保持良好心情。②戒烟限酒，减少浓茶、咖啡摄入。③低盐、低脂、优质蛋白及高维生素饮食。④高原地区注意防寒保暖，避免劳累、感染、情绪激动等诱发因素，以免加重心脏负担，诱发心律失常。

第八节　经皮冠状动脉介入治疗护理常规

一、概述

经皮冠状动脉介入治疗（percutaneous coronary intervention，PCI）是在冠状动脉造影基础上，用心导管技术疏通狭窄甚至闭塞的冠状动脉管腔，从而改善心肌的血流灌注的方法，主要包括经皮冠状动脉腔内成形术、经皮冠状动脉内支架植入术及冠状动脉内旋磨术和激光成形术。

二、护理评估

1. 术前评估：

（1）完善相关检查，如患者肝肾功能、血糖、血常规、凝血象、电解质及输血前检查、心电图及胸片等。

（2）详细了解患者现病史、既往史（高血压、糖尿病等），有无造影剂过敏史等。

（3）评估手术部位皮肤，肢体活动及循环情况。

2. 术中评估：

（1）正确核对患者身份信息、既往史、阳性检查结果及过敏史。

（2）检查穿刺部位的搏动情况。

3. 术后评估：

（1）观察穿刺部位敷料是否清洁干燥，伤口有无渗血、血肿。

（2）观察术侧肢体远端足背动脉的搏动、皮肤颜色、温度及活动情况。

（3）观察患者生命体征及有无胸闷、胸痛等主诉。

三、护理措施

1. 术前护理：

（1）向患者讲解手术的方法、必要性，术后获益等情况，消除患者恐惧心理。指导患者行床上排尿、排便训练，避免术后排便习惯改变导致排便困难。

（2）择期 PCI 者，术前一天晚饭后开始口服阿司匹林肠溶片和氯吡格雷或者替格瑞洛；直接 PCI 者尽早顿服阿司匹林肠溶片 300 mg 和氯吡格雷 300 mg 或者替格瑞洛 180 mg。

（3）拟行桡动脉穿刺者，术前行 Allen 试验，主要判断尺动脉功能。

（4）根据医嘱行桡动脉或股动脉穿刺部位行皮肤准备；左前臂植入留置针建立静脉通道备用。

（5）指导患者进行呼吸、闭气、咳嗽训练以便术中顺利配合手术。

（6）指导患者术前无须禁食，但不宜过饱，以六成饱为宜。

2. 术中护理：

（1）向患者讲解术中注意事项，减轻患者心理负担，配合手术顺利进行。

（2）协助患者平卧于导管床上，连接心电监测、吸氧管，建立静脉通道。

（3）准备无菌手术操作台，备好术中台上常规用物，严格执行无菌操作规程。

（4）协助术者穿好无菌手术衣，戴无菌手套。

（5）协助术者给患者手术部位进行皮肤消毒，铺无菌手术单时从头到尾一次铺好准确到位，切勿移动，避免污染手术野。

（6）术中密切监测并记录患者的主诉、神志、心律、心率、动脉压、指氧饱和度及皮肤有无过敏反应，若有异常变化及时提醒手术医生。

（7）熟悉手术过程，及时、准确递送所需耗材及器械并做好记录，预见性护理积极配合处理突发临床事件，保障患者安全。

3. 术后护理：

（1）交接术中情况，连续心电血压监护，密切监测并记录患者心律、血压、心率及指氧饱和度等情况。

（2）即刻做床旁心电图，与术前对比。有胸闷、胸痛等不适症状应即刻复查心电图。

（3）不同穿刺部位的观察与护理：①经桡动脉穿刺者术后可立即拔出鞘管，使用螺旋式压迫器压迫穿刺点局部，一般每 2 小时旋转放松一圈，注意边减压边观察有无渗血，4~6 小时完全解压。患者无须严格卧床，术侧手指行伸曲活动，减轻肢端肿胀等不适。②经股动脉穿刺行冠脉造影术后，可立即拔出鞘管；行 PCI 术的患者因在术中追加肝素，需术后 4 小时测定激活全血凝血时间（activated coagu-lation time，ACT）小于 150 秒，可拔除动脉鞘管，常规按压穿刺点 15~20 分钟以彻底止血，以弹力绷带加压包扎，术侧肢体限制屈曲活动 24 小时后拆除绷带自由活动；行封堵止血系统或血管缝合器止血，术肢制动 6~8 小时，避免患肢髋关节及膝关节屈曲活动；指导患者咳嗽或体位变化时以手按压穿刺部位，避免因腹压增加而导致伤口出血；卧床期间指导患者行踝泵运动，预防深静脉血栓形成。

（4）根据造影剂的剂量适当补液和指导患者饮水，记录患者的饮水量及尿量，尽量使术后 4 小时尿量达到 800 mL 以上，以促进造影剂的排泄。

（5）术后并发症的观察与护理：①急性冠状动脉闭塞：血压下降，心率减慢或心率增快，立即通知医生，尽快恢复冠脉血流。②穿刺血管并发症：如皮下血肿、出血、假性动脉瘤，动静脉瘘，腹膜后血肿。术中准确的动脉穿刺、术后拔除鞘管后的有效压迫止血和加压包扎是预防穿刺血管并发症的关键。

（6）术后负性效应的护理：①腰酸、腹胀：多数由于术后要求平卧、术侧肢体伸直制动所致。告诉患者起床活动后腰酸与腹胀会自动消失，可适当活动另一侧肢体，严重者可帮助热敷，适当按摩腰背部以减轻症状。②迷走神经反射：多为拔除鞘管时伤口疼痛所致，表现为血压下降伴心率减慢、恶心、呕吐、出冷汗，严重时心跳停止。拔管前备好利多卡因，协助医生局部麻醉减轻疼痛感。备齐阿托品、多巴胺等抢救药品，连接心电、血压监护，及早发现病情变化，并积极配合处理。③尿潴留：主要由患者不习惯床上排尿解便引起。术前训练患者床上排便，做好心理疏导，解除床上排便时的紧张心理，必要时行导尿术。

四、健康指导

1. 植入支架的患者遵医嘱口服抗血小板聚集的药物至少 1 年，向患者说明抗血小板治疗的重要性，坚持按时按量遵医嘱正确服用药物。

2. 积极治疗高血压、糖尿病，控制血脂。

3. 饮食指导。饮食均衡，避免不良生活习惯，高原地区因地理环境因素饮食多高油、高盐，指导患者低盐、低脂饮食，戒烟限酒。

4. 活动与休闲。保证充分的睡眠，适当进行体育锻炼，注意劳逸结合。

5. 定期复查，密切随访。

第九节　主动脉内球囊反搏术护理常规

一、概述

主动脉内球囊反搏（intra-aortic balloon pump，IABP）是一种常用的机械循环辅助装置，指经动脉系统置入一根带气囊的导管到降主动脉内，导管外端与反搏机相连，通过球囊以在心脏舒张期充气、收缩期放气的方式，提高主动脉内舒张压，增加心肌氧供、减少心肌氧耗，达到对心脏辅助的作用。

二、护理评估

1. 术前评估：

（1）评估患者的现病史、既往史和行 IABP 的适应证及相对禁忌证。

（2）评估患者相关检查情况，如血常规、尿常规、出凝血时间等。

（3）评估双侧足背动脉、股动脉搏动情况。

（4）评估患者的心理状况及配合程度。

2. 术中评估：

（1）评估所需物品是否准备齐全以及设备是否完好备用。

（2）评估患者自觉症状及生命体征的监测等。

3. 术后评估：

（1）评估患者生命体征、持续心电监护，有无胸痛、双下肢水肿等情况。

（2）评估伤口局部情况，有无红肿，渗血、动脉搏动等情况。

（3）评估反搏波形是否正常，各个管道有无折叠扭曲等情况。

三、护理措施

1. 术前护理：

（1）术前宣教，向患者及家属沟通置入 IABP 的重要性和基本原理及操作流程，以取得患者的配合和支持。

（2）告知在操作中可能会出现的不适症状及注意事项，以缓解患者的紧张情绪，使患者能配合治疗，提高置入成功率。

（3）完善血常规及血型、尿常规、出凝血时间等相关检查；必要时备血。

（4）检查双侧足背动脉、股动脉搏动情况并作标记；听诊股动脉区有无血管杂音。

（5）股动脉穿刺术区备皮；给予留置导尿；建立静脉通路，以备术中急用。

（6）根据患者身高选择合适的主动脉球囊导管；配好肝素盐水并用压力袋加压固定；备好抢救物品和药品。

2. 术中护理：

（1）记录置入 IABP 前患者生命体征、尿量等相关指标，以利于术后评价效果。

（2）协助患者取合适手术体位，观察患者配合度，及时有效地沟通疏导，缓解患者的紧张情绪，必要时给予肢体制动或镇静剂。

（3）操作中严密监测患者的生命体征、意识及并发症等情况，一旦出现心脏骤停等紧急情况，积极配合医生进行抢救。

（4）配合医生置管，连接动脉压力监测装置及球囊导管后，启动球囊反搏机。

（5）妥善固定 IABP 导管，保持管道通畅、保持连接处衔接稳妥，避免导管扭曲、打折、移位、脱出等情况。

3. 术后护理：

（1）协助患者取舒适体位，床头抬高不超过 30°，术侧大腿弯曲不宜超过 30°，尽量伸直，防止导管打折。

（2）协助做好生活护理和基础护理，避免压疮和减少坠积性肺炎的发生；更换体位时动作应轻柔，由专人固定 IABP 导管；对意识不清的患者做好安全护理，必要时肢体制动，固定好下肢，防止导管脱出。

（3）监测主动脉内球囊反搏的参数和波形的变化，若显示屏中压力波形低平或消失，导管冲管不通畅，有阻力，应先排查导管有无折叠，肢体有无过度弯曲。

（4）严密观察患者的生命体征、意识状态、尿量以及实验室检查结果的变化。

（5）遵医嘱抗凝，每小时予以肝素盐水冲洗管道，避免血栓形成。

（6）严格无菌技术操作，穿刺处每日更换敷料，同时观察有无出血、血肿、感染等情况，必要时预防性使用抗生素。

（7）观察术侧足背动脉搏动、皮肤温度、颜色、触觉等情况，与对侧比较，24 小时内每 1 小时评估一次，24 小时后每 4 小时评估一次。当出现双下肢疼痛、麻木、苍白或水肿等缺血或坏死的表现时，应马上拔出导管，如果仍需反搏辅助，则需另选入路重新置入。

（8）观察主动脉内球囊反搏术管路，气囊导管内出现血液，提示球囊破裂，应立即告知医生，同时停止反搏，降低患者头位，避免氦气进入脑部，发生栓塞时及时拔管。

（9）密切观测反搏的有效指标，即患者的主动脉收缩压力波形降低而舒张压力波形明显上升、升压药物用量逐渐减少、心输出量增加，血流动力学稳定、生命体征恢复正常、神志清楚、尿量增加、末梢循环改善。

（10）拔管护理，遵医嘱逐步减少反搏频率和（或）减少球囊容积，直至停止反搏。

（11）协助医生拔管撤机后，按压 30 分钟后加压包扎，肢体继续制动 24 小时，同时观察足背动脉及肢体皮肤颜色、局部穿刺处有无血肿。

四、健康指导

1. 当出现不适时随时呼叫医护人员。

2. 健侧肢体可自由活动，术侧肢体可被动活动，减少患者疲惫感。

3. 少食多餐，给予清淡易消化的半流食，保持排便通畅，必要时应用缓泻剂。

4. 保证充足的睡眠时间，保持心情放松和愉悦。

5. 加强疾病知识宣教，纠正患者不健康行为。

第十节　冠脉内血流储备分数检查术护理常规

一、概述

血流储备分数（fractional flow reserve，FFR）是指冠状动脉存在狭窄的情况下，该冠状动脉所供心肌区域能获得的最大血流与同一区域在正常情况下所能获得的最大血流之比。它是一种冠状动脉功能学评价指标，用于判断冠脉病变是否导致心肌缺血，从而指导冠心病患者血运重建。这些指标不仅能够反映病变血管的形态学异常，还可用于评估病变血管功能改变的程度。

对于重要供血血管，近端病变、年轻患者和男性患者要采取更积极的治疗手段，以 0.80 作为临界值；对于供血范围小的血管，分支血管和年龄大的患者，可以采用 0.75 作为临界值。

二、护理评估

1. 术前评估：

（1）患者的一般情况，精神状态、年龄、职业。

（2）心理评估，了解患者的心理状态，对手术的知晓程度，担心疑惑的焦点。

（3）病史评估，现病史和既往史，是否有支气管狭窄或支气管痉挛的肺部疾病（如哮喘），腺苷/ATP、造影剂过敏史及过敏表现。

（4）辅助检查：①重点查看心、肝、肾等功能，因为介入治疗过程中要使用大剂量的造影剂，心、肝、肾功能较差会导致严重的并发症。②凝血功能检查结果，由于术中要全身肝素化，凝血功能的检查尤为重要，如凝血酶原时间、凝血活酶、纤维蛋白原等，了解患者的凝血机制是否正常。

2. 术中评估：

（1）术中评估患者心理状态，是否有紧张、期待、悲观情绪。

（2）生命体征监测，如心率、心律，是否发生传导阻滞，患者自觉症状等。

3. 术后评估：

（1）心理评估，针对手术的结果和舒适度的改变，患者会出现新的压力和焦虑。

（2）患者生命体征、心电监护，有无胸闷、胸痛，迟发性心律失常、过敏反应。

（3）对健康宣教的内容是否理解并遵照执行，如用药、术肢制动、饮食。

（4）评估伤口局部情况，有无红肿、渗血、皮下出血。术肢远端循环、感觉、皮肤颜色、动脉搏动情况。

三、护理措施

1. 术前护理：

（1）心理护理和健康指导：评估患者的一般情况，对术中可能出现的不适症状及注意事项提前告知，缓解患者焦虑情绪，使患者能积极配合治疗。及时有效地沟通，心理疏导，消除负面情绪的干扰可以提高患者的治疗依从性。

（2）询问患者既往史，了解患者是否有支气管狭窄或支气管痉挛的肺部疾病（如哮喘），抗凝药应用情况以及有无造影剂、腺苷等药物过敏史，输血史、手术史等。有出血倾向者应暂停手术。对老年及肾功能较差的患者需谨防造影剂肾病的发生。

（3）若患者对放射碘过敏，可术前给予地塞米松治疗预处理，防止造影过程中发生意外。

（4）为保证患者安全顺利地完成整个手术，应备好常规物品、急救药品和仪器。FFR 检查必备物品包括 FFR 检测仪、压力导丝、腺苷 /ATP、大容量输液泵等。

（5）左上肢消毒肘正中静脉放置静脉留置针 18G，以便将 ATP 快速有效地输入静脉。

2. 术中护理：

（1）心理护理：向患者讲解术中可能会出现头晕不适，这是应用腺苷类药物诱发冠状动脉最大充血相，腺苷是最强的冠状动脉扩张剂之一，其副作用有短暂性房室传导阻滞和偶发窦性停搏及血压下降，尤其在冠状动脉内推注该类药物时更易诱发。这些症状一般可在停药后 30~60 秒消失。

（2）协助患者平卧于手术台，右手手心向上置于搁手板上。嘱患者术中不能随意移动或者咳嗽，感觉任何不适症状立即告知医护人员。

（3）冠脉造影结束后，确定做 FFR 检测的患者，需补足肝素钠用量。配置好 ATP，根据患者体重设置流速，连接好输液泵管，因泵药速度快，需严密观察输液穿刺点基本情况，有无渗出、肿胀。ATP 配置方法：ATP（2 mL/20 mg）加入生理盐水配置成 1 mg/mL。体重（kg）× 8.4 = 输注速度（mL/h），最大推注速度 180 μg/（kg·min）。

（4）积极配合手术医生，传递手术耗材，连接 FFR 仪器和压力导丝，准确完成校零，用药，记录。

（5）密切观察患者心电监护，生命体征，同时注意导管压力。已知房室传导阻滞患者应尤为重视。

3. 术后护理：

（1）术后需由手术医生陪同患者返回病房，并与病房护士交接患者的手术情况，包括术中是否植入支架，是否发生血管相关并发症，用药、使用造影剂的多少及注意事项等情况。

（2）密切观察患者有无喘憋、胸闷、呼吸困难等症状，是否出现迷走神经反射，心律减慢，房室传导阻滞。

（3）部分过敏体质患者在注射造影剂后可引起迟发性过敏样反应，肾功能不全的患者要合理水化，预防造影剂肾病。

（4）穿刺处伤口护理：观察穿刺部位有无流血、红肿、异常渗出。

四、护理关键点

1. 牢记 FFR 的禁忌证，做好术前评估。

2. 选择肘正中静脉，置入 18G 以上的大号留置针，因 ATP 的药物代谢很快，药物必须快速到达冠状动脉，如手背静脉给药，静脉通路过长，无法达到稳定血药浓度。此外，也可以选择中心静脉或者冠状动脉给药。

3. ATP 本身具有增强迷走神经作用，抑制交感神经兴奋，延长房室结的不应期和减慢传导，使窦房结的自律性下降，故易出现窦性停搏、房室传导阻滞甚至心脏停搏等心律失常表现。因此在使用药物过程中应密切观察心率的变化，并备好各项急救措施、急救药品，如阿托品、多巴胺、去甲肾上腺素、临时起搏器等，还应准备好腺苷拮抗剂氨茶碱。

第十一节　血管内超声检查术护理常规

一、概述

血管内超声（intra vascular ultrasound，IVUS）通过导管技术将微型超声探头送入血管腔内显示血管横切面，与冠状动脉造影通过碘对比剂填充的管腔轮廓来显示冠状动脉不同，IVUS 能提供管腔和管壁的横截面图像。临床应用经验表明该方法具有更直观、准确等优点，被认为是诊断冠心病新的金标准。

二、护理评估

1. 术前评估：准确评估患者的现病史、既往史，评估患者有无行 IVUS 的适应证及相对的禁忌证。同时需评估患者相关检查情况，如心肺功能、肝肾功能、凝血功能。

2. 术中评估：所需物品的准备，设备的安全性及有效性。同时评估患者的主观感受和监测生命体征。

3. 术后评估：穿刺点局部情况，术后并发症以及心理评估。

三、护理措施

1. 术前护理：

（1）签署知情同意书：检查前向患者及家属讲解检查的必要性，以及明确术中、术后可能出现的意外及并发症，同意并签署知情同意书。

（2）心理护理：主动告知患者手术过程中可能出现的感觉，如注射碘对比剂时，可有温热感，使患者有一定的心理准备，指导练习吸气屏气动作，便于手术配合。

（3）完善术前准备：备皮，在患者不穿刺一侧肢体置入留置针建立静脉通道。

（4）药物准备：备齐术中药物，如利多卡因、肝素钠、碘对比剂、各种抗过敏药物及抢救药物等。

（5）耗材准备：根据治疗要求备好IVUS所需要的耗材，检查有效期并摆放于无菌操作台上。

2. 术中护理：

（1）患者进入手术室后，协助其摆好体位，严格执行查对制度，协助患者取下身上所带金属的衣物、饰品等，并妥善保管；做好心理护理，缓解患者陌生感及紧张感，使之配合手术。

（2）行IVUS检查前协助医生冠脉内注射硝酸甘油，以预防冠脉痉挛，得到最大的血管扩张，同时连接好血管内超声仪。

（3）手术过程中，密切观察患者的生命体征及神志等变化，经常询问患者有无不适感，一旦发现不良反应，立即通知医生并协助处理。根据手术需要，及时准确地向医生传递各种器械及药物。监督手术医生及参观者遵守术中无菌技术操作规范，若有污染立即更换。

3. 术后护理：

（1）体位与活动：检查后护送患者回病房，穿刺桡动脉的患者采取舒适体位，股动脉穿刺者术后患侧肢体制动，平卧位休息12~24小时，随时观察穿刺点有无渗血渗液。

（2）病情监测：严密观察生命体征的变化，尤其是血压和心率的变化，有无胸闷胸痛，造影剂迟发反应等，必要时吸氧和持续心电监护，直至平稳。

四、护理关键点

1. 在导丝和IVUS导管进入体内之前使用肝素钠和硝酸甘油，防止血栓和冠脉痉挛。

2. 检查过程中要密切监测患者生命体征和询问自主感觉。特别是超声导管在通过狭窄病变的时候，会造成短暂缺血。

3. 在操作过程中术者与护士均应动作轻柔，尤其是IVUS导管与马达的连接处，以及马达与PULLBACK的连接处。非正常、暴力操作均可损坏马达，影响血管内超声的应用。

4. 进行 IVUS 检查前，需要在冠状动脉内给予硝酸甘油或者维拉帕米，减少血管痉挛引起的并发症。心率过快（ > 120 次 / 分）会影响 IVUS 的成像清晰度。

5. 图像采集时患者不要深呼吸、讲话或者移动身体。

6. 定期更新维护。

第四章　消化系统常见疾病护理常规

第一节　胃炎护理常规

一、概述

胃炎（gastritis）是指胃内各种刺激因素引起胃黏膜的炎症反应，显微镜下表现组织学炎症。根据病理生理和临床表现，胃炎可分为急性胃炎、慢性胃炎和特殊类型胃炎。急性胃炎与慢性胃炎为临床最常见。

急性胃炎（acute gastritis），如能祛除病因，预后一般良好。慢性胃炎（chronic gastritis）的患病率一般随年龄增长而增加，特别是中年以上更为常见。幽门螺杆菌（helicobacter pylori，Hp）感染是最常见的病因。少数慢性非萎缩性胃炎可演变为慢性多灶萎缩性胃炎，极少数慢性多灶萎缩性胃炎经长期演变可发展为胃癌。15%~20%Hp 感染引起的慢性胃炎会发生消化性溃疡。慢性非萎缩性胃炎预后良好。对有胃癌家族史、食物营养单一、常食熏制或腌制食品的患者，需警惕肠上皮化生、萎缩及异型增生向胃癌的进展。

高原地区地理环境复杂，低气压、缺氧、干燥、寒冷等地理气候特点，直接影响着机体功能，也必然对消化系统造成一系列生理病理变化。有研究表明，高原地区慢性萎缩性胃炎发病率显著高于平原地区。

二、护理评估

1. 评估发病情况和消化道症状：

（1）评估发病情况。了解患者饮食习惯和生活方式，日常生活是否有规律，是否有烟酒嗜好。高原地区重点评估酥油的提取以及奶酪、奶渣的制作过程中有没有加热灭菌的工序；农牧区群众有没有生食牛羊肉、喝生水的习惯；游牧民有没有人畜共用同一水源等。

（2）评估消化道症状。评估反酸、嗳气、食欲不振、腹胀、恶心呕吐、上腹疼痛及大便等情况。

2. 评估心理—社会状况：评估患者的性格、精神状态，是否有应激事件发生，了解是否存在焦虑、抑郁状态。

3. 评估身体情况：有无营养不良、体重下降，毛发光泽度有无异常，舌炎口角皲裂以及贫血等表现。

4. 评估患者的检查结果：如胃镜及胃黏膜活组织检查结果，血常规，肝肾功能和粪便，Hp 检查，胃液分析等。

三、护理措施

1. 休息与活动：急性胃炎期要多休息，减少活动量。慢性胃炎急性发作或伴有消化道出血时应卧床休息。指导患者急性胃炎发作时应卧床休息，并可用转移注意力、做深呼吸等方法来减轻焦虑，缓解疼痛。病情缓解时，应进行适当的锻炼，以增强机体抵抗力。

2. 饮食护理：提供营养丰富易消化的食物，注意饮食卫生，进食应定时、有规律，不可暴饮暴食，避免生硬、油腻、辛辣刺激性食物。一般进少渣、温凉半流质饮食。如有少量出血可给牛奶、米汤等流质食物以中和胃酸，有利于黏膜的修复。急性大出血或呕吐频繁时应禁食。

3. 戒烟酒：帮助患者制订戒烟酒计划。高原地区由于寒冷和好客，患者普遍喜烟酒，与家人一起制订循序渐进的戒烟酒计划。

4. 用药护理：指导患者正确用药与购药，避免选用对胃黏膜损伤刺激的药物，如阿司匹林、止痛药及感冒类药等。遵医嘱给患者清除 Hp 感染治疗时，注意观察药物的疗效及不良反应。

（1）胶体铋剂。胶体次枸橼酸铋（colloidalbismuthsubcitrate，CBS）为常用制剂，因其在酸性环境中方起作用，故宜在餐前半小时服用。服 CBS 过程中可使齿、舌变黑，可用吸管直接吸入。部分患者服药后出现便秘和粪便变黑，停药后可自行消失。少数患者有恶心、一过性血清转氨酶升高等症状表现，极少出现急性肾损伤。

（2）抗菌药物。阿莫西林服用前应询问患者有无青霉素过敏史，应用过程中注意有无迟发性过敏反应的出现，如皮疹。甲硝唑可引起恶心、呕吐等胃肠道反应，应在餐后半小时服用，并可遵医嘱用甲氧氯普胺、维生素 B_2 等拮抗。

5. 心理护理：做好心理疏导，保证身心两方面得以充分休息。

四、健康教育

1.疾病知识指导：向患者及家属介绍本病的有关病因，指导患者避免诱发因素，积极配合治疗。教育患者保持良好的心理状态，愉悦的心情，及时排解负性情绪。平时生活要有规律，合理安排工作和休息时间，注意劳逸结合，保证足够睡眠，学会自我管理。

2.饮食指导：正确进食，养成良好的就餐习惯，学会选择食物，饮食指导食物应多样化，避免偏食，注意补充多种营养物质；不吃霉变食物；少吃熏制、腌制、富含硝酸盐和亚硝酸盐的食物，多吃新鲜食物；避免过于粗糙、浓烈、辛辣食物及大量长期饮酒、吸烟。Hp主要在家庭内传播，避免导致母婴传播的不良喂食习惯，并提倡分餐制，减少感染Hp的机会。高原地区特别指导避免饮食结构单一，增加绿色蔬菜和水果的摄入，避免生冷、粗糙食物，不食生肉，不饮生水，食物应充分加热。

3.用药指导：根据患者的病因和具体情况进行指导。遵医嘱正确按疗程服药，避免使用对胃黏膜有刺激的药物，必须使用时应同时服用抑制胃酸分泌药物或胃黏膜保护药，介绍药物的不良反应。

4.定期门诊随访，如有异常及时复诊。

第二节　消化性溃疡护理常规

一、概述

消化性溃疡（peptic ulcer，PU）指胃肠道黏膜发生的炎性缺损，通常与胃液的胃酸和消化作用有关，病变穿透黏膜肌层或达更深层次，可发生于食管、胃、十二指肠、胃空肠吻合口附近以及含有胃黏膜的梅克尔（Meckel）憩室。胃溃疡（gastric ulcer，GU）和十二指肠溃疡（duodenal ulcer，DU）最为常见。

本病是全球性常见病，可发生于任何年龄。全世界约有10%的人一生中患过此病。临床上DU较GU多见，两者之比约为3：1。DU好发于青壮年，GU多见于中老年。男性患者较女性多。秋冬和冬春之交是本病的多发季节。过去30年随着H2受体拮抗剂、质子泵抑制剂等药物治疗的进展，PU及其并发症发生率明显下降。

在高原地区，PU的发病率为15.69%~17.31%，高于平原地区。进一步分析显示，高原地区 PU 在藏族人群检出率高于汉族，男性高于女性，藏族以 GU 为主，汉族以 DU 为主，发病率同样呈逐年下降趋势。

有效的药物治疗可使消化性溃疡愈合率达到 95% 以上，青壮年患者 PU 死亡率接近于零，老年患者主要死于严重的并发症，尤其是大出血和急性穿孔，病死率 < 1%。

二、护理评估

1. 评估发病情况和消化道症状：

（1）评估发病情况：了解发病是否与季节、饮食、用药不当、精神压力等有关。高原地区患者是否常食用糌粑、酥油、生肉等食物以及是否经常饮酒。

（2）评估消化道症状：疼痛与进食的关系，是餐后还是空腹出现，有无规律，部位及性质如何，应用何种方法能缓解疼痛；是否伴有恶心、呕吐、嗳气、反酸等其他消化道症状，有无呕血、黑便、频繁呕吐等症状。

2. 评估心理—社会状况：本病病程长，有周期性发作和节律性疼痛的特点，病情可反复发作并出现并发症，从而影响患者的工作和生活，使患者产生焦虑、急躁情绪。应注意评估患者及家属对疾病的认识程度，评估患者有无焦虑或恐惧等心理，了解患者家庭经济状况和社会支持情况，患者所能得到的社区保健资源和服务。

3. 评估身体情况：

（1）全身状态：有无痛苦表情，有无消瘦、贫血貌，生命体征是否正常。

（2）腹部：上腹部有无固定压痛点，有无胃蠕动波，全腹有无压痛、反跳痛，有无腹肌紧张，有无肠鸣音减弱或消失等。

4. 评估患者的检查结果：包括血常规检查，粪便隐血试验是否为阳性，Hp 检测是否为阳性，X 线胃肠钡餐造影有无典型的溃疡龛影及其部位，胃镜和胃黏膜活组织检查溃疡的部位、大小及性质如何，有无活动性出血。

三、护理措施

1. 休息与活动：溃疡活动期且症状较重者，嘱其卧床休息 1~2 周，可使疼痛等症状缓解。病情较轻者则应鼓励其适当活动，以分散注意力。

2. 饮食护理：指导患者正确进食。在溃疡活动期，以少食多餐为宜，每天进餐 4~5 次，避免餐间零食和睡前进食；在溃疡恢复期应尽快恢复正常的饮食规律，饮食不宜过饱，细嚼慢咽，避免急食。在食物选择方面宜选择营养丰富、易消化食物，避免脂肪类食物、机械性刺激性强的食物（如生、冷、硬、粗纤维多的蔬菜，包括洋葱、韭菜、芹菜等）、化学性刺激强的食物（如浓肉汤、咖啡、浓茶、辣椒、酸醋等）的摄入。高原地区可增加新鲜蔬菜摄入，少食用糌粑、酥油等使胃蠕动减慢，排空时间延长的食物，禁烟酒。

3. 疼痛护理：指导并协助患者减轻疼痛，注意观察及详细了解患者疼痛的规律和特点，并按其疼痛特点指导缓解疼痛的方法。如 DU 表现为空腹痛或夜间痛，指导患者在疼痛前或疼痛时进食碱性食物（如苏打饼干等），或服用抗酸药。也可采用局部热敷或针灸止痛。

4. 用药护理：根据医嘱给予药物治疗，并注意观察药效及不良反应。

（1）质子泵抑制剂（proton pump inhibitor，PPI）。奥美拉唑可引起头晕，特别是用药初期，应嘱患者用药期间避免开车或做其他必须高度集中注意力的工作。兰索拉唑的主要不良反应包括皮疹、瘙痒、头痛、口苦、肝功能异常等，轻度不良反应不影响继续用药，较为严重时应及时停药。泮托拉唑的不良反应较少，偶可引起头痛和腹泻。

（2）H2 受体拮抗药。药物应在餐中或餐后即刻服用，也可把 1 天的剂量在睡前服用。若需同时服用抗酸药，则两药应间隔 1 小时以上。若静脉给药应注意控制速度，速度过快可引起低血压和心律失常。

（3）弱碱性抗酸药。如氢氧化铝凝胶等，应在饭后 1 小时和睡前服用。服用片剂时应嚼服，乳剂给药前应充分摇匀。抗酸药应避免与奶制品同时服用，因两者相互作用可形成络合物。

四、健康教育

1. 疾病知识指导：向患者及家属讲解引起和加重消化性溃疡的相关因素。指导患者保持乐观情绪，规律生活，避免过度紧张与劳累，选择合适的锻炼方式，提高机体抵抗力。在高原地区，环境和生活因素在高原 PU 的发生发展中发挥了重要的作用，指导患者建立良好的生活习惯，适当的运动。

2. 饮食指导：指导患者建立合理的饮食习惯和结构，戒除烟酒。避免摄入刺激性食物，进食温凉清淡、易消化、营养丰富食物，细嚼慢咽。有活动性出血时暂禁食。改变喜食辛辣、高盐和烟酒等不良习惯。

3. 用药指导：指导患者遵医嘱正确服药，学会观察药效及不良反应，不随便停药或减量，防止溃疡复发。指导患者慎用或勿用致溃疡药物，如阿司匹林、咖啡因、泼尼松等。

4.定期门诊随访，若上腹疼痛节律发生变化或加剧，或者出现呕吐、血便时，应立即就医。

第三节 肝硬化护理常规

一、概述

肝硬化（liver cirrhosis）是一种由不同病因引起的慢性进行性弥漫性肝病。病理特点为广泛的肝细胞变性坏死、再生结节形成，纤维组织增生，正常肝小叶结构破坏和假小叶形成。临床代偿期症状不明显，失代偿期主要表现为肝功能损害和门静脉高压，可有多系统受累，晚期常出现消化道出血、感染、肝性脑病等严重并发症。

总体来说，病毒性肝炎后肝硬化预后较差，持续黄疸、难治性腹水、低白蛋白血症、凝血酶原时间持续或显著延长，以及出现并发症者，预后均较差，高龄患者预后较差。死因常为肝性脑病、上消化道出血、严重感染与肝肾综合征等。

高原地区酒精性肝硬化发病率比国内相关报道的 5%~11% 高。其原因可能与高原地区高寒缺氧，居民喜食牛羊肉，喜饮烈性白酒有关，酗酒所致的长期营养失调，可降低肝脏对某些毒物的抵抗力，在发病上也起到一定作用。

二、护理评估

1.评估发病情况和消化道症状：

（1）评估发病情况：询问有无肝炎、输血史、心力衰竭、胆道疾病、寄生虫感染史、家族遗传性疾病病史；有无长期接触化学毒物、使用损肝药物、嗜酒（特别是高原地区要询问饮酒的量和持续时间）；有无慢性肠道感染、有关的检查、用药和其他治疗情况。

（2）评估消化道症状：有无食欲减退、恶心、呕吐、腹胀、腹痛，呕吐物和粪便的性质及颜色。日常休息及活动量、活动耐力。

2.评估心理—社会状况：肝硬化为慢性进行性肝病，随着病情发展加重，患者逐渐丧失工作能力，长期治病影响家庭生活、经济负担沉重，均可使患者及其照顾者出现各种心理问题和应对行为的不足。评估时应注意患者的心理状态，有无个性、行为的改变，有无焦虑、抑郁、易怒、悲观等情绪。并发肝性脑病时，患者可出现嗜睡、兴奋、昼夜颠倒等神经精神症状，应注意鉴别。评估患者及家属对疾病的认识程度及态度、家庭经济情况。

3. 评估身体情况：

（1）意识状态：注意观察患者的精神状态，对人物、时间、地点的定向力。表情淡漠、性格改变或行为异常多为肝性脑病的前驱表现。

（2）营养状态：是否消瘦，有无水肿。有腹水或水肿时，不能以体重判断患者的营养状态。

（3）皮肤、黏膜：有无肝病面容、皮肤干枯、脱发，有无黄染、出血点、蜘蛛痣、肝掌、腹壁静脉显露或怒张。

（4）呼吸情况：观察呼吸的频率和节律，有无因呼吸困难，心悸而不能平卧，有无胸腔积液形成。

（5）腹部：检查有无腹水征，如腹部膨隆、腹壁紧张度增加、脐疝、腹式呼吸减弱、移动性音；有无腹膜刺激征。检查肝脾大小、质地、表面情况及有无压痛。

（6）尿量及颜色：有无尿量减少，尿色有无异常。

4. 评估患者的检查结果：血常规检查，血生化检查肝功能有无异常，腹水检查腹水的性质是漏出液抑或渗出液，有无找到病原菌或恶性肿瘤细胞；其他检查如胃镜检查、X 线胃肠钡餐造影检查有无食管胃底静脉曲张；以及 B 超、CT 等。

三、护理措施

1. 休息与活动：肝硬化代偿期患者如无明显的精神、体力减退，可适当参加工作，避免过度疲劳。失代偿期患者以卧床休息为主，但过多的躺卧易引起消化不良、情绪不佳，故应视病情适量活动，活动量以不加重疲劳感和其他症状为度。患者的精神、体力状况随病情进展而减退，疲倦乏力、精神不振逐渐加重，严重时衰弱而卧床不起。指导患者睡眠应充足，生活起居有规律。

2. 饮食护理：向患者及家属说明导致营养状态下降的有关因素、饮食治疗的意义及原则，与患者共同制订既符合治疗需要又为其接受的饮食计划。患者进食高蛋白、高热量、丰富维生素、适量脂肪、易消化的食物。有静脉曲张者应食菜泥、肉末、软食，进食时细嚼慢咽，咽下的食团宜小且外表光滑，切勿混入粗糙坚硬物。戒烟酒。

高原地区避免进食风干的牦牛肉干等比较硬的食物，严重的肝病患者食用较硬的食物会导致食管静脉曲张，从而引起消化道大出血。

3.腹水的护理：告知患者半卧位休息，限制水钠摄入量，避免进食咸菜、腊肉等含钠高的食物。观察腹水和下肢水肿的消长，准确记录出入量，定期测量腹围、体重，并教会患者正确地测量和记录方法。

4.用药护理：遵医嘱正确用药，注意观察药物疗效和不良反应。在使用利尿剂时，注意水电解质及酸碱平衡，防止肝性脑病、肝肾综合征的发生。

四、健康教育

1.疾病知识指导：向患者和家属讲解本病的有关知识，介绍自我护理方法，合理安排作息时间，代偿期注意劳逸结合，失代偿期以卧床休息为主，保证充足睡眠。患者应注意情绪的调节和稳定，在安排好治疗、身体调理的同时，勿过多忧虑病情，遇事豁达开朗，树立治病信心，保持愉快心情。

2.饮食指导：指导患者掌握饮食原则，避免粗糙刺激性食物，戒烟酒。

3.皮肤护理指导：患者因皮肤干燥、水肿、黄疸时出现皮肤瘙痒，以及长期卧床等因素，易发生皮肤破损和继发感染。沐浴时应注意避免水温过高，或使用有刺激性的皂类和沐浴液，沐浴后可使用性质柔和的润肤品；皮肤瘙痒者给予止痒处理，嘱病人勿用手抓搔，以免皮肤破损。

4.用药指导：按医生处方用药，加减药物须征得医生同意，避免使用对肝脏有损害的药物。向患者详细介绍所用药物的名称、剂量、给药时间和方法，教会其观察药物疗效和不良反应。

5.定期门诊随访，当出现呕血、黑便、腹痛、腹胀、性格行为异常、讲话逻辑不清时应立即就医。

第四节　肝性脑病护理常规

一、概述

肝性脑病（hepatic encephalopathy，HE）也称肝性昏迷（hepaticcoma），是严重肝病引起的、以代谢紊乱为基础的中枢神经系统功能失调的综合病征，其主要临床表现是意识障碍、行为失常和昏迷。若脑病的发生是由于门静脉高压、广泛门-腔静脉侧支循环形成所致，则称为门体分流性脑病（portosystemic encephalopathy, PSE）。无明显临床表现和生化异常，仅能用精细的智力试验和（或）电生理检测才能作出诊断的肝性脑病，称为亚临床或隐性肝性脑病（subclinical or latent hepatic encephalopathy）。

肝性脑病的预后主要取决于肝衰竭的程度。轻微型肝性脑病患者经积极治疗多能好转。肝功能较好、分流术后及诱因明确且易消除者预后较好。有腹水、黄疸、出血倾向的患者多数肝功能差，预后亦差。

二、护理评估

1.评估发病情况和主要症状：

（1）评估发病情况：评估患者是否有肝硬化、重症肝炎、暴发性肝衰竭、原发性肝癌及妊娠期急性脂肪肝等肝病，是否有上消化道出血、电解质和酸碱平衡紊乱、大量放腹水、高蛋白饮食、低血容量、利尿、腹泻、呕吐、便秘等，以及使用催眠镇静药和麻醉药等诱因。

（2）评估患者的主要症状：患者的性格、神志、精神状态有无异常，既往有无精神病史。

2.评估心理—社会状况：本病常发生在各类严重肝病的基础上，随病情发展而加重，使患者逐渐丧失工作和自理能力。长期治病影响家庭生活并给家庭带来沉重的经济负担，使患者及家属出现抑郁、焦虑、恐惧等各种心理问题，故应注意患者的心理状态，鉴别患者是因疾病所生的心理问题还是出现精神障碍的表现。评估患者及家属对疾病的认识程度，家庭经济状况和家属对待患者的态度。患者意识障碍时，主要了解家属对患者当前身体状况的看法，应对能力如何。

3.评估身体情况：

（1）意识状态：注意观察患者的性格和行为表现，对时间、地点、人物的定向力和理解力是否正常，有无幻觉及意识障碍。评估时注意患者的语言和非语言行为，并注意所提出问题应在患者智力所能回答的范围内。

（2）营养状况。

（3）皮肤状况：皮肤和黏膜有无黄染、出血点、蜘蛛痣、肝掌、腹壁静脉曲张等。

（4）腹部情况：腹部体征有无腹部膨隆，腹式呼吸是否减弱，有无腹壁紧张度增加，肝脾大小、质地、表面情况，有无压痛，有无移动性浊音等。

（5）神经系统情况：有无扑翼样震颤，有无肌张力及腱反射的改变，锥体束征是否为阳性。

4. 评估患者的检查结果：

（1）血氨是否增高，以空腹动脉血氨较可靠，有无电解质和酸碱平衡紊乱。

（2）脑电图检查有无异常。

（3）简易智力测验结果有无异常。

三、护理措施

1. 休息与活动：加强临床护理，提供情感支持尽量安排专人护理，训练患者的定向力。利用电视、收音机、报纸、探视者等提供环境刺激。对烦躁患者应注意保护，可加床栏，必要时使用约束带，防止发生坠床及撞伤等意外，同时防止走失、自伤等意外事件发生。在患者清醒时向其讲解意识模糊的原因，安慰患者，尊重患者的人格，切忌嘲笑患者的异常行为。

2. 饮食护理：肝性脑病患者应限制蛋白质的摄入。在发病开始数日内禁食蛋白质，每日供给足够的热量和维生素，以碳水化合物为主要食物。昏迷患者以鼻饲 25% 葡萄糖液供给热量，以减少体内蛋白质分解。糖类可促使氨转变为谷氨酰胺，有利于降低血氨。患者神志清楚后，可逐步增加蛋白质饮食，每天 20 g，以后每 3~5 天增加 10 g，但短期内不能超过 40~50 g/d。以植物蛋白为好，因植物蛋白含支链氨基酸较多，而含蛋氨酸、芳香族氨基酸较少，且能增加粪氮排泄。此外，植物蛋白含非吸收性纤维，被肠菌酵解产酸有利于氨的排除，并有利于通便。脂肪可延缓胃的排空，应尽量少用。

3. 昏迷患者的护理：

（1）患者取仰卧位，头略偏向一侧以防舌后坠阻塞呼吸道。保持呼吸道通畅，深昏迷患者应作气管切开以排痰，保证氧气的供给。

（2）做好口腔、眼部的护理，对眼睑闭合不全角膜外露的患者可用生理盐水纱布覆盖眼部。

（3）保持床褥干燥、平整，定时协助患者翻身，按摩受压部位，防止压疮。

（4）尿潴留患者给予留置导尿管，并详细记录尿量、颜色、气味。

（5）给患者做肢体的被动运动，防止静脉血栓形成及肌肉萎缩。

4. 用药护理：

（1）应用谷氨酸钾和谷氨酸钠时，两者比例应根据血清钾、钠浓度和病情而定。患者尿少时少用钾剂，明显腹水和水肿时慎用钠剂。

（2）应用精氨酸时，滴注速度不宜过快，否则可出现流涎、呕吐、面色潮红等反应。因精氨酸呈酸性，含氯离子，不宜与碱性溶液配伍使用。

（3）乳果糖因在肠内产气较多，可引起腹胀、腹绞痛、恶心、呕吐及电解质紊乱等，应用时应从小剂量开始。

（4）长期服用新霉素的患者中少数可出现听力或肾功能损害，故服用新霉素不宜超过一个月，用药期间应做好听力和肾功能检测。

四、健康教育

1. 疾病知识指导：向患者和家属介绍肝脏疾病和肝性脑病的有关知识，指导其认识肝性脑病的各种诱发因素，要求患者自觉避免诱发因素，如戒烟酒、避免各种感染、保持排便通畅、合理调整饮食结构等。

2. 饮食指导：限制蛋白质食物的摄入，适当增加植物蛋白食物。

3. 用药指导：指导患者严格按医嘱规定的剂量、用法服药，了解药物的主要不良反应，避免有损肝脏的药物。失眠时应在医生指导下慎重使用镇静、催眠药。

4. 照顾者指导：指导家属给予患者精神支持和生活照顾，帮助患者树立战胜疾病的信心。指导家属了解肝性脑病的早期征象，学会观察患者的思维、性格、行为及睡眠等方面的改变，以便及时发现病情变化，及早治疗。

5. 定期门诊随访，发现发热、腹痛、乏力、呕血、黑便以及性格行为异常时及时就诊。

第五节 上消化道出血护理常规

一、概述

上消化道出血（upper gastrointestinal hemorrhage）是指十二指肠悬韧带以上的消化道，包括食管、胃、十二指肠和胰、胆等病变引起的出血，以及胃空肠吻合术后的空肠病变出血。出血的病因可为上消化道疾病或全身性疾病。本病是常见的临床急症。轻者可无症状，重者伴有贫血及血容量减少，甚至休克，危及生命。多数上消化道出血的患者经治疗可止血或自然停止出血，15%~20% 的患者持续出血或反复出血，由于出血的并发症使死亡危险性增高。

高原上消化道出血多因高原急性胃肠黏膜损伤和消化性溃疡，其发病与海拔高度、气候气压、饮食习惯（喜食生、冷、硬、粗糙、辛辣、不易消化食物以及烟酒嗜好）有关。

二、护理评估

1. 评估发病情况和主要症状：

（1）评估出血的病因和诱因：①消化性溃疡，有慢性、周期性、节律性上腹痛；出血以冬春季节多见。②急性胃黏膜损害，有服用阿司匹林、吲哚美辛、肾上腺糖皮质激素等损伤胃黏膜的药物史或酗酒史，有创伤、颅脑手术等应激史。③食管胃底静脉曲张破裂出血，有病毒性肝炎、血吸虫病、慢性酒精中毒等引起肝硬化的病因，且有肝硬化门静脉高压的临床表现，出血以突然呕出大量鲜红血液为特征，不易止血。④胃癌，多发生在 40 岁以上男性，有渐进性食欲不振、上腹持续疼痛、进行性贫血、体重减轻、上腹部肿块，出血后上腹痛无明显缓解。⑤高原地区，评估患者的日常饮食习惯，是否喜食辛辣、冷硬、粗糙食物，是否嗜好饮酒，进食是否规律等。

（2）评估出血量：详细询问呕血和（或）黑便的发生时间、次数、量及性状，以便估计出血量和速度。一般说来，大便隐血试验阳性提示每日出血量为 5~10 mL；出现黑便表明出血量在 50~70 mL；胃内积血量达 250~300 mL 时可引起呕血；一次出血量在 400 mL 以下时，一般不引起全身症状；如出血量超过 400~500 mL，可出现头晕、心悸、乏力等症状；如超过 1000 mL，临床即出现急性周围循环衰竭的表现，严重者引起失血性休克。

（3）评估症状：评估呕血黑便的颜色、性质，头昏、心悸、口渴、昏厥等周围循环衰竭的临床表现。

2. 评估心理—社会状况：评估患者有无紧张、恐惧或悲观、沮丧等心理反应，特别是慢性病或全身性疾病致反复出血者，有无对治疗失去信心，不合作。评估患者及其亲属对疾病和治疗的认识程度。

3. 评估身体情况：

（1）生命体征：有无脉搏细速、血压降低、脉压变小、呼吸困难、体温不升或发热。

（2）精神和意识状态：有无精神疲倦、烦躁不安、嗜睡、表情淡漠、意识不清甚至昏迷。

（3）周围循环状况：观察皮肤和甲床色泽，肢体温暖或是湿冷；周围静脉特别是颈静脉充盈情况；尿量多少。

（4）腹部体征：腹部的轮廓、腹围，有无腹肌紧张、压痛、反跳痛及其部位和程度，有无肝脾大、腹水征、腹块，肠鸣音是否异常。

4. 评估患者的检查结果：监测血象，尤其注意网织红细胞的变化，血清电解质的变化，有无血尿素氮增高，以及内镜检查结果，定期检查大便隐血。

三、护理措施

1. 休息与活动：少量出血者应卧床休息。大出血时患者应绝对卧床休息，取平卧位并将下肢略抬高，以保证脑部供血，注意保暖。治疗和护理工作应有计划集中进行，以保证患者的休息和睡眠。病情稳定后，可逐渐增加活动量。

2. 饮食护理：活动性出血时应禁食。少量出血无呕吐者，可进温凉、清淡流质，这对消化性溃疡患者尤为重要，因进食可减少胃收缩运动并可中和胃酸，促进溃疡愈合。出血停止后改为营养丰富、易消化、无刺激性半流质、软食，少量多餐，逐步过渡到正常饮食。避免粗糙、坚硬、刺激性食物且应细嚼慢咽，防止损伤曲张静脉而再次出血。

3. 安全护理：轻症患者可起身稍事活动，可上厕所大小便，但应注意有活动性出血时，患者常因有便意而至厕所，在排便时或便后起立时晕厥。故应嘱患者坐起、站起时动作缓慢；出现头晕、心慌、出汗时立即卧床休息并告知护士；必要时由护士陪同入厕或暂时改为在床上排泄。重症患者应多巡视，并用床栏加以保护。大出血呕吐患者头偏向一侧，防止窒息或误吸，必要时用负压吸引器清除气道内的分泌物、血液或呕吐物，保持呼吸道通畅。给予吸氧。

4. 心理护理：解释说明安静休息有利于止血，关心、安慰患者。抢救工作应迅速而不忙乱，以减轻患者的紧张情绪。经常巡视，大出血时陪伴患者，使其有安全感。呕血或解黑便后及时清除血迹、污物，以减少对患者的不良刺激。解释各项检查、治疗措施、听取并解答患者或家属的提问，以减轻他们的疑虑。

5. 用药护理：严密观察用药效果及不良反应。肝病患者忌用吗啡、巴比妥类药物；血管加压素可引起腹痛、血压升高、心肌缺血，甚至发生心肌梗死，故滴注速度应准确，患有冠心病的患者忌用血管加压素。

四、健康教育

1. 疾病知识指导：帮助患者和家属掌握有关疾病的病因和诱因、预防、治疗和护理知识，以减少再度出血的危险。生活起居要有规律，劳逸结合，保持乐观情绪，保证身心休息，避免长期精神紧张，过度劳累。

2. 饮食指导：指导患者注意饮食卫生和饮食的规律，进食营养丰富、易消化的食物，避免过饥或暴饮暴食，避免粗糙、刺激性食物，或过冷、过热、产气多的食物或饮料等。特别是高原地区切忌长期进食生、冷、硬、粗糙、辛辣、不易消化食物，应戒烟戒酒。

3. 用药指导：应在医生指导下用药，慎用或禁用损害胃黏膜的药物。

4. 定期门诊随访，慢性病者应定期门诊复查。患者及家属应学会早期识别出血征象及应急措施，出现头晕、心悸等不适，或呕血、黑便时，立即就医。

第六节　急性胰腺炎护理常规

一、概述

急性胰腺炎（acute pancreatitis，AP）指多种病因使胰酶在胰腺内被激活引起胰腺组织自身消化，从而导致水肿、出血甚至坏死的炎症性损伤。临床主要表现为急性上腹部疼痛，恶心、呕吐、发热，血和尿淀粉酶或脂肪酶增高，严重者可并发胰腺局部并发症、多器官功能衰竭等多种并发症。

急性胰腺炎的病理变化一般分为水肿型和出血坏死型。水肿型胰腺炎症状相对较轻，有自限性；出血坏死型胰腺炎起病急骤，症状严重，可于数小时内猝死。

本病可见于任何年龄，但以青壮年居多。轻症患者常在1周左右康复，不留后遗症。重症患者死亡率约15%，经积极抢救存活者，易发生局部并发症，遗留不同程度胰腺功能不全。未去除病因的患者可经常复发急性胰腺炎，反复炎症及纤维化可演变为慢性胰腺炎。慢性胰腺炎晚期患者多死于并发症。

高原地区海拔高、气压低，冬季酷寒，喜食酥油茶、甜茶等高脂高热量饮食，胆石症高脂血症等疾病高发，且相当数量人群有大量饮酒嗜好，故易诱发急性胰腺炎。

二、护理评估

1. 评估发病情况和主要症状：

（1）评估发病情况：详细询问病史，患者既往有无胆道疾病，如胆道结石、感染、蛔虫等；有无十二指肠病变；有无胰管结石、狭窄、肿瘤或蛔虫钻入胰管；有无高脂血症；有无酗酒及暴饮暴食的习惯。特别是高原地区患者有无长期进食高脂餐，饮酒等不良嗜好。

（2）评估主要症状：询问患者腹痛的部位、性质及有无放射性疼痛，是否伴有发热、恶心、呕吐、腹胀、水电解质和酸碱平衡紊乱、低血压和休克。既往有无类似症状发作。

2. 评估心理—社会状况：由于本病呈急性起病，患者出现剧烈腹痛，一般止痛药物无效。而出血坏死型则症状重、预后差，常使患者及家属产生不良的心理反应，故应注意评估患者及家属的心理状况，是否存在紧张、恐惧、焦虑等。询问患者及家属对疾病的认识程度，家属能提供的支持等。

3. 评估身体情况：

（1）全身状况：患者采取何种体位，是否呈急性危重病容；精神状态如何；有无生命体征改变，尤其是血压的改变；有无失水征，皮肤黏膜、巩膜有无黄染。

（2）腹部体征：腹部是否膨隆，有无 Grey-Tumer 征或 Cullen 征，腹部有无压痛、反跳痛、有无腹肌紧张和移动性浊音，肠鸣音是否减弱或消失。

4. 评估患者的检查结果：

（1）有无血、尿淀粉酶的增高，增高程度如何。

（2）血常规白细胞计数有无增高，增高程度如何。

（3）血清脂肪酶、血清正铁血清蛋白、血糖、血钙、血钠、血钾及动脉血气分析有无改变。

（4）X 线腹部平片、腹部 B 超与 CT 检查的结果。

三、护理措施

1. 休息与活动：急性期患者应卧床休息，以降低机体代谢率、增加脏器血流量，促进组织修复和体力恢复。协助患者取弯腰、屈膝侧卧位，以减轻疼痛。因剧痛辗转不安者应防止坠床，周围不要有危险物，以保证安全。恢复期应加强活动，促进肠道功能恢复。

2.饮食护理：多数患者需禁食1~3天，明显腹胀者需行胃肠减压，其目的在于减少胃酸分泌，进而减少胰液分泌，以减轻腹痛和腹胀。应向患者及家属解释禁食的意义，患者口渴时可含漱或湿润口唇，并做好口腔护理。肠道功能恢复后应及时进行肠内营养，从流质、半流质到正常饮食过渡，少量多餐，禁食脂肪和短时间内大量进食。

3.疼痛的护理：指导并协助患者采用非药物止痛方法，如松弛疗法、皮肤刺激疗法。疼痛剧烈时，遵医嘱给予解痉止痛药，如阿托品能抑制腺体分泌，解除胃、胆管及胰管痉挛，缓解疼痛。止痛效果不佳时遵医嘱配合使用其他止痛药如哌替啶。注意用药后疼痛有无减轻、疼痛的性质和特点有无改变。若疼痛持续存在伴高热，则应考虑是否并发胰腺脓肿；如疼痛剧烈，腹肌紧张、压痛和反跳痛明显，提示并发腹膜炎，应报告医生及时处理。

4.高热的护理：

（1）监测患者体温的变化，注意热型及体温升高的程度。

（2）高热时可采用头部冰敷、酒精擦浴等物理降温的方法，并观察降温效果。注意定期进行病房的空气消毒，减少探视人员，协助患者做好皮肤、口腔的清洁护理。及时更换汗水打湿的衣物、被褥。

（3）遵医嘱使用抗生素，严格执行无菌操作。

5.用药护理：遵医嘱用药，注意观察药物疗效和不良反应。如阿托品持续应用时应注意有无心动过速等不良反应，青光眼、前列腺肥大慎用阿托品。禁用吗啡，以防引起Oddi括约肌痉挛，加重病情。及时完成补液计划，准确记录24小时出入量。

四、健康教育

1.疾病知识指导：向患者讲解本病的主要诱发因素、预后及并发症知识。注意休息，避免劳累、情绪紧张。

2.饮食指导：指导患者及家属掌握饮食卫生知识，平时养成规律进食习惯，高原地区减少糌粑、酥油茶、甜茶等高脂高热量食物的摄入，避免暴饮暴食。腹痛缓解后，应从少量低脂饮食开始逐渐恢复正常饮食，应避免刺激性强、产气多、高脂和高蛋白食物。强调禁烟酒。

3.用药指导：谨慎用药，如氢氯噻嗪、硫唑嘌呤等可诱发胰腺炎，需要在医生指导下使用。

4.定期门诊随访，有慢性疾病病史者定期复查。教育患者积极治疗胆道疾病，特别是胆石症高发的高原地区。注意防治胆道蛔虫，控制高脂血症。教会识别胰腺炎复发的方法，如进食后出现腹痛、腹胀、恶心等表现时，及时就诊。

第七节　食管静脉曲张结扎术护理常规

一、概述

食管胃底静脉曲张（esophageal andgastric fundal varix）是门静脉高压时，由胃冠状静脉与食管静脉、奇静脉侧支循环建立和开放导致的食管和胃底静脉变粗、迂曲。其最常见原因是肝硬化引起的门静脉高压症（portal hypertension，PHT），常并发曲张静脉破裂出血。复发率与死亡率均较高。

食管胃底静脉曲张破裂出血（esophageal variceal bleeding，EVB）是肝硬化门静脉高压最严重的并发症，首次出血病死率达 50%~70%，反复出血发生率为 80%。

食管静脉曲张结扎术（endoscopic variceal ligation，EVL）是经内镜使用静脉曲张套扎器将橡皮圈套扎到食管曲张静脉根部，经机械作用使血管闭塞，以形成息肉状，数天后自行脱落。EVL 不损伤食管壁肌层，极少导致食管腔狭窄，适用于食管静脉曲张的患者。

食管静脉曲张结扎术可操作性强，时间短，损伤小，并发症少，预后快，能有效地控制急诊出血，止血率达 86%~91%，食管静脉曲张消失率达 55%~90%。是近年来预防 EVB 再出血和开展 EVB 治疗的新方法。

二、护理评估

1. 术前评估：

（1）评估患者对胃镜检查和介入治疗认知情况及心理反应。

（2）评估患者合作程度、心肺功能、生命体征和全身情况。

（3）评估胃镜、肝肾功能、凝血功能、血常规、B 超等检查结果。

（4）评估手术的适应证和禁忌证：①适应证：食管静脉曲张破裂出血药物止血无效者；既往曾接受分流术、断流术或脾切除术后再出血；经三腔管压迫和血管升压素或生长抑素暂时止血后数小时；重度食管静脉曲张，有出血史，全身状况差，不能耐受外科手术者；预防食管静脉曲张破裂出血的择期治疗。②禁忌证：心、肺、脑、肾严重功能不全；严重出血、出血性休克未纠正；全身情况极差，不能配合和耐受治疗者；肝性脑病，过于粗大或细小的静脉曲张。

2. 术中评估：重点评估患者面色、生命体征和是否有活动性出血的表现。观察患者面色、脉搏、呼吸等改变；由于插镜刺激迷走神经及患者憋气引发低氧血症时，患者可能发生心脏骤停、心肌梗死等，一旦发生应立即停止检查并积极抢救。

3. 术后评估：评估患者血压、心率、血氧饱和度及神志、面色。

三、护理措施

1. 术前护理：

（1）术前需禁食禁饮 6~8 小时。

（2）心理护理：在术前向患者及家属介绍 EVL 基本原理，告知患者 EVL 的手术配合要点及术后相关注意事项，并指导患者练习鼻吸气、嘴呼气的深呼吸的配合方法。使患者消除紧张情绪，检查时放松并主动配合。

（3）完善血常规、心电图、出凝血时间、上腹 + 门静脉彩超及 CT 上腹三维血管重建增强扫描等相关检查，并备血。

（4）仔细询问病史，如有无青光眼、高血压，是否装有心脏起搏器、有无胃肠道传染病等，以排除检查禁忌证。高血压、糖尿病患者应监测、控制血压和血糖变化。

（5）建立静脉通道（宜选用大号静脉留置针），首次曲张静脉套扎术者可在术前、术中静脉滴注降低门静脉压的药物（如生长抑素等），以后酌情应用。

（6）术前半小时遵医嘱酌情给予镇静药及解痉药，如地西泮、丁溴东莨菪碱等，其余与胃镜检查的准备相同。

2. 术中护理：

（1）检查前 5~10 分钟口服咽部局麻药及消泡剂，取下义齿、眼镜等。

（2）协助患者取左侧卧位，双腿屈曲，头垫低枕，使颈部松弛，松开领口及腰带。患者口边铺一次性防渗透治疗单或弯盘，嘱其咬紧口圈。

（3）检查中护士应协助操作医生将安装好套扎器的胃镜送入食管确定套扎的部位，插镜过程中，应密切观察患者的反应，保持患者头部位置不动，当胃镜插入 15 cm 到达咽喉部时，嘱患者做吞咽动作，但不可咽下唾液以免呛咳，让唾液流入弯盘。

如患者出现恶心不适，护士应嘱患者深呼吸，肌肉放松。检查过程中应随时观察患者面色、脉搏、呼吸等改变。

（4）配合医生处理插镜过程中遇到的问题。

（5）术中密切监测患者的呼吸、心率、血压，注意患者有无恶心、呕吐，呕吐物是否为血性，以防大出血。如有异常及时通知医生进行对症处理。

3. 术后护理：

（1）休息与活动：严格卧床休息 24 小时，24 小时后可床上活动，72 小时后可下床活动，1 周内注意限制活动量（套扎球脱落时期，局部形成浅溃疡可引起出血）。患者卧床期间，协助满足患者的日常生活需要，同时预防压疮发生。

（2）饮食护理：术后需禁食禁饮 24 小时，24 小时后无活动性出血可给冷流质饮食，72 小时后可进无渣半流饮食。

（3）病情观察：严密观察生命体征、意识，观察有无呕血、黑便，注意有无迟发性出血、溃疡、穿孔等并发症，积极处理。准确记录出入液量。

（4）心理护理：识别患者的心理问题，提供相应的护理干预。术后患者可能会出现暂时的腹痛、腹胀、胸部压榨感、胸骨后疼痛等，嘱患者不要紧张，精神放松，3~5 天可自行缓解，并配合患者给予相应的对症处理，减轻患者的心理负担。

（5）药物护理：遵医嘱按时给药和补液，补充水电解质和营养支持治疗等，观察药物的效果和不良反应。

四、健康指导

1. 疾病知识指导：帮助患者和家属掌握食管静脉曲张、出血、食管静脉曲张结扎术的基本知识，有利消除各种诱因。教会患者出院后的自我护理和保健知识。

2. 饮食指导：特别讲明合理饮食的重要性。与患者共同制订既符合治疗需要又为其接受的饮食计划。指导患者掌握饮食原则，避免粗糙刺激性食物，戒烟酒。

3. 用药指导：指导患者严格按医嘱规定的剂量、用法服药，了解药物的主要不良反应，避免有损肝脏的药物。

4. 避免受凉后咳嗽、打喷嚏等腹内压增高的因素，保持大便通畅。

5. 定期门诊随访，出现呕血、黑便、心慌、乏力、口渴等及时就诊。

第八节 胃食管反流病护理常规

一、概述

胃食管反流病（gastroesophageal reflux disease，GERD）指胃、十二指肠内容物反流入食管引起烧心等症状，以及引起咽喉、气管等食管邻近组织损害的疾病。根据是否导致食管黏膜的糜烂、溃疡，分为反流性食管炎（reflux esophagitis，RE）和非糜烂性反流病（nonerosive reflux disease，NERD）。

临床上仅不到 1/3 的胃食管反流病为反流性食管炎，其余为非糜烂性反流病。胃食管反流病的患病率存在地区差异，西方国家较为常见。西欧、北美胃食管反流病患病率为 10%~20%，亚洲患病率则相对较低为 5%，东亚地区胃食管反流病患病率为 2.5%~6.7%。该病男女发病无差异，随年龄增长患病率增加。

调查显示，高原（如西藏、青海等）地区胃食管反流病患者显著多于非高原地区，可能与基因、高海拔、高热量饮食等有关。高原空气稀薄、氧分压低、寒冷干燥，机体对缺氧环境产生应激，为保证机体重要脏器的氧供应，胃肠道血管的氧供应减少，影响了胃肠道蠕动功能。

该病预后个体差异大，内科治疗可以缓解多数患者症状，但往往症状反复，病程迁延。

二、护理评估

1. 评估发病情况和消化道症状：

（1）评估发病情况：有无高脂饮食、酗酒、睡前饮食、生活环境改变较快、爱吃甜食以及三餐不规律等胃食管反流病的主要危险因素。有无咳嗽、喷嚏、便秘、肥胖、紧身腰带等使腹内压增高的诱因。高原地区患者重点评估是否长期高脂肪、高热量饮食以及烟酒嗜好。

（2）评估消化道症状：评估烧心、反流、胸痛、上腹痛、嗳气、食欲不振、恶心呕吐、吞咽困难等情况。

2. 评估心理—社会状况：本病症状反复，病程迁延。发作时烧心、反酸、胸痛、上腹痛明显；另外约 40% 的患者为难治性胃食管反流病（refractory gastroesophageal reflux disease，RGERD）；初始治疗停药后半年的食管炎症状复发率为 80%，故多数需要维持药物治疗；药物只能控制症状，不能形成抗反流屏障，因此患者需要长期服药，这不仅严重影响了患者的依从性，也增加了患者的经济负担，从而影响患者的学习、工作和生活，使患者产生焦虑、抑郁、急躁、悲观等情绪。故应评估患者及家属对疾病的认识程度，患者有无焦虑或悲观等情绪，了解患者家庭经济状况和社会支持情况。

3. 评估身体情况：有无痛苦表情，有无恶心、呕吐，有无消瘦、贫血貌，生命体征是否正常。

4. 评估患者的检查结果：胃镜及胃黏膜活组织检查结果，24 小时食管 pH 监测、食管测压、食管滴酸试验结果、血常规、肝肾功能和粪便等。

三、护理措施

1. 休息与活动：让患者养成一种良好的生活习惯，避免出现胃食管反流病危险因素，这种方法能够较好地避免患者出现胃食管反流病的情况。指导患者进食后不宜立即卧床，餐后最好直立或半卧，使躯干与下肢应大于 90°，平卧时将床头抬高 15~20 cm，而不仅仅是垫高枕头。减少导致腹压增高的因素，如不要紧束腰带，避免便秘、咳嗽，控制体重等。

2. 饮食护理：

（1）少食多餐，改变饱餐习惯，减少胃膨胀及食物残留，餐后及反流后饮温开水适量以减少食物对食管的刺激。

（2）低脂饮食，力求清淡，易消化。吞咽固体食物有困难时给予流质和半流质饮食。应以煮、炖、蒸为主，少吃或不吃油炸食品。适当增加蛋白质摄入，如瘦猪肉、牛肉、鸡肉、豆制品、鸡蛋清等。鼓励患者咀嚼口香糖，增加唾液分泌，以中和反流物。

（3）睡前 3~4 小时不要进食，避免卧位进食，进食后务必慢走或端坐 30 分钟，以促进胃排空；进食后不要做低头弯腰下蹲等动作，避免举重物等；避免进食降低食管括约肌张力的食物，如巧克力、咖啡、浓茶、烟酒等；忌食辛辣刺激性食物，如葱、蒜、辣椒等，避免直接刺激食管黏膜。

3. 用药护理：遵医嘱使用抑酸药、抗酸药、促胃肠动力药、胃黏膜保护剂、抗焦虑抑郁药。注意观察药物疗效和不良反应。避免使用降低食管括约肌张力的药物，如心痛定等钙离子拮抗剂及地西泮、多巴胺、普萘洛尔等。

4. 心理护理：

（1）主动、热情关心患者，耐心倾听，满足其心理需要。同时做好卫生宣教，建立良好的护患关系，使其树立起战胜疾病的信心。

（2）保持环境安静，取舒适体位，避免不良刺激。

（3）告知患者心理状态与疾病的关系，指导患者放松和转移注意力的技巧，如深呼吸、听音乐、看电视等。

（4）安慰患者，促进其情绪稳定，进行心理疏导。必要时遵医嘱辅助用抗焦虑和抑郁药物。

四、健康教育

1. 疾病知识指导：向患者及家属介绍胃食管反流病的危险因素并指导其改变有关的生活习惯。控制体重，减少由于腹部脂肪过多引起的腹压增高；平时生活中注意劳逸结合，保持健康身体，避免受凉咳嗽引起的腹内压增高；避免重体力劳动和高强度体育运动等。

2. 饮食指导：指导健康饮食，规律进食，养成良好饮食习惯和饮食卫生，避免摄入过多高脂肪高热量食物，戒烟酒。

3. 用药指导：指导患者严格按医嘱足量足疗程治疗用药，避免随意减药或停药。平时自备铝碳酸镁、硫糖铝等碱性药物，出现不适症状时可服用。高原地区患者文化层次、经济水平、游牧人群流动的特点等会影响对长期药物治疗的依从性而导致治疗效果不理想，这就必须对患者和家属强化"足量足疗程"的用药指导，提高患者对治疗的认知程度和用药的依从性。

4. 心理健康指导：该病特点是病情慢性迁延反复，患者常出现不良情绪，应帮助患者消除顾虑，建立战胜疾病信心。取得家人的配合和支持，使患者心理处于接受治疗护理的最佳状态。

5. 定期门诊随访，病情变化或加重随时就诊。对伴有 Barrett 食管者，定期接受内镜检查。

第五章 泌尿系统常见疾病护理常规

第一节 急性肾小球肾炎护理常规

一、概述

急性肾小球肾炎（acute glomerulonephritis，AGN）简称急性肾炎，是一组起病急，以血尿、蛋白尿、水肿和高血压为主要临床表现的肾脏疾病，可伴有一过性肾功能损害，多见于链球菌感染后，其他细菌、病毒和寄生虫感染后也可引起。

二、护理评估

1. 评估患者起病前有无上呼吸道感染、猩红热、皮肤感染或其他系统疾病史。

2. 评估患者尿的颜色，详细记录 24 小时尿量。

3. 评估患者水肿程度，定期监测体重变化。

4. 观察患者的生命体征，特别是血压情况。

5. 评估患者的用药情况，是否曾用或者正在使用肾毒性的药物。

三、护理措施

1. 急性期应严格限制钠盐的摄入，以减轻水肿和心脏负担；水肿重且尿少者，应控制入液量。一般每天盐的摄入量应低于 3 g。病情好转，水肿消退，血压下降后，可由低盐饮食逐渐转为正常清淡饮食。尿量明显减少者应注意控制水和钾的摄入，还应注意蛋白质的摄入，摄入量维持 1 g/（kg·d），过多的蛋白摄入会加重肾脏负担，同时注意给予足够的热量和维生素。

2. 休息与睡眠：

（1）急性期患者应绝对卧床休息，症状比较明显者需卧床休息 4~6 周，待水肿消退、肉眼血尿消失、血压恢复正常后，方可逐步增加活动量。待病情稳定后可从事一些轻体力活动，但 1~2 年内应避免重体力活动和劳累。

（2）提供安静舒适的睡眠环境，有助于入睡。

3. 皮肤的护理：水肿较重的患者要注意衣着柔软、宽松。长期卧床者，应嘱其经常变换体位，防止发生压疮；年老体弱者，可协助其翻身或用软垫支撑受压部位。水肿患者皮肤非常薄，易发生破损而感染，故需协助患者做好全身皮肤的清洁，清洗时避免过分用力而损伤皮肤。同时，密切观察皮肤有无红肿、破损和化脓等情况发生。

4. 预防感染：

（1）注意保暖，不要着凉，尽量少去人多的地方，避免上呼吸道感染。

（2）做好会阴部护理，保持清洁，做好个人卫生，防止泌尿系统和皮肤感染。

（3）保持病房环境清洁，定时开门窗通风换气，定期进行空气、地面消毒，尽量减少病区的探访人次。

四、健康教育

1. 休息与活动：患者患病期间应加强休息，良好的睡眠对于适应高原环境十分重要，要按时早睡，晚餐后不饮用精神兴奋性饮料，如咖啡、浓茶等，也不能进食过多，以免影响睡眠深度和质量。痊愈后可适当参加体育活动，以增强体质，但应避免劳累。

2. 预防感染：本病的发生常与呼吸道感染有关，且感染还可增加疾病慢性化的发生率。高原的气候受到地形和大气的共同影响，表现为复杂多样，应注意休息和保暖，加强个人卫生，预防上呼吸道和皮肤感染。若患感冒、咽炎、扁桃体炎和皮肤感染等，应及时就医。

3. 养成良好的饮食卫生习惯，每天三餐规律，切忌暴饮暴食，节制烟酒。饭前便后要洗手。食物加工应将生熟食分开，不食用生冷食物，食物尽量用高压锅炖煮。

第二节　慢性肾小球肾炎护理常规

一、概述

慢性肾小球肾炎（chronic glomerulonephritis，CGN）简称慢性肾炎，是一组以蛋白尿、血尿、高血压和水肿为基本临床表现，可有不同程度的肾功能减退的肾小球疾病。临床特点为病程长，起病初期常无明显症状，以后缓慢持续进行性发展，最终可发展至慢性肾衰竭。

二、护理评估

1. 评估患者起病前有无上呼吸道感染，如急性链球菌感染后肾炎迁延不愈病史、其他细菌及病毒感染。

2. 评估患者尿的颜色及性质，详细记录 24 小时尿量。

3. 观察患者的生命体征，特别是血压情况。

4. 注意观察病情变化，出现头昏、头痛、喘累明显，不能平卧等情况立即报告医生，根据医嘱处理。

三、护理措施

1. 休息与睡眠：嘱咐患者加强休息，以延缓肾功能减退。

2. 皮肤的护理：水肿较重的患者要注意衣着柔软、宽松。长期卧床者，应嘱其经常变换体位，防止发生压疮；年老体弱者，可协助其翻身或用软垫支撑受压部位。水肿患者皮肤非常薄，易发生破损而感染；故需协助患者做好全身皮肤的清洁，清洗时避免过分用力而损伤皮肤。同时，密切观察皮肤有无红肿、破损和化脓等情况发生。

3. 预防感染：

（1）注意保暖，不要着凉，尽量少去人多的地方，避免上呼吸道感染。

（2）注意个人卫生，做好会阴部护理，保持清洁，防止泌尿系统和皮肤感染。

（3）保持病房环境清洁，定时开门窗换气，定期进行空气、地面消毒，尽量减少病区的探访人次。

4. 病情观察：监测患者营养状况，包括观察并记录进食情况，如每天摄取的食物总量、品种，评估膳食中营养成分结构是否合适，总热量是否足够；观察口唇、指甲和皮肤色泽有无苍白；定期监测体重和上臂肌围，有无体重减轻、上臂环围缩小；监测血红蛋白浓度和血清白蛋白浓度是否降低。应注意，体重指标不适合水肿患者的营养评估。

四、健康教育

1. 注意休息：嘱患者加强休息，避免剧烈运动和过重的体力劳动，以延缓肾功能减退。饮食上应注意摄取低盐、优质蛋白、低磷、高热量饮食，指导患者选择适合自己病情的食物和量。

2. 避免加重肾损害的因素：注意休息和保暖，加强个人卫生，预防各种感染。不要做剧烈运动，每天循序渐进地锻炼身体。由于高原地区昼夜温差大，平时一定要做好保暖工作，睡觉时禁止蒙头、俯卧，以免加重缺氧情况，对肾脏造成较大的负担。若患感冒、咽炎、扁桃体炎和皮肤感染等，应及时就医。避免使用对肾功能有害的药物，如氨基糖苷类抗生素、抗真菌药等。

3. 定期门诊随访：慢性肾炎病程长，需定期随访疾病的进展。若病情出现变化，如出现水肿或水肿加重、血压增高、血尿等，应及时就医。如出现高原反应时，可以适当吸氧来帮助缓解，并且维持开朗的心态和坚定的信心，以应对高原环境下身体产生的各种不适症状。

第三节　尿路感染护理常规

一、概述

尿路感染（urinary tract infection，UTI）是由各种病原体引起的肾盂、输尿管、膀胱及尿道等部位的感染，以革兰氏阴性杆菌、淋球菌及衣原体等感染最为常见，多见于育龄期女性、老年人、免疫力低下及尿路畸形者。根据感染发生部位可分为上尿路感和下尿路感，前者系指肾盂肾炎（pyelonephritis），后者包括膀胱炎（cystitis）和尿道炎（urethritis）。根据有无尿路结构或功能的异常，又可分为复杂性尿路感染和非复杂性尿路感染。留置导尿管或拔除导尿管 48 小时内发生的感染称为导管相关性尿路感染。

二、护理评估

1. 评估患者既往有无泌尿道感染、结核、结石、肿瘤及前列腺增生等，有无留置导尿、尿路器械检查史，女性患者有无妇科炎症病史，是否处于妊娠期。尿路是否有畸形，导致尿流不畅。

2. 评估患者排尿情况，包括每天排尿的次数和尿量，是否有尿频、尿急、尿痛等尿路刺激症状。

3. 评估患者尿色，是否有脓尿或血尿。

4. 评估患者的生命体征，特别是体温情况。评估肾区是否有压痛或叩击痛，尿道口是否红肿等。

5. 实验室及其他检查。通过尿常规检查发现是否有白细胞计数的增高或细菌量大幅度增加；通过影像学检查发现尿路是否存在畸形或梗阻。

三、护理措施

1. 休息与活动：急性发作期患者应注意卧床休息，宜屈曲位，尽量勿站立。保持心情舒畅，避免因情绪紧张导致的尿频等不适。恢复期可以适当运动，增加机体免疫力，但避免劳累，保证充足的休息和睡眠。

2. 饮食：给予高热量、高蛋白、高维生素、易消化的饮食。尽量多饮水、勤排尿，每日摄水量不应低于 2000 mL，且每 2~3 小时排尿一次，以促进细菌的排出。

3. 皮肤护理：发热及疼痛可使患者出汗量增多，出汗后要及时换洗衣物和床铺。内衣裤应为吸汗且透气性好的棉质，且应宽松、干净。加强个人卫生，教会患者正确清洗外阴的方法，增加会阴清洗次数，月经期尤其应做好会阴部护理。与性生活相关的反复发作者，应注意性生活后立即排尿，清洗外阴。

4. 病情观察：

（1）观察患者的体温变化，尿频、尿急、尿痛的程度、尿液性质有无改变，分析病情加重或减轻的原因，如泌尿系结核后期膀胱刺激症状会更明显。

（2）观察有无伴随症状，如膀胱刺激征伴有血尿常为结石、结核或肿瘤等。

（3）观察病情与精神因素的关系，如精神越紧张，膀胱刺激征越明显，可能为精神因素所致。

（4）观察尿液病原学检查、影像学检查、膀胱尿道镜检查的结果，明确膀胱刺激征的原因。

5. 用药护理：

（1）抗菌药物治疗最重要，根据药敏结果选择合适的抗菌药物，并应严格按照医嘱执行。

（2）治疗期间，不可擅自换药、减量，过早停药或停药后不复查，以免感染复发或迁延不愈成为慢性。慢性肾盂肾炎常需要两种药物联合应用，疗程宜适当延长，通常治疗 2~4 周或更长。

6. 指导患者正确留取尿标本：

（1）尿常规：最好是收集晨尿，女性患者避开月经期。

（2）尿培养：使用无菌试管留取清晨第一次清洁中段尿，确认膀胱充盈，清洁外阴，消毒尿道口，应在使用抗菌药物之前或停药后 7 天收集标本，收集前不宜多饮水，并保证尿液在膀胱内停留至少 4 小时，以提高阳性率，于 1 小时内送检。

四、健康教育

1.休息与活动：患病期间应加强休息，痊愈后可适当参加体育活动，以增强体质，但应避免劳累。

2.加强卫生宣教，注意个人清洁卫生，尤其是注意会阴部及肛周的清洁。

3.多饮水、勤排尿是最简单且有效的预防尿路感染的措施。

4.指导患者按时、按量、按疗程服药，勿随意停药，按医嘱定期随访。

第四节　肾病综合征护理常规

一、概述

肾病综合征（nephrotic syndrome，NS）指由各种肾脏疾病所致的，以大量蛋白尿（低白蛋白血症＜ 30 g/L）、水肿、高脂血症为临床表现的一组综合征。研究显示，高原地区人群蛋白尿患病率高达 22%，明显高于全国慢性肾脏病患病率（10.8%），因此，有学者称其为高海拔肾病综合征。

二、护理评估

1.评估患者尿液颜色及性质，尿量是否异常。

2.评估患者水肿情况和皮肤状况。观察水肿部位，了解其消长诱因，如为双下肢水肿，观察其水肿是否对称。有无胸腹水等情况。

3.注意观察病情变化，加强对并发症的观察和监测。

4.心理—社会评估：本疾病病程长，容易复发，患者容易有焦虑、不配合等不良情绪，评估时要注意评估患者的心理动态和社会支持情况。

5.实验室及其他检查：了解患者尿常规检查结果，行肾活组织检查的患者，了解其肾小球病变的病理类型。

三、护理措施

1. 饮食方面：一般给予正常量的优质蛋白，但当肾功能不全时，应根据内生肌酐清除率调整蛋白质的摄入；保证足够的热量摄入，每千克体重不少于 126~147 kJ/d；少食富含饱和脂肪酸的动物脂肪，食富含多聚饱和脂肪酸的植物油，并增加富含可溶性纤维的食物如燕麦、豆类等，以控制高脂血症；注意维生素及铁、钙等元素的补充；给予低盐饮食以减轻水钠潴留。

2. 休息与活动方面：全身严重水肿，合并胸水、腹水，出现呼吸困难者应绝对卧床休息。取半坐卧位，因卧床可增加肾血流量，使尿量增加。为防止肢体血栓形成，应保持肢体的适度活动。当病情缓解后，可逐步增加活动量，以利于减少并发症的发生。对于有高血压病的患者，应限制活动量。老年患者改变体位时不可过快，防止直立性低血压。

3. 皮肤的护理：水肿较重的患者要注意衣着柔软、宽松。长期卧床者，应嘱其经常变换体位，防止发生压疮；年老体弱者，可协助其翻身或用软垫支撑受压部位。水肿患者皮肤非常薄，易发生破损而感染，故需协助患者做好全身皮肤的清洁，清洗时避免过分用力而损伤皮肤。同时，密切观察皮肤有无红肿、破损和化脓等情况发生。若皮肤已有破损，应及时予以干预处理，可遵医嘱用药物涂抹，用敷料覆盖避免创面增大或发生感染。

4. 预防感染：

（1）注意保暖，不要着凉，尽量少去人多的地方，避免上呼吸道感染。

（2）注意个人卫生，做好会阴部护理，保持清洁，防止泌尿系统和皮肤感染。

（3）保持病房环境清洁，定时开门窗通风换气，定期进行空气、地面消毒，尽量减少病区的探访人次。

5. 病情观察：注意观察患者的尿量，水肿程度有无加重，或有无胸腔腹腔积液。密切观察血压的变化，血压突然升高或持续高血压可加重肾功能的恶化。监测肾功能如内生肌酐清除率、血肌酐和血尿素氮，定期检查尿常规，监测水、电解质、酸碱平衡有无异常。注意观察血栓栓塞及心脑血管等并发症的征象。

四、健康教育

1. 休息与饮食：嘱患者加强休息，避免剧烈运动和过重的体力劳动，以延缓肾功能减退。低盐饮食，以减轻水肿。教会患者根据病情合理安排每天食物的含盐量和饮水量。指导患者避免进食腌制食品、罐头食品、啤酒、汽水、味精、面包、豆腐干等含钠丰富的食物，并指导其使用醋和柠檬等增进食欲。

2. 避免加重肾损害的因素：注意休息和保暖，加强个人卫生，预防各种感染。若患感冒、咽炎、扁桃体炎和皮肤感染等应及时就医。避免使用肾毒性药物，如氨基糖甙类抗生素等，对于藏药的选择也要谨慎。

3. 遵医嘱用药，向患者详细介绍有关药物的名称、用法、剂量、作用和不良反应，并告知患者不可擅自加量、减量和停药，尤其是糖皮质激素和环磷酰胺等免疫抑制剂。勿自行减量或停用激素，了解激素及细胞毒药物的常见副作用。

4. 教会患者通过正确测量每天出入液量、体重等评估水肿的变化。定期门诊随访，监测肾功能变化。

第五节 急性肾损伤护理常规

一、概述

急性肾损伤（acute kidney injury，AKI）以往称为急性肾衰竭（acute renal failure，ARF），是一组由各种因素引起的短时间内肾功能急剧减退而出现的临床综合征，主要表现为肾小球滤过率下降、氮质等代谢产物潴留，水、电解质和酸碱平衡紊乱，甚至引起全身各系统并发症。急性肾损伤可发生于原来无肾脏疾病的人群，也可在原有慢性肾脏病基础上发生。

二、护理评估

1. 评估患者饮水量，进食量及记录 24 小时尿量。

2. 定期监测电解质及各项生化指标。

3. 注意观察病情变化，出现心力衰竭和血栓等情况时立即报告医生。

4. 观察患者的神志及生命体征情况。

5. 评估患者的用药情况，是否曾用或者在用肾毒性的药物。

三、护理措施

1.保持病房环境安静，湿度温度适宜。

2.休息与体位：应绝对卧床休息以减轻肾脏负担，抬高水肿的下肢。

3.保持皮肤清洁，减轻瘙痒不适。

4.注意观察患者的尿量、色、质，少尿期应每小时测量尿量，严格记录；尿失禁、昏迷者可留置尿管、接尿袋。

5.监测血钾，血钾高于正常值时，应禁食含钾高的食物，如柑橘、香蕉、蘑菇、山楂、枣等，并密切观察患者心律、心率的变化。

6.监测生命体征，尤其注意血压变化，如出现高血压应及时采取措施。

7.注意意识状态的改变，发现意识混乱或抽搐现象时，应保护患者的安全。

四、健康教育

1.慎重使用具有潜在性肾毒性药物，在高热、脱水、休克、血容量不足时慎用，最好不要与利尿剂合用，以免加重药物对肾脏的毒性作用。

2.及时有效地处理感染与创伤，防止毒素和坏死组织进入血液循环，引起肾小管强烈收缩导致休克。

3.对接触毒性物质的人员，要有安全可靠的防护措施。

4.对有肾脏疾患的患者，一切治疗与护理应注意保护肾脏。

5.对肾脏病患者进行宣教，做到自我防护，遵医嘱用药，避免擅自服用藏药，预防感冒，注意劳逸结合。

第六节　慢性肾衰竭护理常规

一、概述

慢性肾衰竭（chronic renal failure，CRF）是各种慢性肾脏疾病持续进展的结局，以肾功能减退、代谢产物潴留、机体内环境失衡为主要表现。

二、护理评估

1.评估患者的起病时间、有无明显诱因、有无相关的疾病病史或家族遗传史，患病后的主要症状和体征。

2. 了解目前用药情况，包括药物的种类、剂量、用法，是遵医嘱用药还是"偏方"或"保健品"，有无用药的过敏史。

3. 评估患者饮水量，进食量及记录 24 小时尿量。

4. 观察患者的神志及生命体征情况。

5. 评估患者病情变化，了解其目前最突出的症状和体征，做好与医生的沟通，正确处理医嘱。

6. 评估患者心理—社会状况：及时发现患者的异常心理活动，如抑郁、恐惧等。对患者的社会支持情况进行评估，从而了解患者心理动态和社会支持系统是否健康。

7. 实验室及其他检查：了解患者血常规、尿常规、电解质等实验室检查结果，了解患者肾脏 B 超等的影像学情况。

三、护理措施

1. 休息与活动：慢性肾衰竭患者应卧床休息，避免过度劳累。休息与活动的量视病情而定。

（1）病情较重或心力衰竭者应绝对卧床休息，并提供安静的休息环境，协助患者做好各种生活护理。

（2）能起床活动的患者，则应鼓励其适当活动，如室内散步、在力所能及的情况下自理生活等，但应避免劳累和受凉。活动时要有人陪伴，以不出现心慌、气喘、疲乏为宜。一旦有不适症状应暂停活动，卧床休息。

（3）贫血严重者，应卧床休息，并告诉患者坐起、下床时动作宜缓慢，以免发生头晕。有出血倾向者活动时应注意安全，避免皮肤黏膜受损。

（4）对长期卧床的患者应指导或帮助其进行适当的床上活动，如屈伸肢体、按摩四肢肌肉等，指导其家属定时为患者进行被动的肢体活动避免发生静脉血栓或肌肉萎缩。

2. 饮食护理：饮食护理在慢性肾衰竭的治疗中具有重要的意义，因为合理的营养膳食调配不仅能减少体内氮代谢物的积聚及体内蛋白质的分解，以维持氮平衡，而且还能在维持营养，增强机体抵抗力，减缓病情发展，延长生命等方面发挥其独特的作用。

（1）蛋白质：应根据患者的肾小球滤过率（glomerular filtration rate，GFR）来调

整蛋白质的摄入量。当 GFR < 50 mL/min 时，应限制蛋白质的摄入，且饮食中 50% 以上的蛋白质是富含必需氨基酸的蛋白，如鸡蛋、牛奶、瘦肉等，一般认为摄入 0.6~0.8 g/（kg·d），此时需经静脉补充必需氨基酸。当内生肌酐清除率为 5~10 mL/min 时，蛋白质摄入量为 25 g/d 或 0.4 g/（kg·d）；内生肌酐清除率为 10~20 mL/min 者则为 35 g/d 或 0.6 g/（kg·d）；内生肌酐清除率大于 20 mL/min 者可给予 40 g/d 或 0.7 g/（kg·d）的优质蛋白。尽量少食植物蛋白，如花生、豆类及其制品，因其含较多必需氨基酸。米、面中所含的植物蛋白也要设法去除，糌粑中也含有较多的植物蛋白，可部分采用麦淀粉作为主食。

（2）热量：供给患者足够的热量，以减少体内蛋白质的消耗。一般每天供应的热量为 105~147 kJ/kg（25~35 kcal/kg），摄入热量的 70% 由碳水化合物供给。可选用热量高、蛋白质含量低的食物，如麦淀粉、藕粉、薯类、粉丝等。对已开始透析的患者，应改为透析饮食。

（3）其他：①脂肪。脂肪摄入不超过总热量的 30%，不饱和脂肪酸和饱和脂肪酸摄入比例为 2：1，胆固醇摄入量 < 300 mg/d，酥油茶脂肪含量较高，应尽量减少摄入。②钠。一般每天钠摄入量不超过 2 g，尽量食用清淡的糌粑。水肿、高血压、少尿者需进一步限制食盐摄入量。③钾。GFR < 10 mL/（min·1.73 m²）、每天尿量 < 1000 mL 或血钾 > 5.0 mmol/L 时，需限制饮食中钾的摄入，禁用含钾高的低钠盐、平衡盐等特殊食盐，少用酱油等调味品，慎食含钾高的食物，如蘑菇、豆类、桂圆、莲子、卷心菜、榨菜、香蕉、橘子等，含钾高的蔬菜在烹饪前浸泡、过沸水捞出可有效减少钾的含量。④磷。低磷饮食，每天磷摄入量 800~1000 mg。避免含磷高的食物，如全麦面包、动物内脏、干豆类、坚果类、奶粉、乳酪、蛋黄、巧克力等。可选择磷/蛋白比值低的食物，如鸡蛋白、海参等；减少磷/蛋白比值高的食物摄入，如蘑菇、葵花子、酸奶、奶酪等。限制含磷添加剂含量较高的食物和饮料摄入。⑤补充水溶性维生素和矿物质，如维生素 C、维生素 B、叶酸、铁等。

此外，适当增加活动量以增进食欲，用餐前后清洁口腔，提供整洁、舒适的进食环境，提供色、香、味俱全的食物，烹调时可加用醋、番茄汁、柠檬汁等调料以增进患者食欲；少量多餐。

3. 病情观察：

（1）密切观察高血钾的征象，如脉搏不规则、肌无力、心电图改变。患者有高钾血症时，应限制含钾高的食物摄入，如白菜、萝卜、梨、桃、葡萄、西瓜等。

（2）观察低钙血症的症状，如手指麻木、易激惹、腱反射亢进、抽搐等。如有低钙血症，可摄入含钙量较高的食物如牛奶，遵医嘱使用活性维生素 D 及钙剂。

（3）观察感染征象，如有无体温升高、寒战、疲乏无力、食欲下降、咳嗽、咳脓性痰、尿路刺激征、白细胞增高等。

（4）定时测量生命体征，每日定时测量体重，准确记录出入水量，包括服药时的饮水量。

四、健康教育

1. 疾病知识指导：向患者及家属讲解慢性肾衰竭的基本知识，使其理解本病虽然预后较差，但只要坚持积极治疗，消除或避免加重病情的各种因素，可以延缓病情进展，提高生存质量。指导家属参与患者的护理，给患者以情感支持，使患者保持稳定积极的情绪状态。

2. 合理饮食，维持营养：强调合理饮食对治疗本病的重要性，指导患者严格遵从慢性肾衰竭的饮食原则，尤其是蛋白质和水钠限制，强调保证足够热量供给的重要性，教会其选择适合自己病情的食物品种及数量。有高钾血症时，应限制含钾量高的食物。

3. 维持出入液量平衡：指导患者准确记录每天的尿量和体重，并根据病情合理控制水钠的摄取。指导患者自我监测血压，每天定时测量，血压以控制在 150/90 mmHg 以下为宜。若血压升高、水肿和少尿时，则应严格限制水钠摄入。

4. 预防感染：根据病情和活动耐力进行适当的活动，以增强机体的抵抗力，但须避免劳累，做好防寒保暖。注意个人卫生；注意室内空气清洁，经常开窗通风，但避免对流风。避免与呼吸道感染者接触，尽量避免去公共场所。指导患者监测体温变化，及时发现感染征象并及时就诊。

5. 治疗指导与定期随访：遵医嘱用药，避免使用肾毒性药物，不要自行用药，不要随意使用"偏方"或"保健品"。向患者解释有计划地使用血管以及尽量保护前臂、肘等部位的大静脉，便于以后进行维持性血液透析的需要，以使患者理解并配合治疗。已行血液透析者指导其保护好动静脉瘘，腹膜透析者保护好腹膜透析管道。定期复查肾功能、血清电解质等。

第七节　肾穿刺活检术护理常规

一、概述

肾穿刺活组织检查（renal biopsy，RB）有助于确定肾脏病的病理类型，对协助肾实质疾病的诊断、指导治疗及判断预后有重要意义。目前，最常用的肾活组织检查是经皮肾穿刺活检。肾穿刺活组织检查为创伤性检查，最常见的并发症是镜下血尿、肉眼血尿、肾周血肿、动静脉瘘及血管和周围器官损伤等。

二、护理评估

1. 评估患者尿液颜色及性质，详细记录 24 小时尿量。

2. 评估患者穿刺局部情况。

3. 监测患者的生命体征，尤其是血压和心率的变化。

三、护理措施

1. 术前准备：

（1）向患者说明肾穿刺术的必要性、安全性，讲解手术的简要过程，消除紧张心理。

（2）教会患者屏气及练习床上排便。

（3）肾穿刺术前洗澡以清洗全身，或用温湿毛巾擦洗，清洁术区皮肤。

（4）保证排便通畅，肾穿刺术前两天最好进食素食，不吃豆类、肉、奶制品，否则容易产气。

（5）肾穿刺术前一晚要充分休息。

2. 术后护理：

（1）术后绝对卧床休息 24 小时，严密监测生命体征。

（2）嘱患者少量多次饮水，尽量不要喝牛奶、豆浆，少吃粗纤维的蔬菜。

（3）留取前三次尿标本送检，观察有无血尿。如排不出，可以试听流水声或用温水冲洗会阴、用热毛巾热敷腹部。

（4）观察穿刺局部伤口敷料有无渗血、渗液，如无异常第三天可取下。

（5）肾穿刺术一周后方可洗澡，但是洗澡时不能剧烈活动腰部。

（6）肾穿刺术后可根据病情，遵医嘱预防性使用止血药物。

四、健康教育

1. 肾穿刺术后 1~3 个月不能剧烈活动，尽量保护穿刺侧腰部，避免提重物、爬楼梯、爬山等。

2. 定期门诊随访。

3. 观察尿色，出现异常及时就医。

第六章　内分泌及代谢系统常见疾病护理常规

第一节　甲状腺功能亢进症护理常规

一、概述

甲状腺功能亢进症（hyperthyroidism）简称甲亢，是由于甲状腺合成释放过多的甲状腺激素，造成机体代谢亢进和交感神经兴奋，引起心悸、乏力、怕热、多汗、消瘦、食欲亢进、大便次数增多或腹泻为主要表现的一组临床综合征。多数患者还常常同时有突眼、眼睑水肿、视力减退等症状。甲状腺激素是调节人体代谢和应激反应十分重要的激素，它会受到年龄、疾病、自然气候条件等多种内外因素的影响。常年生活在低温、低氧、低气压气候条件下的高海拔地区居民，血清促甲状腺激素（thyroid stimulating hormone，TSH）检查结果异常率明显高于正常海拔地区人群，且女性各年龄段血清 TSH 异常者比率较男性高。

二、护理评估

1. 评估患者病史，了解导致甲状腺功能亢进症的原因。

2. 评估患者身心状况，观察有无高代谢所致的心血管、呼吸、胃肠、神经中枢、肌肉等系统症状；是否有疾病相关性心理问题，如易怒、焦虑、恐惧等。

3. 评估甲状腺肿大的程度，观察有无气管压迫症状。

4. 评估患者胫前黏液性水肿的程度，观察局部皮肤改变的大小及范围。

5. 评估患者眼球突度，观察患者有无眼球刺激症状及视力下降，防止跌倒及其他意外发生。

6. 评估检查化验结果。

三、护理措施

1. 饮食及休息：高热量、高蛋白、高维生素，易消化软食。限制食物中高纤维的摄入，如糌粑、青稞米等，有周期性麻痹的患者禁食高碳水化合物食物。忌含碘食物，如海带、紫菜、碘盐等。忌饮酒、卷心菜、萝卜等。甲状腺功能亢进症患者代谢高，产热多，出汗多，室内宜通风，室温保持在20 ℃左右，以减少出汗。多进饮料以补充丢失的水分，但避免咖啡、浓茶。提供安静的休息环境，避免过度劳累，病情严重者应严格卧床休息。

2. 甲状腺肿大的护理：避免用力触摸甲状腺。衣领口宜宽松，避免压迫甲状腺。

3. 用药护理：指导患者正确按治疗期和维持期疗程足量服药，随时根据甲功调节药物剂量，且维持时间长至12~18个月，所以护士应熟知药物的作用，要向患者讲清疗程和用法，讲清随意停药和减量的危害，嘱患者用药期间勿私自变更剂量或停药，指导和鼓励患者正规服药，密切观察药物副作用，如白细胞缺乏、肝损害、药疹等。

4. 心理护理：护士接触患者应关心体贴，态度和蔼，避免刺激性语言，仔细耐心做好解释疏导工作，解除患者的焦虑紧张情绪，使患者建立信赖感，配合治疗。

5. 甲状腺危象的护理：

（1）严密观察病情，监测生命体征，评估意识状态，记录出入液量等。

（2）安置患者于安静、室温偏低的环境中，绝对卧床休息，避免一切不良刺激。烦躁者可遵医嘱给予镇静剂。

（3）呼吸困难者，遵医嘱吸氧；高热者，给予物理降温，避免用乙酰水杨酸类药物。

（4）建立静脉通路，遵医嘱用药并观察药物疗效。备好急救药品和器械。

（5）基础护理。做好皮肤、口腔护理，预防压疮、肺炎发生，烦躁患者注意安全防护措施。给予足够的热量和液体摄入（每日3000 mL以上）。

6. 恶性突眼的护理：

（1）观察眼球突度和眼征，有无眼痛、畏光、流泪等眼部刺激症状，使用利尿剂的患者注意观察尿量和有无腹胀、下肢无力等低血钾症状。

（2）眼球护理。正确指导患者眼球护理方法，包括眼罩的运用，眼球护理、眼球运动。使用泼尼松的患者应注意观察其副作用。接受眼球放射治疗的患者应注意照射野的护理，防止放射性眼炎。

7. 甲状腺功能亢进性心脏病的护理：

（1）观察患者有无心慌、心累、劳力性呼吸困难、脉搏短绌等，关注心电图变化。伴有右心衰的患者注意观察尿量、颜面部及下肢水肿程度，准确记录出入液量。

（2）根据患者的心功能情况指导采取适当休息，保证充足睡眠，饮食宜少量多餐，清淡易消化。每日盐摄入量应在5 g以下。

（3）用药护理。使用利尿剂的患者应定期测量体重，监测电解质变化和出入量；服用血管扩张药的患者应指导防止体位性低血压而出现跌倒；使用洋地黄制剂的患者应注意观察洋地黄中毒的表现并协助医生处理。

四、健康教育

1.疾病知识指导：教授患者有关甲状腺功能亢进症的临床表现，诊断性治疗、饮食原则和要求以及眼睛的防护方法等知识。避免低气温天气诱发甲状腺功能亢进症，加强保暖防寒、预防感冒。

2.饮食指导：高原地区应注意膳食中含碘食物，建议勿用高碘饮食，如高碘盐。多吃蔬菜，如绿花椰菜、甘蓝等。

3.用药指导：指导患者坚持按医嘱服药，不可随意停药和减量。服用抗甲状腺药物治疗期，每4周复查甲状腺功能测定；维持期，每2个月进行甲状腺功能测定。

4.教会患者自我监测脉搏的方法，每日晨起时测量脉搏，定期测量体重。脉搏减慢、体重增加是治疗有效的标志。

5.告知患者若出现高热、恶心、呕吐、腹泻、突眼加重等应立刻来院就诊。

第二节　甲状腺功能减退症护理常规

一、概述

甲状腺功能减退症（hypothyroidism）简称甲减，是由各种原因导致的低甲状腺激素血症或甲状腺激素抵抗而引起的全身性低代谢综合征，其病理特征是黏多糖在组织和皮肤堆积，表现为黏液性水肿。国外报告的临床甲状腺功能减退症患病率为0.8%~1.0%，发病率为3.5/1000，我国学者报告的临床甲状腺功能减退症患病率是1.0%~2.0%，发病率为2.9/1000。在高原高寒与缺氧状态下，人体代谢会自动下调，以此匹配当前缺氧状态，缺氧时人体的耗能也会相应降低，进而导致高原地区人群甲状腺功能减退。为此，应加强重视与关注高原地区的人群血清TSH水平并定期监测，降低其风险性。

二、护理评估

1.评估患者病史，有无进食无碘或低碘盐，了解甲状腺功能减退症的原因。

2.评估患者身心状况，有无反应迟钝、记忆力减退、畏寒、乏力、便秘等表现。

3.评估有无黏液性水肿、嗜睡、心动过缓、血压下降、四肢肌肉松弛等。

4.观察患者是否出现动作迟缓、水肿、体重增加、表情淡漠、面色苍白、眼睑水肿、皮肤干燥、毛发脱落、冷漠、怕冷、少汗、乏力、少言懒动等问题（女性患者还应询问有无经期紊乱现象）。

5.评估患者检查化验结果。

三、护理措施

1.保暖：患者常表现为怕冷，病室内温度维持 20~28 ℃、湿度 50%~60%，根据体温加减衣服和被褥，高原地区气温年差较小、日差较大，外出戴手套、帽子等防寒。

2.饮食及休息：给予高蛋白、高维生素、低热量、低盐低脂饮食，如多食西藏血肠、藏式酸奶，少吃炸灌肺、酥油茶、卡塞等高胆固醇高脂食物。严重水肿者给无盐饮食，不宜吃生、凉、冰食物，注意观察患者的饮食情况，定时测体重，应适当活动以防便秘，必要时使用轻泻剂。合并心肾功能不全或黏液性水肿患者，应卧床休息，同时做好皮肤及口腔护理，皮肤干燥者，每日用温水擦浴。

3.给予皮肤护理，避免皮肤损伤。对于皮肤干燥者可涂润肤液。

4.原发性甲状腺功能减退症需终生替代治疗，注意观察药物替代治疗后病情有无改善，如在服药过程中发生心动过速、心律不齐、心绞痛、多汗、体重明显减轻，提示药物剂量过大，应警惕药物过量致心肌梗死的可能。慎用镇痛药、麻醉药。

5.预防黏液性水肿昏迷，如昏迷已发生，应配合医生积极救治并做好相关护理。

6.给予心理支持。

四、健康教育

1.遵医嘱按时按量服药，不能随意增减或停药。指导患者自我监测药物的疗效及过量的症状。若发生骨折、冠心病加重，提示可能药物过量。

2.指导患者避免影响用药的因素，如各种应激、腹泻、吸收不良、使用某些药物（糖皮质激素、利福平、卡马西平、氢氧化铝、苯妥英钠等）需报告医生，以便调整剂量。

3.对于长期进食无碘或低碘盐高原居民,指导增加碘盐的摄入。

4.对于长期替代治疗者,交代患者需要监测体重、心脏功能等。交代患者出院后,一旦出现心动过缓、低血压、低体温等不适,应及时就医。

第三节　糖尿病护理常规

一、概述

糖尿病（diabetes mellitus，DM）是一组由多病因引起的以慢性高血糖为特征的代谢性疾病,是由胰岛素分泌和（或）作用缺陷引起的。长期碳水化合物以及脂肪、蛋白质代谢紊乱可引起多系统损害,导致眼、肾、神经、心脏、血管等组织器官慢性进行性病变、功能减退及衰竭。病情严重或应激时可发生急性严重代谢紊乱,如糖尿病酮症酸中毒（diabetic ketoacidosis，DKA）、高渗高血糖综合征。糖尿病是常见病、多发病,是严重威胁人类健康的世界性公共卫生问题。目前在世界范围内,糖尿病患病率、发病率和糖尿病患者数量急剧上升。据最新国际糖尿病联盟（International Diabetes Federation，IDF）统计的数据,2023年全球成年糖尿病患者人数达到5.37亿。我国成年人糖尿病患病率为12.8%,患病人数超过1.3亿。以往的研究表明,居住在高原地区居民的血糖水平比平原地区居民的血糖水平低,但随着经济发展和社会进步,高原地区人民生活水平得到了极大的发展和提高,牛羊肉、牛奶、奶酪等高蛋白、高脂肪食物供应充足,高原地区糖尿病的患病率也呈现较高的增长趋势。据在拉萨地区开展的针对藏族成人最大规模的糖尿病患病率调查反馈,糖尿病标化患病率为4.6%,60岁以上藏族人糖尿病患病率为9.03%,有上升趋势,男性患病率高于女性,城市患病率高于农村,无论男女,糖尿病患病率均随年龄增长而增加。

二、护理评估

1.评估患者有无多尿、多饮、多食及体重减轻的表现及发生的时间,观察患者营养状况、皮肤色泽,有无破溃,皮肤温度觉、肢体感觉和痛觉情况。

2.评估患者有无视力减退及其程度和心功能状况,观察活动耐受力、呼吸功能状况和有无肢体水肿及其程度。

3. 评估患者肢体活动情况，观察有无四肢酸痛、麻木、腰痛、性欲减退、阳痿不育、月经失调和便秘等症状。

4. 评估患者自我护理和照顾能力及家庭经济和支持状况。

三、护理措施

1. 饮食护理：

（1）制订总热量。根据体重估算，例如一个 60 kg 轻体力活动的成年女性，其每天能量需要量 1500~1800 kcal。休息状况下每天每千克体重给予热量 25~30 kcal，轻度体力劳动 30~35 kcal，中度体力劳动 35~40 kcal，重度体力劳动 40 kcal 以上。

（2）合理分配食物中的碳水化合物、脂肪、蛋白质，其中碳水化合物占总热量的 45%~60%，多选全谷物和低血糖生成指数（glycemic index，GI）食物。脂肪占总热量的 20%~35%，减少反式脂肪酸的摄入。蛋白质占总热量的 15%~20%。每天有奶类和大豆，常吃鱼、禽、适量蛋和畜肉，这些是蛋白质的良好来源。减少肥肉摄入，少吃烟熏、烘烤、腌制等加工肉类制品，少油、少盐，限糖、限酒、戒烟。病情稳定的患者可按每天 3 餐各 1/3 或 1/5、2/5、2/5 分配。病情有波动的患者可进食 5~6 餐，从 3 次正餐中匀出 25~50 g 主食作为加餐。

2. 休息与活动：

（1）病情稳定的患者运动方式以有氧运动为主，以慢跑活动、长距离散步、骑脚踏车为主。由于高原地区缺氧，人在跑步时明显感到比平原吃力，因此作为健康锻炼不必特别强调速度。以中低强度为主，其特点为微微气喘、适当出汗、运动过程中可以交谈，运动心率控制在（220– 实际年龄）× 65%~（220– 实际年龄）× 85%。运动锻炼前后适当热身整理和放松活动 5~15 分钟，每次锻炼的时间在 30 分钟以上，每周不低于 3 次。

（2）运动前评估糖尿病控制情况，根据病情制订运动方式、时间和运动量。

（3）运动不宜空腹进行，防止低血糖发生。有头痛、胸闷、视力模糊等应立即停止运动。

（4）运动时随身携带糖尿病急救卡片。

3. 胰岛素应用的护理：

（1）向患者解释其所用胰岛素的名称、作用及副作用：胰岛素因其来源不同分为人胰岛素、动物胰岛素（猪、牛）和胰岛素类似物；因其注射后在机体中发挥作用的时间不同，分为速效胰岛素类似物（门冬胰岛素、赖脯胰岛素）、短效胰岛素（RI）、中效胰岛素（NPH）、长效胰岛素类似物（甘精胰岛素、地特胰岛素）及预混胰岛素（优泌林30R，诺和灵30R、50R）。

（2）严密观察患者注射胰岛素后出现的反应，如注射部位出现皮疹、风团、红肿及皮下硬结，全身过敏反应及低血糖症状等。

（3）严密观察患者是否有低血糖表现，如患者出现饥饿感、心慌、出冷汗、神志恍惚，甚至昏迷等低血糖表现时，应立即嘱其进食含15 g碳水化合物的食物，如饼干3~5块，糖果2~3颗，或200~300 mL含糖饮料。严重低血糖者应立即静脉注射50%葡萄糖溶液20~60 mL，然后5%~10%葡萄糖溶液500 mL静脉持续输入，每15分钟行血糖监测，直至患者血糖恢复至正常。

4. 血糖监测的护理：

（1）血糖控制差、病情危重或使用胰岛素泵治疗的患者每天监测血糖4~8次。

（2）根据患者的病情合理安排监测的时间，特别关注有低血糖风险的患者。

（3）指导患者自我血糖检测的技术和检测方法，包括血糖仪的使用方法、监测时间安排、监测频率和如何记录监测结果，定时对血糖仪进行校准等。

5. 足部护理：评估患者足部病变情况，观察胫后和足背动脉搏动，观察患者足部皮肤颜色、有无皲裂、胼胝及破溃、感染程度等。指导患者养成每天检查足部的习惯，学会正确的洗脚、修脚方法，以温水浸泡双脚，时间约5分钟。冬季应注意保暖，避免长时间暴露于冷空气中。选择合适的鞋袜。避免穿过紧的长裤、袜、拖鞋、凉鞋、赤脚走路，禁用暖水袋，以免因感觉迟钝而造成踢伤、烫伤。高原地区寒冷干燥，皮肤汗腺和皮脂腺分泌功能下降，导致皮肤缺乏水分和油脂滋润，容易干燥皲裂，以润滑剂涂抹足部防止皲裂发生。

6. 并发症的护理：

（1）糖尿病酮症酸中毒护理：①评估患者有无糖尿病症状加重及程度，观察患者有无神智意识改变，如烦躁不安，嗜睡，甚至昏迷。有无多尿、烦渴、皮肤弹性差、唾液分泌减少、呼吸和心率加快，或呼吸深大，呼出气体有无酮味。严密监测生命体征、血糖、动脉血气、电解质等并记录出入液量。②予以吸氧，建立静脉双通道，遵医嘱快速补充血容量，纠正失水。③遵医嘱用药，纠正电解质紊乱及酸碱平衡失调，积极控制诱发因素和处理并发症。

（2）糖尿病高渗高血糖综合征的护理：①评估患者神智意识和失水的程度，寻找诱发因素，密切观察有无嗜睡、幻觉、定向力障碍、偏瘫、偏盲，甚至昏迷等。②遵医嘱补液及使用胰岛素，严密监测血糖及生命体征，记录尿量，根据尿量遵医嘱补钾。

7.用药护理：使用利尿剂的患者应定期测量体重，监测电解质变化和出入量；服用血管扩张药的患者应指导防止体位性低血压而出现跌倒；使用洋地黄制剂的患者应注意观察洋地黄中毒的表现并协助医生处理。

四、健康教育

1.指导患者对糖尿病知识的学习和了解，保持乐观的心态，尤其是文化程度低、收入低、病程长的患者，提高患者对治疗的依从性。

2.指导患者了解血糖控制目标、自我监测方法，如饮食搭配，胰岛素注射、血糖仪的使用、血压测定、体重监测、低血糖的预防和糖尿病日记等。

3.提高患者自我护理能力，如服药知识、饮食与运动、心理调节、急慢性并发症的预防措施及应激状况下的自我护理，指导患者掌握糖尿病足的护理知识。

4.高原地区地理环境复杂、生态多样，造就了游牧等不同生产生活方式，部分糖尿病牧民冬天到城镇，夏天回草原，就医不固定。应指导患者定时复诊：糖化血红蛋白每2~3个月检查1次，血脂每6个月检测1次，体重每1~3个月监测1次，每年进行1次全面检查，以便及早防治慢性并发症。

第四节　痛风护理常规

一、概述

痛风（gout）是尿酸钠盐（monosodium urate）沉积于骨关节、肾脏和皮下等部位，引发的急、慢性炎症和组织损伤，与嘌呤代谢紊乱及（或）尿酸排泄减少所致的高尿酸血症直接相关。痛风分为原发性和继发性两大类。原发性痛风由遗传因素和环境因素共同致病，大多数为肾脏排泄障碍，少数为尿酸生成增多，具有一定的家族易感性，绝大多数病因未明，常与肥胖、糖脂代谢紊乱、高血压、动脉硬化和冠心病等聚集发生；继发性痛风主要由于肾脏疾病致尿酸排泄减少，骨髓增生性疾病及放疗致尿酸生成增多，某些药物抑制尿酸的排泄等多种原因所致。

痛风见于世界各地区，我国痛风的患病率为0.34%~2.84%，较以前明显升高。高原地区低压、低氧，为保障组织供氧，人体出现红细胞增多的代偿性改变，这种改变导致血液黏稠度增加，血流缓慢，组织器官缺血、缺氧进一步加重，人体内源性嘌呤产生过多，从而使血尿酸水平升高。因此，相对于平原地区，高原地区此病发生率较高。

二、护理评估

1. 评估患者发病的诱因，酗酒、疲劳、关节受损、关节疲劳、手术、感染、寒冷、摄入高蛋白、高嘌呤食物为常见诱因。

2. 评估患者出现关节疼痛的部位、性质、范围、间隔时间、持续时间、缓解时间以及有无缓解因素。观察患者关节有无红肿热痛及功能障碍，体温的变化。

3. 评估血中尿酸的浓度，以及增高的程度。

4. 评估患者关节受损的情况，观察患者关节肿胀，僵硬及畸形的程度。

5. 评估患者的肾功能情况，观察患者尿量、颜色、性状。

6. 评估患者的饮食习惯。

三、护理措施

1. 休息与活动：急性关节炎期，应绝对卧床休息，抬高患肢，使其处于功能位，避免负重，可局部冷敷，24 小时后可行热敷、理疗、保暖，可减少疼痛，待关节疼痛缓解 72 小时后，方可恢复活动。

2. 局部护理：手、腕、肘关节受累时，为减轻疼痛，可用夹板固定制动，也可予以冰敷或 25% 硫酸镁湿敷，消肿止痛，注意观察肢端的血供，防止肢体坏死。有皮肤破溃时，应注意维持患部清洁，消毒包扎，避免感染发生。

3. 高原地区饮食护理：

（1）避免进食高嘌呤食物，如动物内脏、鱼虾类、蟹类、肉类、菠菜、蘑菇、黄豆、扁豆、豌豆、浓茶等；牛羊肉、酥油茶、甜茶等是高原地区的主要饮食，这些都是动物蛋白含量较高的饮食，应予以控制，限制外源性嘌呤的摄取，降低血尿酸水平。

（2）鼓励患者多饮水，24 小时饮水量＞ 2000 mL，以便稀释尿液，降低尿酸在尿中的浓度，防止结石形成。为防止夜间尿液浓缩，可睡前或夜间饮水，心肾功能不全时饮水宜适量。茶为碱性，有利于尿酸的中和、排泄，应以淡茶为宜。

（3）纠正不良生活习惯，不可暴饮暴食，避免饮酒及酒精饮料，如啤酒、黄酒等。起居规律，增加体育活动，控制体重。

4.用药护理：遵医嘱合理正确用药，观察疗效，及时处理不良反应。例如，秋水仙碱有肝肾功能不全者慎用，孕妇及哺乳期禁用此药。应用非甾体类抗炎药（nonsteroidal antiinflammatory drugs，NSAIDs），注意观察有无消化道溃疡的发生，宜饭后服用。使用糖皮质激素，应注意有无症状的"反跳"现象。

5.心理护理：告知患者此病为慢性疾病，饮食是控制疾病的要点，保持各关节功能位，维持最大限度的自理是最终目标。

四、健康教育

1.疾病知识宣教。讲解该病为终生性疾病，但经过积极有效的治疗和合理的自我管理，患者可以维持正常的生活和工作。增强信心，使其保持心情愉快，避免紧张情绪。

2.生活有规律，肥胖者应减肥，防止外伤、受凉、过度劳累等诱发因素。如天气突变，空气稀薄，寒冷可以引起关节痛加剧，久致关节僵直、变形、活动受限。

3.运动指导。勿着凉、过劳、紧张，穿鞋要松紧适度舒适，勿扭伤关节，防止关节损伤，一般不主张痛风患者参加跑步等强度较大的体育锻炼或进行长途步行旅游。运动后疼痛超过1~2小时，应暂停此项运动；使用大肌群运动，即能用肩负者不用手提，能用手臂者不用手指；轻重交替，经常变换姿势，保持受累关节舒适。若受累关节出现局部温热肿胀，尽可能避免其活动。

4.平时用手触摸耳郭和手足关节处，查看有无痛风石。

5.门诊随访，定期复查血尿酸、肾功能。

第五节　原发性骨质疏松症护理常规

一、概述

原发性骨质疏松症（primary osteoporosis）是一种以骨量降低和骨组织微结构破坏为特征，导致骨脆性增加和易于骨折的代谢性骨病。按病因可分为原发性和继发性两类。Ⅰ型原发性骨质疏松症即绝经后骨质疏松症，发生于绝经后女性；Ⅱ型原发性骨质疏松症即老年性骨质疏松症，见于老年人。研究表明，我国40~49岁群体的骨质疏松发生率为3.2%，50岁以上群体的骨质疏松发生率为19.2%，65岁以上群体骨质疏松发生率则达到了32.0%。由于我国是一个民族众多、地域广阔的国家，不同地区、不同民族群体之间的身体状况也有一定的差异。

青藏高原地理环境的主要特征为缺氧、气温低、气候干燥、强紫外线、日照时间长、昼夜温差大等。其中，缺氧对骨骼的发生发展影响极大，而缺氧又会影响骨组织代谢，对骨骼健康产生负面影响，破坏骨形成和骨吸收之间的平衡，促进骨质疏松的形成。相关研究显示，缺乏维生素 D 以及高原特殊的缺氧环境都会对骨密度产生影响。为此，应加强对高原地区人群骨质疏松的研究指导，以降低高原地区骨质疏松发生率。

二、护理评估

1. 评估女性患者雌激素水平、骨密度、钙摄入量、生活方式、生活习惯等环境因素。

2. 观察患者骨痛、肌无力及身高变化情况。

3. 观察患者疼痛发生的部位、程度及持续时间，是否有病理性骨折。

三、护理措施

1. 饮食护理：

（1）增加富含钙质和维生素 D 的食物。含钙的食物有奶类、鱼、虾、海产品、豆类及其制品、鸡蛋、燕麦片、坚果类、骨头汤、绿叶蔬菜及水果。含维生素 D 丰富的食物有鱼类、蘑菇类、蛋类等。高原地区的居民，日常饮食中缺少深海鱼，主要以传统的食物，如青稞、小麦、酥油和牛羊肉等为主，这些食物维生素 D 含量很低，影响维生素 D 的摄入水平。

（2）补充足够维生素 A、维生素 C 及含铁的食物。

（3）适度摄取蛋白质和脂肪。

（4）戒烟酒，避免咖啡因摄入过多。

2. 用药护理：

（1）服用钙剂时要增加饮水量，减少泌尿系结石的机会，最好在用餐时间外服用，避免维生素 D 与绿叶蔬菜一起服用。

（2）性激素必须按照医生指导服药；服用雌激素应定期进行妇科检查和乳腺检查；服用雄激素应定期检查肝功能。

（3）服用阿仑膦酸盐时指导患者早晨空腹服用，清水 200 mL 送服，不能用茶水、牛奶、果汁等饮料送服，半小时内不能吞服其他食物、药物以免影响药物吸收并且采取坐位或者立位，禁止咀嚼或吮吸药片，以免造成患者口、咽部溃疡或增加对食管的刺激性。

（4）注意观察不良反应，如恶心、颜面潮红等。

3. 疼痛护理：

（1）嘱患者注意休息，可使用硬板床。

（2）疼痛部位予以湿热敷、局部肌肉按摩及激光疗法。

（3）必要时予以止痛剂，并观察药物的副作用，以及是否产生依赖性。

4. 安全护理：

（1）保证环境安全，保持病房光线明亮，避免地面障碍物。

（2）加强日常生活护理，呼叫器及经常使用的物品放置在床边，以利于患者取用。衣服和鞋子大小合适。

（3）加强巡视。

5. 心理护理：关心患者，和患者沟通，认真倾听患者的感受，了解他们的心理活动和生活情况，对有心理问题的患者给予开导，帮助他们纠正心理失衡状态，使其能够正确对待疾病。

四、健康教育

1. 疾病预防指导：

（1）采取合理的生活方式和饮食习惯，摄入富含钙的食物，如乳制品、海产品等。

（2）急性期卧床休息，平时注意活动的强度，劳逸结合，多晒太阳。高原地区由于特殊的地理环境和民族习俗，四季日照时间短、日照时间不足、藏族服装特点、厚实的衣服阻挡了紫外线的穿透，以及因天气寒冷外出意愿降低、户外活动较少、饮食习惯等因素，皮肤合成维生素 D 大幅度降低，因此容易造成维生素 D 的缺乏。应鼓励患者多到户外活动。多晒太阳，可以帮助身体合成内源性的维生素 D，皮肤经过阳光中的紫外线照射以后，可以把皮下的 7- 脱氢胆固醇转化为维生素 D_3，充足的维生素 D 可以增加身体对钙的吸收。藏族人群的蛋白质及钙摄入相对充足，但维生素 D 尤其缺乏。除补充每日所需量以外，还应对骨量异常的人群进行维生素 D 的定期监测。

（3）绝经后应早期补充激素。

2. 预防跌倒：加强预防跌倒的指导、教育及保护措施。进行户外活动时有家人陪同。

3. 教会患者认识服用药物的名称、剂量、用法及不良反应；告知患者随意停药的危险性；指导患者定期门诊随访。

4. 改变不良生活、饮食习惯，避免酗酒、嗜烟、饮过量的浓茶、浓咖啡及碳酸饮料。

5. 根据患者的文化层次、不同年龄、爱好、生活习惯等，做好针对性的心理疏导。帮助他们从生理、病理等角度了解原发性骨质疏松症的预防，发病机制和康复等问题，有利于保持健康的心理状态，调动机体内在抵抗力，积极配合治疗。

第七章　传染性疾病护理常规

第一节　病毒性肝炎护理常规

一、概述

病毒性肝炎（viral hepatitis）简称肝炎，是由多种肝炎病毒引起的以肝脏病变为主的一组传染病。目前已确定的肝炎病毒有甲型、乙型、丙型、丁型及戊型，各型病原体不同，但临床表现基本相似。临床上以疲乏、食欲减退、肝大、肝功能异常为主要表现，部分病例可出现黄疸。甲型及戊型病毒性肝炎主要表现为急性肝炎，乙型、丙型及丁型病毒性肝炎大多呈慢性肝炎，可发展为肝硬化，与肝癌的发生有密切关系。2002—2018 年病毒性肝炎在西藏、青海地区占比分别是 28.1%、46.1%，青海的病毒性肝炎患病率远高于全国水平。

高原地区病毒性肝炎会对人体健康造成一系列危害，包括肝脏损害、全身症状等，具体危害程度会受到多种因素影响，包括病毒类型、感染严重程度、个体免疫状况以及是否得到及时治疗等。对于该类患者，及时就医、遵循医生的治疗建议，并采取适当预防措施，如疫苗接种、注意个人卫生等，控制疾病进展和减少并发症发生非常重要。

二、护理评估

1. 健康史：评估有无饮用受污染的水，食用不洁食物史，不洁注射史、手术史，血液和血制品输入史、肝炎密切接触史等。

2. 症状与体征：评估是否有食欲减退、恶心、呕吐等消化道症状，是否有黄疸、肝脾大等症状。

3. 心理—社会评估：评估患者对该疾病的认知程度、心理状况，患者家属对患者关心程度、支持力度、家庭经济承受能力等。

三、护理措施

1. 按病毒性肝炎类型进行常规护理：

（1）隔离：甲型、戊型肝炎自起病日实行消化道隔离 3~4 周，患者注意个人卫生，餐前、便后洗手，患者餐具固定，分开消毒，排泄物使用 5% 甲醛消毒后再倾倒；乙型、丙型、丁型肝炎患者实行血液 - 体液隔离，慢性患者和病毒携带者应定期进行各项肝炎病毒病原学检测，禁止献血，不能从事饮食、托幼、自来水、血制品等相关工作。

（2）休息：卧床休息可增加肝脏血流量，降低代谢率，促进肝细胞修复和再生，有利于肝细胞炎症的恢复。①急性肝炎：强调早期卧床休息，待症状好转、黄疸减轻、肝功能改善后可指导患者逐渐增加活动量，以不感疲劳为度。临床治愈、肝功能正常后仍应继续休息 1~3 个月。②慢性肝炎：适当休息，症状明显或病情较重者应强调卧床休息，病情好转后应注意动静结合、逐渐增加活动，可从事力所能及的工作，但应避免过劳，以不感疲劳为度。③重型肝炎：绝对卧床休息，协助做好口腔、皮肤护理。

2. 饮食护理：肝炎患者严禁饮酒，酒精在肝脏代谢可加重肝脏损害。

（1）急性肝炎：早期宜进食清淡、易消化、富含维生素的流质或半流质饮食，随病情好转，食欲改善后可逐渐增加饮食，以摄入优质蛋白为主，保证足够热量，适当限制脂肪的摄入，腹胀者可减少产气食品如牛奶、豆制品的摄入。

（2）慢性肝炎：宜少食多餐，避免暴饮暴食，给予优质高蛋白、低糖、低脂肪饮食，避免长期摄入高糖、高热量饮食，以防诱发糖尿病和脂肪肝。

（3）重型肝炎：给予低脂、低盐、高维生素、易消化的流质或半流质饮食，有肝性脑病先兆者，应严格限制或禁止蛋白质的摄入（每日 < 0.5 g/kg），合并腹水、少尿者，应严格限制水、钠的摄入。

3. 发热护理：护理措施参见"发热护理常规"。

4. 加强病房环境消毒，每日常规地面、家具、空气消毒，保持空气的流通，减少陪住和探视，避免交叉感染。做好口腔护理，尤其重症肝炎患者，及时清除呼吸道分泌物，防止口腔与肺部感染。注意饮食卫生及餐具清洁消毒，防止肠道感染。加强无菌操作，防止医源性感染。

四、健康教育

1. 疾病预防：甲型和戊型肝炎应预防消化道传播，重点是加强粪便管理，保护水源、严格饮用水消毒，加强食品卫生和食具消毒。乙型、丙型、丁型肝炎预防重点则在于防止通过血液和体液传播，对供血者进行严格筛查，做好血源监测。

2. 保护易感人群：甲型肝炎流行期间，易感者可接种甲型肝炎减毒活疫苗，对接触者可接种人血清免疫球蛋白以预防发病。乙型肝炎疫苗全程需接种 3 针，按照 0、1、6 个月程序，即接种第 1 针疫苗后，间隔 1 个月及 6 个月注射第 2 及第 3 针疫苗。新生儿接种乙型肝炎疫苗要求在出生后 24 小时内接种，越早越好。接种部位新生儿为大腿前部外侧肌注，儿童和成人为上臂三角肌中部肌注。母亲 HBsAg 阳性者，新生儿应在出生后立即注射高效价抗 HBV IgG（HBIG），剂量 100~200 IU，同时在不同部位注射乙型肝炎疫苗，在 1 个月和 6 个月时分别接种第 2 和第 3 针乙型肝炎疫苗，可显著提高阻断母婴传播的效果。

3. 意外暴露后乙型肝炎预防：在意外接触 HBV 感染者血液和体液后，应立即检测 HBV DNA、HBsAg、抗 -HBs、HBeAg、抗 -HBc、ALT 和 AST，并在 3 个月和 6 个月后复查。如已接种过乙型肝炎疫苗，且已知抗 -HBs ≥ 10 mIU/L 者，可不进行特殊处理；如未接种过乙型肝炎疫苗，或虽接种过乙型肝炎疫苗，但抗 -HBs < 10 mIU/mL 或抗 -HBs 水平不详，应立即注射 HBIG 200~400 IU，并同时在不同部位接种一针乙型肝炎疫苗（20 pg），于 1 个月和 6 个月后分别接种第 2 和第 3 针乙型肝炎疫苗（各 20 μg）。

4. 疾病知识指导：慢性乙型和丙型肝炎患者易出现反复发作，诱因常为过度劳累、暴饮暴食、酗酒、不合理用药、感染、不良情绪等。应向患者及家属宣传病毒性肝炎的家庭护理和自我保健知识。慢性患者和无症状病毒携带者应做到：

（1）正确对待疾病，保持乐观情绪。

（2）恢复期患者应生活规律，劳逸结合。

（3）加强营养，适当增加蛋白质摄入，但要避免长期高热量、高脂肪饮食，戒烟酒。

（4）不滥用药物，如吗啡、苯巴比妥类、磺胺类及氯丙嗪等药物，以免加重肝损害。

（5）患者的食具、用具和洗漱用品应专用，家中密切接触者可行预防接种。

5. 用药指导与病情监测：指导患者遵医嘱抗病毒治疗，明确用药剂量、使用方法、漏用药物或自行停药可能导致的风险。急性肝炎患者出院后第 1 个月复查 1 次，以后每 1~2 个月复查 1 次，半年后每 3 个月复查 1 次，定期复查 1~2 年。慢性肝炎患者定期复查肝功能、病毒血清学指标、肝脏 B 超和与肝纤维化有关的指标，以指导调整治疗方案。

第二节　水痘护理常规

一、概述

水痘（chickenpox，varicella）和带状疱疹（herpes zoster）是由同一种病毒，即水痘 - 带状疱疹病毒（varicella-zoster virus，VZV）感染所引起两种不同临床表现的传染病，水痘是由水痘 - 带状疱疹病毒引起的急性传染病，传染性强，好发于儿童。目前并没有明确的研究表明高原地区的水痘发病率与其他地区存在显著差异。在高原地区，水痘可能会带来以下危害，如高发性，传播速度快，并发症风险高，影响生活、工作、旅游业和经济发展。

二、护理评估

1.健康史：询问有无与水痘或带状疱疹患者密切接触史，发病时间、病情变化等。

2.症状与体征：监测患者生命体征，皮损部位、形态、数量、是否有脓疱、结痂等，观察有无肺炎、脑炎等并发症的发生。高原地区低氧环境会对水痘进程产生影响。患者可能会出现更严重的症状，如发热、咳嗽、乏力等，并且疾病持续时间可能会延长。在评估水痘患者时，需要特别关注是否出现呼吸困难、头痛、意识改变等并发症迹象。

3.心理—社会评估：评估患者及家属对疾病认知程度、心理状态，是否存在焦虑、恐惧等情绪。

三、护理措施

1.一般护理：

（1）隔离与休息：采取飞沫和接触隔离措施，隔离至疱疹全部结痂或出疹后 7 天。居室保持安静、舒适、每天开窗通风 2 次，保持室内温度 22~28 ℃，湿度 50%~60%，适当休息，发热期卧床休息。

（2）饮食护理：给予高热量、高蛋白、高维生素、易消化的流质或半流质饮食，忌食辛辣和刺激性食物。鼓励患者多饮水，多吃新鲜蔬菜水果。

2.皮肤护理：水痘患者皮肤会出现疱疹，容易瘙痒和感染。要保持皮肤清洁，避免搔抓疱疹，以防止疱疹破裂引起感染。可以用温水轻轻清洗皮肤，使用柔软毛巾吸干水分，使用温和清洁剂，避免使用刺激性肥皂或沐浴露。如果瘙痒严重时，可根据医嘱使用止痒药物，但要避免使用含有酒精产品。高原地区干燥气候可能导致皮肤干燥和瘙痒严重，注意保湿，使用保湿乳液或面霜帮助患者保持皮肤湿润，缓解瘙痒感。

3. 发热护理：参见"发热护理常规"。

四、健康教育

1. 疾病知识指导：水痘的潜伏期一般为 10~21 天，发病初期可出现发热、头痛、乏力等症状，随后出现皮疹，先发生于躯干、头部，逐渐扩散至面部和四肢，皮疹呈向心性分布，表现为红色丘疹、疱疹和结痂。患者应保持皮肤清洁，避免搔抓疱疹，以免引起感染；发热时可采取物理降温或使用退热药物。水痘一般为自限性疾病，痂皮脱落后不留瘢痕，少数患者可出现并发症，如肺炎、脑炎等，应及时就医诊治。

2. 疾病预防措施：接种水痘疫苗是预防水痘最有效方法；保持良好个人卫生习惯，勤洗手；避免与水痘患者密切接触；室内勤通风，保持空气的流通，每天开窗通风 2 次，保持安静、舒适，室内温度 22~28 ℃、湿度 50%~60%。注意休息，避免劳累。

3. 隔离：水痘患者应行隔离，直至所有疱疹全部结痂或出疹后 7 天。学校和社区管理方面，学校和托幼机构应加强晨检，发现水痘患者及时隔离；对密切接触者进行医学观察，观察期限为 21 天。对接触患者的易感者应医学观察 3 周。被患者呼吸道分泌物或疱疹液污染的空气、被服和用具应采用通风、紫外线照射、消毒液浸泡、暴晒、煮沸等方法消毒。1 岁以上儿童、无水痘史的成人和青少年可皮下注射水痘减毒活疫苗，此方法能有效预防发生水痘。

4. 康复指导：水痘一般为自限性疾病，痂皮脱落后不留瘢痕。少数患者可能会出现并发症，如肺炎、脑炎等，应及时就医诊治。

5. 为预防和控制水痘疫情在高原地区发生和传播，应加强公共卫生宣传教育，提高居民防范意识；加强疫情监测和报告，及时发现和处理患者。

第三节　细菌性痢疾护理常规

一、概述

细菌性痢疾（bacillary dysentery）简称菌痢，是由志贺菌（也称痢疾杆菌）引起的肠道传染病。菌痢主要通过消化道传播，终年散发，夏秋季可引起流行。以直肠、乙状结肠炎症与溃疡为主要病变，以腹痛、腹泻、里急后重和排黏液脓血便为主要临床表现，可伴有发热及全身毒血症状，严重者可有感染性休克和 / 或中毒性脑病。该病可反复感染，一般为急性，少数迁延成慢性。

细菌性痢疾在高原地区发病率可能会受到多种因素影响，如当地的卫生条件、人口密度、气候条件、医疗水平等。关于细菌性痢疾在高原地区的发病率，据文献报道，高原地区细菌性痢疾的发病率较平原地区偏高，因高原环境的特殊性，给高原卫生医疗机构防病治病工作带来了一定的困难。高原细菌性痢疾会对个人健康和公共卫生造成危害，包括严重的肠道症状，传播风险，并发症风险，如败血症、休克、肠穿孔等，对患者健康构成威胁并增加公共卫生负担。为了减少高原细菌性痢疾危害，重点是加强卫生措施，提供清洁饮用水和食品，加强个人卫生习惯，以及建立有效疾病监测和控制系统。如果出现疑似细菌性痢疾症状，应及时就医并接受适当治疗。

二、护理评估

1. 健康史：流行病学与病因评估，传播途径，流行特征评估。

2. 症状与体征：患者腹泻频率、大便性质（如水样、脓血便等）、腹痛程度、部位、发热情况以及其他相关症状。脱水情况，包括皮肤弹性、口腔黏膜湿润程度、尿量等，注意观察是否有口渴、口干、皮肤干燥等脱水症状，评估电解质平衡情况，特别是钾、钠、氯等。

3. 心理—社会评估：评估患者的心理状态，包括焦虑、恐惧、抑郁等情绪，以及对疾病认知和应对能力。患者家庭支持情况和社会环境，提供必要的社会支持和资源。

4. 并发症评估：观察是否出现并发症迹象，如败血症、肠穿孔等。

三、护理措施

1. 一般护理：

隔离与休息：执行消化道隔离措施，患者的排泄物、呕吐物须严格消毒处理。发热期患者应绝对卧床休息至退热后 1 周，置患者平卧位或休克体位（头部和下肢均抬高 30°），小儿去枕平卧，头偏向一侧，抬高头部有利于膈肌活动，增加肺活量；抬高下肢，促进静脉回流，以增加循环血量。

2. 饮食护理：

（1）初期给予高蛋白、高维生素、营养丰富、清淡、易消化软食。

（2）极期给予营养丰富、清淡的流质饮食，少量多餐，避免过饱。

（3）缓解期给予易消化高热量、高蛋白、高维生素、少渣或无渣的流质或半流质饮食，避免刺激性和产气的食物，观察进食后胃肠道反应。

（4）恢复期可由流质、半流质少渣饮食逐渐恢复至正常，但仍应节制饮食。

3. 病情观察：

（1）生命体征监测：严密监测患者生命体征，观察体温升降特点，判断热型变化，注意观察体温下降后是否有再度升高的情况。

（2）消化道症状：评估患者有无腹痛、腹胀、腹泻、便秘等症状出现。注意观察粪便颜色、性状、量及粪便隐血情况。

（3）并发症：及早识别肠出血、肠穿孔等肠道并发症征象，如血压下降、脉搏增快、出冷汗、肠蠕动增快、便血提示肠出血征兆；突发右下腹剧痛、腹肌紧张，伴有恶心、呕吐、面色苍白、体温和血压下降等提示肠穿孔可能，应立即报告医生并配合处理。

4. 对症护理：

（1）高热护理：参见"发热护理常规"。注意擦浴时避免在腹部加压用力，以免引起肠道并发症。

（2）腹胀护理：调节饮食，减少易产气食物摄入，可热敷腹部促进肛管排气，但禁用新斯的明，以免引起剧烈肠蠕动，诱发肠道并发症。

（3）便秘护理：切忌过度用力排便，必要时可用开塞露或生理盐水低压灌肠，禁用泻药。

（4）腹泻护理：评估腹泻次数，粪便颜色、性状、量及持续时间等，详细记录24小时出入量。遵医嘱补液，监测水、电解质、酸碱平衡状况。遵医嘱使用有效抗菌药物，注意观察胃肠道、肾毒性、过敏、粒细胞减少等不良反应。早期禁用止泻药，便于毒素排出。在高原地区，药物代谢可能会受到影响。在使用抗生素等药物治疗时，需要根据患者具体情况调整剂量，并密切观察药物疗效和不良反应。

（5）皮肤护理：每次排便后清洗肛周，并涂润滑剂以减少对肛周皮肤刺激。每天用温水或 1 : 5000 高锰酸钾溶液坐浴，防止感染。伴明显里急后重者，嘱患者排便时不要过度用力，以免脱肛。发生脱肛时，可戴橡胶手套助其回纳。

四、健康教育

1. 疾病认识：向患者及家属介绍高原细菌性痢疾的病因、传播途径、症状和危害，提高对疾病认识和重视。

2. 个人卫生：强调保持良好个人卫生习惯，包括勤洗手、定期洗澡、保持居住环境清洁等以减少病原体传播。

3. 饮食卫生：注意饮食卫生，选择新鲜、干净食物，避免食用生冷食物和未经煮熟的食物，防止病从口入。

4. 饮水安全：强调饮用水安全性，建议饮用煮沸后的水或瓶装水，避免饮用未经处理的生水。

5. 疾病预防：鼓励患者接种细菌性痢疾疫苗，提高免疫力，减少感染风险。

6. 旅行健康：向前往高原地区旅行者提供相关健康建议，包括注意饮食卫生、避免过度疲劳、注意保暖等。

7. 早期诊断和治疗：指导患者认识高原细菌性痢疾的症状，鼓励其及时就医，早期诊断和治疗可以有效控制病情，减少并发症发生。

8. 隔离和消毒：对于患者和密切接触者，强调隔离和消毒重要性，以防疾病进一步传播。

9. 社区参与：鼓励社区居民积极参与疾病预防和控制工作，加强社区卫生宣传，提高整个社区的卫生水平。

通过以上健康教育内容宣传和普及，可以提高人们对高原细菌性痢疾的认识和防范意识，促进良好的个人卫生习惯和健康行为，从而有效预防和控制疾病传播。

第四节　流行性出血热护理常规

一、概述

流行性出血热（epidemic hemorrhagic fever，EHF）主要是由汉坦病毒引起的自然疫源性传染病，也称肾综合征出血热（hemorrhagic fever with renal syndrome，HFRS），主要临床表现为发热、充血、出血、低血压休克和急性肾衰竭。高原地区流行性出血热发病率和危害会受到多种因素影响，包括地理位置、气候条件、人群免疫水平、防控措施等。该病主要流行于青藏高原地区，具体发病数据可能会因地区和时间而有所不同。一般来说，其发病率相对较低，但在某些地区可能会出现局部暴发流行。

二、护理评估

1. 健康史：流行病学资料，了解患者是否居住或近期去过高原地区，是否接触过可能受感染的动物或被污染的环境。

2. 症状与体征：患者是否出现发热、头痛、腰痛、眼眶痛、恶心、呕吐、腹痛、腹泻等症状，是否存在出血倾向。

3. 心理—社会评估：评估患者对该疾病认知程度，是否有焦虑、恐惧等心理状态，家属对患者关心程度、支持力度、家庭经济承受能力等。

三、护理措施

1. 一般护理：

（1）隔离与休息：在标准预防基础上，采取接触隔离措施，患者严格卧床休息，不宜过多搬动，以防加重组织脏器出血，恢复期可逐渐增加活动量。

（2）饮食护理：给予易消化、营养丰富流质或半流质饮食。发热期应注意补充液体量；少尿期应限制液体、钠盐、蛋白质的摄入量，给予高碳水化合物、高维生素和低蛋白饮食，以减轻体内蛋白质分解，控制氮质血症；多尿期应注意液体量、钾盐等电解质的补充，指导患者多食用含钾高的食物，如橘子、香蕉等。

2. 病情观察：监测患者生命体征及意识状况；观察患者有无"三红""三痛"及其他出血表现，如皮肤瘀斑、鼻出血、便血等；了解患者的电解质、肾功能、尿蛋白、尿量、尿色变化；及早发现有无厌食、恶心、呕吐等消化道症状。

3. 对症护理：

（1）高热护理：参见"发热护理常规"，但注意本病不能用乙醇擦浴，以免加重皮肤出血损害。遵医嘱使用小剂量退热剂，忌用大剂量退热药，以防止大量出汗诱发低血压休克。

（2）皮肤黏膜护理：减少对皮肤不良刺激，保持床铺清洁、干燥、平整，衣裤应宽松、柔软，出汗较多时应及时更换。帮助患者定时变换体位，骨隆突处用软垫适当保护，预防压力性损伤。避免推、拉、拽等动作，以免造成皮肤破损，测血压时袖带绑扎不可过紧和时间过长，以防加重皮下出血。做好口腔护理，保持口腔黏膜的清洁、湿润，及时清除口腔分泌物及痰液。

（3）低血压休克护理：迅速建立静脉通道，遵医嘱准确、迅速扩充血容量，应用血管活性药纠正休克、快速扩容时，注意观察心功能，避免发生急性肺水肿。给予吸氧。应做好交叉配血、备血，为输血做好相关准备。做好各种抢救准备工作，备好抢救药品及抢救设备。

4.用药护理：补液治疗最为关键，各期补液原则不同。

（1）发热期：每日补液 1000~2000 mL，补充血管外渗液体和维持出入液量平衡，预防休克发生。

（2）低血压休克期：补液量根据休克救治具体情况调整。

（3）少尿期：应限制补液量，量出为入，防止高血容量和心力衰竭、肺水肿等并发症。

（4）多尿期：补液量应少于出量，及时补充电解质，防止低钾、低钠，防止继发感染。

5.心理护理：患者可能因病情较重而产生紧张、恐惧等情绪，应给予心理支持和安慰，帮助其树立战胜疾病的信心。

四、健康教育

1.疾病预防指导：加强卫生宣传教育工作，使群众意识到灭鼠和防鼠是预防本病的关键。野外作业、疫区工作时应加强个人防护，不要用手直接接触鼠类或鼠排泄物。改善卫生条件，防止鼠类排泄物污染食物和水。动物实验时要防止被鼠咬伤。

2.保护易感人群：对重点人群应指导其接受沙鼠肾细胞灭活疫苗（Ⅰ型汉坦病毒）和地鼠肾细胞灭活疫苗（Ⅱ型汉坦病毒）注射，每次 1 mL，经 0、7、28 天或 0、1、2 个月，共注射 3 次，保护率达 88%~94%。1 年后应加强注射 1 针。

3.疾病知识指导：患者肾功能恢复需较长时间，故患者出院后仍应休息 1~3 个月。生活要有规律，保证足够睡眠，安排力所能及的体力活动，以不感疲劳为度。

4.旅行健康：向前往高原地区旅行者提供相关健康建议，如提前了解目的地的疫情情况、携带必要防护用品、注意个人卫生等。

5.就医教育：如果出现发热、头痛、腰痛、眼眶痛、恶心、呕吐、腹痛、腹泻等症状，应及时就医，并主动告知医生旅行史和接触史。

6.社区参与：鼓励社区居民积极参与疫情防控工作，如遵守当地防控措施、参与健康宣传活动等，共同营造健康社区环境。

第五节 获得性免疫缺陷综合征护理常规

一、概述

获得性免疫缺陷综合征（acquired immunodeficiency syndrome，AIDS）简称艾滋病，是由人免疫缺陷病毒（human immunodeficiency virus，HIV）所引起的慢性传染病，主要通过性接触、血液及母婴传播。HIV主要侵犯、破坏辅助性T淋巴细胞（CD4+T淋巴细胞），导致机体免疫细胞和（或）功能受损乃至缺陷，最终并发各种严重机会性感染和肿瘤。本病具有传播迅速、发病缓慢、病死率高的特点。

艾滋病在高原地区发病率受多种因素影响，包括地理位置、人口密度、社会经济状况、性行为模式、防控措施等。据文献报道，近几年西藏自治区HIV/AIDS流行特征及流行趋势呈现出快速增长的特征，并且从高危人群向普通人群扩散，在特定人群及局部地区处于高流行水平。此外，西藏自治区艾滋病检出病例总体呈上升趋势，与国内其他省份研究结果一致，其中，20~59岁青壮年为艾滋病感染高发人群，以男性、农牧民群众为主，性传播为主要传播途径。

艾滋病具有严重危害：艾滋病会导致免疫系统功能下降，使患者容易感染各种疾病，如肺炎、结核病、真菌感染等，这些感染可能会危及生命；艾滋病可能会导致社会歧视和排斥，给患者带来心理和社会压力；艾滋病治疗和护理需要大量医疗资源和经济支持，给个人和社会带来经济负担。

二、护理评估

1.健康史：评估流行病学史（包括不安全性生活史、静脉注射毒品史、输入未经抗HIV抗体检测的血液或血液制品、HIV抗体阳性者所生子女或职业暴露史等）。

2.症状与体征：是否有发热、咽痛、盗汗、恶心、呕吐、腹泻、皮疹、关节疼痛、淋巴结肿大以及神经系统症状。

3.心理—社会评估：评估患者及家属对该疾病认知程度、心理状况，社会支持资源状况，亲属及朋友关心程度、支持力度、家庭经济承受能力等。

三、护理措施

1. 一般护理：

（1）隔离与休息：在标准预防基础上，采取接触隔离措施。可能接触患者血液、体液诊疗和护理工作时，必须佩戴手套。若手部皮肤出现破损，还应戴双层手套。在进行可能有血液、体液飞溅的操作时，除佩戴手套、口罩外，还应佩戴护目镜。患者无症状期可正常工作、生活，但应避免过度劳累，艾滋病期应卧床休息。

（2）饮食护理：评估患者营养状况、饮食禁忌，指导患者均衡营养，预防营养低于机体需要量导致机体免疫力进一步降低。

2. 病情观察：密切观察患者生命体征；观察有无发热、盗汗、腹泻、消瘦、神志改变、淋巴结肿大等艾滋病相关症状体征；观察有无机会性感染的发生等。

3. 对症护理：针对HIV/AIDS患者出现不同临床症状，如发热、疼痛、腹泻、呼吸道症状、消化道症状等进行针对性护理，如合并机会性感染、肺孢子菌肺炎时需加强氧疗，改善患者低氧血症和呼吸困难，合并带状疱疹患者需加强皮肤管理、加强基础护理，更换卧位时需注意皮肤保护。

4. 用药护理：

（1）在开始抗病毒治疗前，告知患者疾病治疗相关知识，抗病毒治疗需终身服药，取得患者配合和同意，尽量让患者参与决策，提高依从性。

（2）指导患者遵医嘱正确用药，同时强调良好依从性对抗病毒治疗的重要性。

（3）准确评估患者依从性，加强与患者交流，根据患者个体情况及需要，制订相应的个性化治疗计划，从而提高治疗依从性。

（4）几乎所有的抗反转录病毒药物均可引起或轻或重的不良反应，应告知患者出现哪些症状时需要尽快与医务人员联系。

5. 心理护理：多与患者沟通，运用倾听技巧，了解患者心理状态，并注意保护患者的隐私。可采用同伴教育现身说法，树立患者战胜疾病信心。了解患者社会支持资源状况，鼓励亲属、朋友给患者提供生活上和精神上的帮助，消除患者孤独、恐惧感。鼓励患者珍爱生命，充分利用可及的社会资源及信息，积极融入社会。

四、健康教育

1. 广泛开展宣传教育和综合治理，使群众了解艾滋病病因和感染途径，采取自我防护措施进行预防，尤其应加强性道德教育，严禁卖淫、嫖娼、吸毒。

2. 严格血源管理，合理、安全应用血液制品，控制 HIV 的血源传播。注射、手术、拔牙等应严格无菌操作，实行"一人一针一管"注射，严格筛查精液及组织器官供者，防止医源性感染。

3. 建立艾滋病监测网络，加强对高危人群的监测及过境检疫。

4. 对 HIV 感染者实施管理，包括定期或不定期访视及医学观察；适当限制其活动范围，但要保证其工作、生活的权利，不被社会歧视；严禁献血、捐献器官、精液，性生活应使用避孕套；出现症状、感染或恶性肿瘤者，应住院治疗。

5. 由于免疫功能低下，患者常死于机会性感染，应向患者及家属介绍预防和减少感染的措施、感染时的症状及体征、常见危急症状，以及必要时采取紧急措施和护理。

第六节　狂犬病护理常规

一、概述

狂犬病（rabies）又名恐水症，是由狂犬病毒引起的，以侵犯中枢神经系统为主的急性人畜共患传染病，临床表现为特有的恐水、怕风、恐惧不安、流涎和咽肌痉挛、进行性瘫痪等。在高原地区，狂犬病发病率可能会受到多种因素影响，包括地理位置、人口密度、动物宿主分布、防控措施的实施等。

狂犬病是一种致命疾病，一旦发病，几乎没有有效的治疗方法。狂犬病病毒会侵犯中枢神经系统，从而导致神经系统功能障碍。该病的潜伏期从几天到数年不等，不确定性使得预防和及时处理咬伤尤为重要。

二、护理评估

1. 健康史：有无狂犬或病兽（如狼、猫、犬等）咬伤或抓伤史。

2. 症状与体征：有无兴奋、狂躁、恐水、怕风、咽喉肌痉挛、大量流涎等症状。

3. 心理—社会评估：评估患者及家属对该疾病认知程度，家属对患者关心程度、支持力度、家庭经济承受能力等。

三、护理措施

1.一般护理：

（1）隔离与休息：在标准预防基础上，采取接触隔离措施，实施单间隔离。患者的分泌物、排泄物及污染物应严格消毒处理。患者应卧床休息，保持安静，避免声、光、风等刺激。狂躁患者应注意加床栏保护或适当约束，防止坠床或外伤。

（2）饮食护理：予以营养丰富、富含蛋白质和维生素易消化食物，注意补充足够液体。

2.病情观察：监测患者意识、瞳孔、生命体征变化；观察有无流涎、大汗、恐水、恐风表现，记录患者抽搐部位及发作次数；询问患者伤口周围有无痒、痛、麻、蚁走感；观察有无呼吸及循环衰竭症状。

3.对症护理：

（1）减少刺激：所有操作尽量集中进行，动作轻柔。躁狂者的门窗应加锁，加防护网、防护栏，必要时约束带保护或使用镇静剂。

（2）保持呼吸道通畅：及时清除口腔、呼吸道分泌物，遵医嘱适时予以吸氧，做好气管切开的准备工作。

（3）伤口处理：咬伤后迅速彻底清洗伤口能降低狂犬病的发病率。尽快用20%肥皂水或0.1%苯扎溴铵（新洁尔灭）反复冲洗伤口至少30分钟，尽量除去狗涎和污血，季胺类与肥皂水不可合用。冲洗后，局部用75%乙醇和2%碘酊消毒。伤口较深者，清创后应在伤口底部和周围行抗狂犬病免疫球蛋白或抗狂犬病毒免疫血清局部浸润注射。狂犬病毒免疫血清可中和血中游离狂犬病毒，防止发病或减轻临床症状，使用前应进行皮肤过敏试验，皮试阳性者要进行脱敏疗法。伤口一般不宜缝合或包扎，以便排血引流。此外，尚需注意预防破伤风和细菌感染。

4.心理护理：多数患者神志清楚，内心恐惧，应多关心、体贴患者，并做好患者家属的安抚工作，让患者在家人的关爱和支持下能平静地度过人生最后阶段。

四、健康教育

1.疾病预防指导：严格犬管理，捕杀野犬、狂犬、狂猫及其他狂兽，并应立即焚毁或深埋。对家犬应行登记与预防接种，进口动物必须检疫。高原地区的地理环境和动物宿主可能与其他地区有所不同。教育内容可能会强调当地常见动物宿主，如野生动物或家养动物，以及它们与狂犬病传播的关系。可能还存在特定的动物宿主和传播途径，健康教育可能会更加注重提高人们对狂犬病风险的认识。强调避免接触野生动物，尤其是可能携带狂犬病病毒的动物，以及正确处理和防范被动物咬伤的情况。

2. 保护易感人群：

（1）主动免疫：WHO 推荐的暴露后免疫接种为采用人用狂犬病疫苗进行肌内注射。①5 针免疫程序：第 0、3、7、14、28 天各接种 1 剂，共接种 5 剂。②"2-1-1"免疫程序：第 0 天接种 2 剂（左、右上臂三角肌各接种 1 剂），第 7 天和第 21 天各接种 1 剂，共接种 4 剂。③简化 4 针免疫程序：第 0、3、7 天各 1 剂，第 14~28 天接种 1 剂。免疫功能低下者应接受 5 针免疫程序。

（2）被动免疫：狂犬病被动免疫制剂的作用机制为在伤口局部浸润注射以中和伤口清洗、消毒后残留的病毒，降低伤口局部病毒数量从而降低发病率。目前我国的狂犬病被动免疫制剂有狂犬患者免疫球蛋白和抗狂犬病血清。

（3）暴露前预防：0 和 7 天分别接种 1 剂。疫苗适用于持续、频繁暴露于狂犬病危险环境下的个体，如接触狂犬病病毒的实验室工作人员、可能涉及狂犬病病例管理护理人员、兽医、动物驯养师以及经常接触动物的人员等。

3. 应急处理：高原地区可能存在医疗资源相对有限的情况，因此健康教育可能会更加注重被动物咬伤后的应急处理方法，包括立即清洗伤口、及时就医、遵循医生建议等。

4. 社区参与和宣传：由于高原地区社区相对较为封闭，社区参与和宣传在健康教育中可能更加重要。通过社区活动、宣传材料、教育讲座等形式，提高整个社区对狂犬病的认识和防范意识。

第八章　神经系统常见疾病护理常规

第一节　高原脑水肿护理常规

一、概述

高原脑水肿（high altitude cerebral edema，HACE）是由急性缺氧引起的中枢神经系统功能严重障碍。常见诱因是人体急速进入高原或从高原迅速进入更高海拔地区或久居高原者在某些因素（如过劳、上呼吸道感染、剧烈运动、精神剧变等）的诱发下，导致机体对高原低压性缺氧不适应，由于脑缺氧而引起的严重脑功能障碍，出现严重的神经精神症状，甚至昏迷和／或共济失调。HACE 的发病机制尚不清楚。HACE 的发病率对不同年龄、性别无显著差异，人群发生率为 0.05%~2.00%，以冬春季发病率较高。海拔高度升高、心理压力以及劳动强度增大，均会引起其发病率增高，其好发于海拔4500~5500 m，并且在此范围内海拔高度的上升与 HACE 的发病率呈正相关。

高原脑水肿起病急，病情重，绝大多数患者在进入高原数小时到 3 天内发病。临床表现以突然晕厥、意识丧失为主，患者昏迷前常伴头痛加剧、恶心呕吐、发绀、呼吸困难、计算力下降、嗜睡、语无伦次、恐惧、幻听、乏力等先兆症状。常合并高原肺水肿、严重感染、多器官功能衰竭等，病死率高。昏迷时间越长，并发症越多，预后越差。如抢救及时，意识多在 48 小时内恢复；若治疗不及时，可在 24 小时内死亡。因此，早期诊断、早期治疗、早期评估是高原脑水肿救治成功的关键。

二、护理评估

1.病史评估：

（1）评估患者进入高原的方式是乘坐飞机、火车还是汽车，以及进入高原的时间。

（2）评估患者有无明确的高海拔工作史、旅游史以及当时所处的海拔高度。

（3）评估患者有无高血压、糖尿病、心肺疾病、血液系统疾病及高原病等既往史。

（4）评估患者饮食、睡眠情况，了解有无睡眠障碍，有无吸烟、酗酒等不良习惯。

（5）评估患者发病前是否有上呼吸道及肺部感染，进入高原途中及初到高原后，有无剧烈运动、过度疲劳、情绪异常等诱因。

（6）患者及家属的心理—社会状况。

2. 身体评估：

（1）评估基本生命体征、血氧饱和度等情况；是否有意识障碍及其程度。

（2）有无神经系统异常表现，如有无头痛以及头痛的程度、形式；有无呕吐及呕吐的形式；是否有精神状态改变，如精神忧郁或欣快多语、烦躁不安等。

（3）是否有双侧瞳孔不等大、瞳孔活动受限及眼球外周受限等。

（4）是否有肢体运动、感觉及言语功能障碍，有无肌张力降低，有无腱反射减弱或消失等。

（5）有无病理反射。

3. 实验室及其他检查：

（1）动脉血气分析、血尿常规、血生化等实验室检查结果是否正常。

（2）头颅 CT 或 MRI 等影像学结果有无异常。

（3）眼底检查、脑脊液及脑电图检查结果有无异常。

三、护理措施

1. 严密观察患者意识状态、瞳孔、生命体征、血氧饱和度等的变化；观察肢体有无运动障碍，有无感觉障碍；观察有无精神症状、癫痫发作等表现。发现异常及时通知医生，积极处置。

2. 急性期应绝对卧床休息，以降低机体氧耗；保持环境安静、安全，严格限制探视，避免各种刺激；加强口腔护理、会阴护理、皮肤护理等基础护理；意识障碍或吞咽障碍者，给予鼻饲流质饮食，保证营养供给；昏迷患者注意保持呼吸道通畅，可给予口咽通气管辅助通气，按需吸痰；高原昼夜温差大，应注意保暖，防止受寒。

3. 遵医嘱给予鼻导管或面罩吸氧，以 2~4 L/min 为宜，吸氧期间注意氧气湿化，有条件者可给予高压氧治疗。氧疗期间，密切监测患者血氧饱和度情况，定期监测动脉血气以了解患者缺氧状况，及时调整吸氧流量及吸氧方式。伴有呼吸衰竭的患者尽早行气管插管或气管切开，给予呼吸机辅助呼吸。

4. 重症急性高原脑水肿合并高热时可给予低温疗法，降低机体耗氧量。

5. 药物护理：高渗脱水剂甘露醇使用期间，应密切监测电解质情况，推荐中心静脉进行输注，以便快速给药治疗；糖皮质激素使用期间，应密切观察有无消化道出血、电解质紊乱、糖代谢紊乱等不良反应发生，及时给予纠正。

6. 液体管理：高原脑水肿患者应慎重补液，尤其合并肺水肿、心力衰竭的患者，应严格控制补液的速度以及液体的入量。遵医嘱准确记录 24 小时出入液量，在开始脱水的 1~2 天内，出入量处于适当的负平衡状态，维持在 500~1000 mL，3~4 天后尽可能维持在平衡状态。补液入量粗略计算公式为每日的总入量（mL）= 前一天尿量（mL）+ 500（mL），总量不超过每天 3000 mL。补液输注速度控制在每小时 100~150 mL。

7. 并发症观察及护理：

（1）脑疝：观察有无脑疝的先兆表现如剧烈头痛、喷射状呕吐、烦躁不安、血压升高、脉搏减慢、意识障碍进行性加重、双侧瞳孔不等大、呼吸不规则等，一旦出现，应立即通知医生，积极配合抢救，遵医嘱使用甘露醇等脱水药物；同时做好人工气道建立等急救准备。

（2）高原肺水肿：密切观察患者有无进行性呼吸困难、咳粉红色或白色泡沫痰、心率增快、发绀等表现，遵医嘱使用糖皮质类药物治疗，密切观察药物反应。

（3）其他并发症：卧床期间应注意预防压力性损伤、肺部感染、深静脉血栓形成、尿路感染等并发症的发生。

8. 患者病情稳定，经充分评估可转运到低海拔地区治疗后，应做好转运前的充分准备，保障安全。做好患者及家属的心理护理。

四、健康教育

1. 进入高原前：

（1）应进行严格的健康检查，患严重心肺疾病或脑部疾病的人群不宜进入高原地区，若必须进入高原应听取医生意见，服用药物进行预防。

（2）加强对高原病防治等相关知识的健康教育，避免精神过度紧张。

（3）根据个体情况，遵医嘱使用药物预防高原病，常见的预防 HACE 的药物主要包括乙酰唑胺、地塞米松等，遵循合理预防和早期救治的原则。

（4）进入高原前进行适应性锻炼。

2. 进入高原途中：

（1）注意保暖，避免受寒，预防感冒。如出现急性高原反应等，应积极治疗，待症状消失后经充分评估再进入高原。

（2）避免海拔高度上升过快，当海拔高度超过 3000 m 时，应控制每日上升高度不超过 300~500 m，建议阶梯式上升的方式进入高原，以使机体产生保护性生理反应。

3. 进入高原后：

（1）进入高原 1 周内应避免剧烈活动及过度疲劳。注意休息，禁烟酒。注意进食高蛋白、清淡易消化、富含维生素的食物，少食脂肪，避免暴饮暴食。

（2）出现急性高原病的症状时应尽早治疗，如出现意识障碍、剧烈头痛、喷射性呕吐、精神症状等表现时警惕出现高原脑水肿，应早期诊断、及时治疗。

高原脑水肿若能早期诊断和及时治疗，大多数患者能痊愈，不遗留后遗症，因此在治疗期间病情稳定后，应早期进行康复治疗以促进神经功能的恢复，提高生活质量。若延误治疗，高原脑水肿患者并发症则增多，预后差。

第二节 脑梗死护理常规

一、概述

脑梗死（cerebral infarction）又称缺血性脑卒中，指各种脑血管病变所致脑部血液供应障碍，导致局部脑组织缺血、缺氧性坏死，而迅速出现相应神经功能缺损的一类临床综合征。脑梗死是脑血管病中最常见的类型，占 70%~80%，最常见的类型包括脑血栓形成和脑栓塞。随着海拔高度增加，人体血黏度呈明显增高的趋势，血液流动明显缓慢，更容易形成血液高凝状态，导致缺血性脑血管疾病的发生。有研究表明，高原地区脑血管病中，脑梗死约占 48.4%，病死率为 8.3%；脑栓塞约占 4.6%，病死率为50.0%。

脑血栓形成即动脉粥样硬化性血栓性脑梗死，是在脑动脉粥样硬化等原因引起的血管壁病变的基础上，管腔狭窄、闭塞或有血栓形成，造成局部脑组织因血液供应中断而发生缺血缺氧性坏死，引起相应的神经系统症状和体征。本病多见于 50 岁以上有动脉粥样硬化、高血压、高血脂等脑卒中危险因素者。常在安静或睡眠中发病，部分患者发病前有肢体麻木、无力等前驱症状或短暂性脑缺血发作。本病起病缓慢，症状多在发病后 10 小时或 1~2 天达高峰。临床表现取决于梗死灶的部位及大小，以偏瘫、失语、偏身感觉障碍、共济失调等局灶定位症状为主，部分患者可有头痛、呕吐、意识障碍等全脑症状。

脑栓塞（cerebral embolism）是指各种栓子（如心脏内的附壁血栓、动脉粥样硬化的斑块、脂肪、肿瘤细胞、纤维软骨或空气等）随血流进入脑动脉、使血管急性闭塞或严重狭窄，导致局部脑组织缺血、缺氧性坏死，而迅速出现相应神经功能缺损的一组临床综合征。其中心源性脑栓塞约占全部脑梗死的 20%，是急性脑血管病中发病速度最快的，症状常在数秒至数分钟之内达到高峰。任何年龄均可发病，多有心房颤动或风湿性心脏病等病史。

二、护理评估

1. 病史评估：

（1）病因和危险因素：有无高血压、糖尿病、高脂血症、短暂性脑缺血发作、急慢性高原病等病史以及既往用药、治疗情况；有无家族史；有无心房颤动、风湿性心脏瓣膜病、感染性心内膜炎、心肌梗死等可引起心源性脑栓塞的心脏疾病；了解高原地区患者的种族情况、居住地海拔高度、生活习惯及饮食结构，有无烟酒嗜好等。

（2）起病情况：了解患者发病的时间、方式、有无明显的前驱症状和伴发症状。

（3）患者及家属心理—社会状况。

2. 身体评估：

（1）生命体征：监测血压、脉搏、呼吸及体温，心脏疾病的患者注意关注心率及心律的变化。

（2）神经系统症状和体征：有无意识障碍及意识障碍的程度；有无肢体运动障碍和感觉障碍；有无言语障碍及其类型。

（3）脑神经检查：双侧瞳孔大小及对光反射、视力及视野；有无面部表情异常、口角歪斜和鼻唇沟变浅；有无吞咽困难和饮水呛咳等。

（4）有无病理反射。

（5）其他：有无排便、排尿障碍；脑栓塞患者注意评估有无皮肤栓塞导致的瘀点或瘀斑以及有无胸痛、发绀、咯血、呼吸急促等肺栓塞的表现。

3. 实验室及其他检查：

（1）血糖、血脂、凝血功能等血液检查及心电图、超声心动图等检查。

（2）头颅 CT、MRI、脑血管造影等影像学检查。

三、护理措施

1. 休息与卧位：急性期大面积脑梗死与生命体征不稳定的患者应绝对卧床休息，恢复期可采取自主卧位，进行适度活动。

2. 病情观察：密切观察患者的生命体征、意识状态、瞳孔大小及对光反射、不同部位的血管栓塞所致的血管闭塞综合征等。

3. 饮食护理：宜进食低脂、低盐、高蛋白、高维生素饮食，昏迷患者需要鼻饲饮食，必要时可行胃肠外营养。准确记录患者 24 小时出入液量，发现异常应及时报告医生。

4. 用药护理：脑梗死患者常联合应用溶栓、抗凝等药物治疗，应遵医嘱正确用药，并遵循安全、有效、经济和个体化的原则，注意观察药物作用及有无皮肤黏膜出血、消化道出血等表现。

5. 吞咽障碍的护理：

（1）入院后运用洼田饮水试验等多种方法进行吞咽障碍的筛查和评估以了解患者吞咽功能，合理选择进食的种类及方式，防止误吸、窒息等并发症的发生。

（2）严重吞咽困难且预计大于 7 天，或需机械通气伴随意识水平下降的患者，应尽早开始肠内营养。急性经口摄入不足者可采用经鼻胃管喂养；经口摄入不足并伴有上消化道功能障碍者或不耐受经鼻胃管喂养或有反流和误吸高风险者可采用经鼻肠管；必要时采用经皮内镜胃造瘘。

6. 康复护理：病情稳定、生命体征平稳后，应进行相应项目的康复训练。

7. 心理护理：根据患者不同的心理状态，及时、准确地评估患者身心状况，通过各种不同形式进行护患交流。

8. 高原环境具有低氧、低气压、寒冷、干燥等基本特点，临床上应注意血氧饱和度的监测，遵医嘱及时、早期开展氧疗，并及时进行评价。

四、健康教育

1. 疾病预防指导：

（1）指导患者和家属了解本病的基本病因、主要危险因素，掌握本病的康复治疗知识与自我护理方法。

（2）有高原心脏病等高原疾病的患者应早期及时治疗高原病，定期进行卒中危险因素筛查，做到"早防早治"。

2. 疾病知识指导：

（1）告知患者和家属本病主要的病因和危险因素，出现头晕、头痛及一侧肢体麻木、无力等症状时应及时就医。

（2）短暂性脑缺血发作是即将发展为脑梗死的强烈预警信号，应积极治疗，定期复查。未经正确治疗而任其自然发展，约 1/3 的患者在数年内会发展成为卒中。

（3）心房颤动患者遵医嘱长期抗凝治疗，服用抗凝药物期间，定期复查出凝血功能，并注意自我监测有无牙龈、皮肤等部位出血，如有异常应及时复诊。禁止自行停药及调整药物剂量。

3. 日常生活指导：改变不良饮食习惯，多吃新鲜蔬菜、水果、谷类、鱼类、豆类，同时戒烟、限酒。适当运动，避免过度劳累；起床、起坐或低（转）头等体位变换时避免过快过急；洗澡时间不宜过长；外出时有人陪伴，防止跌倒；注意保暖，防止感冒。高原地区患者避免急进性地增加海拔高度，以防引起脑血管缺血缺氧加重致脑梗死发生。

4. 康复指导：告知患者及家属康复治疗的知识和功能锻炼的方法，根据康复情况及时调整康复训练方案，鼓励其重返社会。

第三节　脑出血护理常规

一、概述

脑出血（intracerebral hemorrhage）是指原发性非外伤性脑实质内出血，也称自发性脑出血，占急性脑血管病的 20%~30%。2019 年全球疾病负担研究数据显示，我国出血性卒中发病率为 45/10 万人年，急性期病死率为 30%~40%，是急性脑血管病中病死率最高的。高原低氧可导致脑血管壁缺氧性损害，血管内皮细胞肿胀、水肿，导致血管通透性增加，脑血管自动调节功能紊乱而产生充血和过度灌流，在此情况下血液易于向血管外渗，引起广泛的点状出血。相关研究表明，高原地区脑出血病死率达 63.6%，发病年龄较平原地区年轻，男性高于女性，男女比为 1.63 ∶ 1。

脑出血最常见的病因为高血压合并细小动脉硬化，常发生于 50 岁以上有高血压病史者，冬季发病率较高，多在活动中或情绪激动时发病，起病较急，症状于数分钟至数小时内达高峰。患者一般无前驱症状，少数可有头晕、头痛及肢体无力等症状。发病时血压常明显升高，并可出现头痛、呕吐、肢体瘫痪、意识障碍、脑膜刺激征、癫痫性发作等表现。临床表现的轻重主要取决于出血量和出血部位。

二、护理评估

1.病史评估：

（1）病因和危险因素：有无高血压、糖尿病、高脂血症、急慢性高原病、家族脑卒中病史等，以及既往用药、治疗情况；了解高原地区患者的种族情况、居住地海拔高度、生活习惯及饮食结构，有无烟酒嗜好等。

（2）起病情况：了解患者是在安静还是活动中起病；有无情绪激动、用力排便等诱因；有无头晕、头痛、肢体麻木等前驱症状；发病时间及病情发展的速度；是否存在剧烈头痛、意识障碍、喷射性呕吐等颅内压增高的表现及其严重程度。

（3）患者及家属心理—社会状况。

2.身体评估：

（1）基本生命体征：评估血压升高程度；有无中枢性高热；有无呼吸节律、频率和深度的异常；脉率及脉律有无异常。

（2）神经系统症状和体征：有无意识障碍及意识障碍的程度；瞳孔大小及对光反射有无异常；有无运动障碍及其类型、性质与程度；有无言语障碍、感觉障碍及其类型；有无吞咽困难和饮水呛咳；有无病理反射。

（3）其他：有无腹胀、腹痛、呃逆及呕吐咖啡色胃内容物；有无排便、排尿障碍；观察大便颜色、性状，昏迷患者早期置入胃管，监测胃液性状。

3.实验室及其他检查：

（1）血糖、血脂、血液流变学等血液检查结果。

（2）头部 CT、MRI、脑血管造影等影像学检查结果。

三、护理措施

1.一般护理：急性期应绝对卧床休息 2~4 周，保持环境安静、安全，严格限制探视，避免各种刺激；做好口腔护理、皮肤护理和大小便护理。保持肢体功能位置，指导和协助肢体被动运动，预防关节僵硬和肢体挛缩畸形。谵妄、躁动患者加保护性床栏，必要时适当约束。

2. 饮食护理：给予低盐低脂、高蛋白、高维生素饮食。高原地区脑出血患者忌动物内脏、烈酒。意识障碍或吞咽障碍者，给予鼻饲流质饮食。

3. 呼吸道护理：卧床期间，定时给予翻身、叩背，预防肺部感染，必要时给予吸痰，保持呼吸道通畅。

4. 潜在并发症观察及护理：

（1）脑疝：①病情评估：观察有无剧烈头痛、喷射状呕吐、烦躁不安、血压升高、脉搏减慢、意识障碍进行性加重、双侧瞳孔不等大、呼吸不规则等脑疝的先兆表现。②急救配合：配合医生抢救，如吸氧、保持呼吸道通畅、建立静脉通道，遵医嘱快速静脉滴注甘露醇或静脉注射呋塞米。备好气管插管包、气管切开包、呼吸机等抢救物品和药品。

（2）上消化道出血：①病情评估：观察有无上腹部疼痛、饱胀、呕血、黑便等上消化道出血的征象。每次鼻饲前先抽吸胃液，观察其颜色，如为咖啡色或血性，则提示发生出血。观察有无面色苍白、皮肤湿冷、尿量减少、血压下降等失血性休克表现。②急救配合：上消化道出血者应遵医嘱禁食，出血停止后给予清淡、易消化的温凉流质饮食。遵医嘱使用 H2 受体拮抗剂等药物，注意药物作用和副作用的观察。出现休克表现时，积极配合医生进行抢救。

（3）中枢性高热：物理降温。

（4）深静脉血栓形成：卧床患者应避免下肢静脉输液，尤其是瘫痪侧肢体；入院后遵医嘱应用气压泵装置预防深静脉血栓及相关栓塞事件。

5. 心理护理：识别患者负性情绪，给予相应心理支持。

6. 康复护理：患者生命体征平稳，病情不再进展 48 小时后即可进行康复训练。急性期，将患肢置于功能位，疾病恢复期，应进行系统的康复训练，把握患病后 6 个月的黄金康复期。

7. 患有高原原发病者，应积极治疗原发病，遵医嘱早期给予较大流量的氧气吸入；条件许可时，将高原脑血管病患者迅速转移到平原地区，有助于疾病的治疗和康复。

四、健康教育

1. 疾病预防指导：

（1）指导高血压病患者避免使血压骤然升高的各种因素。

（2）建立健康的生活方式。

（3）低盐、低脂、高蛋白、高维生素饮食。高原地区患者应尽量少饮用酥油茶、熬茶等富含油脂的食物，忌动物内脏、戒烟限酒，多食用新鲜蔬菜水果。

（4）养成定时排便的习惯，保持大便通畅。

（5）高原地区因海拔高，大气压及氧分压低，可引起机体血液、呼吸、循环、神经等系统产生一系列生理或病理性改变。由平原进入高原地区者应注意提前评估自身身体状况，建议分阶段逐渐上升海拔高度，或提前遵医嘱给予药物，预防高原病的发生。

2. 用药指导与病情监测：告知患者和家属关于疾病的基本知识，血压的测量与疾病的早期识别，发现血压异常或无诱因的剧烈头痛、头晕、一侧肢体麻木、乏力或语言交流困难等症状应尽快就医。

3. 康复指导：教会患者和家属自我护理方法及康复训练技巧，如桥式运动、向健侧和患侧的翻身训练等肢体功能训练、语言及感觉功能训练的方法。

第四节 蛛网膜下腔出血护理常规

一、概述

蛛网膜下腔出血（subarachnoid hemorrhage，SAH）是指脑底部或脑表面血管破裂后，血液流入蛛网膜下腔引起相应临床症状的一种脑卒中，占所有脑卒中的 5%~10%。不同地区发病率不同，中国的发病率为（1~27）/10 万人年。女性发病率高于男性，且随年龄增加而风险增加。蛛网膜下腔出血患者病死率较高，相关研究表明发病后 24 小时、48 小时、7 天和 28 天的病死率分别为 37%、60%、75% 和 41.7%。另有研究表明高原地区蛛网膜下腔出血占脑血管病的 9.8%，病死率为 18.8%。

蛛网膜下腔出血的常见病因是颅内动脉瘤，其次是脑血管畸形。有研究表明高原藏族蛛网膜下腔出血的病因主要以中小动脉瘤为主，颈内动脉段动脉瘤患病率高，发病年龄多在 40~60 岁。临床表现为突发剧烈的头部胀痛或爆裂样疼痛、呕吐、意识障碍、癫痫样发作、脑膜刺激征阳性等。老年患者头痛、脑膜刺激征等不典型，而精神症状较明显。

脑膜刺激征包括颈强直、克尼格征（Kernig sige）、布鲁津斯基征（Brudzinski sign）等。

屈颈试验：患者仰卧，检查者托起患者枕部，使其头部前屈而表现不同程度的颈强，被动屈颈受限，称为颈强直，需排除颈椎病。正常人屈颈时下颌可触及胸骨柄，部分老年人和肥胖者除外。

克尼格征：患者仰卧，一侧下肢与髋、膝关节处屈曲成直角。检查者一手扶住膝关节，另一手托住足跟，将小腿尽量上抬伸膝，如伸直受限并出现疼痛，大小腿间夹角< 135°，则克尼格征阳性。

布鲁津斯基征：患者仰卧屈颈时出现双侧髋、膝部屈曲，一侧下肢膝关节屈曲位，检查者使该侧下肢向腹部屈曲，对侧下肢亦发生屈曲，均为布鲁津斯基征阳性。

二、护理评估

1. 病史评估：

（1）一般情况：了解患者有无吸烟、酗酒史；饮食、睡眠及排便情况，注意是否有便秘发生。了解高原地区患者居住地的海拔高度。

（2）既往史：有无高血压、糖尿病、动脉瘤等病史，高原地区患者注意评估是否患有急慢性高原病。

（3）评估症状出现的时间，以及是否有剧烈运动、过度疲劳、用力排便等诱发因素；有无先兆及伴发症状。

（4）患者及家属的心理—社会状况。

2. 身体评估：

（1）评估意识、瞳孔、体温、心率、呼吸和血压等情况，并做好护理记录。

（2）评估头痛的起病方式、发作频率、发作时间、持续时间及诱发因素。

（3）评估头痛的部位、性质和程度，有无呕吐及呕吐的性质、有无颈强直等脑膜刺激征症状。必要时运用疼痛量表动态评估患者头痛的程度。

（4）并发症的评估：①再出血：多见于起病4周内，患者症状及体征好转的情况下，再次出现剧烈头痛、恶心、呕吐、意识障碍加重、原有症状和体征加重等表现。②脑血管痉挛：多发生于出血后3~5天，5~14天为高峰期，出现局灶神经体征，如轻偏瘫和失语等。③脑积水：急性梗阻性脑积水多发生于出血后1周内，轻者表现为嗜睡、思维缓慢，重者出现头痛、呕吐、意识障碍等。

3. 实验室及其他检查：

（1）血糖、血脂、血同型半胱氨酸等血液检查结果。

（2）脑脊液、头部CT、CTA、脑血管造影等影像学检查结果。

三、护理措施

1. 一般护理：

（1）卧床休息：应绝对卧床休息 4~6 周，避免搬动和过早下床活动，避免一切可引起血压和颅内压增高的因素，如情绪激动、剧烈咳嗽、用力排便等。躁动者加护床栏，遵医嘱适当给予镇静剂。

（2）保持呼吸道通畅，必要时遵医嘱给予吸氧。呼吸衰竭的患者必要时行气管插管或气管切开术辅助通气。

（3）注意血压的监测，保持收缩压 < 160 mmHg 和平均动脉压 > 90 mmHg。

（4）饮食：饮食宜清淡，给予高蛋白、高维生素易消化的半流质或软饭。

（5）保持大便通畅，避免用力排便引起腹内压及颅内压增高。有便秘者，应尽早使用缓泻剂。

（6）做好基础护理。

（7）维持水电解质平衡，给予富含蔬菜的饮食，预防尿路感染和吸入性肺炎。

2. 头痛护理：

（1）保持病室环境清洁、安静、光线柔和、通风良好，夜间尽量避免进行护理操作。

（2）给予适当心理治疗，如暗示、分散注意力等缓解血管痉挛所致的头痛，减轻其心理负担。

（3）遵医嘱给予药物治疗，甘露醇应快速静滴，注意观察尿量，记录24小时出入量，定期复查电解质。尼莫地平可导致皮肤发红、多汗、心动过缓或过速、胃肠不适、血压下降等，应注意控制输液速度，观察有无不良反应。必要时遵医嘱给予镇痛镇静药物。

3. 心理护理：蛛网膜下腔出血往往发病突然，剧烈头痛，患者易产生紧张恐惧心理，护士要耐心做好心理护理及沟通解释工作。

4. 病情观察：密切观察意识、瞳孔以及生命体征的变化，避免情绪激动、剧烈咳嗽、用力排便等诱发再出血的危险因素，做好再出血的预防及抢救工作。

5. 协助医生做好脑血管造影、血管内介入治疗、动脉瘤手术等术前准备。

6. 高原地区患者应注意观察海拔高低对病情的影响，同时应注意保暖，避免上呼吸道感染加重病情。

四、健康教育

1. 疾病预防指导：

（1）预防再出血，指导患者遵医嘱绝对卧床休息，积极配合治疗和护理。指导家属关心患者，减轻患者的焦虑、恐惧不安等不良心理反应。女性患者 1~2 年内避孕。

（2）保持安静、避光、通风好的病室环境，利于患者休息，限制探视。

（3）发病后应绝对卧床休息 4~6 周，避免剧烈活动，合理安排休息时间。

2. 日常生活指导：

（1）饮食要以易消化、高纤维素、高蛋白、低脂低盐为主，维持水盐和酸碱平衡。高原地区患者建议少食用牛羊肉，增加蔬菜和水果的摄入，戒烟限酒，避免酗酒。

（2）便秘者规律使用大便软化剂或缓泻剂保持大便通畅。

3. 出院后遵医嘱定期随访神经功能、康复效果及药物服用情况、血生化检查、头颅 CT 等。

第五节　结核性脑膜炎护理常规

一、概述

中枢神经系统结核病主要由原发感染肺部的结核分枝杆菌经血流播撒至脑和脊髓实质、脑脊膜及其邻近组织形成病灶所致，若病灶破裂导致结核分枝杆菌释放到蛛网膜下腔或脑室则引起脑脊髓膜炎，若病灶逐步增大但并未破入蛛网膜下腔则可形成结核瘤，最常见的表现为结核性脑膜炎（tuberculous meningitis，TBM）。结核性脑膜炎是以脑膜为主的非化脓性炎症，脑实质及脑血管亦常受累。结核性脑膜炎常以非特异症状起病，包括头痛、发热、畏寒、乏力、精神萎靡、恶心、呕吐、食欲减退等，起病急缓不一，以慢性及亚急性起病者居多。脑膜刺激征、颅内压增高征象、癫痫、脑神经受累、肢体运动障碍等局灶性神经系统症状和体征均可出现。相关研究表明，结核性脑膜炎病死率为 22.8%，且高达 28.7% 的患者遗留有神经后遗症，如发育迟缓、失明、癫痫发作等。既往研究显示，青海地区肺外结核中结核性脑膜炎占第一位，少数民族是结核性脑膜炎的高发人群。

二、护理评估

1. 病史评估：

（1）评估患者精神状态、睡眠、食欲、大小便、体重等一般情况。

（2）评估患者职业、生活环境，既往有无结核感染病史或结核患者接触史。

（3）高原地区患者注意评估居住地海拔高度及卫生情况，有无特殊接触史（牛羊）、有无生食牛羊肉的习惯。

（4）评估患者及家属对结核病防治知识的了解程度。

2. 身体评估：

（1）有无发热、盗汗、咳嗽咳痰、全身倦怠无力等表现。

（2）有无头痛、恶心、呕吐、偏瘫、癫痫、视力减退、复视等中枢神经系统受损症状。

（3）评估基本生命体征、有无意识障碍及意识障碍的程度。

（4）评估双侧瞳孔大小及对光反射；有无视力、眼球运动、肌力、肌张力、深浅感觉、腱反射及病理征等异常表现。

（5）有无颈强直、克尼格征、布鲁津斯基征等脑膜刺激征表现。

3. 实验室及其他检查：

（1）血常规、脑脊液常规、脑脊液抗酸染色、结核菌素实验等检查结果。

（2）头颅 MRI 增强或头胸部 CT 等影像学检查。

三、护理措施

1. 密切观察意识、瞳孔的变化，如出现意识、瞳孔改变、频繁呕吐等提示颅内压升高可能，应及时报告医生并协助处理。

2. 给予高蛋白、高热量、富含维生素、易消化的食物，忌烟酒及辛辣刺激食物。增加膳食种类，增进食欲。观察患者进食和呕吐情况，必要时给予静脉输液补充热量。意识障碍不能进食者，遵医嘱给予鼻饲饮食。

3. 保持患者口腔及皮肤清洁，动态评估患者生活自理能力，协助完成日常生活。

4. 保持病室温湿度适宜，高热患者采取有效的降温措施，并观察体温的变化。

5. 用药护理：

（1）遵医嘱早期、联合、适量、规律、全程的抗结核治疗。

（2）向患者说明药物的用法、疗程以及可能出现的不良反应及表现，督促其按医嘱服药，提高治愈率，减少复发。定期检查肝功能及听力情况，出现巩膜黄染、肝区疼痛、胃肠道不适、耳鸣等不良反应，及时通知医生处理。

（3）使用糖皮质激素治疗的患者，注意观察有无激素相关副作用，如消化道出血、水电解质紊乱等。

6.并发症观察及护理：

（1）脑积水：患者出现颅内压增高、视力减退和／或意识障碍加深时，应考虑脑积水，立即通知医生紧急行神经影像学检查，并协助处理。

（2）低钠血症：患者出现意识模糊、谵妄、癫痫发作等应警惕低钠血症的发生，立即通知医生完善相关检查，注意纠正水电解质平衡。

7.有神经系统缺损症状的患者，急性期以床旁康复为主，恢复期以被动、主动康复为主，包括床上主动运动、体位转换等训练。

8.根据患者及家属心理状态，给予心理护理。

9.高原地区患者应注意保暖，避免感冒。有肺部感染者，注意按需吸痰，保持呼吸道通畅。

四、健康教育

1.疾病预防指导：

（1）高原地区昼夜温差大，应注意防寒保暖，避免受凉感冒导致机体抵抗力降低。

（2）加强对农村地区居民结核病防治知识的宣传，改善居住地方卫生条件，改变不良生活习惯，如直接饮用牛奶、生食牛羊肉等。

2.疾病知识指导：向患者及家属讲解疾病及用药知识，遵医嘱坚持足疗程规律服用抗结核药，禁止随意停药。指导患者观察药物疗效及不良反应。服药期间密切监测肝肾功能，及时调整用药种类和剂量。

3.日常生活指导：

（1）合理安排休息，恢复期逐渐增加活动，以提高机体免疫力，但应避免劳累。

（2）进食高蛋白、高热量、易消化的食物，戒烟酒。

第六节　癫痫护理常规

一、概述

癫痫（epilepsy）是多种原因导致的脑部神经元高度同步化异常放电的临床综合征，具有发作性、短暂性、重复性和刻板性的临床特点。异常放电神经元位置不同及异常放电波及的范围差异，导致患者发作的形式不一，可表现为感觉、运动、意识、精神、行为、自主神经功能障碍或兼而有之。临床上每次发作或每种发作的过程称为痫性发作。癫痫的国际患病率为 5‰~10‰，年发病率为（50~70）/10 万。全球约有 5000 万名癫痫患者，每年新发癫痫患者 200 万。我国癫痫患者达 900 万人以上，每年有 65 万~70 万例新发病例。癫痫死亡率为（1.3~3.6）/10 万，是一般人群 2~3 倍。

癫痫持续状态（status epilepticus，SE）是指全身性强直 - 阵挛发作时间持续 5 分钟以上，或 2 次以上发作，发作间期意识未能完全恢复又频繁再发。癫痫持续状态是神经系统常见的急危重症，发作时患者可出现肢体强直阵挛发作、意识障碍等表现，病情加重可进展为难治性癫痫持续状态。同时，易合并高热、呼吸衰竭、循环不稳定甚至猝死等危及生命的合并症，具有潜在致死性，2/5 的患者最终死亡。癫痫持续状态最常见的原因为不规范的抗癫痫药物治疗，或脑卒中、急性脑病、外伤、感染、肿瘤、孕产、过度疲劳等。

高原地区空气寒冷干燥、氧气含量低、紫外线强烈、昼夜温差大，多种因素极易引发脑功能损害，尤其对大脑记忆、感觉、思维等的影响极其显著。一项西藏地区的回顾性研究发现，癫痫发病以青壮年为主，可能和当地居民脑卒中年轻化和脑囊虫病相关；癫痫发病和海拔高度存在一定关系；发作病程多超过 2 年。

二、护理评估

1.病史评估：

（1）评估有无发病前驱症状，有无相关诱因，了解癫痫用药史。

（2）评估有无癫痫发作家族史，有无颅脑外伤、颅内感染、脑血管病、脑肿瘤等病史。

（3）评估患者及家属对疾病的认知及心理状态。

2. 身体评估：

（1）评估发作形式，如有无肢体抽搐，抽搐部位，每次发作持续时间，间隔时间及伴随症状等。

（2）评估发作时的意识、面色、瞳孔及呼吸，有无呼吸道堵塞。

（3）评估有无因癫痫发作伴发的外伤、舌咬伤，有无误吸等。

（4）评估定向力、记忆力、判断力、语言能力有无损伤、有无大小便失禁等。

3. 实验室检查：

（1）脑电图检查对发作性症状的诊断有很大的价值，有助于明确癫痫的诊断及分型。

（2）头颅 CT 和 MRI 等影像学检查。

三、护理措施

1. 给予高热量、低盐、清淡易消化的食物，少进食辛辣食物，避免过饱。不能进食者给予鼻饲。

2. 间歇期可下床活动。出现先兆时应立即卧床休息。抽搐时取侧卧位，头部放平，托起下颌。抽搐停止后，保证患者安静休息。

3. 发作期护理：

（1）立即让患者平卧，解开衣领、衣扣、头偏向一侧，保持呼吸通畅，及时吸氧；对呼吸功能不恢复者，及时给予人工辅助呼吸。

（2）预防舌咬伤及外伤，用棉垫或软垫对易擦伤的关节予以保护；发作中不要将任何坚硬物品放入患者口腔。

（3）避免强行向患者嘴内喂药、喂水、喂食，也不可对抽搐肢体用暴力硬压，以免造成窒息、吸入性肺炎及骨折、脱臼等。

（4）专人陪护，详细记录发作经过、时间和主要表现。

（5）注意保暖，防止感冒。炎热季节防止中暑。切忌测量口温和肛温。

（6）观察患者意识障碍程度和用药反应，如压眶反应、瞳孔大小及对光反应等。注意血压、脉搏变化及呼吸功能有无抑制等。

4. 癫痫持续状态护理：

（1）尽快遵医嘱用药控制发作。应用强烈中枢抑制剂进行静脉注射时，一人专心缓慢注射，另一人监护癫痫发作情况，并严密观察瞳孔、呼吸、血压、心率变化。

（2）呼吸道护理：置口咽通气管打开气道，及时清理呼吸道，必要时气管插管或气管切开予以机械通气。

（3）发热护理：高热患者降温多采用物理降温。药物降温时不宜用氯丙嗪，因其可降低患者刺激阈。保证充足的水分摄入，每天 2000 mL 以上。

（4）给予高热量、富营养的流质饮食，经鼻饲管喂入。

（5）由于缺氧对药代动力学的影响，镇静剂的使用应当适当减量和慎用，密切观察药物不良反应。

5. 发作间歇期护理：

（1）保持环境安静，避免声光刺激，保证患者充足的睡眠，不让患者单独离开病区活动。

（2）注意有无精神症状。少数患者抽搐停止后，意识在恢复过程中，有短时间的兴奋躁动，应加强保护，以防自伤或他伤。

（3）发作停止后仍未清醒者，按昏迷护理常规护理。

（4）必要时作好心理护理，帮助克服自卑、恐惧心理，应向患者及家属讲解有关疾病知识，以取得配合。

（5）用药护理：告诉患者抗癫痫药物治疗的原则以及药物疗效与不良反应的观察，指导患者按医嘱坚持长期正确服药。撤药方案需严格按照医嘱执行。高原低氧环境下，机体胃肠道蠕动变慢，局部器官血流量改变，使药物的药代动力学参数发生变化。癫痫药物使用期间，应密切监测血药浓度以及观察药物不良反应。

四、健康教育

1. 疾病知识指导：鼓励家属督促、管理患者治疗行为，保证其坚持治疗；培养患者自我疾病管理行为，促进疾病康复；生活有规律，适当参加体力与脑力劳动，避免过劳、便秘、睡眠不足、情绪激动、过度饮水和声光刺激等诱发因素。

2. 用药指导与病情监测：按医嘱坚持长期有规律服药，避免突然停药、减药、漏服药及自行换药，尤其应防止在服药控制发作后不久自行停药。定期复查，每月检测血常规、每季度检测肝肾功能，这些检测需持续半年。抗癫痫药物饭后服用可减轻胃肠道反应，较大剂量睡前服用可减少白天镇静作用。

3. 安全与婚育指导：禁止从事攀高、游泳、驾驶等工作以及在炉火旁和高压电机旁作业，以免发作时危及生命。随身携带标有姓名、住址、联系电话及病史的个人资料，以备发作时及时联系与处理。特发性癫痫且有家族史的女性患者，婚后不宜生育；双方均有癫痫，或一方有癫痫，另一方有家族史者不宜结婚；育龄妇女应在医生指导下计划妊娠。

第七节　脑梗死患者静脉溶栓治疗护理常规

一、概述

脑梗死（cerebral infarction）又称缺血性脑卒中，指各种原因引起的脑部血液供应障碍，导致局部脑组织缺血、缺氧性坏死，而迅速出现相应神经功能缺损的一类临床综合征。脑梗死是卒中最常见的类型，占 70%~80%。

急性脑梗死病灶由缺血中心区及其周围的缺血半暗带组成。缺血中心区脑组织已发生不可逆性损害。缺血半暗带是指梗死灶中心坏死区周围可恢复的部分血流灌注区，因此区内有侧支循环存在而可获得部分血液供给，尚有大量可存活的神经元，如血流迅速恢复，神经细胞可存活并恢复功能；反之，中心坏死区则逐渐扩大。有效挽救缺血半暗带脑组织的治疗时间，称为治疗时间窗（therapeutic time window，TTW）。目前研究表明，在严格选择病例的条件下，急性缺血性脑卒中溶栓治疗时间窗一般不超过 6 小时，而静脉溶栓是目前血流再通首选治疗方法。重组组织型纤溶酶原激活剂（recombinant tissue plasminogen activator，rt-PA）和尿激酶（urokinase，UK）是我国目前使用的主要溶栓药物，对改善患者预后有积极作用。

二、护理评估

1.溶栓前评估及观察要点：

（1）了解患者发病时间、急缓及发病时所处状态。是否存在肢体瘫痪、失语、感觉障碍、吞咽障碍、意识障碍等局灶定位症状和体征。运用美国国立卫生研究院卒中量表（National Institute of Health stroke scale，NIHSS）评估神经功能损伤严重程度。

（2）了解患者有无高血压、糖尿病、高脂血症、心脏病、吸烟、酗酒等危险因素，目前服药情况。

（3）了解实验室检查及影像学检查，包括血液检查（血常规、凝血象、血糖）、心电图；行头颅 CT 以排除出血性脑卒中。

（4）了解静脉溶栓适应证及禁忌证。

（5）观察患者生命体征。

2. 知晓患者溶栓药物及时间，协助医生实施溶栓治疗：

（1）重组组织型纤溶酶原激活物 rt-PA（发病 4.5 小时内首选）。剂量：0.9 mg/kg（最高剂量不超过 90 mg）。用法：将专用溶媒加入药液中混匀，然后将其中 10% 剂量在最初 1 分钟内静脉推注，剩余 90% 输液泵持续静脉滴注 1 小时。

（2）尿激酶 UK（发病 6 小时内）。剂量：100 万 ~150 万 U。用法：溶于生理盐水 100~200 mL 中，持续静脉滴注 30 分钟。

3. 由于高原缺血性脑血管病患者血液呈高凝状态的同时，存在代偿性纤溶系统活跃，进行抗凝及溶栓治疗时，应注意掌握指征和控制时间窗。

三、护理措施

1. 在急性期，定时进行神经功能和生命体征监测，包括体温、脉搏、心率、心律、血压、呼吸和血氧饱和度，并进行记录。

2. 定期进行血压和神经功能检查：

（1）开始静脉溶栓治疗中及结束后 2 小时内测量血压每 15 分钟 1 次，随后改为 30 分钟 1 次，持续至治疗后 6 小时，以后 1 小时 1 次直至治疗后 24 小时。

（2）如收缩压 ≥ 180 mmHg 或舒张压 ≥ 100 mmHg，遵医嘱给予降压药物并调整血压监测频次，以确保血压保持在可接受范围内。当患者血压升高时，应注意处理患者的紧张焦虑情绪、疼痛、恶心呕吐及颅内压增高等情况。

（3）神经功能检查频率，同血压监测频率。

3. 并发症的观察：

（1）颅内出血：如出现严重头痛、高血压、恶心、呕吐，或神经功能症状加重或新增体征，应立即停止溶栓并行头颅 CT 检查。

（2）外周出血：严密观察有无出血倾向，如有无牙龈出血、皮肤黏膜瘀点、瘀斑、鼻出血、血尿、黑便等。如非必要，应延迟放置鼻胃管、留置导尿管或动脉内压力导管等。

（3）过敏反应：如出现寒战、心率增快、呼吸困难、皮疹、荨麻疹及休克等药物过敏症状，立即报告医生，并积极配合进行抢救。

4. 溶栓 24 小时后复查头颅 CT，若无异常应给予抗凝或抗血小板药物。

5. 静脉溶栓后初次进食、水和口服药前，宜进行吞咽功能评估。

6.溶栓 24 小时后，在病情和血流动力学稳定的情况下（无神经功能恶化），充分评估后可采取循序渐进的方式进行早期离床活动，包括床边坐位到直立位、床旁站立、床椅移动和走动。

四、健康教育

1.溶栓过程中及溶栓 24 小时内卧床休息，保持情绪稳定，避免用力咳嗽、用力排便等引起颅内压增高的因素。

2.如出现头痛、呕吐、肢体无力或言语不清加重等及牙龈出血、皮肤黏膜瘀点、瘀斑、血尿、黑便等立即告知医生。

3.指导患者进食清淡易消化食物，低盐、低脂、多纤维素饮食，多饮水。

4.指导患者保持良好的生活方式，控制原发病，戒烟限酒。

5.告知患者如再次突然出现走路不稳，一侧面部麻木、口角歪斜，一侧肢体麻木无力，吐词不清或听不懂别人讲话等，应立即就医。

第八节　面部神经炎护理常规

一、概述

面部神经炎（facial neuritis）是由茎乳孔内面神经非特异性炎症所致的周围性面瘫，又称为特发性面神经麻痹（idiopathic facial palsy），或称贝尔（Bell）麻痹。其主要表现为面部肌肉运动受到障碍。

因为面部神经炎的发病率受到多种因素的影响，如地区、海拔、气候、生活习惯等，所以对其发病率并没有具体的统计数据。然而，高原地区由于气候寒冷、缺氧等环境因素，容易导致面部神经受损，从而增加面部神经炎的发病率。此外，高原地区人群由于生活习惯、饮食习惯等方面的差异，也可能对面部神经炎的发病率产生一定的影响。

二、护理评估

1.健康史：

（1）了解患者基本信息，如姓名、年龄、职业、居住地等基本情况。

（2）既往健康状况、面部神经炎发病情况、治疗经过、与高原环境相关的因素。

2. 身体状况：

（1）评估患者的生命体征，特别是呼吸和心率，以了解高原环境对患者身体的影响。

（2）评估患者的面部，观察是否有面部表情肌的瘫痪、口角歪斜、眼睑闭合不全等面神经炎的典型症状。

（3）评估患者的疼痛程度和感觉异常区域，如面部麻木或刺痛感。

（4）评估检查患者的听力和味觉是否受损，因为面部神经炎有时会影响这些功能。

（5）评估患者的饮食习惯和摄入量，特别关注是否存在因面部功能受限而导致的摄食困难。

3. 心理—社会状况：

（1）面部神经炎可能导致患者面部外观改变，影响自信心和社交能力，因此需要评估患者的心理状态，包括焦虑、抑郁等情绪变化。

（2）高原患者可能出现认知和沟通困难，需要评估患者的认知能力和沟通能力。

4. 环境与安全状况：

（1）评估患者所处的高原环境特点，如海拔高度、气候变化等，了解这些因素对面部神经炎病情的影响。

（2）评估患者的居住环境是否安全，特别关注是否存在面部功能受限而导致的跌倒等安全隐患。

三、护理措施

1. 心理护理：面部神经炎可能导致面部肌肉功能障碍，影响患者的外观和自信心，因此需要进行心理护理，家属或护理人员应协助患者了解面部神经炎的病因、临床表现和预后等信息，加强心理建设，对其进行心理上的疏导，以稳定其情绪。

2. 面部护理和康复：患者可以进行面部肌肉的功能锻炼，如从病侧的口角向上方用掌根螺旋式按摩面部，或做举额、皱眉、闭眼、耸鼻、微笑、露齿、鼓腮和吹口哨等动作，每日 2~3 次，每次数分钟直到疲倦。此外，可使用温湿毛巾热敷面部，也可使用藏药"霍尔麦"用酥油加热敷于面部穴位加按摩，每日 1~2 次，每次 10~15 分钟，以促进局部血液循环和消肿止痛，营养神经。

3. 眼部护理：对于闭眼受影响的患者，应对眼部进行特别护理。白天可使用润滑滴眼液，晚上使用眼药膏以保持眼部湿润，并预防暴露性角膜炎。

4.口腔护理：口腔肌肉功能失调的患者，可以改变饮食方法，如用吸管吸食液体、进食软质食物、细嚼慢咽等。

5.饮食护理：患者应少食羊肉、海鲜、辣椒等生、冷、刺激的食物。饮食应以低盐、低脂肪、低胆固醇为宜，适当多食豆制品、蔬菜和水果。同时，要戒除吸烟、酗酒等不良习惯。

四、健康教育

1.疾病知识：向患者详细介绍面部神经炎的病因、症状、诊断方法和治疗方案，帮助患者全面了解自身疾病。解释高原环境对面部神经炎的影响，如海拔高度、气候变化等因素可能加重病情，提醒患者注意防范。告知患者面部神经炎的预后和康复过程，增强患者对康复的信心和耐心。

2.自我护理技能：教导患者正确的面部按摩和热敷方法，以缓解面部肌肉紧张和疼痛。指导患者进行面部功能训练，如鼓腮、吹口哨等动作，以促进面部肌肉功能的恢复。教育患者保护患侧眼睛，如使用眼罩或滴眼液，以防止角膜干燥和感染。

3.生活方式改善：建议患者保持良好的作息习惯，保证充足的睡眠和休息时间，避免过度劳累。鼓励患者戒烟限酒，减少辛辣刺激性食物的摄入，以减轻对面部神经的刺激。提醒患者注意保暖，避免面部受凉和冷风刺激，加重面部神经炎症状。建议患者适当进行户外活动，增强体质和免疫力，但要避免剧烈运动和过度劳累。

4.心理支持：鼓励患者保持积极乐观的心态，勇敢面对疾病带来的挑战和困难。提供心理咨询服务，帮助患者缓解焦虑、抑郁等负面情绪，增强心理承受能力。鼓励患者与家人、朋友交流分享感受，获得情感上的支持和安慰。

5.定期随访与复查：告知患者定期随访的重要性和必要性，以便及时了解病情变化和调整治疗方案。

第九章 血液及造血系统常见疾病护理常规

第一节 高原红细胞增多症护理常规

一、概述

高原红细胞增多症（high altitude polycythemia，HAPC）又称高海拔红细胞增多症，简称高红症，是一种高原低氧环境引起的红细胞增多现象。它是慢性高原病最常见的一种临床类型，好发于海拔 3200 m 以上地区，但也有少数对低氧易感者可发生在低于海拔 3200 m 地区。与同海拔高度的健康人相比，高红症患者的红细胞、血红蛋白、红细胞容积显著增高，动脉血氧饱和度降低，并伴有多血症的临床症状及体征。病理改变为各脏器及组织充血，血流淤滞及缺氧性损害。

本病多呈慢性经过，无明确的发病时间，一般发生在移居高原一年，或原有急性高原病迁延不愈而致。高红症是血液黏滞度增高、血流缓慢所致的全身各脏器缺氧性损伤。因各脏器受损程度的不同，其临床症状轻重不一，变化十分复杂，最常见的症状是头痛、头晕、气短、乏力、记忆力减退。早期出现的并发症以四肢末端小血栓形成为主，晚期由于大量促凝血因子被激活，继发性纤溶亢进，并发症则以血栓、弥散性血管内凝血（disseminated intravascular coagulation，DIC）为主。早期较高的医护服务质量直接影响患者的生活质量，优质的护理是成功治疗的重要环节，特别在预防四肢血栓形成、出现坏疽发生方面的护理尤为重要。

高原红细胞增多症常发生于长期生活在高海拔地区的居民，如我国青藏高原、内蒙古高原、黄土高原和云贵高原。青藏高原是世界上海拔最高、面积最大的高原，也是高原红细胞增多症发生率最高的地区。高原红细胞增多症的发病率与海拔高度、性别、胖瘦及吸烟与否联系密切。海拔高度是本病发生的基本要素，随海拔高度的升高，发病率直线上升。男性发病率明显高于女性，原因主要有：男性睡眠质量比女性差，易发生夜间低氧血症；女性因月经期失血而缺铁，能防止红细胞过度增生；男性吸烟人数多于女性，吸烟人群的患病率明显高于非吸烟人群；性激素的差异也起一定的作用。高原低氧环境中吸烟更易造成红细胞增多。研究发现，高原地区吸烟者罹患红细胞增多症的占16.1%，而非吸烟者只占6.5%，而且海拔越高、吸烟量越大，越易发病。高原地区肥胖易诱发红细胞过度增生。研究发现，高原地区特别是海拔3000 m以上地区，身体质量指数与血红蛋白浓度成正比，而与动脉血氧饱和度（SaO_2）成反比，体重越大的人，越易发生高原红细胞增多症。

二、护理评估

1. 健康史：评估患者高原居住的海拔和时长、性别、有无吸烟和嗜酒史、BMI、有无类似病史等。

2. 身体状况：评估患者是否存在头痛、头晕、记忆减退、食欲减退、肢体麻木、心脏增大等症状。了解血常规、超声心动图、血氧饱和度监测等辅助检查结果。

3. 心理—社会支持状况：评估患者对该疾病的认识和了解程度，患者是否存在焦虑、担心等不良心理状况，经济承受能力以及配合情况等。

三、护理措施

1. 饮食护理：建议患者多吃菠菜、青菜、橘子、柠檬等新鲜的蔬菜、水果，同时注意补充牛奶、羊奶、鸡蛋等富含优质蛋白的食物，以补充充足的营养。此外，患者要注意限制钠盐、油腻食物的摄入，避免食用咸菜、泡菜、咸鸭蛋等腌制食物，以免加重病情。

2. 生活环境调整：

（1）如果患者处于高原环境，需要转移到低海拔环境，因为高原红细胞增多症主要是由于长期生活在高原，空气稀薄，导致红细胞过度代偿性增生。转移到低海拔环境后，症状通常可以自然缓解。

（2）建议患者保持良好的生活习惯，如避免剧烈运动、保持良好的心态等。居于植被丰富、含氧量高地区，尽量避免高海拔环境生活。

3. 定期检查：

（1）患者应注意检查全身多系统受损情况，如神经、心血管、呼吸、消化等系统和继发性痛风等。注意有无出血倾向、血栓性栓塞及播散性血管内凝血等表现。

（2）警惕可能引起的严重并发症，如暂时性脑缺血、脑卒中、肺动脉栓塞等。

4. 遵医嘱治疗：

（1）患者应按照医生的建议进行治疗，如使用药物治疗或进行放血治疗等。同时，要注意观察病情变化，如有异常应及时就医。

（2）重症患者采取放血疗法的护理：①放血前：应对患者进行全面的身体评估，了解其身体状况和放血的适应性。放血前每日 1 次口服三果汤 200 mL，共服 3~7 天，服药后放血 300~600 mL，并严格执行无菌操作，以防止感染。对患者进行心理护理，减轻其紧张和恐惧情绪，有助于放血过程的顺利进行。②放血中：要密切观察患者的生命体征，如心率、血压、呼吸等，确保患者的安全，防止发生休克。③放血后：放血后要及时给患者补充适量的液体和营养，以帮助其恢复体力。保持切口清洁干燥，防止感染，避免重体力活动。

（3）可服用狭叶红景天 600 mg，2 次 / 天，15 天为 1 个疗程。二十五味余甘子丸、三果汤、十六味杜鹃丸、左木阿汤、十八味檀香丸、十五味沉香丸、藏红花、沙棘等对治疗高红症亦有疗效。

四、健康教育

1. 饮食指导：教育患者应保持合理的饮食，建议多吃新鲜的蔬菜和水果，如苹果、西红柿、黄瓜等，这些食物富含维生素和矿物质，有助于改善病情。同时，要避免食用过于油腻和辛辣的食物，以免对胃肠道造成刺激。另外，多喝水有助于促进血液循环，缓解红细胞增多的症状。

2. 生活习惯调整：教育患者要保持良好的生活习惯，避免过度劳累和熬夜，保证充足的睡眠时间。在高原地区生活时，要注意保暖，避免受凉感冒，以免加重病情。

3. 心理疏导：高原红细胞增多症可能会给患者带来一定的心理压力和焦虑情绪。因此，健康教育应包括心理疏导，帮助患者正确认识疾病，树立战胜疾病的信心，保持积极乐观的心态。

4. 定期检查：教育患者要定期进行身体检查，包括血常规、心电图、肺功能等，以便及时了解病情变化和治疗效果。

5. 遵医嘱治疗：教育患者要严格按照医生的建议进行治疗，包括药物治疗、氧疗等。同时，要注意观察病情变化，如有异常应及时就医。

第二节　过敏性紫癜护理常规

一、概述

过敏性紫癜（anaphylactoid purpura）是一种侵犯皮肤和其他器官细小动脉和毛细血管的过敏性血管炎，发病原因可能是病原体感染、某些药物作用、过敏等致使体内形成 IgA 或 IgG 类循环免疫复合物，沉积于真皮上层毛细血管引起血管炎。发病前 1~3 周常有上呼吸道感染的表现，如发热、咽喉痛、乏力、全身不适等，之后出现典型症状，各种症状出现的顺序不一。主要表现为非血小板减少性皮肤瘀点或紫癜，可伴有腹痛、便血、关节痛、血尿及血管神经性水肿和荨麻疹等过敏表现，多为自限性。约 30% 的患者有复发倾向。本病多见于儿童及青少年，男性略多于女性（1.2~1.8 ： 1），以春秋季发病居多。虽然该病临床症状较轻，但是严重者可出现胃肠道受损症状，如腹痛、肠出血、肠梗阻、肠穿孔及肠套叠，肾脏损害及其他器官（脑、肺）损害，甚至可危及生命。近年来过敏性紫癜的患病率有上升趋势，发病率为（3~27）/10 万，虽然近几年高原地区医疗卫生条件有了很大的发展，但由于高原地区环境特殊，长期处于高海拔缺氧、寒冷、紫外线强烈的环境，一旦患病，治愈率相对较低。

二、护理评估

1. 健康史：评估患者发病前有无上呼吸道感染病史，是否为过敏体质，既往有无类似疾病病史和家族史。

2. 身体状况：评估患者有无发热，皮肤出现紫癜的部位及性质，腹痛及关节肿痛的部位、程度、时间、性质，是否存在黑便或血便等消化道症状，血尿、蛋白尿及水肿等肾脏症状，颅内出血、鼻出血、牙龈出血及咯血等出血倾向。同时，评估患者的生命体征、精神、营养等。

3. 心理—社会状况：评估患者及其家属对本病相关知识的认知程度，以及有无因此带来的焦虑、担忧及恐惧等心理。评估患者家庭环境、经济状况、宗教信仰、文化程度等。

三、护理措施

1.日常护理：

（1）发作期指导患者应增加卧床休息，保证充足睡眠，以促进机体恢复。

（2）避免过早或过多地行走活动，病情稳定后可适当参加活动，但应避免剧烈运动。

（3）穿着宽松的棉质衣裤，避免摩擦皮损。

（4）过敏性紫癜患者在紫癜消退后的半年内容易复发，建议治愈后继续巩固疗程一段时间。

2.饮食护理：注意避免过敏性食物的摄取，如虾、蟹、蛋、牛奶等。发作期可根据病情选择清淡、少刺激、易消化的普食、软食或半流饮食。可食用一些富含维生素C的食物，如时令新鲜蔬菜和水果。亦可食用绵羊肉、牦牛肉、鱼肉、牦牛奶做的酥油、米粥、肉汤，这些食物性甘温，有温补气血、益精血的作用。若有消化道出血，应避免过热饮食，必要时禁食。

3.用药护理：遵医嘱正确、规律给药。用药前，做好患者的解释工作，以取得患者的充分理解和配合。若使用糖皮质激素，应向患者及家属说明可能出现的不良反应，应加强护理，预防感染。用环磷酰胺时，嘱患者多饮水，注意观察尿量及尿色改变。出血严重或禁食者，建立静脉通道，遵医嘱静脉补液，做好配血与输血的各项护理。用藏药时，应指导患者及家属服药时间和注意事项，不可擅自停药、更改剂量。

4.病情观察：

（1）密切观察患者皮下出血的大小、颜色、消长情况，皮肤有痒感应保持皮肤清洁，防擦伤，防小儿抓伤，如有破溃及时处理，防止出血和感染。

（2）密切观察患者出血的进展与变化，了解病情有无缓解，有无新发出血、肾损害、关节活动障碍等表现，患者的自觉症状，皮肤瘀点或紫癜的发布、有无增多或消退，有无水肿以及尿量尿色的变化等。

（3）对于腹痛患者，注意评估疼痛的部位、性质、严重程度及其持续时间，有无伴随症状，如恶心、呕吐、腹泻、便血等，注意腹部体格检查，包括腹壁紧张度、有无压痛和反跳痛、局部包块和肠鸣音的变化等。过敏性紫癜的患者典型的腹痛多表现为突发脐周或下腹部的阵发性绞痛，无明显腹壁紧张和反跳痛；肠鸣音活跃或亢进，多提示肠道内渗出增加或有出血。

（4）注意粪便性质与颜色。出现局部包块者，特别是小儿，要注意肠套叠。

（5）对于主诉为关节痛的患者，应评估受累关节的部位、数目、局部有无肿、压痛与功能障碍等。

四、健康教育

1.疾病知识指导：简介本病的性质、原因、临床表现及治疗的主要方法。说明本病为过敏性疾病，避免接触与发病有关的食物或药物是预防过敏性紫癜的重要措施。养成良好的个人卫生习惯，饭前便后要洗手，避免食用不洁食物，不吃生牛羊肉，以预防寄生虫感染。注意休息、营养与运动，增强体质，预防上呼吸道感染。

2.病情监测指导：教会患者对出血情况及伴随症状或体征进行自我监测。发现新发大量瘀点或紫癜、明显腹痛或便血、关节肿痛、血尿、水肿、泡沫尿甚至少尿时，多提示病情复发或加重，应及时就医。

3.心理指导：过敏性紫癜可反复发作或并发肾损害，给患者和家属带来不安和痛苦，故应针对具体情况予以解释，也可指导患者通过转移注意力的方式疏解不良情绪，帮助其树立战胜疾病的信心。

第十章 常见肿瘤护理常规

第一节 化疗护理常规

一、概述

据文献统计，高原恶性肿瘤患者中男性常见肿瘤前五位依次为肝癌、胃癌、肺癌、大肠癌、食管癌；女性肿瘤前五位依次为胃癌、乳腺癌、宫颈癌、卵巢癌、肝癌。西藏地区因地域、经济等因素，就诊肿瘤患者以晚期为主，适合根治性手术治疗的早期患者占比不到30%。化疗（chemotherapy）是目前所能依赖的主要治疗手段。

化疗是化学药物治疗的简称，通过使用化学治疗药物杀灭癌细胞达到治疗目的。化疗是治疗恶性肿瘤最有效的手段之一，和手术、放疗一起并称恶性肿瘤的三大治疗手段。作为全身治疗的手段，无论采用何种途径给药（口服、静脉和体腔给药等），化疗药物都会随着血液循环遍布全身的绝大部分器官和组织。因此，对一些有全身播撒倾向的肿瘤及已经转移的中晚期肿瘤，化疗都是主要的治疗手段。化疗主要包括：

1. 根治性化疗：对化疗药物敏感的恶性肿瘤如白血病、淋巴瘤、绒毛膜上皮癌、生殖细胞癌等，通过单纯化疗就有可能治愈，这种以将恶性肿瘤治愈为目的的化疗就称为根治性化疗。

2. 姑息性化疗：大部分晚期肿瘤，癌细胞已经广泛转移的情况下，现阶段科技水平已经不可能治愈，化疗的目的主要是控制肿瘤的发展以延长患者生命，或者通过化疗提高患者的生存质量，这种化疗就称为姑息性化疗。

3. 术后辅助化疗：肿块虽然已经手术切除，但手术前就有可能发生临床检测不到的潜在转移，或者有少量癌细胞脱落在手术伤口周围，通过化疗杀灭这些残余的癌细胞，以达到预防肿瘤复发和转移的目的。

4. 术前化疗（新辅助化疗）：通过术前化疗可以使病灶缩小，方便手术切除，或者使部分失去手术机会的病灶缩小后再获得手术机会，同时还可以杀灭潜在的转移病灶，降低复发转移的可能。

5. 腔内化疗：通过体腔内给药（如腹腔和胸腔内给药），使体腔内局部暂时维持较高的药物浓度，达到提高局部疗效的目的。

二、护理评估

1. 评估患者病情、意识、合作程度、静脉情况，已有血管通路情况。

2. 了解患者治疗方案，化疗药物的性质、用量、给药途径、用药周期等。

三、护理措施

1. 用药前应了解化疗药物常见不良反应，做好患者及家属的用药宣教，减轻患者心理负担。

2. 用药期间加强病房巡视，观察有无药物副反应或发生药物外渗。

3. 血管通路的选择。化疗药物具有刺激性，主要通过静脉途径给药，宜选用中心静脉，中心静脉血管通路装置包括中心静脉导管（central venous catheter，CVC）、经外周静脉置入的中心静脉导管（peripherally inserted central catheter，PICC）及输液港（implantable venous access port，PORT）。经外周静脉穿刺的中心静脉置管是由外周静脉（贵要静脉、肘正中静脉、头静脉、肱静脉、颈外静脉，新生儿还可通过下肢大隐静脉、头部颞静脉、耳后静脉等）穿刺置管，导管尖端位置位于上腔静脉或下腔静脉。对于需要长期化疗的肿瘤患者，PICC 应作为建立静脉通道的首选方法。

（1）PICC 的优点：①穿刺点在外周静脉，直观，易于定位。穿刺点表浅，止血容易。导管置入长，不易脱落，减少反复穿刺痛苦。留置时间长，并发症少。②不受年龄、性别、疾病种类限制。

（2）PICC 的局限性：存在一些并发症，如导管堵塞、静脉炎、穿刺点感染、化疗药物外渗、穿刺点渗血、水肿、导管漂移或脱出、败血症、心律失常等。

①导管堵塞：

原因：冲管、封管方法不正确或没有定期冲管造成导管扭曲、打折和血栓形成从而引起导管堵塞。

预防：保持 PICC 导管的通畅，避免扭曲、打折。穿刺及送管时动作要轻柔，避免损伤血管壁，减少血栓形成。使用正确的冲管方法，置管成功后立即用 10 U/mL 肝素钠稀释液脉冲式冲管，给药前后用生理盐水脉冲式冲洗导管，输液完毕应用导管容积加延长管容积 1.2 倍以上的生理盐水或 10 U/mL 肝素钠稀释液正压封管。PICC 导管在治疗间歇期应至少 7 天维护一次。

处理方法：先仔细检查导管的体外段是否打折、扭曲，使其顺畅即可；若为血栓形成阻塞导管可采用肝素或尿激酶溶栓治疗。若无法再通，则选择拔除导管。

②静脉炎：

原因：被穿刺静脉小、导管型号大或材料过硬、穿刺肢体活动过度；置管后血液流速减慢，血栓形成；导管、药物在血管内造成异物刺激，加之患者紧张致使血管收缩痉挛造成上肢肿胀、疼痛而发生静脉炎。

预防：置管前宜用超声评估穿刺血管走形、深度、直径等，选择导管 / 静脉管径比 ≤ 45% 的导管。首选是贵要静脉（静脉瓣少，血管粗）。血管最好选择右侧路径，因左侧路径较长，弯曲插管时难度较大，而且容易损伤血管内膜。以穿刺点为中心消毒皮肤直径 ≥ 20 cm，建立最大无菌屏障。

处理方法：静脉炎通常发生于穿刺后 48~72 小时，一旦发生应给予对症处理。局部用 50% 硫酸镁溶液湿敷每日 2 次，每次 20 分钟。若为机械损伤、药物刺激导致的静脉炎抬高患侧手臂，外用消炎止痛膏（加少许地塞米松注射液混合），也可使用新型功能型敷料。限制患肢过多活动，调整输入液体的浓度。若为血栓性静脉炎可给予热敷、用肝素稀释液冲管或尿激酶溶栓。情况严重者或肢体红肿不能消失则需择期拔除 PICC 导管。

③穿刺点感染：

原因：消毒不彻底；选用的粘贴敷料卫生质量差；局部皮肤过敏引起瘙痒；涂抹外用药膏但换药不及时；患者机体抵抗力下降等。

预防：严格执行无菌操作技术，置管前严格消毒局部皮肤，留在体外的导管置管后定期换药，检查创口情况保持穿刺点周围皮肤清洁。根据患者情况及时更换敷贴，特别是当患者出汗较多时。更换时采用适当的敷贴方法：先用 1 块 2 cm × 2 cm 无菌小方纱覆盖针眼，再用透明敷料覆盖，使其既不直接接触针眼又易于观察，可有效地预防感染。

处理方法：置管后如发现穿刺点出现红肿、疼痛和（或）局部出现脓性分泌物，应按伤口感染处理，局部给予外用抗生素外敷，也可使用新型功能型敷料，择期换药直至痊愈。如出现发热、寒战等症状，应考虑是否并发导管相关性血运感染。

④化疗药物外渗：

原因：静脉治疗过程中，化疗药物进入静脉管腔以外的周围组织，在穿刺部位及周围、导管尖端或整个静脉通路出现肿胀、感觉异常（发凉感、麻木感等）、疼痛、灼烧感等症状。

预防：选择粗、直、有弹性的上肢静脉，留置针导管留置时间 ≤ 24 小时，同一静脉在 24 小时内不应重复穿刺。化疗给药不应使用一次性静脉输液钢针。推荐使用中心静脉血管通路装置。

处理方法：发生化疗药物外渗时，应立即停止输液，保留血管通路装置。使用注射器回抽残余药液后，拔除留置针或 PORT 无损伤针。评估外渗液体量，确认外渗边界并标记，观察外渗区域皮肤颜色、温度、感觉、关节活动及远端组织血运情况。抬高患肢，避免局部受压，可使用 50% 硫酸镁、如意黄金散等湿敷。遵医嘱进行局部封闭，使用相应的解毒剂和治疗药物。

四、健康教育

1.化疗期间应加强营养，选择易消化、低脂清淡饮食，避免进食过油、过辣食物。呕吐患者建议少食多餐，遵医嘱使用止吐药物。

2.保持口腔清洁卫生，预防口腔黏膜炎的发生，每日早晚及餐后用软毛牙刷刷牙。有溃疡时，局部涂擦药物。

3.保持每日饮水量在 5000 mL 左右(包括食物水分)，每日尿量在 3000 mL 左右为宜。

4.化疗药物可引起皮炎及色素沉着，忌用手抓挠或用过热的水洗，以免加重。

5.毛囊对化疗敏感，可有脱发现象，治疗完毕后可再生。平时外出可戴帽或使用假发。

6.化疗结束后一周左右，应复查血常规。当检查结果低于正常值，应立即就诊。

第二节　食管癌护理常规

一、概述

食管癌（esophageal carcinoma）是常见的消化道恶性肿瘤。全世界每年有 20 余万人死于食管癌，我国每年死亡达 15 万人。食管癌的发病率有明显的地域差异，高原地区发病率可高达 150/10 万以上，低发地区则只在 3/10 万左右。高原地区特殊的地域环境和气候造成高原缺氧、漫长寒冷的冬季等,居住在高原地区的人有着独特的生活习惯,喜食盐腌制品、嗜烟好酒，致使消化道肿瘤如胃癌、食道癌的发病率明显高于平原地区。

食管癌早期常无明显症状，在吞咽粗硬食物时可能有不同程度的不适感觉，包括哽噎感，胸骨后烧灼样、针刺样或牵拉摩擦样疼痛，食物通过缓慢，并有停滞感或异物感；症状时轻时重，哽噎、停滞感常通过饮水而缓解消失，进展缓慢。中晚期主要是进行性吞咽困难，先是难咽干硬食物，继而只能进食半流质、流质，最后滴水难进。随着肿瘤发展，食管癌可侵犯邻近器官或向远处转移，出现相应的晚期症状。此时，患者逐渐消瘦、贫血、无力及营养不良；可触及锁骨上淋巴结肿大，严重者有腹水征；晚期患者出现恶病质；若有肝、脑等脏器转移，可出现黄疸、腹水、昏迷等。

二、护理评估

1. 健康史：

（1）评估患者一般情况，如患者的年龄、性别、婚姻、职业、居住地和饮食习惯等。

（2）评估患者全身情况，如营养状况，有无体重减轻，有无消瘦、贫血、脱水或衰弱。

2. 症状与体征：

（1）观察患者有无吞咽困难、呕吐，能否正常进食，患者有无疼痛，疼痛的部位、性质和持续时间，有无咳嗽（呛咳）、体温、脉搏、血压变化，以便及时发现食管穿孔、出血等。

（2）评估有无锁骨上淋巴结肿大，有无扩散或者转移。

3. 心理—社会评估：评估患者对疾病的认知程度、心理状况，患者家属对患者的关心程度、支持力度、家庭经济承受能力等。

三、护理措施

1. 按化疗护理常规进行护理（血常规检查、血管保护、口腔清洁等）。

2. 饮食护理：加强食管癌患者营养宣教，指导患者进食高蛋白、高维生素、高热量、低脂易消化的软食、半流质饮食，食物宜细、碎、软，避免进食多渣、过大、过硬、过热、辛辣刺激性食物，禁烟酒。出现哽噎感时不要强行吞咽，否则会刺激局部癌组织出血、扩散、转移和疼痛。每次进食前后饮用温开水冲洗食管，减少残留食物对食管黏膜的刺激。进食后不要立即平卧，保持坐位或半坐位30分钟，减少食物反流，减轻食管黏膜反应。

3. 放射性食管炎的护理：最初的临床表现为吞咽异物感，随后出现进食或吞咽唾液时疼痛，再逐渐演变为与吞咽无关的持续性胸骨后疼痛。严重者可出现胸部剧痛、呛咳、呼吸困难和恶心呕吐等症状，应警惕食管穿孔、食管气管瘘及食管主动脉瘘的发生。多见于放疗结束 3 个月后，也有患者会出现在放疗结束后 1 年。应做好患者的心理护理，解释其原因，以消除患者误以为病情加重的顾虑。遵医嘱予以止痛、抗炎、保护食管黏膜、促进黏膜愈合等对症处理。止痛可遵医嘱给予 2% 利多卡因 15 mL、维生素 B_{12} 4000 μg 加入生理盐水 500 mL 中，每次取 10 mL 于三餐前及临睡前缓慢吞服，以缓解疼痛。对于严重吞咽困难、营养状况差者，建议尽早采用鼻饲等肠内营养，给予静脉营养支持治疗等。

4. 放射性皮炎的护理：保持床铺平整、干燥、无渣屑；穿全棉内衣；局部禁止香皂擦洗或热水浸浴；禁止使用碘酒、酒精等刺激性消毒液消毒；禁止湿敷、热敷、化妆品及有刺激性的药膏；避免烈日暴晒和严寒冷冻；皮肤脱屑切忌用手撕剥。

5. 免疫治疗的护理：

（1）皮肤毒性护理：皮肤毒性发生率为 30%~50%，其中最常见的是皮疹和瘙痒，多在免疫治疗开始后 3~10 周出现。局部使用润肤剂，保持皮肤的清洁和湿润，常规温水清洁皮肤，忌用碱性肥皂擦洗；勤剪指甲，避免抓破皮肤引起继发感染；穿全棉内衣裤，减少皮肤的刺激；忌吃刺激、辛辣食物，饮食宜清淡易消化；外出时避免阳光照射，采取遮阳伞、太阳帽等防晒措施。合理使用涂剂与敷料，遵医嘱予以抗组胺类药物、糖皮质激素口服治疗。

（2）胃肠毒性护理：腹泻和结肠炎是免疫治疗的常见胃肠毒性反应，常出现在治疗后 5~10 周。观察有无腹痛及疼痛部位，有无恶心呕吐、发热等伴随症状，有无口渴、疲乏无力等失水表现。提供个性化营养干预方案，指导患者进食色香味俱全的高蛋白、高热量食物，适量饮水，记录饮食情况。腹泻严重者根据病情和医嘱给予禁食，或进食流质、半流质或软食，并遵医嘱补液。指导患者进行肛周皮肤护理，便后温水清洗或使用吸水性强的软纸擦拭。若肛周皮肤红肿，可局部涂凡士林保护皮肤。症状较轻患者适当休息，重型患者卧床休息，减轻肠蠕动和肠痉挛。长期腹泻可致水电解质失衡、结肠炎、肠穿孔等并发症，加强病情观察和实验室指标监测。某些止泻药有致肠麻痹的风险，注意观察用药后患者排气、排便、腹胀情况，及时处理。

（3）肝脏毒性护理：低于 5% 的患者会出现免疫相关性肝炎，通常出现在治疗开始后 7 周。一般无特征性临床表现，有时伴有发热、疲乏、食欲下降等非特异性表现。

胆红素水平升高时可出现皮肤巩膜黄染、茶色尿等。用药过程中注意观察患者皮肤、巩膜是否有黄染，是否有食欲减退、恶心、呕吐、厌油腻等消化道症状，是否有皮肤瘙痒等。如出现上述情况，立即告知医生，并密切监测肝功能情况，尽早进行对症治疗。合理饮食可改善患者营养状况，促进肝细胞再生修复。指导患者遵循"高热量、高纤维素、低脂、易消化清淡饮食"原则，稳定期进高蛋白饮食，重症肝损害期严格限制蛋白摄入，以防肝性脑病发生。

6. 做好心理护理，消除患者忧虑和恐惧，增强战胜疾病的信心，积极配合治疗。

四、健康教育

1. 疾病预防：避免接触引起癌变的因素，如减少饮用水中的亚硝胺及其他有害物质，减少进食霉变食物。积极治疗食管上皮增生。

2. 保持心情愉快，生活有规律，戒除烟酒。

3. 饮食指导：饮食均衡，避免不良生活习惯，忌食辛辣、刺激、过烫食物。少食多餐，细嚼慢咽，注意进食后的反应，避免食用过烫、过硬等刺激性食物。

4. 活动与休闲：保证充分的睡眠，适当进行体育锻炼，注意劳逸结合。

5. 定期复查，密切随访。

第三节　肺癌护理常规

一、概述

肺癌（lung cancer）多数起源于支气管黏膜上皮，因此也称支气管肺癌（bronchogenic carcinoma）。目前，肺癌在全世界发病率和病死率都居于首位。发病年龄大多在40岁以上，作为男性发病率第一位及女性发病率第二位的恶性肿瘤，肺癌对患者的生活健康威胁极大。对西藏地区的调查显示，肺癌发病率比平原地区低，但仍然是高发的恶性肿瘤。在西藏地区，高寒气候使较多居民养成了直接吸食烟草的习惯，未经处理的烟草对肺部伤害很大。西藏的环境污染水平较低，对于恶性肿瘤的促发作用虽不如烟草强，但近年来也有上升的趋势。随着工业建设日益加快，长期暴露在充满微粒的环境中会导致肺部的慢性炎症，以及小支气管堵塞、纤维化，最终可能导致恶性肿瘤的发生。

肺癌早期多无明显表现，咳嗽最常见，为刺激性干咳或少量黏液痰，抗炎治疗无效；血痰以中心型肺癌多见，多为痰中带血点，血丝或断续地少量咯血；早期可有胸部不规则隐痛或钝痛；当癌肿引起较大支气管不同程度的阻塞，临床上可出现胸闷、局限性哮鸣、气促和发热等症状。晚期除发热、体重减轻、食欲减退、倦怠及乏力等全身症状外，还可出现癌肿压迫、侵犯邻近器官组织或发生远处转移时的征象。

二、护理评估

1. 健康史：评估患者的既往史、个人史、生命体征、饮食、心理状态、认知及合作程度等。

2. 症状与体征：

（1）观察有无肺癌的常见症状及肿瘤转移的症状。

（2）观察有无放疗、化疗不良反应。

（3）评估有无疼痛，疼痛的部位、性质和程度，疼痛加重或减轻的因素，影响患者表达疼痛的因素，疼痛持续、缓解、再发时间等。

（4）观察患者的呼吸及咳嗽、咳痰情况。

3. 心理—社会评估：患者及家属对疾病的性质、治疗过程、预后及防治知识的了解程度，家庭成员情况、经济情况以及家庭社会支持情况。

三、护理措施

1. 按化疗护理常规进行护理。

2. 加强病室的卫生管理，勤开窗通风，保持合理的温湿度。

3. 饮食护理：指导患者进食高蛋白、高热量、高维生素、易消化饮食，食物的色、香、味适合患者的饮食习惯。病情危重者采取喂食、鼻饲或静脉补充营养等。进餐前休息片刻，少量多餐。

4. 指导患者有效咳嗽、咳痰，多饮水，轻拍背部，可采取体位排痰、雾化吸入等方式促进痰液排出。观察痰液的颜色、性质、量，指导正确留取痰标本；对痰中带血的患者，应给予解释，消除顾虑。观察咳血量、色，遵医嘱给予止血药物；大量咳血时应将头偏向一侧，防止窒息，立即通知医生，协助抢救。

5. 遵医嘱严格按照化疗方案的顺序给药，鼓励患者多饮水，严密观察药物的不良反应。外周静脉输入化疗药物时应注意保护血管，严防化疗药物外渗，一旦发生应及时处理。

6. 放疗护理：评估照射部位皮肤损害程度；切勿擦去皮肤照射部位的标志；局部禁涂凡士林等难以清洗的软膏，禁贴胶布，避免阳光直射及冷的刺激，洗澡不用肥皂或用力搓擦；局部避免搔抓、压迫和摩擦。

7. 对胸腔积液的患者配合医生做胸腔置管引流并留取标本送检，引流过程中注意观察患者有无胸痛、咳嗽、大汗等不适，注意观察引流液的颜色、性质、量，置管处的皮肤情况，严密观察生命体征，发现异常及时报告医生。

8. 患者胸腔注药后指导并协助患者翻身，告知翻身的意义，观察注药后反应。

9. 对上腔静脉压迫综合征的患者，协助采取舒适卧位，尽量采用下肢静脉输液。

10. 心理护理：评估患者心理状态，多倾听、多交流，转移注意力，鼓励患者以积极的心态面对疾病，争取家庭和社会的支持。

11. 放射性肺炎的护理：急性放射性肺炎是肺癌放射治疗常见的并发症，多见于放疗两周时，应注意观察患者有无发热、气短、咳嗽、呼吸困难、胸痛等症状。高原地区环境具有高寒、低氧等特点，空气中氧浓度较平原地区明显降低，使患者肺通气和换气功能障碍，放射性肺损伤发生率升高。当确诊发生放射性肺炎时，应立即停止放疗，遵医嘱给予抗生素、类固醇药物及镇静、止咳等治疗，必要时给予低流量吸氧。观察患者咳嗽、咳痰及痰液性质，指导患者有效咳嗽咳痰。

12. 疼痛护理：提供安静的环境，调整舒适的体位，小心搬动患者，避免拖、拉动作，指导、协助胸痛患者用手或枕头护住胸部，以减轻深呼吸、咳嗽或变换体位所引起的胸痛，必要时可采用物理止痛或（和）药物止痛。

13. 免疫治疗护理：参照"食管癌护理常规"。

四、健康教育

1. 加强高原地区烟草危害的教育，严格戒烟，避免被动吸烟。

2. 生活指导：保持良好的心态，提倡健康的生活方式。保持室内空气新鲜，定时开窗通风，避免接触煤烟、油烟污染，避免易产生致癌因素的环境和食物。合理地安排休息及活动，适当进行体育运动，以增强机体抵抗力，注意预防呼吸道感染。

3. 定期复查。

第四节　乳腺癌护理常规

一、概述

乳腺癌（breast cancer）是指发生在乳腺上皮的恶性肿瘤，是全世界女性最为常见的恶性肿瘤，在我国已是女性发病率首位的恶性肿瘤。西藏与青海地区的调查结果显示，乳腺癌是该地区女性第三位恶性肿瘤，发病率仅次于肺癌与胃癌。高原地区低氧环境导致居民容易发生慢性炎症，增加了癌变的可能。但是随着海拔升高、人类活动减少，环境中致癌物质减少，加之高海拔地区主要为少数民族聚集区，高原世居民族已产生低氧耐性，乳腺癌的发生率反而较低。

乳腺癌早期患侧乳房出现无痛性、单发小肿块，多位于外上象限，组织分界不清，不易被推动；晚期肿块固定，甚至癌肿处会出现皮肤破溃，常有恶臭，易出血。随着肿瘤的生长，乳房的外形改变，肿瘤累及 Cooper 韧带，会出现"酒窝征"；癌细胞堵塞皮下淋巴管，引起淋巴回流障碍，乳房皮肤出现"橘皮样"改变。

二、护理评估

1. 健康史：评估患者的月经史、孕育史、哺乳情况、饮食习惯、生活环境等，既往有无乳腺良性肿瘤史，乳腺癌家族史。

2. 症状与体征：

（1）观察两侧乳房是否对称，乳房外形和外表、肿块大小、质地和患肢活动度情况等。

（2）评估有无锁骨上、腋窝淋巴结转移；有无肺、骨和肝等远处转移征兆。

（3）评估患者全身营养状况以及心、肺、肝、肾等重要器官的功能状态。

（4）定期抽血检查，注意血常规变化情况。

3. 心理—社会支持系统：评估患者对疾病预后、乳房缺失、外形受损、婚育生活可能受影响等问题所产生的心理反应；家属尤其是配偶对此治疗、预后的认知程度及心理承受能力。

三、护理措施

1. 手术后患者功能锻炼：

（1）术后 1~2 天：练习握拳、伸指、屈腕。

（2）术后 3~4 天：前臂伸屈运动。

（3）术后 5~7 天：患侧手摸对侧肩、同侧耳（可用健肢托患肢）。

（4）术后 8~10 天：练习肩关节抬高、伸直、屈曲至 90°。

（5）术后 10 天后：肩关节进行爬墙及器械锻炼。

（6）虚拟现实技术在乳腺癌患者康复训练中的应用：由机器人康复台、电脑控制的前臂支架、显示器、笔记本电脑、远程临床服务器和综合性康复游戏库组成的 VR 康复训练系统，通过游戏的方式进行上肢康复训练和认知功能训练。

（7）功能锻炼的达标要求：切口愈合后 1 个月患侧上肢能伸直、抬高绕过头顶摸到对侧耳朵。一般应在 1~2 个月内使患侧肩关节功能达到术前或对侧同样的状态。达标后仍需继续进行功能锻炼。

2. 按化疗护理常规进行护理（血常规检查、血管保护、饮食指导、化疗药物反应等）。

3. 放疗护理：

（1）放射治疗前，嘱患者穿柔软、宽松的棉质衣服，做好皮肤护理。

（2）放射治疗期间密切观察放射野皮肤反应，记录放射野皮肤情况。

（3）若放射野皮肤瘙痒、脱皮，嘱患者切忌抓皮肤，以免引起感染。

（4）放射治疗期间坚持患肢的功能锻炼。

（5）若放射野皮肤出现水泡、糜烂、破溃，应注意保持皮肤清洁，用生理盐水清洁创面，将创面暴露，保持干燥，避免衣服摩擦。

（6）高原缺氧、寒冷等条件致血液循环相对缓慢，导致溃疡延迟愈合，高压氧治疗可以缓解、减轻乳腺癌保乳手术患者的疼痛、红斑和水肿，而不会引起乳房的纤维化和毛细血管扩张。高压氧对于高原缺氧地区乳腺癌保乳术后放疗的不良反应具有明显缓解作用。

4. 监测血常规，根据情况给予对症处理。

5. 预防患侧上肢水肿：定期评估肿瘤状态及治疗情况，减少对淋巴结、淋巴管的不必要创伤，及时了解并处理淋巴水肿风险因素。

（1）保护患肢：禁忌在患肢测血压、抽血、穿刺等，蚊虫叮咬、皮肤受伤破损应立即涂擦抗生素软膏预防感染。避免热敷及高温淋浴，避免长时间泡澡或桑拿等高温度环境。避免强光照射。避免负重和受压，穿戴宽松，可行患肢按摩和肢体功能锻炼，促进回流；若发生肿胀，可戴弹力袖或行空气压力波治疗。

（2）预防教育：指导患者关注手指、手背、上肢的肿胀，以便及时处理。鼓励患者尽快恢复手臂功能。乘坐飞机、长途旅行或是处于高海拔地区时穿戴预防性弹力袖套。在医生指导下进行适当的体育锻炼，避免过度疲劳。

6.心理护理：鼓励关心患者，有针对性地进行心理护理，以良好的心态面对疾病和治疗；对已婚患者，应同时对其配偶进行心理辅导，取得其配偶的理解、关心和支持，增强战胜疾病的信心。

四、健康教育

1.生活指导：乳腺癌放化疗期间因抵抗力低，应注意休息，不宜到人多的公共场所，以免感染；高原地区昼夜温差大，指导患者要随天气变化及时增减衣物，避免感冒。注意生活规律，控制情绪、放松精神、愉快生活，戒烟酒，不饮浓茶、咖啡。

2.饮食指导：加强营养，应多吃新鲜的蔬菜、水果，尽量避免食用过多的奶制品、肉类、油炸、煎烤食品等。

3.运动指导：指导患者要根据自己的年龄、身体条件和病情的不同程度选择适合自己的运动，避免高强度运动。术后近期避免用患肢提取重物，继续进行功能锻炼，促进淋巴回流和恢复肩关节功能。

4.避孕：术后5年内避免妊娠，防止乳腺癌复发。

5.教会患者乳房自我检查的方法：

（1）乳房视诊：暴露双侧乳房，站在镜子前，将手臂放在身体两侧。仔细观察乳房的外观，判断有无乳房肿胀、皮肤凹陷或乳头变化等异常。将手臂高高举过头顶并再次观察乳房的外观。双手放在臀部并用力按压，使胸部肌肉收缩，再次观察乳房的外观。注意要双侧乳房对比观察。

（2）站立位乳房触诊：注意用右手检查左侧乳房，左手检查右侧乳房。用食指、中指和无名指的指腹按压双侧乳房的每个区域，按压顺序为外上、外下、内下和内上，按压的力度由轻到重。注意乳晕也需要检查。然后，按压腋窝下的组织。最后，用拇指和食指轻轻挤压乳头以观察是否有分泌物。注意双侧乳房对比检查。

（3）卧位乳房触诊：仰卧位时，乳房组织分布更均匀，更容易通过触诊感受乳房的情况。取仰卧位，在右肩下放一个枕头，将右臂放在头后。用左手按压右侧乳房和腋窝，方法同站立位乳房触诊。然后，将枕头换到另一侧，检查另一侧乳房和腋窝。

（4）若发现以下情况请及时就诊：①乳房的外观或大小、乳头的形状或位置发生变化，尤其是双侧对比不一致或与以往对比不一致。②乳房的皮肤出现凹陷、皱褶或隆起。③乳房或腋下组织触摸到肿块、硬结或皮肤增厚；出现不明原因的乳头溢液。④乳房局部有持续性压痛、发红、发热或肿胀。乳房皮肤出现瘙痒、鳞屑或皮疹。

6. 行腋窝淋巴结清扫术者，保护患肢不受损伤，做家务应戴保护手套。

7. 自我形象修饰：伤口痊愈后可佩戴义乳，有乳房重建意愿者，可于术后 6~12 月进行重建术。

8. 定期到医院接受复查。

第五节　中晚期肝癌护理常规

一、概述

中晚期肝癌（intermediate and advanced stage liver cancer）是指肝癌已经发展到无法手术切除或肝移植的阶段，肿瘤已经扩散到肝脏以外的其他部位。此时，治疗的主要目的是缓冲症状、延长生存期和提高生活质量。我国是肝癌的高发国家之一，据统计，每年新发肝癌病例约占全球总数的一半以上。肝癌的高发与多种因素有关，包括病毒感染（如乙型肝炎病毒和丙型肝炎病毒）、饮酒、脂肪肝，遗传因素等。此外，一些职业暴露（如化学品、重金属等）也可能导致肝癌的发生。我国西部地区（青海、四川、西藏、贵州等 12 省区市）肝癌总体发病率、死亡率均高于全国平均水平。其中，高原地区因酗酒、高脂饮食等生活习惯及病毒性肝炎高于全国患病率等因素，导致高原地区的肝癌发病率在全国处于前列。

中晚期肝癌的临床表现主要包括以下几个方面。腹部不适或疼痛：由于肝脏肿大成肿瘤压迫周围组织，患者可能会出现腹部不适或疼痛的症状；黄疸：当肿瘤侵犯胆管时，会导致黄疸的出现，表现为皮肤和眼睛发黄；消瘦和体重下降：由于食欲不振、消化吸收障碍等原因，患者可能会出现消瘦和体重下降的情况；乏力和体力下降：肝癌会消耗患者的体力和能量，导致乏力和体力下降的症状；其他症状：包括恶心、呕吐、腹泻或便秘、发热等。

二、护理评估

1. 健康史：

（1）一般情况：了解患者的年龄、性别及是否居住于肝癌高发区。

（2）病因和相关因素：有无病毒性肝炎、肝硬化等病史；有无长期进食霉变食物、亚硝胺类致癌物等；家族中有无肝癌及其他恶性肿瘤患者。

（3）既往史：有无癌肿及手术史；有无其他系统伴随疾病；有无过敏史等。

2. 症状与体征：

（1）有无腹痛、腹胀、腹泻情况，肝区疼痛的性质、部位、程度、持续时间，有无恶心、呕吐症状及强迫体位。

（2）意识状态有无烦躁不安或嗜睡。

（3）有无门脉高压所致的出血现象，如肠鸣音情况，有无黑便、呕血等。

（4）皮肤的完整性和患者躯体活动能力。

（5）进食情况及营养状态。

3. 心理—社会支持系统：

（1）认知程度：患者及家属对疾病本身、治疗方案、疾病预后及手术前、后及康复知识的了解与掌握程度。

（2）心理承受能力：患者及家属对本病、手术及术后并发症、预后所产生的焦虑、恐惧程度和心理承受能力。

（3）社会支持状态：亲属对患者的关心程度、支持力度，家庭对患者手术治疗的经济承受能力。

三、护理措施

1. 视病情卧床休息。

2. 病重时进行特殊口腔护理。

3. 保持床单位整洁，避免某一局部长期受压，鼓励患者在床上活动或协助患者变换体位，定时翻身。

4. 高热量、高维生素饮食。保证蛋白质摄入，有肝昏迷者应禁蛋白，清醒后恢复期给予低蛋白饮食 30 g/d，没有肝性脑病者可正常饮食。

5. 鼓励患者树立战胜疾病的信心，使患者保持心情愉快。对家属给予精神安慰，说明病情变化的可能性，加强与家属的联系。

6. 疼痛的护理：遵医嘱按照三级止痛原则给予适量镇痛药物。提供安静环境及舒适体位，进行心理疏导。

7. 出现意识障碍按照肝性脑病护理常规执行。

8. 出血的护理：动态观察血压变化及大便颜色、性质，肠鸣音，大便隐血，血红蛋白的变化。

9. 腹水的护理：大量腹水患者取半卧位，以减轻呼吸困难；每日液体摄入量不超过 1000 mL，并给予低盐饮食；应用利尿剂时遵医嘱记录 24 小时出入量，定期测量腹围和体重。

10. 营养失调的护理：与营养师和患者商量制订患者的食谱，成年休息者每日每千克给予热量 25~30 kcal，轻体力劳动者每日每千克给予热量 30~35 kcal；调整饮食色、香、味，增进患者食欲；重症患者需协助进食。

四、健康教育

1. 注意休息，增强营养。

2. 避免受凉、感冒等各种不良刺激。

3. 避免高蛋白饮食，以免增加肝脏负担诱发肝性脑病，如有腹水、水肿，应控制水和食盐的摄入量，禁烟酒。

4. 生活指导：保持大便通畅，避免便秘，为预防血氨升高，可用适量的缓泻剂导泻，避免增加腹内压升高的因素。

5. 预防出血，使用软毛牙刷等，防外伤。高原低氧环境可破坏凝血与纤溶之间一系列动态平衡；乳酸堆积、寒冷、血液黏稠度增加、毛细血管内血液停滞和淤积等因素均会影响凝血过程，导致血小板减少。

6. 自我观察与定期复查：如有水肿、体重减轻、出血倾向、黄疸、疲倦等症状，及时就诊。定期复查，第一年 1~2 个月复查甲胎蛋白、胸片和腹部 B 超检查，以便早期发现临床复发和转移迹象。

第六节　胃癌护理常规

一、概述

胃癌（gastric cancer）是起源于胃黏膜上皮的恶性肿瘤，主要见于 50 岁以上人群，发病率随年龄增长而增长，在 55~80 岁年龄段达到最高，男性是女性的两倍。由于低温、低氧、昼夜温差大的特殊自然环境，以及高盐、高脂、低维生素摄入的特殊饮食习惯，使得高原地区居民消化系统疾病高发，尤其是胃癌，发病率和死亡率均较高，严重威胁着高原地区居民的身体健康和生命安全。

大多早期胃癌患者临床无明显症状或仅有一些无特征性的消化道症状，如上腹隐痛、嗳气、反酸、食欲减退等。随着病情进展，可出现进行性腹痛、呕血、呕吐、黑便、进行性消瘦甚至恶病质。出现远处转移时，可有肝大、腹水、锁骨上淋巴结肿大等。

二、护理评估

1. 健康史：询问有无幽门螺旋杆菌感染史，有无慢性胃炎、胃溃疡、胃息肉等消化系统疾病史，有无酗酒、吸烟等不良生活习惯和长期高盐、高脂、新鲜蔬菜水果摄入不足等不良饮食习惯，一级亲属有无胃癌病史。

2. 症状与体征：

（1）消化道症状：胀气、恶心、进行性腹痛、呕血、黑便等。

（2）全身症状：进行性消瘦、腹部肿块等。

（3）疼痛：疼痛部位、性质、程度。

3. 心理—社会评估：患者及家属对疾病的性质、治疗过程、预后及防治知识的了解程度，家庭成员情况、经济情况以及家庭社会支持情况。

三、护理措施

1. 疼痛护理：评估疼痛的性质、部位，是否伴有恶心、呕吐、吞咽困难、呕血及黑便等症状。如出现剧烈腹痛和腹膜刺激征，应考虑发生穿孔的可能性，及时协助医生进行有关检查或手术治疗。遵循 WHO 推荐的三阶梯疗法进行药物治疗。

2. 化疗护理：详见"化疗护理常规"。

3. 免疫治疗护理：参照食管癌免疫治疗的护理。

4. 营养支持治疗：

（1）肠外营养支持：补充患者所需水、电解质和营养素，记录 24 小时出入量。

（2）肠内营养支持：根据患者个体状况，合理制订营养支持方案。①胃管的护理：妥善固定，防止滑脱、移动、扭曲和受压；保持导管通畅，使用前后冲管，连续输注过程中应每4小时冲管一次。②控制营养液的温度、浓度和速度。③观察有无恶心呕吐、腹痛腹胀和水电解质紊乱等并发症。

（3）饮食指导：根据患者饮食和生活习惯，给予高蛋白、高热量、高维生素、低脂肪、易消化、少渣食物。注意食物的色香味，增进患者食欲。定期测量体重、血红蛋白等营养指标。

5.心理护理：运用倾听、解释、安慰等技巧与患者沟通，建立良好护患关系。根据患者个体情况提供信息，解释治疗的必要性，增强对治疗的信心。同时，鼓励患者家属给予患者关心与支持，帮助患者树立战胜疾病、延长生存期的信心，使其积极配合治疗与护理。

四、健康教育

1.饮食指导：提倡多食富含维生素的新鲜水果、蔬菜，避免高盐饮食，少进食咸菜、烟熏和腌制食品，戒烟酒；食物储存要科学。积极治疗幽门螺旋杆菌感染和胃癌的癌前疾病。

2.疾病知识指导：指导患者生活规律，保证充足睡眠，根据病情和体力，适量活动，增强机体抵抗力。定期复诊，以监测病情变化和及时调整治疗方案。

第七节 宫颈癌护理常规

一、概述

宫颈癌（cervical cancer）是原发于子宫颈部位的恶性肿瘤。我国宫颈癌发病率位于女性肿瘤第六位，高发年龄在 50~55 岁。性卫生知识相对缺乏使高原居民感染各种病原体的机会增多。其中，人乳头瘤病毒（human papilloma virus，HPV）是目前公认的引发宫颈癌的首要致病因素。

早期患者常无明显症状和体征，随着病变发展，可出现接触性阴道流血，月经间期或绝经后少量断续不规则出血。年轻患者也可表现为经期延长、周期缩短、经量增多等。阴道流血后可出现白色或血色、稀薄如水样或米汁样排液，伴有臭腥味。晚期可出现尿频、尿急、肛门坠胀、下肢肿痛等症状，严重持续性腰骶部或坐骨神经痛。

二、护理评估

1.健康史：询问患者婚育史、性生活史，有无 HPV 感染史、阴道炎、宫颈炎、宫颈糜烂等。

2. 症状与体征：阴道出血和阴道排液的性质、量、颜色及有无异味，是否出现贫血，是否有大小便改变、腰痛等不适。

3. 心理—社会评估：患者及家属对疾病的性质、治疗过程、预后及防治知识的了解程度，家庭成员情况、经济情况以及家庭社会支持情况。

三、护理措施

1. 一般护理：保持良好的休息与睡眠，避免重体力劳动。保持床单位清洁，指导患者穿宽松、棉质的内衣裤。勤换贴身衣物，保持会阴部清洁。建议每天会阴冲洗一次，减轻阴道黏膜充血、水肿，清除放疗后坏死脱落的组织，同时预防阴道粘连。

2. 饮食护理：合理饮食，注意营养，保持大便通畅，多饮水，适当运动，多食新鲜蔬菜和水果。纠正患者不良的饮食习惯，鼓励摄入足够营养。

3. 放疗护理：

（1）放疗注意事项：放疗时去除金属饰物；放疗期间坚持每日阴道冲洗和坐浴；注意饮食营养均衡，适当活动，保持体重相对恒定；监测体温变化。

（2）放射性皮炎：90%~95% 的放疗患者会发生放射性皮炎。

临床表现：可逆性的毛发脱落、皮炎、色素沉着及不可逆性的皮肤萎缩，皮脂腺、汗腺的器质性损伤和永久性的毛发脱落，以致放射性坏死，继之形成溃疡。按照美国肿瘤放射治疗组的分级标准，分为 5 级：①0 级：无变化；②1 级：水疱、轻度红斑、脱毛、干性脱皮、出汗减少；③2 级：触痛性红斑或鲜红斑、片状湿性脱皮、凹陷性水肿；④3 级：皮肤褶皱部位以外融合性湿性脱皮、凹陷性水肿；⑤4 级：溃疡、出血、坏死。

护理措施：指导患者在放疗期间穿着纯棉宽松内衣裤，保持照射野内皮肤清洁干燥，预防性使用射线防护软膏或喷剂，照射野皮肤禁止使用肥皂、酒精、碘伏等，避免过度日晒，勿抓挠照射野内皮肤，每周修剪指甲。遵医嘱使用糖皮质激素、超氧化物歧化酶、硅酮成膜凝胶敷料、银离子敷料/乳膏、三乙醇胺、表皮生长因子等用于预防放射性皮炎。

（3）放射性直肠炎：观察大便的次数、性状、量，指导低纤维素、低脂、高热量、高蛋白、少渣饮食。患者出现腹痛腹泻、便次增多等肠炎症状，按医嘱给予口服止泻药。放射治疗前应排空肠道。

（4）放射性膀胱炎：观察小便的次数、性质、量，有无血凝块，是否伴有尿路刺激征及下腹坠胀感。患者出现尿痛、尿血等症状，指导积极饮水，行膀胱灌注，按医嘱使用药物。放射治疗前应充盈膀胱。

（5）骨髓抑制：建议每周两次复查血常规，按医嘱使用药物，指导高蛋白饮食。

4. 化疗护理：适用于晚期或复发转移的宫颈癌患者，是手术或放疗的辅助治疗手段，主要采用以铂类（主要是顺铂）为基础的单药或联合化疗。

（1）肾脏毒性护理：用药前后须水化、碱化、利尿，补液量 2000 mL 以上；密切观察尿量，使尿量保持在 2000~3000 mL/d。

（2）神经毒性护理：主要表现为神经末梢障碍，上下肢体麻木感，感觉迟钝，视神经乳头水肿和球后视神经炎。避免喝冷饮或呼吸冷空气，减少外界刺激。有听力减退、耳鸣、头晕等中毒毒性反应应立即停药。

5. 免疫治疗护理：参照食管癌免疫治疗的护理。

6. 心理护理：提供安全、隐蔽的环境，鼓励患者提问，解除疑虑，缓解不安情绪，使患者以积极心态接受诊疗。鼓励家属共同参与到患者的治疗和护理中，帮助患者尽快康复。

7. 中医护理：给予患者"春夏养阳，秋冬养阴"的理念指导，可将阴盛阳虚的患者安置在向阳、光线充足的房间；对于阳盛阴虚的患者，可将其安置在光线较暗以及阴凉的病房。采取足浴、艾灸等方式缓解患者治疗后的应激反应，促进其机体微循环的改善。

四、健康教育

1. 疾病预防指导：提高性卫生健康常识，鼓励适龄女性进行宫颈癌 HPV 疫苗接种。鼓励 30 岁以上妇女每年进行宫颈涂片检查，有异常者积极处理。绝经前后有月经异常或有接触性出血者及时就医，积极治疗与宫颈癌发病有关的高危因素。

2. 疾病知识指导：按照计划定期复查，根据机体情况适当增加活动量，适当参加社会交往活动。性生活的恢复需要听从医生指导，保障生活质量。

第八节　结直肠癌护理常规

一、概述

结直肠癌（colorectal cancer），又称大肠癌，是肠壁黏膜上皮或腺体上失去正常生长机制的恶性细胞不断增殖而产生的恶性肿瘤，是消化道最常见的恶性肿瘤之一。我国结直肠癌发病率与死亡率分别位于第二位和第五位。高原地区由于高脂肪、低纤维素、好饮酒的饮食习惯，加之高原地区水质较硬，导致肠壁长期受到相关致癌因素的刺激，更易引起肠壁癌变。结肠癌好发部位依次为乙状结肠、盲肠及升结肠、横结肠、降结肠。

早期多无明显特征性表现，常见排便习惯和粪便性状改变，持续性腹部隐痛或仅为腹部不适或腹胀感。病情进展可出现腹泻和便秘交替，血性、脓性或黏液性粪便，腹部肿块，肠梗阻。由于长期慢性失血、癌肿破溃、感染等，患者可出现贫血、消瘦、乏力、低热等，晚期可出现肝大、黄疸、水肿、腹水、锁骨上淋巴结肿大及恶病质等。直肠癌主要表现为直肠刺激症状、黏液脓血便以及肠腔狭窄症状，即大便变形变细、腹痛、腹胀、排便困难等。

二、护理评估

1.健康史：询问患者有无溃疡性结肠炎、克罗恩病、肠息肉、腺瘤病等病史，询问患者饮食习惯，有无吸烟、饮酒嗜好，有无消化道肿瘤家族史。

2.症状与体征：

（1）消化道症状：评估患者的排便习惯有无改变，是否出现腹泻、便秘、腹痛、腹胀、大便变形、肛门停止排气等肠梗阻症状，有无大便表面带血、黏液和脓液的情况。

（2）全身症状：评估患者营养状况，有无肝大、腹水、黄疸、消瘦、贫血、恶病质等。

（3）体征：腹部触诊和直肠指检有无扪及肿块以及肿块大小、部位、硬度、活动度、有无局部压痛等。

3.心理—社会评估：评估患者及家属对疾病的性质、治疗过程、预后及防治知识的了解程度，有无过度焦虑、恐惧等影响治疗的心理反应。了解家庭成员情况、经济情况以及家庭社会支持情况。应用人工肛门的患者评估其对造口周围皮肤的维护和造口袋更换的掌握情况。

三、护理措施

1.化疗护理：结直肠癌临床常用化疗药物为伊立替康、奥沙利铂、氟尿嘧啶、表柔比星。

（1）伊立替康：避光，静滴 30~90 分钟，稀释后立即使用。常见胃肠道反应如腹泻、恶心、呕吐、黏膜炎等，预防性给予止吐药；使用前 30 分钟皮下注射阿托品 0.25~1 mg，对抗胆碱能综合征；监测血常规结果。

（2）奥沙利铂：避光，不要与任何浓度的氯化钠一起使用；冷刺激可致上呼吸道痉挛和周围神经毒性反应，注意保暖；手足不宜接触冰冷物体，避免刺激引起喉头水肿，注意防晒；做好口腔护理。

（3）氟尿嘧啶：注意观察黏膜反应，及时处理；持续静滴时，建议使用中心静脉置管；不宜饮酒或同用阿司匹林类药物。

（4）表柔比星：定期评估心脏功能；监测血常规变化；建议使用中心静脉置管。

2.放疗护理：参见"宫颈癌护理常规"。

3.饮食护理：指导患者进食低脂肪、高维生素、高蛋白、高热量、易消化软质饮食，忌生冷刺激及产气食物。

4.肠造口护理：

（1）观察造口颜色，正常呈新鲜牛肉红色，表面光滑湿润，观察有无出血、水肿、缺血、回缩、狭窄等。保持肠造口周围皮肤的清洁干燥，观察造口周围皮肤有无皮炎、破溃、感染等。长期服用抗生素、免疫抑制剂和激素的患者，应特别注意肠造口部位有无真菌感染。

（2）穿着宽松、柔软衣裤，系腰带时避开造口位置。

（3）造口袋的正确使用与更换：①选择造口用品应当具有轻便、透明、防臭、防漏和保护周围皮肤的性能，患者佩戴贴合度好。宜在清晨空腹时更换造口袋，更换时注意保护患者隐私。造口袋内 1/3~1/2 满时，宜将造口袋排泄物进行排放。②针对造口周围皮肤损伤的类型、范围、严重程度等合理使用临床评估工具，必要时咨询造口门诊。③一件式造口袋更换步骤：动作轻柔地取下造口袋；使用生理盐水或温水彻底清洁造口周围皮肤，同时观察造口颜色及周围皮肤情况；合理使用各类防漏膏、皮肤保护膜等，起到密封防漏、保护隔离、延长造口底盘使用的作用；测量造口大小、形状，裁剪造口袋底盘；将造口底盘平整地粘贴在周围皮肤上，用手均匀按压边缘使其与皮肤贴合紧密；扣好造口袋尾部袋夹，记录更换时间。

（4）饮食指导：进食易消化的熟食，避免因食物不洁导致细菌性肠炎，引起腹泻；避免进食洋葱、大蒜、豆类、山芋等可产生刺激性气味或胀气的食物；少吃辛辣刺激性食物，多饮水。

（5）放疗过程中的肠造口护理：若造口周围皮肤部分在照射范围内，则容易受到放射线的损伤导致造口发生周围放射性皮炎。预防性使用医用射线防护喷剂、造口粉等。

5. 心理护理：讲解治疗方案及可能出现的不良反应，缓解患者焦虑及恐惧。鼓励患者说出内心真实感受，及时发现消极情绪反应，针对性解决患者问题。

四、健康教育

1. 疾病预防指导：建议定期进行粪便隐血试验、乙状结肠镜检、纤维结肠镜等检查，做到早诊断、早治疗。警惕家族性腺瘤性息肉病及遗传性非息肉病性结肠癌，积极预防和治疗结直肠的各种慢性炎症及癌前病变，如结直肠息肉、腺瘤、溃疡性结肠炎、克罗恩病等。注意饮食及个人卫生，多进食新鲜蔬菜、水果等高纤维、高维生素饮食，减少食物中动物性脂肪摄入量。

2. 疾病知识指导：进行适量体育锻炼，生活规律，保持心情舒畅。指导患者正确进行肠造口灌洗及造口袋的更换。定期复查，根据结果及时调整治疗方案。

第九节　安宁疗护护理常规

一、概述

安宁疗护（hospice care）以临终患者和家属为中心，以多学科协作模式进行，主要内容包括疼痛以及其他症状控制、舒适照护、心理、精神及社会支持等。安宁照护规定了疼痛等症状控制的诊疗护理要点，舒适照护要点，以及对患者及家属的心理支持和人文关怀等服务要求。

安宁疗护主要针对的是疾病终末期或老年患者，旨在通过控制症状、缓解疼痛、提供心理支持等手段，提高患者的生活质量，减轻其痛苦。在高原地区，由于环境恶劣和医疗资源的限制，一些疾病的治疗可能较为困难，因此，对于终末期疾病或老年患者，安宁疗护的需求可能会更大。高原地区安宁疗护因受到地区、海拔、气候、生活习惯等多种因素的影响，以及医疗资源相对匮乏，其需求可能会更高，同时，提高高原地区的医疗水平和资源配置，也是提升护理服务能力、提高患者生存质量的重要途径。

二、护理评估

1.身体状况：

（1）评估疾病诊断、病程、治疗情况。

（2）评估患者的生命体征，如心率、呼吸、血压和体温。

（3）评估患者的皮肤状况，观察是否有压力性损伤、水肿或其他皮肤问题。

（4）评估患者的疼痛程度、部位和性质，以及是否需要疼痛管理。

（5）呼吸功能评估：评估患者的呼吸频率、深度和节律，以及是否有呼吸困难的症状。检查患者的肺部听诊情况，注意是否有异常呼吸音。

（6）营养与饮食评估：评估患者的饮食习惯和摄入量，确定是否存在营养不良或吞咽困难等问题。根据患者的身体状况和文化背景，提供个性化的饮食建议。

2.心理—社会状况：

（1）评估患者的心理状态，包括焦虑、抑郁、恐惧等情绪反应，以及对疾病和安宁疗护的接受程度。

（2）了解患者的社会支持情况，包括家庭成员、朋友和社区资源等。

（3）评估患者的文化和宗教信仰，以便提供符合其价值观和信仰的人文关怀。

三、护理措施

1.环境适应与安全管理：确保患者居住环境安静、舒适，保持适宜的温度和湿度，帮助患者适应高原环境。提供充足的氧气设备，确保患者能够随时吸氧，以缓解高原反应。加强安全措施，防止患者因身体不适而跌倒或发生其他意外。

2.症状管理与舒适护理：密切观察患者的症状变化，如疼痛、呼吸困难等，及时给予药物或其他治疗措施以缓解症状。保持患者身体清洁，定期更换床单和衣物，提供舒适的卧位和支撑，以减轻身体不适。

3.心理与情感支持：提供心理咨询服务，帮助患者和家属面对疾病和死亡带来的恐惧、焦虑等情绪。鼓励患者与家人、朋友保持联系，分享感受，以获得情感上的支持和安慰。

4.营养与饮食护理：根据患者的身体状况和饮食习惯，提供合理营养的饮食方案。鼓励患者多摄入高热量、高蛋白、富含维生素的食物，以增强身体抵抗力。

5.家属教育与支持：向家属提供关于高原地区安宁疗护的知识和技能培训，使他们能够更好地照顾患者。建立家属支持小组，提供互相交流、分享经验和情感支持的平台。

6. 人文关怀与宗教支持：尊重患者的信仰和宗教习惯，提供人文关怀服务，如祈祷、冥想等。与当地宗教组织合作，为患者提供宗教仪式和信仰支持。

7. 多学科合作与团队护理：建立由医生、护士、心理师、社工等多学科人员组成的护理团队，共同为患者提供全面的安宁疗护服务。定期召开团队会议，讨论患者的病情和护理计划，确保各项护理措施得到有效实施。

四、健康教育

1. 普及安宁疗护知识：通过讲座、宣传册、视频等多种形式，向高原地区居民普及安宁疗护的基本概念、目的、意义等，帮助他们了解安宁疗护在疾病终末期或老年患者中的重要性。

2. 强调预防保健：教育高原地区居民注重健康生活方式，如合理饮食、适度运动、保持良好的心态等，以预防疾病的发生和发展。同时，鼓励他们定期进行体检和健康检查，及时发现和治疗潜在的健康问题。

3. 提供心理支持：针对高原地区居民可能面临的心理压力和困扰，如缺氧、孤独、焦虑等，提供心理支持和咨询服务，帮助他们建立积极的心态和应对方式。

4. 推广家庭护理技能：教育高原地区居民和家庭成员掌握基本的护理技能，如疼痛控制、症状管理、心理支持等，以便在患者需要安宁疗护时能够提供适当的照顾和支持。

5. 建立社会支持系统：鼓励高原地区建立社会支持系统，如志愿者组织、社区互助小组等，为患者和家属提供社会支持和帮助，共同应对疾病带来的挑战和困难。

参考文献

［1］ 中华医学会，中华医学会杂志社，中华医学会全科医学分会，等.急性气管 - 支气管炎基层诊疗指南（2018 年）［J］.中华全科医师杂志，2019，18（4）：314-317.

［2］ 中华医学会呼吸病学分会慢性阻塞性肺疾病学组，中国医师协会呼吸医师分会慢性阻塞性肺疾病工作委员会.慢性阻塞性肺疾病诊治指南（2021 年修订版）［J］.中华结核和呼吸杂志，2021，44（3）：170-205.

［3］ 仝海英.高原地区老年慢性阻塞性肺疾病患者营养状况与肺功能的相关性［J］.中国老年学
　　　杂志，2016，36（12）：2970-2972.

［4］ 中华医学会呼吸病学分会哮喘学组.支气管哮喘防治指南（2020年版）［J］.中华结核和呼
　　　吸杂志，2020，43（12）：1023-1048.

［5］ 马四清，宋青.高原肺水肿防治研究进展［J］.解放军医学杂志，2021，46（6）：603-608.

［6］ 孙玉梅，张立力.健康评估［M］.4版.北京：人民卫生出版社，2017.

［7］ 姜安丽，钱晓路.新编护理学基础［M］.3版.北京：人民卫生出版社，2018.

［8］ 尤黎明，吴瑛.内科护理学［M］.7版.北京：人民卫生出版社，2022.

［9］ 格日力.高原常见疾病［M］.北京：北京大学医学出版社，2021.

［10］ 张钢.高原保健手册［M］.北京：人民卫生出版社，2018.

［11］ 国家心血管病中心，国家心血管病专家委员会心力衰竭专业委员会，中国医师协会心力衰
　　　竭专业委员会，等.国家心力衰竭指南2023（精简版）［J］.中国循环杂志，2023，38（12）：
　　　1207-1238.

［12］ 中国医疗保健国际交流促进会急诊医学分会，中华医学会急诊医学分会，中国医师协会急
　　　诊医师分会，等.急性心力衰竭中国急诊管理指南（2022）［J］.临床急诊杂志，2022，23（8）：
　　　519-547.

［13］ 中国老年医学学会心电及心功能分会，中国医师协会心血管内科分会，中国心衰中心联盟
　　　专家委员会.慢性心力衰竭加重患者的综合管理中国专家共识2022［J］.中国循环杂志，
　　　2022，37（3）：215-225.

［14］ 杨旭希，郑吉洋，陈秀梅，等.慢性心力衰竭患者容量管理护理专家共识［J］.中华介入放
　　　射学电子杂志，2023，11（3）：201-207.

［15］ 马晓婷，王冕，徐文炳，等.青海省高原地区慢性心力衰竭患者健康生活方式对再住院的影
　　　响及护理对策［J］.中华护理杂志，2023，58（19）：2373-2379.

［16］ 中国高血压防治指南修订委员会，高血压联盟（中国），中华医学会心血管病学分会中国
　　　医师协会高血压专业委员会，等.中国高血压防治指南（2018年修订版）［J］.中国心血管
　　　杂志，2019，24（1）：24-56.

［17］ 汪晓洲，边惠萍，杨蕾，等.高原地区原发性高血压与高原高血压患者的临床特征比较［J］.
　　　中华高血压杂志，2022，30（1）：51-57.

［18］ 林莹，张宇清.高原性高血压的患病率、发病机制及治疗研究进展［J］.中华高血压杂志，
　　　2020，28（1）：82-86.

［19］ 祁生贵，吴天一.慢性高原病诊断标准及相关研究［J］.高原医学杂志，2015，25（4）：1-11.

［20］ 赵广珍.高原地区老年人心律失常动态心电图分析［J］.高原医学杂志，2015，25（3）：
　　　35-37.

[21]　韩雅玲.中国经皮冠状动脉介入治疗指南（2016）解读［J］.中国循环杂志，2016，31（z2）：5-8.

[22]　侯桂华，陆芸岚.心血管病护理及技术专业知识——心血管介入护理分册［M］.北京：北京大学医学出版社，2019.

[23]　葛均波，徐永健，王辰.内科学［M］.9版.北京：人民卫生出版社，2018.

[24]　杨永健.高原常见病防治手册［M］.西安：第四军医大学出版社，2019.

[25]　王爽，郑红梅，高冬华，等.内镜下食管静脉曲张套扎术治疗1例食管静脉曲张患者的护理［J］.中西医结合护理，2023，9（1）：164-166.

[26]　冯广清.高原地区慢性萎缩性胃炎发病学特点、证治规律及防治对策的研究［D］.南京：南京中医药大学，2022.

[27]　刘梅娟，程凤平.胃食管反流病的危险因素及护理对策［J］.现代消化及介入诊疗，2011，16（2）：115-116.

[28]　PALUBISKI LM，O'HALLORAN KD，O'NEILL J.Renal physiological adaptation to high altitude：a systematic review［J］.Front Physiol，2020，11：756.

[29]　WANG SY，GAO J，ZHAO JH.Effects of high altitude on renal physiology and kidney diseases［J］.Front Physiol，2022，13：969456.

[30]　涂永锡.拉萨地区肾盂肾炎300例临床分析［J］.临床内科杂志，1992，9（3）：31-32.

[31]　缪琪蕾.正常人在6000 m高原的体液组成、肾血流量和激素［J］.高原医学杂志，1994，4（2）：42.

[32]　郝景坤，仁青，王银萍.高原血尿［J］.西藏医药，1991，12（3）：17-20.

[33]　扇敏娜，德吉美朵，亚拉，等.探讨新型自动负压式肾活检枪和病理邮寄盒在高原藏族儿童肾活检中的应用价值［J］.西藏科技，2013（5）：34-36.

[34]　敖强国，冉剑涛，马强，等.低氧对西藏世居与平原移居男青年血液生理指标及肾功能的影响［J］.华南国防医学杂志，2014，28（8）：774-776.

[35]　李海英，朱润生.西藏地区糖尿病肾病临床特点分析［J］.中华肾脏病杂志，2008，24（2）：115-118.

[36]　魏慧，罗增，次旦央宗，等.高原地区不同海拔高度腹型过敏性紫癜患者临床特征分析［J］.北京大学学报（医学版），2021，53（6）：1072-1077.

[37]　高建国，尹兴昌，蔡建峰.不同海拔高度不同进驻高原时间战士尿生化指标动态变化的研究［J］.高原医学杂志，2000，10（2）：44-46.

[38]　杨敏，吴洋，叶黄锋.促甲状腺激素表达的相关影响因素及对某高海拔地区人群甲亢的预判价值研究［J］.徐州医学院学报，2022，42（7）：500-502.

[39]　都增强，苏文博，邓晨，等.消瘿汤联用甲巯咪唑治疗高原地区甲状腺功能亢进临床研究［J］.新中医，2020，52（14）：73-75.

［40］　贺玉娟，包文芳，冯彩滑 . 西宁地区老年亚临床甲状腺功能减退症患者检测代谢指标的临床价值［J］. 高原医学杂志，2019，29（3）：44-45.

［41］　张泽鑫，罗樱樱，刘林，等 . 拉萨地区藏族成年人群糖尿病前期及糖尿病患病率初步调查分析［J］. 中国糖尿病杂志，2019，27（8）：567-571.

［42］　马杜娟，罗玮，蒋艳萍，等 . 高原地区肥胖与 2 型糖尿病及其微血管并发症的研究进展［J］. 青海医药杂志，2021，3（3）：61-64.

［43］　祁万乐，卓么加，田琰，等 . 高原地区老年慢性难愈合创面患者流行病学调查分析［J］. 中华损伤与修复杂志（电子版），2021，16（1）：44-49.

［44］　中国寒冷地区 2 型糖尿病管理协作组 . 中国寒冷地区 2 型糖尿病患者管理多学科专家共识［J］. 中华糖尿病杂志，2023，15（12）：1196-1212.

［45］　孙岩 . 对高原地区的高尿酸血症患者和痛风患者进行运动饮食调控的效果探析［J］. 当代医药论丛，2019，17（8）：57-58.

［46］　张丽萍，周淑红，张银年，等 . 高原地区高尿酸血症与高血压相关性的研究进展［J］. 智慧健康，2023，9（12）：22-25.

［47］　贾群娣，熊海，张玉飞，等 . 西藏地区藏族人群骨质疏松及其主要影响因素［J］. 西藏医药，2023，44（3）：148-149.

［48］　刘闻欣，许听，王晨，等 . 中国高原地区骨质疏松与骨折风险的临床研究进展［J］. 中华创伤骨科杂志，2019，21（6）：545-548.

［49］　张志云，张昕 . 传染病专科护理［M］. 北京：人民卫生出版社，2023.

［50］　李兰娟，任红 . 传染病学［M］. 8 版 . 北京：人民卫生出版社，2013.

［51］　王晓蓉，顾雪元 . 环境化学［M］. 北京：科学出版社，2018.

［52］　吴树峰，苏倚剑，马乐，等 . 高原传染性疾病对卫生工作的影响及对策［J］. 西南军医，2015（1）：10-12.

［53］　吴欣娟，嘎多，郭娜 . 高原护理学［M］. 北京：人民卫生出版社，2023.

［54］　陈琳，唐发娟，肖东琼，等 . 2019 年美国野外医学会实践指南——急性高原病的预防与治疗指南更新解读［J］. 华西医学，2020，35（11）：1331-1337.

［55］　廉国峰，李铜，罗勇军，等 . 高原脑水肿发病机制及防治研究进展［J］. 人民军医，2020，63（4）：343-357.

［56］　吴世政，吉维忠，才鼎 . 高原脑血管病的研究热点及前景［J］. 中国卒中杂志，2016，11（5）：339-343.

［57］　樊青俐，吴世政，侯倩 . 高原脑血管病的危险因素［J］. 中国卒中杂志，2016，11（5）：393-396.

［58］　中华医学会神经病学分会，中华医学会神经病学分会脑血管病学组 . 中国脑出血诊治指南

（2019）［J］.中华神经科杂志，2019，52（12）：994-1005.

［59］ 普布卓玛，陈焕，陈文劲，等.高原神经重症患者监测管理专家共识［J］.协和医学杂志，2022，13（1）：24-38.

［60］ 程忻，仲伟逸，董漪，等.中国脑血管病临床管理指南（第2版）（节选）——第6章蛛网膜下腔出血临床管理推荐意见［J］.中国卒中杂志，2023，18（9）：1024-1029.

［61］ 黄承良，古如坚才，陈光权.高原藏族132例蛛网膜下腔出血全脑血管造影分析［J］.西南国防医药，2014，24（12）：1360-1361.

［62］ 中华医学会结核病学分会结核性脑膜炎专业委员会.2019中国中枢神经系统结核病诊疗指南［J］.中华传染病杂志，2020，38（7）：400-408.

［63］ 张金静，赤列曲宗，白玛德吉，等.西藏农牧区居民结核病防治知识现状及影响因素分析［J］.现代预防医学，2019，46（22）：4154-4157.

［64］ 何世华，卓玛，赵玉华，等.西藏地区发作性疾病的分类及癫痫发作的相关研究［J］.癫痫杂志，2020，6（3）：210-214.

［65］ 中华护理学会内科专业委员会，首都医科大学宣武医院.急性缺血性脑卒中静脉溶栓护理指南［J］.中华护理杂志，2023，58（1）：10-15.

［66］ 中国脑卒中防治报告编写组.《中国脑卒中防治报告2020》概要［J］.中国脑血管病杂志，2022，19（2）：136-144.

［67］ 次登罗布，普布次仁.西藏地区肿瘤疾病谱及相关因素分析［J］.中华肺部疾病杂志（电子版），2021，14（6）：822-823.

［68］ 杨敏，潘世琴，汪国玲，等.高原地区肿瘤患者中心静脉血管通路皮肤损伤现状及影响因素研究［J］.护理管理杂志，2022，22（5）：366-370.

［69］ 中华护理学会静脉输液治疗专业委员会.静脉导管常见并发症临床护理实践指南［J］.中华现代护理杂志，2022，28（18）：2381-2395.

［70］ 刘宗超，李哲轩，张阳，等.2020全球恶性肿瘤统计报告解读［J］.肿瘤综合治疗电子杂志，2021，7（2）：1-14.

［71］ 马从佳，罗勇军，陈郁.高原地区常见恶性肿瘤发病情况研究进展［J］.人民军医，2017，60（11）：1146-1148.

［72］ 杨从容，王军，袁双虎.放射性食管炎的预防与治疗临床实践指南［J］.中华肿瘤防治杂志，2023，30（6）：324-332.

［73］ 董懂，黄意恒，张亚杰，等.《中华医学会肺癌临床诊疗指南（2023版）》解读［J］.中国胸心血管外科临床杂志，2023，30（11）：1533-1538.

［74］ 王鑫，车国卫.西藏高原地区藏族人群肺癌研究进展［J］.中国胸心血管外科临床杂志，2019，26（9）：920-925.

［75］　中国抗癌协会乳腺癌专业委员会，中华医学会肿瘤学分会乳腺肿瘤学组 . 中国抗癌协会乳腺癌诊治指南与规范（2024 年版）［J］. 中国癌症杂志，2023，33（12）：1092-1187.

［76］　李楠，王园园 . 早期阶段性功能锻炼对乳腺癌术后患者运动耐力与肢体功能恢复的影响［J］. 临床研究，2023，31（12）：104-107.

［77］　卜晓繁，谌永毅，韦迪，等 . 虚拟现实技术在乳腺癌患者症状管理中的应用进展［J］. 中华护理杂志，2020，55（6）：868-871.

［78］　齐阳卓玛 . 高原地区宫颈癌的临床发病特点分析［J］. 临床医学研究与实践，2017，2（1）：88-89.

［79］　范铭，冯梅，袁双虎 . 放射性皮炎的预防与治疗临床实践指南［J］. 中华肿瘤防治杂志，2023，30（6）：315-323.

［80］　董珊，袁玲，陈秋菊，等 . 肠造口周围潮湿相关性皮肤损伤预防与管理的最佳证据总结［J］. 中华护理杂志，2022，57（2）：223-230.

第二篇　外科系统

编者名单：（以姓氏笔画为序）

冯家瑶　加　安　任洪艳　向　波　刘丽萍　孙艳玲

杜　芳　李　慧　杨　杰　杨静裳　汪映秀　张　华

张淑琳　陈昆霞　陈　洁　罗　凤　赵冬琴　秦红梅

贾雯碧　郭林秋　唐文凤　彭静静　薛娇妍

第一章　外科手术患者一般护理常规

第一节　围手术期护理常规

一、概述

围手术期（peri operation period）是从患者决定接受手术治疗开始，到手术治疗直至基本康复，围绕手术的一个全过程，包含术前、术中及术后的一段时间，具体是指从确定手术治疗时起，直到与这次手术有关的治疗基本结束为止，时间约在术前 5~7 天至术后 7~12 天。

围手术期护理（perioperative nursing care）是指在围手术期为患者提供全程、整体的护理，旨在加强术前至术后整个治疗期间患者的身心护理，通过全面评估，充分做好术前准备，并采取有效措施维护机体功能，提高手术安全性，减少术后并发症，促进患者康复。

二、护理评估

1. 健康史：了解与本次手术有关的可能影响患者手术过程及预后的病史，主要包括患者一般情况、现病史、既往史、用药史、月经婚育史和家族史等，为手术做好充足准备。例如长期生活在高原低氧低气压环境下的人（海拔 3200 m 以上地区）对低氧环境失习服引起的红细胞增生过度，可能会导致高原红细胞增多症（high altitude polycythemia，HAPC），多见于移居人群，少见于高原世居人群。该类患者在外科手术后人体血流动力学的变化较为严重，医护人员应重视其围手术期的护理。

2. 身体状况：评估患者主要器官及系统功能状况，了解实验室各项检查结果，以评价患者对手术的耐受力。高原患者毛细血管通透性、全血高 / 低黏度等指标与平原人群具有较大差异，若围手术期失血的高原患者再遵循平原人群的休克复苏指标和输血阈值，可能会造成不良后果。《高原人群围手术期红细胞输注专家共识》推荐使用华西围手术期输血指征评分（Peri-Operative Transfusion Trigger Score，POTTS），通过血红蛋白水平、动脉血氧饱和度（oxygen saturation，SaO$_2$）、心输出量这三个反映氧供的因素和机体代谢、体温这两个反映氧耗的因素，综合评分后确定是否需要输血及输血量。对于预期术中可能出现大量失血的高原患者，可根据高原人群高黏度的血液流变学特点开展自体血采集。其中，急性等容性血液稀释（acute normovolemic hemodilution，ANH）法对高原患者的自体血储备有较好的疗效。

3. 心理—社会状况：术前评估患者有无紧张焦虑情绪，家庭成员对患者的关心及支持程度，了解家庭的经济承受能力；术后评估患者有无心理变化，是否对手术结果和身体的康复等有正确的认识。手术前后与患者进行沟通，了解患者的心理想法，对患者的负性情绪进行及时干预，以减轻或消除不良情绪对疾病康复的影响。

4. 术中情况：主要由手术室护士完成，包括手术方式、麻醉类型、术中出血、输血、补液量及引流管的情况等。

5. 术后评估：生命体征、伤口状况、引流管、肢体功能、出入水量、营养状态、术后并发症及辅助检查等情况。

三、护理措施

1. 手术前护理措施：

（1）择期或限期手术按照一般护理常规进行术前准备，包括完善相关实验室检查、合血和补液、饮食休息指导及呼吸道、胃肠道、手术区皮肤准备等。高原的寒冷气候环境极容易造成呼吸系统感染性疾病，嘱患者术前做好预防感染的工作，除了保暖以外还要做好室内环境通风，不仅有利于避免传染病的暴发，还能减少空气中呼吸道传播致病菌的负荷。术日准备好手术所需物品，如病历、影像学资料及特殊用药等，与手术室接诊人员做好交接。

（2）特殊术前准备：对于急诊患者，要在最短时间内做好术前准备，如改善水、电解质及酸碱平衡失调状况、补充血容量等。对于全身状况不佳，不适宜手术患者，应先解决患者现存问题，以防影响手术过程及术后康复，如营养不良患者需在术前积极营养支持、高血压患者术前应保持血压稳定,待患者全身情况纠正后再择期手术治疗。

2. 手术后护理措施：

（1）术后一般护理：与手术室护士做好交接，接收并安置患者，根据麻醉类型及手术方式为患者安置舒适体位。根据病情或手术要求定时监测生命体征，观察手术切口有无渗血渗液、切口裂开等异常情况，区分各引流管并妥善固定，保持引流通畅,观察及记录引流液的量、性状及颜色。

（2）术后不适的护理：主要有切口疼痛、发热、恶心呕吐、腹胀、呃逆和尿潴留等不适。

①切口疼痛：在术后 24 小时内最剧烈，2~3 日后逐渐减轻。鼓励患者表达疼痛的感受，观察患者疼痛的时间、部位、性质和规律，评估疼痛的程度，必要时遵医嘱使用止痛药物；指导患者使用自控镇痛泵和非药物方法进行止痛，如分散注意力、调整舒适体位。

②发热：术后体温升高一般不超过 38 ℃，术后 3 天内恢复正常，称为外科热；若术后 3~6 日再度发热，应警惕继发感染的可能，持续监测体温及伴随症状，检查切口有无红、肿、热、痛或波动感，并遵医嘱给予退热药物或物理降温。

③恶心呕吐：麻醉反应、药物刺激和腹胀等情况均可能引起，呕吐时应将患者头偏向一侧，并及时清理呕吐物，协助患者漱口，持续性呕吐应查明原因，进行相应处理。

④腹胀：早期由胃肠蠕动受抑制所致，可自行缓解；若持续性腹胀伴绞痛、肠鸣音亢进，应查明原因，给予胃肠减压、肛管排气和低压灌肠等措施。

（3）术后并发症的护理：

①术后出血：可发生于手术切口、空腔脏器及体腔内，术后应严密观察患者生命体征、手术切口，若引流血性液体持续超过 100 mL/h，或患者出血烦躁、心率加快和尿量少等休克早期表现，提示有术后出血，需遵医嘱给予加压包扎、止血药物、扩充血容量及做好手术止血的准备等相应处理。

②切口并发症：包括切口裂开、切口感染等情况，指导患者按要求及时换药，减少伤口局部牵拉或异物刺激；若发生切口并发症，需加强局部换药，遵医嘱给予热敷、理疗或切开引流，若为腹部切口裂开，应嘱患者立即平卧，稳定其情绪，告知患者勿咳嗽和进食进饮，及时通知医生处理。

③呼吸系统并发症：包括肺部感染和肺栓塞。鼓励患者深呼吸及咳痰，协助其翻身、拍背，术后早期下床活动。若发生肺栓塞，嘱患者绝对卧床休息，遵医嘱使用溶栓和抗凝药物治疗。

④泌尿系统并发症：尿路感染常见，指导患者多饮水和自主排尿，保持尿量在 1500 mL/d 以上，留取尿液标本及时送检，根据检验结果选择抗生素。

⑤深静脉血栓：高原患者 HAPC 发生率较高，活性部分凝血活酶时间、凝血酶时间延长，容易导致血栓形成及微循环障碍，应鼓励患者早期下床活动，卧床期间进行

肢体主动和被动运动，促进血液循环。女性、少数民族、居住地海拔 2000~2500 m、活化部分凝血活酶时间＞ 37.05 秒、C 反应蛋白＞ 3.07 mg/L 的患者应作为深静脉血栓的重点筛查人群。血栓侧患肢严禁静脉输液及局部按摩，以防血栓脱落，抬高患肢、制动，局部 50% 硫酸镁湿敷，遵医嘱使用药物抗凝及改善微循环。

四、健康教育

1. 休息与活动：术前告知患者疾病相关知识，缓解其焦虑情绪。术后保证充足的睡眠，做好适应性锻炼，活动量按照循序渐进原则，从少到多、从轻到重。

2. 饮食与营养：术前加强营养，提高抗感染能力。恢复期合理摄入均衡饮食，避免辛辣刺激性食物。

3. 用药指导：指导患者遵医嘱按时、按量服药，定期复查肝、肾功。

4. 康复锻炼：告知患者康复锻炼相关知识，制订个性化运动康复方案。

5. 定期复诊：告知患者门诊随访时间，以评估和了解疾病康复及伤口愈合情况。

第二节　水、电解质、酸碱平衡失调护理常规

一、概述

水、电解质代谢紊乱又称水电解质平衡失调，指任何原因引起人体体液内水与电解质的量、组成或分布的异常，进而导致的生理功能紊乱。临床将水、钠代谢紊乱分为 4 种类型：等渗性缺水、低渗性缺水、高渗性缺水和水中毒。电解质代谢异常主要包括钾、钙、镁和磷代谢异常。高原地区人群喜饮茶，有饮用砖茶、边茶，或以其配制成奶茶就餐、待客，或以其加入炒熟青稞粉中捏制成糌粑为主食等生活习惯，因此出现摄入过多含氟量高的茶或茶叶制品而导致饮茶型氟中毒的现象较多。

体内酸、碱产生过多或不足，引起血液 pH 值改变，此状态称为酸碱失衡。pH、HCO_3^- 和 $PaCO_2$ 是反映酸碱平衡的基本因素，其中 HCO_3^- 反映代谢性因素，HCO_3^- 的原发性减少或增加，可引起代谢性酸中毒或碱中毒；$PaCO_2$ 反映呼吸性因素，$PaCO_2$ 原发性增加或减少，可引起呼吸性酸中毒或碱中毒。在疾病的发展过程中，往往出现多种混合型的酸碱失调而使病情变得复杂。

二、护理评估

1. 健康史及相关因素：年龄、体重、生活习惯等一般情况，有无引起水电解质酸碱失衡的诱因，如呕吐、腹泻、肠瘘、吞咽困难、禁食等。

2. 身体状况：局部有无皮肤弹性降低或水肿、眼窝凹陷、体重降低等情况；全身有无心率加快、脉搏细速、血压降低、尿量减少等休克症状，有无意识状态改变等。

3. 辅助检查结果：电解质、血常规、中心静脉压、心电图、尿比重、肾功、渗透压、血气分析等结果。

4. 心理—社会支持状况：患者与家属对疾病相关知识的了解程度，经济承受能力等情况。

三、护理措施

1. 消除病因，预防失衡。遵医嘱用药，治疗原发疾病；配合医生及时处理损伤、呕吐、梗阻、瘘等诱发因素。

2. 根据医嘱进行补液治疗。严格执行先盐后糖、先快后慢、先晶后胶的补液原则，同时遵循定量定性和定时的原则。心肺功能不好的患者应控制输液速度；水中毒的患者应严格控制水的摄入。

3. 紧急处理高钾血症，包括立即停止一切含钾的食物、药物；遵医嘱使用 10% 葡萄糖酸钙、速尿、碱性液体或葡萄糖加胰岛素输注等，必要时进行腹膜透析或血液透析。

4. 保持补液通畅与速度，准确记录出入量，定时总结。

5. 疗效观察，如生命体征、神志感觉、尿量（比重）、皮肤黏膜、周围静脉充盈度、体重、电解质、血气分析等结果。

6. 加强基础护理，预防并发症的发生。协助患者生活所需，保持清洁干燥、翻身、按摩、口腔护理，防止受伤，改善呼吸功能，协助排痰、保持患者的气道通畅。

四、健康教育

1. 均衡膳食，不偏食，给患者介绍常见食物的营养成分，指导患者生活中正确补充各种营养成分，包括水分、电解质、维生素等。对于饮茶型氟中毒的患者，指导其养成正确的饮茶方式，建议第 1~2 泡茶汤只作冲洗茶叶不饮用，可以明显减少人体对氟的摄入。另外，泡茶适宜边泡边喝，不宜用大杯长时间闷泡。不建议喝浓茶、长时间煮沸的茶和浸泡时间过长的茶。不宜在碱性条件下熬煮茶叶。

2. 指导患者有不适及时就医，正规治疗可引起水电解质、酸碱失衡的原发疾病。体液丧失多的患者除补充水分外，还应适当补充钠盐；严格按医生指导用药。

3. 适当锻炼身体，增强抵抗力。

第三节　急腹症患者护理常规

一、概述

急腹症（acute abdominalgia）是指腹腔内、盆腔和腹膜后的组织和脏器发生了急剧的病理变化，从而产生以腹痛为主要症状和体征，同时伴有全身反应的临床综合征。由于高原地区处于高寒状态，空气较稀薄，氧气浓度不足，且人们高胆固醇、高脂、喜饮酒等特殊饮食习惯，使得急腹症患者病情恶化、并发症较多、病程延长等，因此正确的评估与及时的干预对急腹症患者的治疗预后极为重要。

二、护理评估

1. 术前评估及观察要点：

（1）健康史：了解患者的年龄、性别、职业；询问既往病史，尤其注意有无胃、十二指肠溃疡病史、胆石症、胰腺炎，有无其他腹腔内脏器官疾病和手术史，有无腹部外伤史；女性患者有无停经、月经异常，有无阴道不规则流血及分泌物增多等。

（2）身体状况：

①腹部症状和体征：了解腹痛发生的时间、部位、性质、程度、范围及伴随症状等；若有呕吐，了解呕吐物的性状、量。注意有无腹膜刺激征及其部位、程度和范围；有无肠鸣音减弱或消失，有无移动性浊音。

②全身情况：了解患者精神状态、生命体征的改变以及饮食和活动情况；了解有无感染性中毒反应；有无水电解质及酸碱平衡失调的表现；有无休克现象等。

③辅助检查：了解血常规、腹部 X 线、B 超、CT 检查及诊断性腹腔穿刺等辅助检查的结果。

（3）心理—社会状况：了解患者患病后的心理反应，有无焦虑、恐惧等表现。询问患者对本病的认知程度和心理承受能力等。

2.术后评估及观察要点：评估麻醉方式、手术类型，腹腔内炎症情况，原发病变类型，重点了解腹腔引流管放置情况，如引流管的作用、部位，引流通畅程度、引流液性状等，皮肤及切口愈合情况等。

三、护理措施

1.术前护理：

（1）严密观察病情：定时观察生命体征、腹部症状和体征等，如有腹痛应注意腹痛的部位、范围、性质和程度；注意观察有无伴随症状，如呕吐、腹胀、发热、大小便改变、黄疸等；动态观察实验室检查结果；详细记录液体出入量，对神志不清或伴休克者，应留置导尿管；观察有无腹腔脓肿形成。

（2）卧位：外科急腹症患者一般取平卧位，如有急性腹膜炎而血压、脉搏正常，一般情况良好时应取半卧位。休克患者采用平卧位或下肢抬高 20°~30°。

（3）给氧：及时给氧。由于处于氧气含量较低的高海拔地区，急腹症患者容易诱发大脑缺氧，因此必须立即输氧。

（4）根据病情及医嘱做好相应的饮食护理。对诊断不明或病情较重者必须严格禁饮禁食。对消化道受损患者，应禁食高脂肪食物，并及时为其输入营养液，确保身体正常运转。

（5）胃肠减压：保持有效引流和通畅。

（6）对诊断不明确者实施四禁：禁用吗啡类止痛剂、禁食、禁导泻、禁灌肠。

（7）补液：立即建立静脉输液通道，遵医嘱给予补液，必要时输血或血浆等。

（8）抗感染：遵医嘱给予抗生素，注意给药浓度、时间、途径及配伍禁忌等。

（9）疼痛护理：在病情观察期间慎用止痛剂，对诊断明确的单纯性胆绞痛、肾绞痛等可给予解痉剂和镇痛剂；凡诊断不明或治疗方案未确定的患者禁用吗啡、哌替啶类麻醉性镇痛药，以免掩盖病情。

2.术后护理：根据术后诊断及手术方式进行护理，监测患者生命体征，观察伤口敷料，保持引流管通畅等。教会患者使用止痛泵。

四、健康教育

1.嘱患者出院后注意养成良好的饮食和卫生习惯。减少主食及肉食的摄入，增加新鲜蔬菜水果的食用量，保持更加多元健康的饮食结构。

2. 进食清洁及易消化的均衡饮食，保持大便通畅。

3. 控制急腹症的各种诱因，如控制油腻饮食、避免暴饮暴食和饭后剧烈运动；出现腹痛、腹胀、肛门停止排气等腹部症状时应及时就诊；月经不正常应及时就医。

4. 定期复查腹部 B 超，如做胃大部分切除术的应定期做胃镜检查。

5. 急腹症行手术治疗后应早期开始活动，以预防粘连性肠梗阻。

第四节　外科感染护理常规

一、概述

外科感染（surgical infection）是指需要外科治疗的感染，包括组织损伤、手术、空腔器官梗阻、器械检查、留置导管等并发的感染。外科感染的特点为：感染多与创伤、手术有关；常为多种细菌引起的混合感染；大部分感染患者有明显而突出的局部症状和体征，严重时可有全身表现；感染常集中于局部，发展后可导致化脓、坏死等，常需手术或换药处理。高原地区因其特殊的气候、环境，对人体呼吸道免疫、生理及医院感染病原微生物构成一定影响，有别于平原地区的特点。

二、护理评估

1. 局部表现：急性炎症局部有红、肿、热、痛和功能障碍的典型表现。体表或较表浅化脓性感染均有较明显的局部疼痛和触痛，皮肤肿胀、发红、温度升高，还可出现肿块、硬结或脓肿。体表脓肿形成后，触之有波动感。深部脓肿穿刺可抽出脓液。慢性感染可出现局部肿胀或硬结，但疼痛多不明显。

2. 全身表现：随感染轻重而表现不一。感染轻者可无全身症状，感染重者常有发热、呼吸心跳加快、头痛乏力、全身不适、食欲减退等表现。严重感染导致脓毒症时可出现神志不清、尿少、乳酸血症等器官灌注不足的表现，甚至出现感染性休克和多器官功能障碍等。

3. 器官系统功能障碍：感染侵及某一器官时，该器官或系统出现功能异常，可出现相应表现。如泌尿系统感染时，有尿频、尿急、尿痛；胆道感染或肝脓肿时，出现腹痛和黄疸；急性阑尾炎时，常有恶心呕吐等。

4.特殊表现：特异性感染者可出现特殊的临床表现，如破伤风有肌强直性痉挛，气性坏疽和其他产气菌感染局部出现皮下捻发音等。

5.辅助检查：白细胞计数及分类测定是最常用的检查，白细胞计数 > 12×10^9/L 或 < 4×10^9/L 或出现未成熟的白细胞，常提示感染严重；病程较长的重症患者可有红细胞计数和血红蛋白减少。血、尿、痰、分泌物、渗出物、脓液或穿刺液作涂片、细菌培养及药物敏感试验，可明确致病菌种类。超声检查用于探测肝、胆、胰、肾、阑尾、乳腺等的病变及胸腔、腹腔、关节腔内有无积液。X 线检查适用于检测胸腹部或骨关节病变，如肺部感染、胸腔积液或积脓等。CT 和 MRI 有助于诊断实质性器官的病变，如肝脓肿等。

三、护理措施

1.局部治疗：

（1）保护感染部位：局部制动，避免受压，抬高患处，必要时可用夹板或石膏夹板固定，以免感染扩散。

（2）物理疗法：可局部热敷、超短波或红外线辐射治疗等，以改善局部血液循环，促进炎症局限、吸收或消退。

（3）局部用药：浅表的急性感染可选用鱼石脂软膏、金黄散等药物外敷，组织肿胀明显者可予 50% 硫酸镁溶液湿热敷，以促进局部血液循环，加速肿胀消退和感染局限化。

（4）手术治疗：感染形成脓肿时，需手术切开引流，深部脓肿可在超声引导下穿刺引流。脏器感染或已发展为全身性感染时应积极处理感染病灶或切除感染组织。

2.全身治疗：

（1）应用抗生素：小范围或较轻的局部感染，可不用或仅口服抗生素，较重或有扩散趋势的感染，需全身用药。早期可根据感染部位、临床表现及脓液性状估计致病菌的种类，选用适当的抗生素。在获得细菌培养和药物敏感试验结果后，应根据检查结果选用敏感抗生素。

（2）支持疗法：保证患者有充足的休息和睡眠，保持良好的免疫防御能力；及时补液，维持体液平衡；加强营养，给予患者高能量、高维生素、高蛋白、易消化的饮食。对不能进食、明显摄入不足或高分解代谢者，遵医嘱提供肠内或肠外营养支持。严重感染者可输注血浆、白蛋白、丙种球蛋白或少量多次输注新鲜血液等，提高机体免疫防御能力。

（3）对症治疗：全身中毒症状严重者，在大量应用抗生素的同时，可短期使用糖皮质激素，以改善一般状况，减轻中毒症状。根据患者症状采取特异性护理措施，如出现感染性休克者，应给予抗休克治疗；高热患者给予物理或药物降温，减少身体的消耗；体温过低时注意保暖；疼痛剧烈者，给予镇痛药物；抽搐者给予镇静解痉药物；合并糖尿病者，给予降糖药物控制血糖。

四、健康教育

1.饮食指导：低盐、低脂肪、高热量、充足的优质蛋白、富含多种维生素、易于消化、有营养的平衡膳食，尤其是维生素 B 族和维生素 C 的供给量。采取少食多餐方式，从而增加食欲和营养，增强机体抵抗力和免疫力，预防患者内源性感染的发生。

2.高原优势菌具有耐寒、耐干燥的特点，病房环境除定时通风、保持室内空气新鲜外，保持室内温暖、湿润，采用空调或暖风机、加湿器、湿式拖地等综合措施提升病房温湿度，控制优势菌的生长繁殖。

3.遵医嘱服用药物，并按时复诊，出现感染加重情况及时就诊。

第五节　手术患者术中配合要点

一、概述

介入手术也称为介入治疗（interventional treatment），是介于外科和内科治疗之间的一种新兴治疗方法。它包括血管内介入和非血管介入治疗，主要特点是在不开刀暴露病灶的情况下，通过在皮肤上或血管内创建微小通道，利用影像设备（如血管造影机、透视机、CT、MR、B 超等）的引导，对病灶进行局部治疗。与传统的开放手术相比，通常只需要局部麻醉而非全身麻醉，减少了麻醉的风险。此外，由于损伤小，患者的恢复时间通常较短，且对正常组织的影响较小。这种方法具有创伤小、恢复快、并发症少、疗效高、可重复性强等优点。介入手术可以用于治疗多种疾病，包括但不限于肿瘤、血管疾病、神经疾病等。

开放性手术（open surgery）是一种传统的手术方式，是指通过在患者身上切开一个或多个较大的切口，以便外科医生可以直接观察和操作内部组织。开放性手术的优点包括手术视野开阔，操作相对容易，能够彻底切除病灶，但创伤较大，恢复时间较长，对周围组织的损伤较大，以及后期可能出现的并发症，如切口感染、裂开、肠粘连、肠梗阻等。随着微创手术技术的发展，许多原本需要开放性手术的病例现在可以通过微创手术来完成，从而减少了患者的创伤和术后恢复时间。微创手术通常通过较小的切口进行，利用内窥镜或其他精密器械在体内操作，减少了对周围组织的损伤。

二、手术患者术中配合要点

1.介入手术术中配合要点：

（1）工作人员管理：对必须进入介入手术室的工作人员，应预先进行安全培训及考核。进入前应穿戴铅衣、铅帽、颈围等防护装备，减少辐射暴露。尽量减少透视时间和次数，使用屏蔽防护。

（2）团队协作：介入手术通常需要一个由医生、护士、技师等组成的专业团队。团队成员之间需要有良好的沟通和协作，确保手术流程的顺畅进行。

（3）无菌操作：术中必须严格遵守无菌原则，使用无菌器械和敷料，确保手术区域的清洁，减少感染风险。

（4）穿刺技术：穿刺是介入手术的关键步骤，需要精确定位穿刺点，选择合适的穿刺路径，如桡动脉或股动脉，并掌握正确的穿刺技巧。

（5）影像设备操作：介入手术依赖实时影像设备（如X射线、CT、MRI等）的引导。操作人员需要熟悉设备的使用，确保影像清晰，便于医生准确定位和操作。

（6）加强生命体征监测：术中应持续监测患者的生命体征，包括心率、血压、呼吸和血氧饱和度，以及心电图等，以便及时发现并处理任何异常情况。

（7）并发症预防与处理：术中应密切观察患者状况，预防并及时处理可能出现的并发症，如出血、血管损伤、过敏反应等。

（8）加强术后管理：手术结束后，需要对穿刺点进行妥善处理，如压迫止血、包扎等，并根据患者的具体情况制订术后护理计划。

（9）设备和材料管理：术中应确保所有设备和材料的准备充分，包括导管、导丝、造影剂、栓塞剂等，并由专人负责登记保管。

（10）患者教育：术前应向患者解释手术过程、可能的风险和术后注意事项，取得患者的理解和配合。术后也应提供必要的指导，帮助患者恢复。

（11）记录和报告：术中应详细记录手术过程，包括使用的设备、材料、操作步骤、患者反应等，以便日后查阅和分析。同时，按照规定报告相关病例信息。

2. 开放性手术术中配合要点：

（1）术前准备：确保手术室环境无菌，包括空气、设备和手术器械的消毒；准备充足的手术器械和耗材，包括常规手术器械、特殊器械和急救设备；确认患者的术前检查结果，如血常规、凝血功能、心电图等；与麻醉医生沟通，了解患者的麻醉计划和可能的风险；对患者进行心理支持，减轻其术前焦虑。

（2）术中配合要点：巡回护士和洗手护士应熟悉手术步骤，确保手术流程顺畅；巡回护士负责监测患者生命体征，如心率、血压、呼吸和血氧饱和度，并及时记录；洗手护士负责传递手术器械，确保无菌操作，同时注意手术野的清洁和干燥；配合医生进行手术操作，如协助暴露手术视野、止血、吸引等；注意手术中的无菌原则，避免交叉感染。

（3）术后处理：协助医生完成手术切口的缝合和包扎；确保所有手术器械和耗材的清点无误，避免遗留在患者体内；观察患者术后恢复情况，如意识状态、疼痛程度、生命体征等；协助患者安全转运至复苏室或病房，并进行术后护理。

（4）团队协作：手术室团队成员之间应有良好的沟通，确保手术过程中的每个环节都能得到有效配合；在遇到紧急情况时，能够迅速响应，采取适当的急救措施。

（5）预见性护理：对可能出现的并发症进行预见性评估，如麻醉中出现反流与误吸、呼吸道梗阻、通气量不足、低氧血症、低血压、高血压及心律失常等，并提前准备相应的应对措施；在手术过程中，根据患者的具体情况和手术进展，灵活调整护理策略。

（6）记录与报告：详细记录手术过程中的关键信息，包括手术时间、使用的药物、患者的生命体征变化等；术后及时向相关医护人员报告手术情况和患者的恢复状况。

第二章　周围血管常见疾病护理常规

第一节　下肢静脉曲张护理常规

一、概述

原发性下肢静脉曲张（primary lower extremity varicose veins）是指下肢浅静脉瓣膜关闭不全，静脉内血液倒流，远端静脉瘀滞，继而病变静脉壁伸长、迂曲，呈曲张表现的一种状态。国外文献报道，大隐静脉曲张的患病率达 25%；国内文献报道，原发性下肢浅静脉曲张成年人患病率为 10%，男性和女性的患病率接近，女性的患病率略高。高原地区低氧，血液黏稠度较平原高，下肢静脉血流回流较慢，是下肢静脉曲张的高发地区，且更容易形成静脉溃疡，这给当地居民的日常生活造成了沉重的负担。该疾病常见的手术方式包括大隐静脉高位结扎＋曲张静脉点状剥脱术、激光闭合术、射频消融术及硬化剂注射术等。

二、护理评估

1. 术前评估：

（1）健康史：了解患者一般情况，如年龄、性别、职业等；了解疾病相关因素，如有无重体力劳动、久站久坐、长时间行走、妊娠、肥胖、慢性咳嗽和便秘等引起腹腔压力增高从而导致下肢静脉瓣膜承受过高压力的情况。

（2）身体情况：长时间行走、站立后是否出现小腿沉重、酸胀、乏力和疼痛，是否有足靴部皮肤萎缩（脱屑）、色素沉着和硬结，是否存在曲张静脉破裂出血，是否有已愈合或经久不愈的溃疡。

（3）心理—社会状况：评估患者及家属对疾病的认识程度、态度及家庭经济情况等。

2. 术后评估：

（1）术中情况：麻醉方式、手术方式、术中出血、生命体征等。

（2）患肢血液循环：远端皮肤的温度、色泽、动脉搏动、感觉等有无异常。

（3）局部伤口：有无渗血、渗液、红肿、压痛等感觉征象。

（4）弹力袜或弹力绷带的松紧状况。

三、护理措施

1. 术前护理：

（1）体位与活动：站立时避免久站，女性患者避免穿高跟鞋；坐位时避免双膝交叉或盘腿过久，以免影响腘静脉回流；卧位时腿下垫一软枕，抬高患肢高于心脏水平20~30 cm，并行足部伸屈运动，促进下肢静脉回流。

（2）避免腹内压增加：多饮水，多食粗纤维食物，保持大便通畅；肥胖患者适当减重；慢性咳嗽患者积极治疗原发疾病。

（3）皮肤护理：选择宽松柔软的裤子，舒适的鞋靴，勤剪指甲，避免搔抓皮肤，避免外力摩擦刺激导致曲张静脉破裂；血栓性静脉炎者，局部有硬结或红肿热痛症状，应遵医嘱抗凝及局部热敷，伴感染时应使用抗生素治疗后方可手术；足靴区有湿疹或溃疡者，应保持局部清洁干燥，予以湿敷换药处理，避免感染和促进愈合。

（4）正确使用弹力绷带或弹力袜：

①弹力绷带。弹力绷带需专业医务人员为患者包扎，在使用过程中必须考虑压力强度和梯度、绷带延展性、耐磨性及包扎技术等，注意查看压力绷带松紧度、肢端有无缺血或皮肤过敏等情况。

②弹力袜。利用压力梯度原理促进下肢静脉回流，长期穿戴可减轻患肢肿胀，延缓静脉曲张加重，并预防术后复发。弹力袜选择Ⅱ级或Ⅱ级以上压力，根据腿围测量值选择合适大小；白天晨起活动前穿戴，晚睡前脱下，每天穿戴；中性洗涤剂温水手洗，勿拧干；勤剪手指甲、脚趾甲和预防天气干燥寒冷引起的足后跟皮肤皲裂刮破弹力袜，破损后应及时更换。

（5）药物指导：静脉活性药物可增加静脉张力，降低血管通透性，促进淋巴和静脉回流,提高肌泵功能,使用3~6个月能明显改善下肢沉重、酸胀不适、疼痛及水肿症状。包括黄酮类、七叶皂苷类、香豆素类药物。此类药物不良反应轻微，偶有过敏性皮疹或胃肠不适现象，指导患者对不良反应的观察。

（6）术前准备：全麻患者术前6小时禁食，术前2小时禁饮；局麻患者可进食。

术前 1 小时备皮并标记曲张静脉区域，备皮时应动作轻柔，避免损伤皮肤，保持皮肤完整清洁，避免术后发生切口感染。

2. 术后护理：

（1）病情观察：部分患者（如老龄患者、心肌梗死患者等）在高原地区的手术耐受力差，易出现各种并发症，术后给予持续中流量吸氧（2~4 L/min），控制输液速度，密切监测生命体征变化。

（2）患肢血液循环观察：观察患肢敷料有无渗血、渗液，检查弹力绷带包扎松紧度，患肢有无肿胀、麻木、疼痛不适，皮肤颜色、温度、足背动脉搏动是否正常，弹力绷带一般术后 3~7 天后拆除。

（3）饮食指导：全麻患者术后 2 小时后可饮水，6 小时后可进食易消化半流质或软食，次日即可正常饮食；局麻患者术后即可进食。

（4）活动锻炼：全麻患者术后当日卧床休息，指导患者行踝泵运动，次日即可下床活动；局麻患者术后即可下床活动，预防静脉血栓形成。

（5）预防深静脉血栓形成的护理：高原地区因患者血液黏稠度较高，大气压较低等情况均会造成血管的挛缩影响血液回流，术后为了防止深静脉血栓形成需遵医嘱予以补液、祛聚、抗凝等治疗，并注意其绷带松紧程度，避免因包扎过紧引起肌间静脉丛及深静脉血栓形成。

四、健康教育

1. 行为活动：日常工作、生活中避免久坐久站，或双膝交叉重叠和盘腿姿势；保持大便通畅，避免慢性咳嗽，以免影响静脉回流；休息时尽量抬高双下肢；长途乘车（机）旅行时经常做踝泵运动，促进血液回流。

2. 皮肤保护：皮肤瘙痒时避免用力抓挠，应在医生指导下局部用药，以免皮肤破损后经久不愈；已有皮肤溃烂者需遵医嘱进行抗感染和局部换药处理。

3. 压力治疗：患者出院后 1~2 天（或根据医嘱）可自行拆除弹力绷带。对于长期重体力劳动、久坐久站、妊娠、有静脉曲张家族史及静脉曲张者，均建议长期穿戴弹力袜。

4. 随访指导：出院后按时随访，出现下肢麻木、疼痛、烧灼感、瘙痒、水肿、溃疡等情况时及时就诊。

第二节　下肢深静脉血栓形成护理常规

一、概述

深静脉血栓形成（deep venous thrombosis，DVT）是血液在深静脉内不正常凝结引起的静脉回流障碍性疾病，常发生于下肢。血栓脱落可引起肺动脉栓塞（pulmonary embolism，PE），DVT 与 PE 统称为静脉血栓栓塞症（venous thromboembolism，VTE），是同种疾病在不同阶段的表现形式。DVT 的主要不良后果是 PE 和血栓形成后综合征（postthrombotic syndrome，PTS），可以显著影响患者的生活质量甚至导致死亡。相较于平原地区，高原地区 DVT 发生率相对较高，其原因与高原地区居民长期慢性缺氧所致继发性红细胞增多、血液黏滞度升高、血流速度缓慢有关。该疾病常见的手术方式包括下腔静脉滤器置入术、机械性血栓清除术、导管接触性溶栓术、经皮血管成形术及支架植入术等。

二、护理评估

1. 术前评估：

（1）健康史：一般情况，如性别、年龄、职业、饮食活动习惯、既往病史、家族史等。

（2）相关因素：有无静脉壁损伤、血流缓慢和血液高凝状态三个血栓形成的主要因素，如红细胞增多症、肿瘤、手术、分娩、妊娠、骨折、创伤、长期久坐或久卧等。

（3）身体状况：①全身情况：生命体征，有无胸闷、胸痛、咯血、呼吸困难等不适。②患肢情况：肿胀及疼痛部位、程度，局部皮肤颜色、温度及动脉搏动情况，是否有浅静脉曲张；抗凝治疗期间有无出血征象。③辅助检查：彩色多普勒超声、实验室检查（如血常规、D- 二聚体、凝血象等）、CTV、CTPA 等检查结果有无异常。

（4）心理—社会状况：评估患者及家属对疾病的认识程度、态度及家庭经济情况等。

2. 术后评估：

（1）术中情况：术中麻醉方式、手术方式、生命体征等。

（2）局部伤口：伤口有无渗血、血肿等情况。

（3）患肢血液循环：患肢肿胀情况，远端皮肤的温度、色泽、动脉搏动、感觉等有无异常。

三、护理措施

1. 术前护理：

（1）体位与活动：急性期患者应绝对卧床休息 10~14 天，患肢禁忌热敷、按摩，抬高患肢高于心脏水平 20~30 cm，以促进静脉回流；床上大小便、翻身活动时避免患肢幅度过大；慢性期可下床活动。

（2）患肢护理：①局部血运观察：观察患肢颜色、皮温、足背动脉搏动及肿胀消退情况，警惕股白肿、股青肿发生。②周径测量：每日定位测量患肢周径，大腿周径测量通常选择髌骨上缘 15 cm 处，小腿周径测量选择髌骨下缘 10 cm 处，同时以健肢周径作为对比，以了解肿胀消退情况。

（3）并发症的观察及护理：

①出血：出血是抗凝治疗的常见并发症，需严密观察患者有无皮肤黏膜、消化道、泌尿道、颅内出血等情况。每周 2~3 次监测血常规、凝血象，评估出血风险。一旦有出血症状或危急值报告，应及时处理。同时告知患者及家属药物治疗的出血风险，指导自我观察出血症状，有利于早期发现。

②肺动脉栓塞：肺动脉栓塞是 DVT 的严重并发症，大面积肺栓塞有致命危险。观察患者有无胸痛、胸闷、呼吸困难、血压下降、咯血等表现。急性期患者应严格卧床休息，对有肺栓塞发生史、血栓延伸至下腔静脉、置管溶栓以及深静脉血栓患者需进行大型手术等情况，应考虑放置滤器，防止肺栓塞发生。一旦可疑肺栓塞发生，应立即嘱患者安静卧床休息，避免深呼吸、剧烈咳嗽和翻身活动，予以高流量吸氧、心电监护，建立静脉双通道并立即通知医生。

（4）饮食指导：饮食清淡，多食蔬菜水果，多饮水，进食低脂高纤维的食物，避免辛辣刺激；保持大便通畅，防止腹内压增高，影响下肢静脉回流；严格戒烟戒酒，避免血管收缩。

（5）术前准备：局麻患者无需胃肠道准备，训练床上排便习惯，备皮、导尿、给药、特殊手术材料准备等。

2. 术后护理：

（1）病情观察：监测生命体征，观察并评估穿刺处有无渗血，患肢肿胀、皮温、颜色、动脉搏动、肢体感觉等，以判断术后血管通畅情况。

（2）休息与活动：穿刺侧肢体需严格制动 6~8 小时，避免活动后出血；制动期间指导患者足踝部运动及轴线翻身。恢复期患者逐渐增加活动量，以促进下肢深静脉再通和侧支循环的建立。

（3）饮食护理：介入术后嘱患者多饮水（1500~2000 mL），饮水困难患者可静脉补液水化，以促进造影剂排泄，防止造影剂肾病。

（4）置管溶栓护理：

①体位：卧床休息，置管侧肢体伸直，避免过度屈曲，以防止导管扭曲、折叠；根据置管部位和导管走向，指导和协助患者采取恰当舒适体位。

②溶栓导管护理：妥善固定导管，避免导管移位、滑脱；保持导管通畅，避免导管阻塞；标识清楚，避免给药途径错误；严格无菌操作，避免导管相关感染；每小时巡视患者，并采用专用导管溶栓护理观察记录表进行观察记录。

③用药护理：溶栓导管连接尿激酶，鞘管连接肝素钠，采用微量泵或输液泵以准确速度泵入。溶栓药物的给药浓度、剂量、速度、间隔时间等根据患肢个体差异情况不尽相同，用药前护士必须准确核对医嘱，做好记录。

④出血观察及处理：溶栓期间最常见的并发症是出血。应密切监测血常规、凝血象动态变化，至少 24 小时监测一次。观察伤口敷料、皮肤黏膜、呼吸系统、泌尿系统、消化系统、颅内系统等有无出血表现。一旦发生出血，立即通知医生。处理方法：置管处轻微渗血时，更换敷料、压迫止血，监测凝血功能、观察病情变化等；发生严重出血（如颅内出血或危及生命的大出血）时，应立即心电监护，建立静脉通道，遵医嘱停用溶栓药物，使用相对应的拮抗剂，输注止血药物、新鲜血浆等抢救配合，并做好急诊手术准备。

四、健康教育

1. 日常生活指导：指导患者多饮水，进食低脂、高纤维素食物，保持大便通畅；避免久坐久站，乘车（机）长途旅行时，应穿宽松鞋袜，做踝泵运动或穿戴弹力袜。

2. 药物指导：指导患者切勿自行停药、减少或增加药物剂量，避免抗凝不足或过度引起血栓复发或出血。服药期间可能发生出血、过敏等副作用，因此需遵医嘱定期复查血常规、凝血象，一旦发生出血、过敏情况，应立即就诊。

3. 安置滤器患者：指导患者滤器留置期间日常生活中避免过度弯腰，防止滤器倾斜、移位、折断等；遵医嘱长期服药，避免下腔静脉阻塞。

4. 弹力袜使用指导：指导患者穿着Ⅱ级及以上压力的弹力袜以预防复发，减少和控制慢性静脉高压和血栓后形成综合征等并发症。

5. 随访指导：每3~6个月到门诊复查一次，一旦再次出现下肢肿胀，应及时就医。

第三节　下肢动脉硬化闭塞症护理常规

一、概述

下肢动脉硬化闭塞症（arteriosclerosis obliterans，ASO）是由动脉硬化造成下肢供血动脉内膜增厚、管腔狭窄或闭塞，病变肢体血液供应不足，引起下肢间歇性跛行、皮温降低、疼痛，甚至发生溃疡或坏死等临床表现的慢性进展性疾病，为全身性动脉硬化血管病变在下肢动脉的表现。发病率随年龄增长而上升，70岁以上人群的发病率为15%~20%。男性发病率略高于女性。高原环境低压低氧，血液高凝、血流缓慢，天气干燥寒冷，发生ASO后症状明显。该疾病常见腔内手术方式包括经皮血管成形术、支架植入术、吸栓、导管接触性溶栓术等，开放手术包括自体大隐静脉或人工血管旁路术等。

二、护理评估

1. 术前评估：

（1）健康史：患者年龄、性别、职业、居住地、饮食习惯等。

（2）相关因素：有无高血压、糖尿病、冠心病、高脂血症、高同型半胱氨酸血症、红细胞增多症、慢性肾功能不全及长期大量吸烟史，有无足感染史、外伤史，有无长期在湿冷环境下工作史。

（3）身体状况：①全身情况：生命体征、精神状态、饮食、排泄、睡眠及活动情况。②患肢情况：有无疼痛，疼痛性质、程度、持续时间，皮肤颜色、温度、有无肿胀、溃疡、坏疽及动脉搏动情况。③辅助检查：包括实验室检查（血常规、凝血象、肝肾功、血糖、血脂、炎性指标等）、彩色多普勒超声、踝肱指数、CTA等。

（4）心理—社会状况：是否因疾病影响工作和生活而感到急躁、抱怨、焦虑或悲观情绪；患者及家属对疾病的认识程度、态度及家庭经济情况等。

（5）安全状况：跌倒、压疮、药物滥用等风险。

2. 术后评估：

（1）术中情况：麻醉方式、手术方式、术中生命体征等情况。

（2）生命体征、疼痛、食欲、睡眠、活动耐力及精神状态等。

（3）伤口及引流情况：有无渗血、渗液，引流是否通畅、引流液颜色、性状、量等。

（4）患肢血液循环：远端皮肤的温度、色泽、动脉搏动、感觉等有无异常。

（5）并发症：有无出血、远端血管栓塞、吻合口假性动脉瘤、再灌注综合征、移植血管闭塞等并发症的发生。

三、护理措施

1. 术前护理：

（1）饮食护理：选择低盐、低脂、低胆固醇、高维生素、纤维素食物预防动脉粥样硬化。

（2）疼痛护理：讲解疼痛原因及处理方法，缓解患者心理压力。动态评估患者疼痛情况，遵医嘱予以相应药物止痛、镇静治疗。

（3）体位指导：休息时头高脚低位，避免长时间站位或坐位，坐时避免双膝交叉，影响血液循环。

（4）患肢护理：

①正确保暖：高原天气寒冷，冬季可通过暖气、空调、地暖设施等提升房间温度，患者穿宽松保暖的鞋袜、衣服，避免肢体暴露于寒冷环境中。患肢发凉时，局部禁用热水袋、烤火炉加温或过热的水泡脚，避免因热疗增加局部组织耗氧量而加重肢体病变程度。

②保护患肢：注意修剪指甲，穿软底鞋，切勿赤足行走，避免外伤。

③溃疡处理：局部溃疡有渗液者，可使用 1 ∶ 5000 高锰酸钾溶液浸泡，每次15~20 分钟，2 次 / 日，浸泡后用毛巾擦干，趾间用棉签把水吸干。

④患肢观察：每日观察患肢皮肤颜色、温度、动脉搏动、组织溃疡等变化，了解缺血状况是否改善。

（5）运动锻炼：对于轻中度局部缺血期和营养障碍期的患者，鼓励长期锻炼，以促进侧支循环建立，改善患肢血供。可每日步行锻炼和 Buerger 锻炼。

（6）用药护理：按时按量服用抗凝、抗血小板、降压、降糖、降脂等药物，监测血常规、凝血象、血糖、血压等变化，观察全身有无出血情况及药物副作用，讲解坚持用药对疾病预后的影响，提高依从性，减少复发率。

（7）跌倒防范：加强跌倒防范知识宣教，跌倒高危人群需 24 小时留家属陪护，嘱咐下肢溃疡或坏疽患者避免单独下床活动。

（8）压力性损伤防范：避免骶尾部及足跟、外踝等部位长时间受压，必要时用泡沫敷贴及气垫床减压保护。

（9）心理护理：加强医护患沟通，了解患者及家属的想法和顾虑，讲解疾病相关知识，取得患者的积极配合，增强患者治疗及康复信心。

（10）术前准备：局麻患者无需胃肠道准备，全麻患者术前 6 小时禁食，术前 2 小时禁饮；训练床上排便习惯，备皮、导尿、特殊手术材料准备等。

2. 术后护理：

（1）体位与活动：

①股动脉穿刺介入术后：保持穿刺侧肢体平伸制动 6~8 小时，置管侧肢体置管期间制动，指导床上行踝泵运动，促进血液循环；制动期间每 2 小时可行轴线翻身，预防压力性损伤并促进患者舒适。未置管者 24 小时后可下床活动，但需避免下蹲用力及增加负压的动作。

②四肢动脉重建术者：取平卧位，避免患肢关节过屈挤压、扭曲血管；卧床休息 2 周，自体血管移植者若愈合较好，可适当缩短卧床制动时间。

（2）病情观察：24 小时内密切监测生命体征，注意患肢的保暖并观察患肢皮肤颜色、温度、足背动脉搏动及肢体有无肿胀情况，以评估血供恢复情况。

（3）伤口护理：观察穿刺处敷料有无渗液、渗血，一旦浸湿需及时更换，无菌敷料应保持 24 小时以上，以保护伤口愈合，避免出血和感染。

（4）引流管护理：保持引流管妥善固定，引流通畅，观察引流液颜色、性状及每日引流量。

（5）溶栓导管护理：明确置管部位，指导患者采取恰当的体位；妥善固定导管，避免导管移位、滑脱；保持导管通畅，避免导管阻塞；标识清楚，避免给药途径错误；严格无菌操作，避免导管相关感染；每小时巡视患者，并采用专用置管溶栓护理观察记录表进行观察记录。

（6）术后并发症的护理：

①出血：出血是最常见的术后并发症，严密观察伤口有无出血、引流液的颜色、性状及量，观察伤口敷料、皮肤黏膜、呼吸系统、泌尿系统、消化系统、颅内系统等

有无出血表现。一旦发生出血，须立即通知医生处理，遵医嘱调整抗凝溶栓药物、监测凝血功能，并做好患者的心理护理。

②动脉远端栓塞、夹层、移植血管闭塞：观察评估患肢远端血运情况，如肢体疼痛、皮肤颜色、温度、远端动脉搏动等。一旦发现异常情况，立即通知医生予以相应处理。

③再灌注损伤：需密切观察患肢皮肤颜色、温度、周径和患者主诉情况。一旦出现充血、肿痛现象，应及时通知医生，并抬高患肢 20~30 cm 促进回流；局部可用硫酸镁湿敷，以减轻肿胀；遵医嘱使用改善微循环、抗渗出、清除自由基的药物；出现骨筋膜室综合征时，做好切开减压手术准备。

④吻合口假性动脉瘤：密切观察吻合口局部是否出现搏动性包块，可闻及血管杂音，伴感染时有红、肿、热、痛表现。一旦明确，应及时做好手术治疗准备。

四、健康教育

1. 行为活动：严格戒烟，避免血管收缩；高原天气寒冷注意患肢保暖，但避免热敷、烤火；坚持步行，每次缓步行走 15 分钟，每天至少 30 分钟，每周 3~5 次锻炼，促进侧支循环，改善症状。

2. 饮食指导：宜选择低盐、低脂、低胆固醇、高维生素、高纤维素食物，肥胖者应控制体重。

3. 用药指导：遵医嘱口服抗凝、抗血小板、降脂等药物，高原环境低压低氧，血流缓慢、黏稠，切勿擅自停药，避免支架血栓形成，若有出血等不适，及时就诊。

4. 随访指导：术后 1 个月、3 个月、6 个月复查，以后每半年复查一次。一旦出现肢体发凉、苍白、疼痛，步行距离明显缩短等情况应及时就诊。

第四节　腹主动脉瘤护理常规

一、概述

腹主动脉瘤（abdominal aortic aneurysm，AAA）是指腹主动脉呈瘤样扩张，且直径增大超过 50%。正常成人腹主动脉直径约 2 cm，因此腹主动脉直径 > 3 cm 可诊断为 AAA。动脉瘤膨出后不能回缩，可逐渐增大甚至破裂，一旦破裂，死亡率高达

50%~80%，是一种凶险的血管疾病。好发于老年男性，男女比例 10 ∶ 3，尤其多见于吸烟者。高原地区腹主动脉瘤患者动脉内膜粥样硬化严重，常合并与高原低温缺氧环境相关的心、肺、肾等疾病，具有治疗风险和难度大、术后并发症多等特点。该疾病常见手术方式包括腹主动脉瘤腔内修复术和腹主动脉瘤切除＋人工血管置换术。

二、护理评估

1. 术前评估：

（1）健康史：年龄、性别、职业、生命体征、文化程度等。

（2）相关因素：有无吸烟、动脉粥样硬化、动脉炎症、自身免疫疾病病史，有无高血压、高血脂、糖尿病、外伤、感染及家族史。

（3）身体状况：①局部情况：腹部有无搏动性肿块、腹痛、腹胀，有无下肢动脉缺血表现。②全身情况：评估患者生命体征的改变，有无先兆破裂出血。③辅助检查：通过超声多普勒、CTA、MRI、DSA 等相关影像学检查明确动脉瘤部位、大小、范围、血管壁情况、动脉瘤及瘤体远近端动脉的形态尤其是与肾动脉的关系等。

（4）心理—社会支持情况：是否因疾病产生恐惧情绪，患者及家属对疾病的认识程度、态度及家庭经济情况等。

2. 术后评估：

（1）术中情况：麻醉方式、手术方式、生命体征、出血情况等。

（2）伤口及引流情况：伤口有无渗血、血肿，引流管是否妥善固定并保持通畅，观察引流液的量、色和性状。

（3）肢体血液循环：左上肢及双下肢远端血运情况，如皮肤色泽、温度、感觉及动脉搏动等。

三、护理措施

1. 术前护理：

（1）预防腹主动脉瘤破裂：

①行为活动：保持环境安静，卧床休息，限制活动，避免任何碰撞、外伤与剧烈运动；禁止按摩、挤压、热敷腹部；告知患者绝对戒烟，可降低破裂风险。

②饮食护理：进食高蛋白、高维生素、中等热量营养均衡的食物。宜少食多餐，忌大量饮水和饮用刺激性饮料，保持大便通畅，避免腹内压增加。

③生命体征监测：密切监测心率、血压，高血压患者应遵医嘱应用降压药。

④避免腹内压增高：保暖预防感冒，防止用力咳嗽，保持排便通畅。

⑤疼痛护理：动态评估患者疼痛部位、性质、程度，遵医嘱使用相应的止痛药物。剧烈腹痛是腹主动脉瘤破裂的先兆，如患者出现腰背部剧烈疼痛、面色苍白、大汗淋漓、头晕等症状立即通知医生做好抢救准备。

（2）术前准备：局麻患者无需胃肠道准备，全麻患者术前 6 小时禁食固体食物，术前 2 小时禁饮；备皮、配血；指导患者练习床上翻身、排便。

2. 术后护理：

（1）饮食指导：开放手术全麻患者胃肠功能恢复后可进流质，局麻患者术后即可进食；宜选择高蛋白、高维生素、高纤维素、低盐低脂饮食，避免辛辣刺激、高胆固醇食物，少食多餐，促进消化吸收，预防便秘。

（2）活动指导：开放手术患者术后伤口无明显渗血渗液、患者体力允许情况下，术后 2~3 天即可下床在室内活动，卧床期间指导床上主动和被动活动；介入手术患者，穿刺侧肢体制动 6~12 小时，24 小时后可下床活动。

（3）病情观察：开放手术创伤大，高原患者常合并心肺等疾病，术后送监护室严密监护；介入手术相对创伤小，可根据病情心电监护、吸氧 24 小时以上。

（4）伤口与引流管护理：保持伤口敷料清洁干燥，引流管妥善固定、保持通畅，观察引流液的颜色、量与性状；开放性手术伤口范围大，避免腹内压增加引起伤口裂开，并使用腹带加压包扎保护；动态评估伤口疼痛情况，予以相应止痛处理。

（5）肾功能监测：传统开放手术和介入腔内修复手术均可导致肾功能不全，术后需监测尿量和肾功能。嘱患者多饮水，补液水化，促进造影剂排泄。

（6）术后并发症观察及护理：

①人工血管感染：感染是人工血管移植术后的严重并发症，主要表现为发热、腹痛、腹胀等症状，人工血管远端动脉搏动减弱或消失，严重者危及生命。术后严密监测有无发热、伤口化脓等感染征兆。遵医嘱术前及术后使用抗生素控制感染，根据细菌培养结果合理选择抗生素，有效防治感染。

②吻合口假性动脉瘤：可发生于人工血管移植术后数月或数年，破裂后可发生大出血危及生命。指导患者自查腹部有无搏动性包块，控制高血压等原发疾病，一旦有腹痛不适及时就诊。

③动脉栓塞：手术操作可能引起动脉瘤内的血栓脱落，引起急性下肢动脉栓塞或

慢性肢体缺血；穿刺处局部加压包扎压迫过紧、过久也可导致肢体缺血。术后应密切观察双下肢皮肤颜色、温度、足背动脉搏动以评估血供情况。

④内漏的观察：内漏是介入术后常见并发症，主要表现为腹痛。重视患者主诉，严密观察腹痛情况，必要时行 CTA 检查。

四、健康教育

1. 行为活动：戒烟、限酒，避免劳累、熬夜、剧烈活动、情绪激动、受凉感冒等诱发血压升高、腹内压增加因素。

2. 饮食指导：选择高蛋白、高维生素、高纤维素、低脂、低盐食物，多饮水，多食新鲜蔬菜水果，避免便秘引起腹内压增加。

3. 用药指导：遵医嘱长期服用降压、降脂等药物，维持血压、血脂正常。

4. 随访指导：出院后常规 3 个月、6 个月、1 年到专科门诊随访，复查彩超、CT，了解局部血流情况，有无支架内血栓形成，以及移植物有无变形、移位和内漏情况。

第三章 胃肠外科常见疾病护理常规

第一节 肠梗阻护理常规

一、概述

肠梗阻（intestinal obstruction）是多种原因引起的肠内容物不能正常运行、顺利通过肠道，是常见的外科急腹症之一，其中小肠梗阻占肠梗阻的 60%~70%。诊治延误或不当可发生肠穿孔、腹膜炎甚至休克等严重并发症，需要早期诊断、处理。发生肠梗阻的原因主要包括肠管受压、肠腔缩窄、肠壁病变或肠管痉挛、肠麻痹。按发病原因可分为机械性、动力性、血运性肠梗阻；按肠管有无血液循环障碍可分为单纯性和绞窄性肠梗阻。肠梗阻不但可引起肠管本身形态和功能的改变，还可导致全身性生理紊乱，临床表现复杂多变。常见的症状包括腹痛、呕吐、腹胀和肛门停止排气排便。因高原缺氧会降低肠道新陈代谢能力，官兵驻训、旅游等多种原因容易诱发肠梗阻。

二、护理评估

1. 术前评估：

（1）健康史：①一般情况：性别、年龄、职业、文化程度、地区、卫生习惯、宗教信仰等，发病前有无初入高原史、体位不当、饮食不当，饱餐后剧烈活动等诱因。②既往史：有无各种急慢性肠道疾病史、腹部手术史、外伤史及其他系统疾病史。③家族史：家族中有无各种急慢性肠道疾病患者。

（2）身体状况：①症状：评估腹痛、腹胀、呕吐、停止排气排便等症状的程度、有无进行性加重；呕吐物、排泄物、胃肠减压抽出液的量、颜色、性状。②体征：评估腹部压痛的部位，有无腹膜刺激征及其范围，警惕肠绞窄的发生，有无肠鸣音减弱或消失，注意有无眼窝凹陷、皮肤弹性降低等明显的脱水体征；有无出现水、电解质、酸碱失衡或休克和中毒的征象。③辅助检查：评估各项生化指标、血气分析、腹部 X 线或 CT 等结果。

（3）心理—社会状况：评估患者及家属的心理状况、对疾病的认知及家人给予患者支持的情况。

2. 术中评估：

（1）进行三方手术安全核查时，评估语言不通带来的核查风险。

（2）评估患者病情、意识、全身情况、配合程度、术前准备情况。

（3）术中评估患者体位、有无压力性损伤、低体温发生情况。

（4）评估术中物品、设备是否准备齐全。

3. 术后评估：

（1）术中情况：评估患者手术名称、麻醉方式、术中出血、术中输血和输液情况。

（2）身体状况：评估患者意识、生命体征、伤口敷料、引流管及引流液的颜色、性状和量。评估患者术后有无发生肠粘连，腹腔内感染或肠瘘等并发症。

（3）心理—社会状况：评估患者有无焦虑；社会家庭支持状况；术后康复知识的了解程度。

三、护理措施

1. 非手术治疗的护理 / 术前护理：

（1）呕吐护理：呕吐时取坐位或头偏一侧，防止误吸。

（2）体位护理：取低半卧位，减轻腹肌紧张和利于呼吸。

（3）缓解腹痛与腹胀：给予胃肠减压并保持通畅；明确无肠绞窄后，可遵医嘱予以解痉剂缓解腹痛，禁止使用中枢性的止痛剂掩盖穿孔或病情加重。

（4）补充液体：根据病情遵医嘱补液支持治疗，维持体液平衡，减轻肠壁水肿。

（5）饮食护理：完全性肠梗阻需严格禁食禁饮，给予肠外营养支持。梗阻解除，痛、胀、闭、吐症状消失 12 小时后可进流质饮食；注意勿食易产气食物，无不适，24 小时后进半流质饮食，3 天后进食软食。

（6）心理护理：尊重民族习惯、宗教信仰。向患者讲解疾病知识，手术方法，给予关心和支持，消除不良情绪。

（7）病情观察：若出现以下情况应警惕绞窄性肠梗阻的发生，应积极完善术前准备（如备皮、配血、术中物品准备等），急诊行手术治疗。①腹痛发作急骤，发病开始即可表现为持续性剧痛，或持续性疼痛伴阵发性加重。②呕吐出现早，剧烈而频繁。③腹胀不对称，腹部有局限性隆起或触痛性肿块。④呕吐物、胃肠减压液或肛门排出物为血性，或腹腔穿刺抽出血性液体。⑤出现腹膜刺激征，肠鸣音可减弱或消失。⑥体温升高、脉率增快、白细胞计数升高。⑦病情进展迅速，早期出现休克，抗休克治疗无效。⑧积极非手术治疗而症状体征未见明显改善。⑨腹部 X 线检查可见孤立、突出胀大的肠袢，位置固定不变。

（8）肠道准备：若为慢性不完全性肠梗阻者，需要做肠切除手术，除常规术前准备外还应按要求作肠道准备。

2. 术中护理：

（1）心理护理：麻醉前注意缓解患者紧张、焦虑等不良情绪。

（2）病情观察：密切监测患者生命体征，建立静脉通道，做好手术中的护理配合。

3. 术后护理：

（1）病情观察：观察生命体征，腹部体征、伤口愈合及肠道功能恢复情况，保持各引流管通畅，注意其引流量、色及性状。

（2）体位和活动：全麻后清醒患者取半卧位。鼓励患者早期下床活动，以促进肠蠕动恢复，减少肠粘连的发生。

（3）饮食护理：术后暂禁食。肠道功能恢复后术后早期经口进食，开始可进少量流质饮食，若无不适，由半流质、软食、普食逐步过渡。

（4）并发症观察护理：

①肠梗阻：若术后出现腹部阵发性腹痛、腹胀、呕吐等，应采取禁食、安置胃管、补液支持、防治感染，一般多可缓解。

②腹腔内感染及肠瘘：妥善固定腹腔引流管并保持通畅，观察记录引流液的颜色、性状和量。监测生命体征变化及切口情况，若术后 3~5 天出现切口周围红、肿、热、痛等症状应怀疑切口感染；若出现局部或弥漫性腹膜炎表现，腹腔引流管周围流出带粪臭味液体时，应警惕腹腔内感染及肠瘘的发生，宜采取全身营养支持和抗感染治疗，局部充分负压引流，引流不畅或感染不能局限者需再次手术。

四、健康教育

1. 饮食清淡易消化，少食刺激辛辣食物，注意细嚼慢咽，避免暴饮暴食，餐后忌剧烈运动。

2. 保持大便通畅。

3. 保持心情愉快，注意劳逸结合。

4.出现腹痛、腹胀、呕吐、肛门停止排气排便等情况及时就诊。

第二节　阑尾炎护理常规

一、概述

阑尾炎（appendicitis）是指阑尾由于多种因素而形成的炎性改变，是一种外科常见疾病，可在各个年龄段、不同人群中发病，多发生于青壮年，以 20~30 岁多见，男性发病率高于女性，其预后取决于是否及时地诊断和治疗。早期诊治，患者多可短期内康复，死亡率极低（0.1%~0.2%），如果延误诊断和治疗可引起严重的并发症，甚至造成死亡。临床上常有右下腹部疼痛、体温升高、呕吐和中性粒细胞增多等表现。阑尾炎的发生常与阑尾腔梗阻、胃肠道疾病的影响、胃肠功能的紊乱导致神经调节失调、阑尾血运障碍、细菌感染等因素有关。在高原地区，由于缺氧、低温等特点，阑尾的排空功能障碍及血运障碍成为阑尾炎的常见原因。同时在高原环境 1~2 年后，由于长期缺氧，人体免疫功能下降，抗感染能力下降，使阑尾在血运障碍等条件下，易于继发细菌感染。

二、护理评估

1.术前评估：

（1）健康史：①一般情况：年龄、性别、文化程度、宗教、信仰、地区、女性患者月经史、生育史等，发病前有无初入高原史、饮食不洁、进食高脂肪、高糖、低纤维食物等诱因。②现病史：评估腹痛发生的时间、部位、性质、程度、范围等及其消化道症状（恶心、呕吐等）。③既往史：评估既往有无阑尾炎发作、消化道溃疡穿孔、右肾与右输尿管结石、急性胆囊炎或妇科病史，有无腹部手术史及其他系统疾病史。

（2）身体状况：①症状：评估有无乏力、发热，恶心、呕吐、腹泻、里急后重等消化道症状；新生儿及小儿需评估有无脱水和／或呼吸困难的表现；妊娠阑尾炎患者可出现流产或早产征兆，观察其腹痛的性质有无改变，有无宫缩及阴道流血。②体征：评估腹部压痛的部位，麦氏点有无固定压痛、反跳痛、肌紧张及其部位、程度、范围；结肠充气试验、腰大肌试验、闭孔内肌试验的结果；直肠指检有无肿块或直肠前壁触痛、出血等。③辅助检查：评估白细胞计数和中性粒细胞比值、影像学检查结果。

（3）心理—社会状况：评估患者心理状况及患者、家属对疾病认知程度。

2. 术中评估：

（1）进行三方手术安全核查时，评估语言不通带来的核查风险。

（2）评估病情、意识状态、全身情况、配合程度、术前准备情况。

（3）术中评估患者体位、有无压力性损伤、低体温发生。

（4）评估术中物品、设备是否准备齐全。

3. 术后评估：

（1）术中情况：评估麻醉及手术方式，开腹手术多采用硬膜外麻醉，腹腔镜手术多采用全身麻醉。

（2）身体状况：评估意识、生命体征、伤口敷料、引流管及引流液的颜色、性状和量等；观察是否出现术后并发症，如腹腔出血、腹腔脓肿、粘连性肠梗阻、肠瘘等；此外腹腔镜手术需关注是否存在皮下气肿的风险。

（3）心理—社会状况：评估术后患者心理状况，患者有无焦虑，及其对术后相关康复护理知识的了解程度等。

三、护理措施

1. 非手术治疗的护理/术前护理：

（1）缓解疼痛：协助患者取半卧位，有利于放松腹肌，缓解疼痛；术前诊断未明确时禁用中枢性镇痛剂。

（2）饮食护理：指导患者禁食禁饮，必要时行胃肠减压，给予肠外营养支持。

（3）控制感染：遵医嘱予抗感染补液治疗，高热患者做好物理降温。

（4）病情观察：观察患者生命体征、腹痛及腹部体征变化，在非手术治疗期间，出现右下腹痛加剧、发热，血白细胞计数和中性粒细胞比值上升，应做好急诊手术的准备（如皮试、更衣、术中物品准备等）。

（5）心理护理：关心患者，讲解手术的必要性和配合要点。

2. 术中护理：

（1）心理护理：麻醉前注意缓解患者紧张、焦虑等不良情绪。

（2）病情观察：密切监测患者生命体征及病情变化，建立静脉通道，做好手术中的护理配合。

3. 术后护理：

（1）病情观察：观察生命体征，腹部体征、伤口愈合及肠道功能恢复情况，若安置腹腔引流管，保持引流管通畅，注意其引流量、颜色及性状。

（2）体位和活动：全麻未清醒前取去枕平卧位，头偏向一侧；硬膜外麻醉平卧6小时后取半卧位。鼓励患者早期下床活动，以促进肠蠕动恢复，减少肠粘连的发生。

（3）饮食护理：术后 1~2 天可根据情况尽快恢复经口进食，开始可进少量流质饮食，进食后若无不适，行半流质、软食、普食逐步过渡的饮食指导。

（4）并发症观察护理：

①腹腔内出血：术后 24 小时内，严密观察患者的生命体征、腹部体征，听取患者主诉，若患者出现面色苍白、脉速、血压下降或腹腔引流管有血液流出，应立即建立静脉通道，报告医生进行处理。

②切口感染：表现为术后 3 天左右体温升高，切口疼痛且局部红肿、压痛或有脓性分泌物，应遵医嘱给予抗生素，加强伤口换药及局部理疗等治疗，如已化脓拆线引流。

③皮下气肿：因术中采用二氧化碳建立手术空间，压力过高，灌注过快，手术时间过长，二氧化碳气体向皮下软组织扩散引起，一般不需要特殊处理，24 小时内可自行吸收。

④腹腔脓肿：表现为术后 5~7 天体温升高，并有腹痛、腹胀、腹部包块，若脓肿刺激盆腔器官，患者会出现里急后重、腹泻或尿急、尿频等改变，应及时汇报医生进行处理。

⑤粘连性肠梗阻：表现为患者进食后出现阵发性腹痛、呕吐、肠鸣音亢进等肠梗阻的表现，术后应鼓励患者早期下床活动；不完全性肠梗阻者行胃肠减压，完全性肠梗阻者，应协助医生进行术前准备。

⑥阑尾残株炎：阑尾切除时若残端保留过长超过 1 cm，术后残株易复发炎症，症状表现同阑尾炎。症状较重者需再行手术切除阑尾残株。

⑦肠瘘 / 粪瘘：较少见。临床表现与阑尾周围脓肿类似，术后数日内可见肠内容物经切口或瘘口溢出，应保持引流通畅、创面清洁、加强营养支持等保守治疗措施，多可自行闭合，仅少数需手术治疗。

四、健康教育

1. 指导患者注意饮食卫生，高原地区温差大，注意保暖，生活规律、劳逸结合。

2. 阑尾周围脓肿患者出院时,嘱其3个月后返院行阑尾切除术。

3. 由于高原地区气压低、温度低,可采用高压锅做饭,不饮用生水、不食用半生不熟的食物。

4. 出院后如有腹痛、恶心、呕吐等不适及时就诊。

第三节　胃十二指肠穿孔护理常规

一、概述

胃十二指肠穿孔(gastroduodenal perforation)是胃十二指肠溃疡严重并发症,主要是由于溃疡病灶向深度发展,穿透浆膜层从而出现穿孔,是外科常见的急腹症之一。该病起病急、病情重,若诊治不当可危及生命。十二指肠溃疡的发生部位以球部多见,与平原地区相似,藏族人群胃溃疡的发生部位以胃角多见。西藏高原幽门螺杆菌感染阳性率高于全国水平,其中藏族明显高于汉族。该病的病因主要是在消化道溃疡的基础上,患者有饮食的刺激或者是病情的加重导致,多发生在夜间空腹或饱餐后,主要表现为恶心、呕吐,伴有腹膜刺激征,症状严重的时候还会出现休克反应。胃十二指肠穿孔的治疗方式有手术治疗和非手术治疗,一般预后较好。高原生活中喜食辛辣高盐等刺激性较大的食物,以及不良的生活习惯如大量的烟酒刺激胃黏膜,导致胃黏膜的保护功能降低,加之高原地区缺氧环境导致胃黏膜血流淤滞、上皮细胞再生能力减退、黏液分泌减少,致使胃黏膜的防御功能下降,故高原地区溃疡的易感性高。急进高原后由于高寒缺氧导致机体发生一系列应激反应,发生急性穿孔的可能性明显增加。

二、护理评估

1. 术前评估:

(1)健康史:①一般情况:年龄、性别、文化程度、宗教、信仰、地区、饮食习惯、是否喜食熏、烤、煎、炸、盐腌制食物;有无烟酒嗜好等,发病前有无初入高原史、暴饮暴食,压力过大、长期服用非甾体抗炎药、激素药等诱因。②既往史:患者是否有上腹部疼痛、溃疡发作史及其他胃肠道症状。③家族史:有无慢性萎缩性胃炎、胃十二指肠溃疡、息肉、肿瘤等家族病史。

(2)身体状况:①症状:评估疼痛的性质、程度、开始的时间及发作的诱因及伴随症状，起病急骤或缓慢。②体征：有无痛苦表情、消瘦、贫血貌，生命体征是否正常。上腹部有无固定压痛点，全腹有无"板状腹"体征，有无肠鸣音减弱或消失等。③辅助检查：评估白细胞计数和中性粒细胞比值，行腹部立位平片多可见膈下新月形游离气体，胃镜、CT 等结果。

（3）心理—社会状况：评估患者有无精神紧张、焦虑等心理状况及患者、家属对疾病认知程度。

2. 术中评估：

（1）进行三方手术安全核查时，评估语言不通带来的核查风险。

（2）评估病情、意识状态、全身情况、配合程度、术前准备情况。

（3）术中评估患者体位、有无压力性损伤、低体温发生。

（4）评估术中物品、设备是否准备齐全。

3. 术后评估：

（1）术中情况：了解患者手术名称、麻醉方式、术中出血、术中输血和输液情况。

（2）身体状况：评估患者意识、生命体征、伤口敷料、引流管及引流液的颜色、性状和量；评估患者术后有无发生出血、感染、吻合口梗阻等并发症。

（3）心理—社会状况：了解患者有无焦虑；对术后相关康复护理知识的了解程度等。

三、护理措施

1. 非手术治疗的护理 / 术前护理：

（1）体位护理：呕吐时取坐位或头偏一侧，防止误吸；休克者取休克体位；生命体征平稳后改为半卧位，有利于漏出的消化液积聚于盆腔，减轻中毒症状。

（2）饮食护理：指导患者禁食禁饮，遵医嘱给予抗感染、营养补液支持治疗。

（3）胃肠减压护理：保持有效负压引流，减少消化液继续外漏，注意观察和记录引流液颜色、性状和量。

（4）病情观察：严密观察患者的生命体征、尿量、周围循环情况及腹部体征，若病情不见好转反而加重者，应及时报告医生，并配合做好急诊手术的准备（备皮、配血、术中物品准备等）。

（5）心理护理：患者发病突然，表现为剧烈腹痛、病情危重，多数患者需紧急手术治疗，加之患者对住院环境的陌生，易产生焦虑、恐惧心理。因此要关心患者，消除不良情绪。

2. 术中护理：

（1）心理护理：麻醉前注意缓解患者紧张、焦虑等不良情绪。

（2）病情观察：密切监测患者生命体征及病情变化，建立静脉通道，做好手术中的护理配合。

3. 术后护理：

（1）病情观察：观察生命体征、腹部体征、伤口有无渗血、渗液及肠道功能恢复情况，保持各引流管通畅，注意其引流量、颜色及性状。

（2）体位和活动：麻醉清醒后可取半卧位，鼓励患者早期下床活动，预防肠粘连、下肢深静脉血栓等并发症。

（3）饮食护理：拔出胃管当日可试饮少量水，每次 20~30 mL，每 2~3 小时一次；如无不适，第 2 日可进食汤、肠内营养液等半量流质（每次 50~80 mL，每日 5~6 次）；第 3 日进全量流质（100~150 mL，每日 5~6 次）；进食后无不适，第 4 日可进半流质饮食，无不良反应再进软食。食物宜温、软、易消化，少量多餐，逐步恢复正常饮食。

（4）并发症观察护理：

①术后出血：术后严密观察血压及脉搏变化，腹腔内出血常表现为失血性休克症状，伴有腹胀、全腹压痛反跳痛明显等腹膜刺激征，须及时通知医生，进行相应处理。

②感染：饱餐后的急性穿孔造成弥漫性腹膜炎，术后可能出现腹腔或切口感染。患者一般术后 3~5 天体温增高，局部出现疼痛和压痛，提示炎症的存在。应遵医嘱给予抗生素治疗，全身营养支持，局部充分引流，加强伤口换药及局部理疗等治疗。

③吻合口梗阻：吻合口梗阻表现为患者拔除胃管或进食后腹胀，伴有呕吐胃内容物可混有胆汁液体。经禁食、输液等保守治疗后水肿消失自行缓解。

四、健康教育

1. 适当锻炼，劳逸结合，注意自我调节，保持心情舒畅。

2. 高原昼夜温差大，避免劳累及受凉。

3. 饮食避免生、冷、硬、辛辣、烟熏风干、油炸等刺激性食物，多食新鲜蔬菜水果，戒烟禁酒、咖啡、浓茶等。高原地区特有的农忙季节特点，如每年 4、5 月份那曲地区农民需挖虫草等，导致患者无法及时就诊，如出现胃肠道症状等不适，嘱其及时行消化道内镜检查，养成细嚼慢咽、规律进食的习惯。

4.避免服用对胃黏膜有损害的药物，如阿司匹林、吲哚美辛、皮质类固醇等。

5.术后 3 个月后行胃镜检查了解溃疡愈合情况，告知患者如有腹痛、反酸、嗳气甚至恶心、呕吐时应及时就诊。

第四章　肝胆外科常见疾病护理常规

第一节　腹部损伤护理常规

一、概述

腹部损伤（abdominal injury）是指各种物理、化学和生物的外源性致伤因素作用于机体，导致腹壁和 / 或腹腔内部组织器官结构完整性受损，同时或相继出现一系列功能障碍。发生腹部损伤时肝脏和脾脏是最容易受到损伤的实体器官。在腹部损伤中脾损伤的发生率高达 40%~50%，肝损伤的发生率为 20%~30%。腹部有较多的脏器，因此受伤后伤情复杂，及时、准确地判断腹部损伤类型及定位受损器官，给予恰当的治疗和护理，是降低腹部损伤死亡率的关键。

二、护理评估

1. 术前评估：

（1）健康史：①一般情况：年龄、性别、婚姻、职业、饮食情况等。②外伤史：了解受伤的时间、地点、致伤条件、受伤部位、伤情，致伤源的性质、暴力的方向和强度；受伤至就诊期间的病情变化；就诊前的急救措施及其效果。③既往史：了解有无高血压、糖尿病等慢性疾病，既往手术史等。④家族史：了解有无家族遗传病，如血液系统疾病等。

（2）身体状况：①症状及体征：生命体征、腹部体征、感染表现、有无合并其他损伤等。②辅助检查：了解血常规、腹部超声、CT 等异常结果。

（3）心理—社会状况：评估患者对突发状况的心理承受能力及对疾病的认知程度以及家庭支持系统等。

2. 术中评估：

（1）健康史：①一般情况：包括患者年龄、职业、性别、语言等。②既往史：了解既往有无手术、麻醉史。③用药史：了解用药情况及不良反应，有无过敏史。

（2）身体状况：了解患者全身各器官功能状况、辅助检查以及手术耐受力。

（3）心理—社会状况：了解患者有无焦虑及其家庭支持系统等。

3.术后评估：

（1）术中情况：了解患者手术名称、麻醉方式、术中出血、手术过程及术中有无突发状况等。

（2）身体状况：评估患者意识、生命体征、末梢循环、伤口敷料、引流管及引流液的颜色、性状和量；评估血常规、肝肾功等检查结果有无异常。

（3）心理—社会状况：了解患者及家属有无焦虑，术后对疾病康复的认知程度等。

三、护理措施

1.术前护理 / 非手术治疗的护理：

（1）病情观察：①生命体征：每 15~30 分钟测量 1 次生命体征。②皮肤黏膜、意识情况。③腹部症状及体征：评估腹部情况，注意有无腹痛、腹胀、腹膜刺激征的程度和范围变化。④准确记录 24 小时出入量。⑤实验室检查：每 30~60 分钟采集一次血常规，判断腹腔内有无活动性出血。⑥非手术观察期间，如患者出现全身多器官功能衰竭、休克、腹部症状与体征加重、气腹征、腹部移动性浊音、呕血、黑便等情况时，立即告知医生。

（2）休息与体位：绝对卧床休息，不随意搬动患者，以免加重伤情，病情稳定者取半卧位。

（3）禁食禁饮、禁灌肠、胃肠减压：诊断未明确前应绝对禁食禁饮和禁灌肠，对怀疑有空腔脏器损伤者应尽早行胃肠减压。

（4）抗休克治疗：高原低氧环境可加重患者的出血倾向和病情，且耐受失血能力低，更容易发生休克；因此应积极补充足量的平衡盐溶液、电解质等，维持有效的循环血量，防止休克发生。同时由于体液代谢及再分配能力差，易发生右心功能不全、肺水肿和脑水肿，因此应严格控制输液速度及量，必要时采用中心静脉压评估体液不足的程度。

（5）抗感染治疗：遵医嘱合理使用抗生素。

（6）镇静镇痛：诊断未明确前，禁用或慎用镇痛药物，可通过分散注意力等方式来缓解疼痛；诊断明确者，可根据病情遵医嘱给予镇静镇痛药物。

（7）协助医生进行诊断性腹腔穿刺术或腹腔灌洗术。

（8）术前准备：一旦决定手术，应做好术前准备。

（9）心理护理：告知患者及家属治疗方案及配合方法，帮助其树立战胜疾病的信心。

2.术中护理：

（1）做好术前物品准备，了解患者情况，与患者沟通，减轻焦虑恐惧的心理。

（2）建立双通道输入液体及血液，必要时进行深静脉置管，维持循环系统稳定。

（3）病情观察：持续监测患者呼吸及循环功能状况，维持患者的呼吸和循环功能正常。

（4）注意观察皮肤颜色及穿刺点情况，如果发现皮下出血或穿刺点渗血常提示DIC发生，报告医生及早处理。

（5）休克患者常有皮肤湿冷的表现，因此应加强皮肤护理，维持内环境体温的恒定。

3.术后护理：

（1）病情观察：严密监测患者的意识状态、生命体征、腹部体征及24小时出入量；观察伤口敷料及腹腔引流管情况，妥善固定引流管，防止管道脱落及牵拉，观察引流液的颜色、性状及量。

（2）体位与活动：清醒且血压稳定者，改为半卧位；指导患者有节律地深呼吸；鼓励患者多翻身，早下床活动防止肠粘连。

（3）禁食、胃肠减压：术后待胃肠道蠕动恢复，肛门排气后可停止胃肠减压，根据病情从流质饮食逐渐过渡到普食，必要时给予肠外营养。

（4）维持呼吸功能：持续低流量吸氧，并指导患者深呼吸、缩唇式呼吸，教会正确咳嗽，协助排痰，防止术后坠积性肺炎发生。

（5）静脉补液：遵医嘱给予静脉营养支持、补充水电解质及抗生素抗感染治疗。

（6）并发症的护理：

①受损器官再出血：

表现：患者腹痛缓解后又突然加剧，同时伴有全身冷汗、面色苍白、肢端湿冷、血压下降等表现；腹腔引流管间断或持续引流出鲜红色血性液体；血红蛋白呈进行性下降。

护理方法：取平卧位，绝对卧床休息，禁止搬动患者；建立双通道静脉补液，必要时使用活血管药物以维持稳定血压；密切观察患者生命体征变化，尽早备血；做好再次手术的准备。

②腹腔脓肿：

表现：术后数日，患者体温升高，并伴有腹胀、呃逆等症状，实验室检查白细胞计数和中性粒细胞明显增高。

护理方法：遵医嘱合理使用抗生素；做好脓肿切开引流或物理疗法的护理配合；营养支持。

（7）心理护理：给予患者安慰及帮助，帮助其树立战胜疾病的信心。

四、健康指导

1. 疾病知识：向患者解释术后配合的注意事项，出院后要多休息，加强营养，促进康复。

2. 急救知识：普及各种急救知识，在发生意外时能够进行简单的自救。

3. 安全知识：加强宣传安全生产、户外活动等，避免意外损伤发生。

4. 复诊指导：指导患者遵医嘱定期复查，若出现腹痛、腹胀等不适及时就诊。

第二节　门静脉高压症护理常规

一、概述

门静脉高压症（portal hypertension）是指各种原因导致门静脉血流受阻和 / 或血流量增加所引起的门静脉系统压力增高，继而引起脾大和脾功能亢进、食管胃底静脉曲张、呕血或黑便和腹水等表现的一组临床综合征。肝炎、肝硬化是门静脉高压症的常见病因，发病率达 3.6%，在高原地区，由于其特殊自然环境以及生活习惯，乙肝病毒感染远高于内地，由此继发肝硬化发病率及严重程度也明显高于内地。外科治疗门静脉高压症主要是预防和控制食管胃底静脉曲张破裂出血，解除或改善脾大伴脾功能亢进，治疗顽固性腹水和原发性肝癌。根据患者具体情况，采用非手术治疗或手术治疗。

二、护理评估

1. 术前评估：

（1）健康史：①一般情况：患者的年龄、性别、职业、生活饮食习惯、大量饮酒史等。②既往史：有无慢性肝炎、血吸虫病史、黄疸、腹水、呕血、黑便、肝性脑病等；有无消化性溃疡、血液病，近期有无外伤、手术、抗凝、糖皮质激素治疗等；既往出血、贫血、感染、脾大、呕血和黑便情况。③发病诱因：是否有进食粗硬、刺激性食物，是否有腹内压骤然升高的因素。

（2）身体状况：①症状及体征：局部状况，如肝脏、脾脏的大小、质地，腹围的大小，腹水的程度等。全身状况，如有无贫血、肝病面容、尿量变化，有无出血性休克、肝性脑病的征兆，有无黄疸、肝掌、蜘蛛痣及皮下出血等。②辅助检查：评估血常规、凝血酶原时间、肝功能等检查结果；评估腹部超声、胃镜、X线钡餐、CT、MRI、磁共振门静脉血管成像等辅助检查结果。

（3）心理—社会状况：了解患者对疾病的认知程度，对手术有无担忧；家庭支持系统等。

2. 术中评估：

（1）健康史：①一般情况：包括患者的年龄、性别、职业、语言、文化程度等。②既往史：了解既往有无手术、麻醉史。③用药史：了解用药情况及不良反应，有无过敏史。

（2）身体状况：了解患者全身各器官功能状况、辅助检查以及手术耐受力。

（3）心理—社会状况：了解患者有无焦虑、家庭支持系统等。

3. 术后评估：

（1）术中情况：评估麻醉方式和手术类型、术中出血量及引流安置情况。

（2）评估患者生命体征、意识状况、血氧饱和度、尿量、肝功能等，了解有无出血、肝性脑病、感染等并发症发生。

（3）心理—社会状况：评估患者对疾病和术后各种不适的心理反应，患者及家属对术后康复过程及出院健康教育知识的掌握程度。

三、护理措施

1. 术前护理／非手术治疗的护理：

（1）病情观察：监测生命体征、中心静脉压和尿量；准确观察及记录出血的特点；注意呕血和黑便的颜色、性状、量。

（2）控制出血，维持体液平衡：迅速建立静脉通道，予以输血补液，恢复血容量，并注意纠正水、电解质紊乱。运用有效止血措施，同时做好急诊手术准备。

（3）预防食管胃底曲张静脉出血：避免劳累，禁烟酒，少喝咖啡和浓茶；避免进食粗糙、干硬、带骨的食物；禁忌油炸及辛辣食物；饮食不能过热；避免剧烈咳嗽、打喷嚏、便秘、用力排便等腹内压增高的因素。

（4）控制或减少腹水形成：注意休息，尽量取平卧位，以增加肝、肾血流灌注。补充营养，纠正低蛋白血症，必要时可静脉输入氨基酸、脂肪乳、白蛋白等。限制液体和钠的摄入，每日钠摄入量限制在500~800 mg（氯化钠1.2~2.0 g），少食咸肉、酱菜、罐头等含钠高的食物。合理使用利尿剂，同时记录24小时出入量。每日测量腹围，每日同一时间、同一体位在同一部位测量腹围1次，每周测体重1次。

（5）保护肝功能，预防肝性脑病：以卧床休息为主，吸氧、使用保肝药物。肝功能异常者蛋白摄入优质蛋白每天不高于30 g；及时去除诱发因素，如感染、便秘等；定期检测肝功能及血氨水平，观察患者行为意识的改变，必要时使用精氨酸等药物；应用非肠道吸收的抗生素；保持大便通畅；清除肠道内的积血，减少氨的产生；口服导泻药物或酸性溶液灌肠，减少氨的吸收；禁用肥皂水灌肠。

（6）积极做好急症手术的各项常规准备。

（7）做好心理护理，减轻患者紧张焦虑感。

2. 术中护理：

（1）进行三方安全核查时，评估语言不通带来的核查风险。仔细核对患者的各项信息。调节好手术室温湿度，做好保暖。

（2）密切关注患者各项生命体征变化，一旦出现异常情况及时报告医生，并配合进行处理。

（3）术中注意患者体位摆放、皮肤受压等。

（4）手术过程中避免手术设备、器械等造成外部损伤。

3. 术后护理：

（1）休息与活动：断流术和脾切除术后待生命体征平稳后取半卧位，有利于引流及预防膈下感染；分流术后患者取平卧位或低坡半卧位（＜15°），以保持血管吻合口通畅，1周后可逐步下床活动。

（2）加强观察病情：严密观察生命体征、腹部体征、伤口敷料及引流情况等。

（3）营养支持：术后早期禁食，禁食期间给予肠外营养支持。24~48小时肠道功能恢复后可进食流质，以后逐步改为半流质及软食。门腔分流术后应限制蛋白质摄入，每日不高于30 g，避免诱发肝性脑病。

（4）并发症的观察及护理：

①出血：术前积极纠正贫血及凝血障碍，补充维生素 B、维生素 C、维生素 K 及凝血因子，严重时可输血治疗；严密观察血压、脉搏、呼吸、伤口及引流情况。如有出血表现，及时告知医生。

②肝性脑病：观察患者有无意识改变，有无黄疸加深、发热、厌油、肝臭等肝功能衰竭表现。

③感染：常见腹腔、呼吸系统和泌尿系统的感染。遵医嘱使用有效的抗生素；做好引流管的护理；加强基础护理。

④静脉血栓：术后应注意监测血常规、凝血功能和 D- 二聚体；根据病情行超声等检查，注意有无门静脉血栓形成，必要时遵医嘱给予低分子肝素、阿司匹林等抗凝治疗。

四、健康指导

1. 饮食指导：进食高热量、丰富维生素饮食，肝功能损害较轻者，可酌情摄入优质蛋白质；损害严重及分流术后患者要限制蛋白质的摄入。有腹水者，要限制水及钠的摄入。禁烟酒、咖啡、茶，禁粗糙、干硬、油炸、辛辣食物，进食无渣软食，以免损伤食管黏膜，诱发大出血。少量多餐，规律进食。

2. 活动指导：避免劳累和过度活动，保证足够的休息和睡眠，生活规律，逐步增加活动量。避免腹内压增高因素，如咳嗽、打喷嚏、用力排便、提举重物等，以免诱发曲张静脉破裂出血。加强自我保护，避免外伤，用软毛牙刷刷牙，避免牙龈出血。保持乐观、稳定的心理状态，避免精神紧张、抑郁、激动等不良情绪。

3. 复诊指导：自我监测出血先兆、基本观察方法和主要急救措施，掌握紧急就诊方法。定期复查肝功能，慎用药物，门诊随访。

第三节　原发性肝癌护理常规

一、概述

原发性肝癌（primary liver cancer）是肝细胞或肝内胆管细胞发生的癌肿瘤，是我国常见恶性肿瘤及肿瘤致死病因，其中肝细胞癌约占 85%。每年肝癌初诊人数晚期的占比为 39%~53.6%，本病治疗困难，生存期短。肝癌主要病因有乙型肝炎病毒（hepatitis B virus，HBV）感染、丙型肝炎病毒（hepatitis C virus，HCV）感染、大量饮酒、吸烟等，约 85% 的肝癌患者是由 HBV 感染引起，HBV 感染是我国肝癌的首要病因。我国 HBV 所致肝癌的发病率为 26.92/10 万，而高原地区发病率高达 29.56/10 万。目前肝切除术是肝癌最主要的根治性手段。

二、护理评估

1. 术前评估：

（1）健康史：①一般情况：年龄、性别、婚姻、职业、乙肝疫苗接种史，是否居住于肝癌高发区。②疼痛情况：评估疼痛发生的诱因、时间、部位、性质和程度，与体位有无关系，有无牵涉痛。③既往史：了解有无其他部位的癌肿和手术治疗史；有无肝炎、肝硬化和其他系统伴随疾病等；有无用（服）药史、过敏史等。④家族史：了解家庭中有无肝癌和其他肿瘤患者。

（2）身体状况：①症状及体征：评估肝脏大小，有无肝区压痛、上腹部肿块等；肿块的大小、部位、质地、表面是否光滑；有无肝浊音界上移、黄疸、腹水等；有无食欲减退、嗳气、腹胀等消化道症状；有无消瘦、乏力等恶病质表现；有无肝性脑病、上消化道出血及各种感染。②辅助检查：了解甲胎蛋白水平、肝功能、其他重要脏器功能等检查结果；腹部超声、CT、MRI 等检查有无肝占位；肝穿刺活组织检查结果。

（3）心理—社会状况：了解患者对疾病的认知程度，对手术有无担忧；家庭支持系统等。

2. 术中评估：

（1）健康史：①一般情况：包括患者的年龄、职业、性别、语言等。②既往史：了解既往有无手术、麻醉史。③用药史：了解用药情况及不良反应，有无过敏史。

（2）身体状况：了解患者全身各器官功能状况、辅助检查以及手术耐受力。

（3）心理—社会状况：了解患者有无焦虑、家庭支持系统等。

3. 术后评估：

（1）术中情况：了解患者手术名称、麻醉方式、病变组织切除情况、术中出血、补液、输血等。

（2）身体状况：评估患者意识、生命体征、末梢循环、伤口敷料、引流管及引流液的颜色、性状和量等。观察有无出血、膈下积液积脓等并发症出现。

（3）心理—社会状况：了解患者有无焦虑，对术后康复有无信心等。

三、护理措施

1. 术前护理：

（1）疼痛护理：评估疼痛程度、部位、性质、发作时间、诱因及缓解因素。遵医嘱按照癌症疼痛三阶梯镇痛原则给予镇痛药物，并观察药物的不良反应等。

（2）改善营养状况：术前进行营养风险筛查。对于营养不良患者首选肠内营养。合并肝硬化肝功能损害者，应适当限制蛋白质摄入。必要时可给予肠外营养，可通过静脉给予氨基酸、脂肪乳、白蛋白等，增强机体抵抗力。

（3）保肝治疗：评估肝功能状态，并予以保肝、抗病毒治疗。嘱患者保证充分睡眠，禁酒。

（4）维持体液平衡：对肝功能不良伴有腹水者，严格控制水、钠盐的摄入量。定期观察、记录体重及腹围变化。

（5）预防出血：黄疸患者肌内注射维生素 K_1，适当补充血浆和凝血因子，改善肝脏凝血功能，预防术中、术后出血。

（6）心理护理：耐心解释各种治疗及护理知识，鼓励患者及家属说出感受及关心的问题。

（7）术前准备：对需要行手术治疗的患者，做好呼吸道、皮肤、配血、术中物品等准备。

2. 术中护理：

（1）保护患者隐私及保障手术治疗安全。

（2）手术开始 30 分钟前遵医嘱输入白蛋白或抗生素。

（3）密切关注患者各项生命体征变化。

（4）术中注意患者体位摆放、皮肤受压等。

（5）手术过程中避免手术设备、器械等造成外部损伤。

3. 术后护理：

（1）病情观察：观察并记录生命体征、尿量、全身皮肤黏膜、伤口渗血、渗液情况、腹部体征；观察引流液颜色、性状和量。

（2）体位与活动：清醒且血压稳定者，改为半卧位；指导患者有节律地深呼吸。

（3）吸氧：持续低流量吸氧 3~4 天，2~3 L/min，提高肝脏氧气供给，保护肝功能。

（4）营养支持：术后禁食，待肠蠕动恢复后，逐步给予温开水、流质、半流质、软食、普食。术后 2 周应补充适量白蛋白和血浆，提高机体免疫力。

（5）疼痛护理：实施疼痛评估，联合药物镇痛与非药物镇痛方法，实现个体化疼痛管理。

（6）并发症的护理：

①出血：出血是肝切除术后常见并发症之一。应观察生命体征、腹部体征和引流液的颜色、性状和量，手术后当日可从肝周引出血性液体 100~300 mL，若血性液体增多，应警惕腹腔内出血。若明确为凝血机制障碍性出血，遵医嘱给予凝血酶原复合物、纤维蛋白原，输入新鲜血浆、冷沉淀等，纠正低蛋白血症。若经输液、止血等对症治疗后患者生命体征仍不稳定者，做好再次手术准备。若术后患者血压平稳，取半卧位；术后 1~2 天应卧床休息，避免腹内压增高的因素。

②膈下积液及脓肿：膈下积液及脓肿是肝切除术后严重并发症之一，多发生在术后 1 周左右。应妥善固定引流管，保持通畅，观察引流液颜色、性状及量，定期无菌原则更换引流袋；若引流液逐日减少，一般手术后 3~5 天拔除引流管。严密观察体温变化，高热者给予物理降温，必要时给予药物降温，鼓励患者多饮水。若已形成膈下脓肿，及时行超声引导下穿刺抽脓及置管引流。遵医嘱使用抗生素并加强营养支持。

③胆汁漏：充分引流胆汁，维持水电解质平衡。如发生局部积液，应尽早行超声引导下穿刺置管引流。

④肝性脑病：观察患者有无肝性脑病早期症状，一旦出现及时通知医生。避免肝性脑病的诱因，如上消化道出血、高蛋白饮食及感染等。禁用肥皂水灌肠，可用生理盐水或弱酸性溶液。使用降血氨的药物。便秘者可口服乳果糖，促使肠道内氨的排出。

四、健康指导

1.合理饮食：多碳水化合物、优质蛋白质、低脂肪、富含维生素和纤维素的食物，禁饮酒。若有腹水、水肿应控制水和钠盐的摄入。

2.疾病指导：注意防治肝炎，加强 HBV 疫苗接种。有肝炎、肝硬化病史者和肝癌高发地区人群定期做甲胎蛋白检测或超声检查。

3.复查指导：肝癌根治性治疗后，2 年内间隔 3 个月常规监测 1 次增强 CT 或 MRI。超过 2 年，间隔 6 个月常规监测 1 次。若患者出现水肿、体重减轻、出血倾向、黄疸和乏力等症状，及时就诊。

第四节　肝包虫病护理常规

一、概述

肝包虫病（hepatic echinococciosis），又称肝棘球蚴病，是犬绦虫（棘球绦虫）的囊状幼虫（棘球蚴）经过十二指肠后进入门静脉系统，寄生在肝脏所致的一种寄生虫病。肝包虫病的危害主要是包虫在体内膨胀或浸润性生长压迫及破坏周围组织，表现为肝区不适、肝大、黄疸、门静脉高压，并发包虫囊破裂、感染、变态反应等，严重威胁人类健康。我国西部人群包虫病平均患病率为 1.08%，其中青藏高原部分地区人群患病率高达 6%。治疗肝包虫病的方法主要有药物治疗和手术治疗两种，手术被认为是治疗肝包虫病最有效的方法，也是唯一有望根治肝包虫病的治疗方法。

二、护理评估

1. 术前评估：

（1）健康史：①一般情况：包括患者的年龄、性别、学历、职业、文化程度、宗教、信仰、地区、卫生习惯等，尤其是否有狗、猫、牛、羊、狐狸等动物的接触史。②既往史：是否有包虫病治疗史；手术、输血、药物过敏及其他系统疾病史。③家族史：了解家族有无包虫病史等。

（2）身体状况：①局部状况：评估患者是否有上腹部包块及包块的性质、大小、位置等，是否有肝区疼痛、腹壁静脉曲张、腹水等。②全身状况：是否有发热、黄疸、水肿、皮疹等体征；是否有消瘦、乏力等营养不良情况。

（3）心理—社会状况：评估患者及家属的受教育程度、对包虫疾病的认知程度、手术后并发症及疾病预后情况，心理承受能力准备。

2. 术中评估：

（1）进行三方安全核查时，评估语言不通带来的核查风险。

（2）评估患者的病情、意识状态、全身情况、配合程度、术前准备情况。

（3）术中评估体位摆放、皮肤受压情况。

（4）评估术中物品、设备是否准备齐全。

3. 术后评估：

（1）术中情况：了解患者手术名称、麻醉方式、术中出血，是否安置引流管道及作用等。

（2）身体状况：评估患者意识、生命体征、伤口敷料、引流管及引流液的颜色、性状和量等。

（3）心理—社会状况：了解患者有无焦虑，对术后相关护理知识的了解程度等。

三、护理措施

1. 术前护理：

（1）预防肝包囊肿破裂护理：针对包虫囊肿较大的患者应卧床休息，预防撞击和挤压腹部；尽量避免剧烈运动、不要弯腰拾取重物，以免囊肿破裂，引起过敏反应及呼吸困难等症状。一旦发现包虫囊肿破裂出现过敏反应需要遵医嘱服药；针对严重过敏者，同时做好急救和急救所需设备、器械的准备工作。

（2）饮食护理：指导患者多食高热量、高蛋白、高维生素的食物以补充营养。

（3）体位护理：使用不压迫腹部的自由体位。

（4）心理护理：尊重民族习惯、宗教信仰和人权。阐述手术的必要性，讲解该病的知识及手术方法，提高患者战胜疾病的信心，鼓励患者家属和朋友给予患者关心和支持，消除其恐惧心理。

（5）术前常规准备：①完善相关术前检查：血常规、生化、凝血象、CT、B超、心电图等。②皮肤准备：术前1天清洁沐浴、准备皮肤，注意保暖，防止感冒，术晨更换清洁病员服。③呼吸道准备：术前戒烟，多做深呼吸、吹气球等呼吸功能训练，避免感冒。④术前行抗生素皮试。

2. 术中护理：

（1）心理护理：麻醉前注意缓解患者抑郁、焦虑等不良情绪。

（2）病情观察：密切监测患者生命体征，建立静脉通道。

（3）手术中注意配合要点：术中包囊溢入腹腔易引起过敏性休克，因此术中操作要求动作准确、轻柔，切忌将囊液漏于腹腔切口内。彻底清除囊内容物，消灭外囊残腔，注意保护性隔离。冲洗时避免囊液流入腹腔。术中使用过的器械、敷料、引流液等集中放置于容器中，用10%甲醛或3%过氧化氢浸泡，以杀灭物品上可能存留的头节。抽出的囊液放出时动作要轻柔，避免术中播散或污染。

3. 术后护理：

（1）加强病情检测：观察并记录生命体征、腹部体征；伤口敷料；有引流管者，妥善固定引流管，观察并记录引流液的颜色、性状和量。

（2）体位与活动：术后先采取平卧位，患者血压平稳、彻底清醒后取低半卧位，保持腹肌松弛，减小腹部切口张力，减轻患者疼痛，也有利于患者呼吸。建议患者早期进行床上翻身活动，踝泵运动，预防下肢深静脉血栓。

（3）饮食指导：术后禁食期间遵医嘱给予静脉营养输注。当恢复进食后指导患者从流质到半流质最后过渡到正常饮食，遵循少量多餐的原则。

（4）引流管护理：保持管道通畅且固定妥善，预防脱落、扭曲、受压折叠并预防管道堵塞；各管道标识应清晰正确。

（5）并发症的护理：

①出血：术后常见并发症，术后出血的原因多为包虫囊腔创面渗血，量不大，多能自行好转。注意引流管是否通畅，以及引流液的量、颜色、性状，若引流的血性液体增多，血压下降，心率增快，及时报告医生，并做好再次手术准备。

②积液和脓肿：积液和脓肿是肝包虫病手术后较为严重的并发症，通常发生在手术后7天左右，症状表现为患者体温升高，右上腹疼痛、肿胀等。应保持引流管的通畅，并收集引流液标本，送细菌培养及药敏试验，同时给予营养支持。

③胆汁瘘：术后引流管引流出胆汁样液体，胆汁漏量大，持续时间长，应密切观察引流管内的引流液量，量少且无腹痛者可保守治疗，嘱患者卧床休息，保持引流管通畅以保证充分引流。若引流液量大则需做好再次手术的准备。

④肝衰竭：预防肝衰竭，观察患者是否出现行为、性格变化，定向力减退、嗜睡、躁动以及肝功能障碍的表现。

四、健康指导

1. 饮食指导：加强日常饮食营养、做好个人清洁卫生，禁止饮用生水、禁止食用没有煮熟的食物和不干净的食物，养成良好的卫生、饮食习惯，防止肝包虫病复发。

2. 活动指导：尽量避免剧烈的运动或者挤压、撞击腹部；防止腹压增高，需要避免剧烈的咳嗽、拿重的物品、用力排便等，预防包虫囊不良反应的发生。

3. 药物指导：遵医嘱服用药物，禁止擅自变更药物或者减少、增加服用量或停止服药。

4. 带管出院的患者指导：叮嘱患者防止引流管脱落和弯折，定期到医院更换引流袋和敷料，预防感染。

5. 复查：术后严格遵照医嘱服用阿苯达唑 1~3 个月，预防复发。出院 3 个月后进行 B 超、肝肾功能复查。

6. 消灭野犬，加强家犬的管理，给狗定期驱虫是控制包虫病传播的有效方法。防治犬粪污染草场、饲料、水源，预防羊群染病，加强宰杀管理，病死的羊尸应深埋或焚毁，进行无公害化处理。

第五节　胆囊结石护理常规

一、概述

胆囊结石（cholecystolithiasis）是指发生在胆囊内的结石，主要为胆固醇结石、混合性结石或黑色素结石，常与急性胆囊炎并存，严重者可出现坏疽性胆囊炎、胆囊穿孔、气肿性胆囊炎、胆囊肠瘘、结石性肠梗阻。胆囊结石患病率有显著的地域差异，其差异性可能与遗传和饮食因素有关，在我国平原地区患病率为 3%~11%，高原地区患病率为 12%~23%。胆囊切除术为胆囊结石的主要治愈手段，其中腹腔镜下胆囊切除术（laparoscopic cholecystectomy，LC）为首选手术方式。

二、护理评估

1. 术前评估：

（1）健康史：①一般情况：患者的年龄、性别、民族、出生地、酥油茶饮用量、饮用水源、收缩压、有无吸烟史及妊娠史等。②既往史：了解有无胆绞痛、上腹部隐痛不适及消化道症状；有无过敏史及其他腹部手术史。③家族史：了解家庭中有无胆囊结石、胆囊炎等患者。

（2）身体状况：①症状及体征：评估腹痛的诱因、部位、性质及有无肩背部放射痛等；是否触及肿大的胆囊等。②辅助检查：了解血常规、肝功能、腹部超声检查等异常结果。

（3）心理—社会状况：了解患者对疾病的认知程度，对手术有无担忧；家庭支持系统等。

2. 术中评估：

（1）健康史：①一般情况：包括患者的年龄、职业、性别、语言等。②既往史：

了解既往有无手术、麻醉史。③用药史：了解用药情况及不良反应，有无过敏史。

（2）身体状况：了解患者全身各器官功能状况、辅助检查以及手术耐受力。

（3）心理—社会状况：了解患者有无焦虑、家庭支持系统等。

3.术后评估：

（1）术中情况：了解患者手术名称、麻醉方式、术中出血，是否安置引流管道及作用等。

（2）身体状况：评估患者意识、生命体征、末梢循环、伤口敷料、引流管及引流液的颜色、性状和量等。

（3）心理—社会状况：了解患者有无焦虑、早期活动是否配合等。

三、护理措施

1.术前护理：

（1）控制疼痛：评估疼痛程度、部位、性质、发作时间、诱因及缓解因素。对诊断明确且剧烈疼痛者，遵医嘱应用消炎利胆、解痉止痛药物，以缓解疼痛。

（2）合理饮食：进食低脂饮食，以防诱发急性胆囊炎影响手术治疗。

（3）皮肤准备：指导患者清洗脐部，脐部污垢可用松节油或石蜡油清洁。

（4）呼吸道准备：患者术前应进行呼吸功能锻炼，避免感冒，戒烟，以减少呼吸道分泌物。

2.术中护理：

（1）进行三方安全核查时，评估语言不通带来的核查风险。仔细核对患者各项信息。调节好手术室温湿度，做好保暖。

（2）密切关注患者各项生命体征变化，一旦出现异常情况及时报告医生，并配合进行处理。

（3）开放静脉通道，协助麻醉师进行麻醉操作。

（4）术中注意患者体位摆放、皮肤受压等。

（5）手术过程中避免手术设备、器械等造成外部损伤。

3.术后护理：

（1）病情观察：观察并记录生命体征、腹部体征；有引流管者，妥善固定引流管，观察并记录引流液的颜色、性状和量。

（2）体位与活动：清醒且血压稳定者，改为半卧位；指导患者有节律地深呼吸；

鼓励患者早期下床活动。

（3）饮食护理：腹腔镜术后禁食 6 小时，术后 24 小时内饮食以无脂流质、半流质为主，逐渐过渡至低脂饮食。

（4）疼痛护理：实施疼痛评估，联合药物镇痛与非药物镇痛方法，实现个体化疼痛管理。

（5）伤口护理：保持伤口敷料清洁干燥；根据渗液、渗血等情况，及时更换伤口敷料。

（6）并发症的护理：

①出血：观察生命体征、腹部体征和伤口渗血情况；有腹腔引流管者，观察引流液的颜色、性状和量。若出现面色苍白、冷汗、脉搏细弱、血压下降，腹腔引流管引流出大量血性液体等情况，及时报告医生并做好抢救准备。

②胆瘘：患者出现发热、腹胀、腹痛、腹膜刺激征等表现，或腹腔引流液呈黄绿色胆汁样，常提示发生胆汁渗漏。护理方面应保持引流管通畅，充分引流胆汁；维持水电解质平衡；为防止胆汁刺激及损伤皮肤，及时更换敷料并给予氧化锌软膏或皮肤保护膜涂敷局部皮肤。

③ CO_2 气腹相关并发症：患者表现腹胀、肩背部疼痛、皮下捻发感、呼吸困难、气促等。护理方面，术中发生高碳酸血症及酸中毒时，立即通知医生降低气腹压力；术毕缝合腹部切口前，在患者腹壁轻轻加压促进气体排出；术后取半卧位，低流量给氧、深呼吸、缩唇式呼吸、有效的咳嗽均可加速体内残余 CO_2 排出；监测呼吸状态和血氧饱和度，及时纠正酸中毒；皮下气肿者取半卧位或坐卧位，症状轻者延长吸气时间，症状重者须及时告知医生并准备穿刺排气用物。

四、健康指导

1. 合理饮食：养成良好饮食习惯。在饮食上尽量控制高蛋白、高脂肪、高胆固醇类食物摄入，增加富含纤维食物的食用，以预防高血压、高血糖、高血脂。

2. 疾病指导：告知患者胆囊切除后出现消化不良、脂肪性腹泻等情况的原因；中年以上未行手术治疗的胆囊结石患者应定期复查或尽早手术治疗，以防结石及炎症长期刺激诱发胆囊癌。

3. 复查指导：出院后若出现腹痛、黄疸、陶土样大便等情况及时就诊。

第六节　胆总管结石护理常规

一、概述

胆总管结石（calculus of common bile duct）是指发生在胆总管内的结石，是胆道常见疾病，以中老年患者为主，女性发病率相对男性发病率高，总发病率高达10%~15%。由于高原独特的地理环境和人文环境，胆总管结石发病率逐年上升。胆总管结石常合并急性胆管炎，典型临床表现为腹痛、寒战高热及黄疸（Charcot 三联征），严重者除三联征外，还有休克及中枢神经系统受抑制的表现（Reynolds 五联征）。如未及时治疗易导致感染加重，甚至发展为脓毒血症、感染性休克或多器官功能衰竭，可能危及生命。胆总管结石的治疗方式以手术为主，原则为尽量取尽结石，解除胆道梗阻，去除感染病灶，通畅引流胆汁，预防结石复发。其中胆总管切开取石、T 管引流术为常见手术方式。

二、护理评估

1. 术前评估：

（1）健康史：评估患者饮食习惯，有无呕吐蛔虫或粪便排出蛔虫史，有无胆囊结石、胆囊炎和黄疸病史，腹部手术史和外伤史。

（2）身体状况：①症状及体征：评估生命体征、腹部体征和异常消化道症状；是否存在寒战、高热、腹痛、黄疸的急性胆管炎的表现；腹痛是否与进油腻食物、过度疲劳或情绪变化等有关。②辅助检查：B 超、CT、白细胞计数、中性粒细胞比例、肝功、凝血酶原时间等结果。

（3）心理—社会状况：了解患者对疾病的认知程度，对手术有无担忧；家庭支持系统等。

2. 术中评估：

（1）健康史：①一般情况：包括患者的年龄、职业、性别、语言等。②既往史：了解既往有无手术、麻醉史。③用药史：了解用药情况及不良反应，有无过敏史。

（2）身体状况：了解患者全身各器官功能状况、辅助检查以及手术耐受力。

（3）心理—社会状况：了解患者有无焦虑、家庭支持系统等。

3. 术后评估：

（1）术中情况：评估麻醉及手术方式；术中梗阻解除及胆汁引流情况；引流管放置的位置及目的等。

（2）身体状况：评估患者的意识、生命体征、末梢循环、伤口敷料、引流管及引流液的颜色、性状和量等。

（3）心理—社会状况：了解患者有无焦虑等情绪、早期活动是否配合等。

三、护理措施

1. 术前护理：

（1）控制疼痛：正确评估疼痛，对诊断明确且剧烈疼痛者，给予消炎利胆、解痉镇痛药物。慎用吗啡，以免引起 Oddi 括约肌痉挛。

（2）降低体温：根据体温情况采取积极合理的降温措施；遵医嘱应用抗生素控制感染。

（3）营养支持：给予低脂、高热量、高蛋白、高维生素的饮食。禁食、不能经口进食或进食不足者，给予肠外营养支持。

（4）纠正凝血功能障碍：肝功能受损者肌内注射维生素 K_1，纠正凝血功能，预防术后出血。

（5）保护皮肤完整性：修剪指甲，禁止抓挠皮肤，预防皮肤破损。保持皮肤清洁，用温水擦浴，穿棉质衣裤。剧烈瘙痒者遵医嘱用药。

（6）密切观察病情：如出现寒战、高热、腹痛加重、腹痛范围扩大、黄疸、休克及中枢神经系统受抑制等急性梗阻性化脓性胆管炎的表现时，及时报告医生，并做好手术准备。

2. 术中护理：

（1）进行三方安全核查时，评估语言不通带来的核查风险。仔细核对患者各项信息。调节好手术室温湿度，做好保暖。

（2）密切关注患者各项生命体征变化，一旦出现异常情况及时报告医生，并配合进行处理。

（3）术中注意患者体位摆放、皮肤受压等。

（4）手术过程中避免手术设备、器械等造成外部损伤。

3. 术后护理：

（1）病情观察：密切观察生命体征、腹部体征及引流情况，评估有无出血及胆汁渗漏。术前有黄疸者，观察和记录大便颜色并监测血清胆红素变化。

（2）体位：麻醉清醒、血压平稳后给予半卧位，减轻伤口张力，有利于引流。

（3）营养支持：禁食期间通过肠外营养途径补充足够的热量、氨基酸、维生素、水、电解质等，维持患者良好的营养状态。胃管拔除后，根据患者胃肠功能恢复情况，由无脂流质逐渐过渡至低脂饮食。

（4）T管引流的护理：①妥善固定：妥善固定于腹壁，翻身活动时防牵拉脱出。②保持通畅：防止引流管扭曲、折叠、受压。经常挤捏引流管。③加强观察：观察T管引流液体的颜色、性状和量。如胆汁过多，提示胆道下端有梗阻可能；如胆汁浑浊，应考虑结石残留或胆管炎症未被控制。④预防感染：按无菌操作定期更换引流袋。T管不可高于腹部手术切口，以防胆汁逆流引起感染；引流管口周围皮肤覆盖无菌纱布，保持局部干燥，防止胆汁浸润皮肤引起炎症反应。⑤拔管护理：术后10~14日，T管引流出的胆汁色泽正常，且引流量逐渐减少，试行夹管1~2日，若无发热、腹痛、黄疸等症状，可经T管做胆道造影并持续引流24小时以上。如发现胆道有结石残留，则需延长T管留置时间，再作取石或其他处理。如胆道通畅无结石或无其他病变，再次夹闭T管24~48小时，患者无不适可予拔管。拔管后，残留窦道用纱布覆盖，1~2日内可自行闭合。

（5）并发症的护理：

①出血：多发生于术后24~48小时内。表现为腹腔引流液超过100 mL/h，持续3小时以上并伴有心率增快、血压波动表现；胆管内出血术后早期或后期均可发生，T管引流出血性胆汁或鲜血，粪便呈柏油样，可伴有心率增快、血压下降等低血容量性休克表现；此外，胆肠吻合口术后早期也可发生吻合口出血。护理方面，严密观察生命体征及腹部体征；一旦发现出血征兆，及时报告医生并采取相应措施，防止发生低血容量性休克。

②胆瘘：注意观察腹部体征和腹腔引流液的性状，发现异常及时报告医生处理。积极引流漏出的胆汁，维持水、电解质平衡，给予氧化锌软膏涂敷局部皮肤。

四、健康指导

1. 合理饮食：指导患者进食低脂肪、高维生素、高蛋白、营养丰富易消化的饮食，避免肥胖，并养成定时进餐的习惯，注意饮食卫生，定期驱除肠道蛔虫。

2. 定期复查：出现腹痛、黄疸、发热、厌油等症状，及时就诊。

3. T 管护理：带 T 管出院者，应告知 T 管引流的目的和重要性，穿宽松柔软的衣服，以防管道受压；淋浴时用塑料薄膜覆盖引流处，以防感染；避免举重或过度活动，以免牵拉 T 管导致管道脱出。如有异常及时就诊。

第七节　急性胰腺炎护理常规

一、概述

急性胰腺炎（acute pancreatitis）是一种胰酶在胰腺内异常激活，对胰腺自身及其周围脏器产生消化作用的炎症性疾病。主要临床表现包括急性上腹痛、恶心、呕吐、发热、腹胀，以及血和尿淀粉酶水平升高。根据病情的严重程度，急性胰腺炎可分为轻型和重型。轻型胰腺炎主要表现为水肿，病程自限，预后良好；而重型胰腺炎则可能出现胰腺坏死，病情严重，病死率较高。该病的年发病率约为 5/10 万 ~30/10 万，且有逐年增加的趋势。

急性胰腺炎在高原地区具有其独特性，由于高原特殊的外界环境、饮食习惯及生活方式，可能导致胰腺炎的病情更加复杂，病死率更高。在高原地区，人们往往以畜牧业为主，饮食习惯偏向于含脂量高的食物，如牛羊肉、奶制品等，且存在过量饮酒、暴饮暴食的习惯。这些因素都可能增加急性胰腺炎的发生风险。此外，高原地区缺医少药，卫生常识欠缺，也可能导致急性胰腺炎的诊治不及时，增加病情恶化的可能性。

因此，在高原地区，对于急性胰腺炎的认识和治疗需要特别关注。除了常规的急性胰腺炎临床表现，还需要考虑高原环境对疾病的影响。在护理评估和治疗过程中，需要特别注意患者的饮食习惯、生活方式及高原环境的特殊性，从而制订更有针对性的治疗和护理方案。

二、护理评估

1. 术前评估：

（1）健康史：评估患者的饮食习惯，有无嗜油腻食物和酗酒等急性胰腺炎的危险因素，发病前有无暴饮暴食的行为，以及既往有无胆道疾病和慢性胰腺炎病史。

（2）身体状况：①局部情况：了解腹痛发生的部位、程度、时间、性质、范围；呕吐物的性状、腹胀程度；有无腹膜刺激征及肠鸣音变化。②全身情况：了解精神状态、生命体征的改变；高原地区氧气稀薄，急性胰腺炎患者本身身体情况较差，容易发生高原反应，需要评估患者的缺氧程度和供氧情况；了解有无感染性中毒反应、有无水电解质及酸碱平衡失调的表现、有无休克现象等。

（3）辅助检查：评估患者的血常规、血尿淀粉酶、血脂肪酶、血钙、血糖、腹部B超、CT、MRI检查及诊断性腹腔穿刺等的结果。

（4）心理—社会支持状况：高原地区生活环境和文化的特殊性可能对患者的心理状态产生影响，需要评估患者及家属对疾病的认识和了解程度，了解患者家庭经济承受能力及家属配合情况，患者有无焦虑、恐惧等不良情绪。

2. 术后评估：

（1）身体状况：术后评估麻醉方式、手术方式、术中情况。

（2）评估术后生命体征和腹部症状及体征，全身营养状况。

（3）各引流管安置的部位、作用、引流通畅程度、引流液性状及量等。

（4）评估是否有胰漏、出血、继发感染、多器官功能障碍等并发症。

三、护理措施

1. 非手术治疗护理：

（1）心理护理：提供安全舒适的环境，讲解治疗的方案及效果，与家属合作，增强患者信心。

（2）休息与体位：应绝对卧床休息，以降低机体代谢率。协助患者取弯腰屈膝侧卧位，以减轻疼痛，注意防止坠床。

（3）吸氧：高原地区空气中氧含量较平原地区低，机体在低氧环境下容易缺氧，致使急性胰腺炎患者易发或加重肺部并发症。因此，根据患者缺氧程度，充分供氧，改善低氧血症，必要时使用面罩吸氧或机械通气。在氧疗过程中，定时监测呼吸频率、节律以及血气分析等，发现异常及时通知医生。

（4）病情观察及多器官功能的监护：监测神志、尿量、生命体征、腹部情况，关注心、肺、肾功能及化验结果，预防坏死性胰腺炎、休克及多器官功能衰竭。

（5）疼痛管理：①禁食、持续胃肠减压减少胰液刺激。②遵医嘱使用抑制胰液及抗胰酶药物，如生长抑素及其类似物。③疼痛剧烈时，予以解痉镇痛药，如哌替啶，但应禁用吗啡，以防引起 Oddi 括约肌痉挛，加重病情。

（6）维持水、电解质及酸碱平衡：建立两路静脉通路，早期应用液体复苏，观察水、电解质、酸碱平衡及皮肤黏膜，记录出入液量，必要时监测中心静脉压及每小时尿量。根据脱水程度、年龄和心肺功能调节补液速度。

（7）抗生素的应用：在高原缺氧环境下的重症急性胰腺炎，感染复杂而严重，多为多菌种感染，且难于控制，是重症急性胰腺炎致死的一个主要原因。在预防性联合应用抗生素的过程中，应遵医嘱按时、准确给药，注意配伍禁忌，病程后期应密切观察有无真菌感染。

（8）营养支持：胰腺炎禁食时间较长，营养支持对改善预后至关重要。①发病1~2周内采用肠外营养，2~3周后当血清淀粉酶恢复正常、症状体征缓解则实施肠内营养。②确保喂养管固定稳妥，每次输注前检查位置。③营养液现配现用，使用时间不超过 24 小时，输注时应控制营养液的温度、速度、浓度，观察有无呕吐、腹痛、腹胀、腹泻和水电解质紊乱等并发症的发生。

2. 术后护理：外科手术治疗主要针对胰腺局部并发症继发感染或产生压迫病症的重症急性胰腺炎，如消化道梗阻、胆道梗阻等，以及胰瘘、消化道瘘、假性动脉瘤裂开出血等其他并发症。重症胰腺炎除了做好非手术治疗护理措施，还需做到以下几点。

（1）管道护理：妥善处理各种引流管，以免引流管扭曲、堵塞等，保持管道通畅，定期更换，详细记录引流物的特征。

（2）并发症的观察及护理：

①多器官功能障碍：常见的有急性呼吸窘迫综合征和急性肾衰竭等，应严密监测呼吸、血气分析和尿量，及时汇报并处理病情变化。

②出血：常见有应激性溃疡出血和胰腺坏死侵蚀周围脏器或血管出血，持续监测生命体征和排泄物的色泽，一旦发生继发性出血，遵医嘱止血并做好急诊手术的准备。

③胰、胆、肠漏：保持半卧位，确保引流通畅，观察引流液，必要时进行腹腔灌洗或引流，保护周围皮肤。

④压疮、深静脉血栓：急性出血坏死性胰腺炎患者病情重、病程长，卧床时间长，且身处高原环境,血液黏稠度增加和大气压低可能导致血管挛缩和回流障碍,增加压疮、深静脉血栓等并发症风险。因此，预防是关键，定期变换体位，促进血液循环，避免长时间卧床。

四、健康教育

1. 休息与活动：帮助患者及家属正确认识胰腺炎，预防复发。出院后 4~6 周避免过度劳累，适度锻炼，避免剧烈运动，保持良好的心态，避免情绪激动。

2. 合理饮食：强调低脂饮食，少量多餐，戒烟酒，避免辛辣油腻食物。

3. 定期体检：加强定期体检的意识，重视胆道疾病的早期治疗，减少复发风险。

4. 血糖血脂管理：监测血糖血脂，必要时药物治疗。

5. 自我观察与随访：胰腺炎有复发可能，患者要定期随访。如发现腹部肿块不断增大，或出现腹痛、腹胀呕吐等症状，应及时就医。

第八节　胰腺癌护理常规

一、概述

胰腺癌（pancreatic cancer）是一种发生在胰腺组织中的恶性肿瘤，是一种发病隐匿、进展迅速、治疗效果及预后极差的消化道恶性肿瘤。40 岁以上好发，男性比女性多见。胰腺癌死亡率居我国常见癌症死因的第六位，在高原地区胰腺癌死亡率居常见癌症死因的第九位。胰腺癌多发于胰头部，占 70%~80%，其次为胰体尾部。由于胰腺癌恶性程度高、侵袭性强，5 年生存率 < 10%。手术切除是胰腺癌最有效的治疗方法，尚无远处转移的胰头癌，均应采取手术切除。

二、护理评估

1. 术前评估：

（1）健康史：①一般情况：患者的年龄、性别、饮食习惯、营养状况等。②既往史：有无致癌物质接触史及酗酒史、吸烟史；既往有无上腹部不适、饱胀、食欲减退等消化不良症状，有无糖尿病、慢性胰腺炎病史等。③家族史：了解家族中有无胰腺癌及其他肿瘤发病史。

（2）身体状况：①症状及体征：了解腹痛部位及特点；是否有食欲减退、消瘦、乏力、体重减轻等症状；有无贫血、黄疸等体征。②辅助检查：了解糖链抗原（CA19-9）、癌胚抗原（CEA）、胰胚抗原（POA）水平、肝功能、腹部 B 超、CT、MRI 及 MRCP

等辅助检查的结果。

（3）心理—社会状况：评估患者及家属对疾病的认识，是否有不良情绪反应。了解患者的家庭经济承受能力和社会支持系统。

2. 术中评估：

（1）健康史：①一般情况：包括年龄、性别、文化程度等。②既往史：了解既往有无手术、麻醉史。③用药史：了解用药情况及不良反应，有无过敏史。

（2）身体状况：了解患者全身各器官功能状况、辅助检查以及手术耐受力。

（3）心理—社会状况：了解患者有无焦虑、家庭支持系统等。

3. 术后评估：

（1）术中情况：评估麻醉方式和手术类型、术中出血量及引流安置情况。

（2）身体状况：评估患者的生命体征、意识状况、尿量、肝功能等，各引流管情况，患者的疼痛及睡眠情况。了解有无出血、感染、胰瘘、胆瘘、血糖异常等并发症发生。

（3）心理—社会状况：评估患者对疾病和术后各种不适的心理反应，患者及家属对术后康复过程及出院健康教育知识的掌握程度。

三、护理措施

1. 术前护理：

（1）心理护理：理解患者否认、悲哀、畏惧、愤怒等不良情绪，多与其沟通，满足其精神需要；针对性讲解疾病和手术相关的知识；帮助患者和家属进行心理调节，使之树立战胜疾病的信心。

（2）营养支持：鼓励患者进食高蛋白、高维生素、低脂饮食；不能进食或进食不足者，可经胃肠外途径补充足够的热量、氨基酸、维生素、电解质，以维持患者良好的营养状态。

（3）疼痛护理：观察患者腹痛的部位、范围、规律及持续时间，对患者进行疼痛评估，合理使用镇痛药，保证患者良好的睡眠。对于疼痛剧烈的胰腺癌患者，及时给予有效的镇痛，评估镇痛效果。

（4）肠道准备：为预防术后感染，术前 3 天遵医嘱口服抗菌药以抑制肠道细菌，术前晚清洁灌肠，以减少术后腹胀和并发症的发生。

（5）皮肤护理：黄疸伴皮肤瘙痒者，指导患者修剪指甲，勿挠抓皮肤，防止破损；穿宽松纯棉质衣裤；保持皮肤清洁，用温水擦浴，勿使用碱性清洁剂，以免加重皮肤瘙痒。镇静药和抗组胺药可缓解患者的瘙痒，瘙痒剧烈者可给予炉甘石洗剂外用。

（6）其他：血糖异常者，通过调节饮食和注射胰岛素控制血糖。有胆道梗阻并发感染者，予以抗生素控制感染。

2. 术中护理：

（1）进行三方安全核查时，评估语言不通带来的核查风险。仔细核对患者的各项信息。调节好手术室温湿度，做好保暖。

（2）密切关注患者的各项生命体征变化，一旦出现异常情况应及时报告医生，并配合进行处理。

（3）术中注意患者体位摆放、皮肤受压等。

（4）手术过程中避免手术设备、器械等造成外部损伤。

3. 术后护理：

（1）病情观察：①严密监测各项生命体征，加强巡视，注意腹部体征的变化。②严密观察各引流情况，了解每根导管的作用及安置部位，在引流管上贴标签标注管道名称及安置时间。妥善固定，维持管道的正常位置，防止滑脱。保持通畅，密切观察并准确记录各种引流物的性状、颜色、量。评估有无出血及胰液或胆汁渗漏。③观察黄疸消退情况，观察和记录粪便的颜色。

（2）营养支持：禁食胃肠减压期间，给予肠内、肠外营养支持，以改善患者的营养状况。拔除胃管后，遵医嘱进食流质食物，少食多餐，逐渐过渡到半流质、软食。量由少到多，逐渐过渡到普食，鼓励进低脂、高蛋白、高维生素饮食。

（3）血糖监测：术后动态监测血糖，若术后胰岛素缺乏或不足，可发生血糖升高，应遵医嘱使用胰岛素或胰酶等，将血糖维持在正常范围。

（4）并发症的护理：

①出血：出血是胰十二指肠切除术后危及患者生命最严重的并发症。密切观察生命体征及伤口敷料情况，引流液的颜色、性状及量。出血量少者可予静脉补液，使用止血药、输血等治疗，出血量大者需急诊行介入或手术止血。

②腹腔感染：监测体温及血常规变化，及时更换伤口敷料，加强引流管护理，注意引流液的性状及量，若为浑浊或脓性液体，应考虑是否有吻合口瘘或继发感染，应及时通知医生并协助处理。

③胰瘘：胰十二指肠切除术后最常见的并发症和导致死亡的主要原因。取半卧位，

保持引流通畅；根据胰漏程度，遵医嘱禁食、持续胃肠减压、静脉泵入生长抑素；严密观察并记录引流液颜色、量和性状；注意用氧化锌软膏，保护周围皮肤。

④胆瘘：表现为发热、腹痛及腹膜刺激征；T管引流量突然减少，而腹腔引流管或腹壁伤口溢出胆汁样液体。应保持T管引流通畅，注意观察腹腔引流情况。

⑤胃排空延迟：禁食、持续胃肠减压，每日观察并记录胃液量；合理补液，监测电解质水平，维持水、电解质平衡；使用肠外营养支持，并可安置鼻肠管输注肠内营养液；使用胃动力药物；遵医嘱合理使用抗生素，去除腹腔内感染，必要时针对性引流。

四、健康指导

1. 自我监测：年龄40岁以上者，短期内出现持续性上腹部疼痛、腹胀、黄疸、消瘦等症状时，需行胰腺疾病筛查。

2. 合理饮食：忌烟酒，少量多餐，均衡饮食。

3. 定期复查：术后3~6个月复查一次，如出现贫血、发热、黄疸等症状，及时就诊。

第五章 乳腺、甲状腺外科常见疾病护理常规

第一节 甲状腺肿瘤护理常规

一、概述

甲状腺肿瘤（thyroid tumors）是甲状腺组织内细胞异常增生或形成的肿瘤，可分为良性和恶性两大类。良性肿瘤如甲状腺腺瘤，通常生长缓慢，症状轻微；而恶性肿瘤如甲状腺癌，则生长迅速，侵袭性强，预后较差，甚至可能引起一系列严重症状，如声音嘶哑、吞咽困难、呼吸困难等。甲状腺肿瘤的发病机制尚未完全明确，但多种因素如遗传、环境、内分泌异常等已被证实与其发病有关。我国一项总样本量为 56 万人的研究显示，我国甲状腺肿瘤总患病率为 32%，而一项针对青海果洛高原地区人群甲状腺肿瘤发病研究显示，该地区甲状腺肿瘤患病率为 46%，这可能与高原地区特有的环境因素如缺碘、低温、辐射暴露等有关，因此，针对高原地区甲状腺肿瘤患者实施个性化的、科学有效的护理措施至关重要。

二、护理评估

1.术前评估：

（1）健康史：了解患者的年龄、性别，女性患者的月经史、生育史、饮食习惯，了解患者有无结节性甲状腺肿、甲状腺腺瘤、甲状腺淋巴瘤、转移瘤等病史，有无家族史、高原生活环境等。

（2）身体状况：评估甲状腺包块的性质、数量、位置、活动度，甲状腺肿大的特点、程度及持续时间等；观察有无压迫症状，正确进行风险评估，如有无呼吸困难、口唇紫绀等。

（3）评估患者辅助检查的结果，除全面的体格检查和常规的实验室检查外，还应包括：①颈部透视或摄片，了解气管是否受压和移位。②鼻咽喉镜检查，了解声带运动情况。③甲状腺超声检查，了解包块性质和颈部淋巴结肿大情况。④甲状腺 ECT 检

查，了解甲状腺的形态、大小、位置和功能状态。⑤检查心脏功能、甲状腺功能及血钙血磷是否正常。向患者讲解各项检查的意义及注意事项。

（4）心理—社会支持状况：评估患者及家属对甲状腺疾病的了解和认知，心理状态。①患者常因无意中发现肿块，病史较短且突然，或因已存在较长时间的颈部肿块在短期内突发增大而表现恐慌，担心肿块的性质和愈后、害怕手术，故需要了解患者患病以来的情绪和心情。②了解患者对手术的接受程度、对术后康复知识掌握程度。

2. 术后评估：

（1）评估麻醉方式、手术方式及术中情况，了解甲状腺切除的范围。

（2）评估术后生命体征，尤其注意呼吸变化。

（3）评估颈部伤口渗血渗液及引流情况。

（4）评估有无喉返神经、喉上神经及甲状旁腺损伤等术后并发症的发生。

三、护理措施

1. 心理护理：讲解甲状腺手术的相关治疗和护理知识，消除患者因手术产生的顾虑、紧张和害怕等心理反应，增加对手术的信心。尊重高原地区患者的民族宗教信仰，并根据其生活习惯，给予个性化和针对性的鼓励、关心和健康指导。

2. 一般护理：

（1）床旁备气管切开包、氧气和监护仪等；待患者清醒，血压平稳后，给予半卧位，有利于呼吸、痰液咳出和切口引流。

（2）密切观察生命体征变化，尤其注意观察有无呼吸困难等情况发生。

（3）观察颈部切口和引流管内有无活动性出血，颈围是否增粗，有无呼吸困难和窒息发生。保持伤口敷料清洁干燥。安置引流管时加强管道护理，保持通畅，妥善固定，避免折叠牵拉，观察并记录引流液的颜色、性状及量。

（4）24小时内减少颈部活动和频繁说话，以减轻切口疼痛和渗血。

3. 饮食护理：麻醉清醒后可给予温凉、流质饮食，不可过热，以免颈部血管扩张，加重切口渗血。术后1天逐渐过渡至半流质、软食直到普食。观察进食时有无呛咳、误咽等。

4. 并发症的观察及护理：

（1）术后呼吸困难和窒息：术后最危急的并发症，常发生在手术后48小时内，多为切口血肿压迫气管所致。若患者术后切口渗血较多，伴颈围增粗和呼吸困难，应警惕窒息的发生，通知医生立即进行处理。年老体弱伴痰液黏稠者，及时给予雾化吸入稀释痰液，防止黏痰堵塞气道引起呼吸困难。

（2）喉返神经损伤：一侧喉返神经损伤患者可出现声音嘶哑，对侧可替代，经理疗3~6个月后大多可恢复；双侧损伤会出现呼吸困难和窒息，需将气管切开。

（3）喉上神经损伤：患者可出现饮水呛咳或误咽，经理疗后可恢复。在患进食、进饮时，应指导患者坐位进食固体软食，进食时勿讲话，速度宜慢，注意力集中。

（4）甲状旁腺损伤：患者可出现手足、口周麻木针刺感，重者发生低钙抽搐。应指导患者进食含钙高的食物，禁食含磷高的食物，必要时遵医嘱口服钙片或静脉补充10%葡萄糖酸钙。

四、健康教育

1.饮食与防护：高原缺碘地区患者应适当增加海带、紫菜或碘盐的摄入，满足身体对碘的需要量；低钙抽搐者多食含钙高的食物，如牛奶、奶酪、豆制品等，限制含磷高的食物，如禽类、动物内脏及海鲜类食物等。避免辐射暴露和阳光直晒，可使用伞、防晒霜等防护用品防晒，低温季节注意保暖。

2.伤口：保持清洁干燥，术后7~10天内避免淋浴，如伤口红肿流液应及时就诊。

3.活动：术后一周加强颈部活动锻炼，但避免颈部过度后伸，以免颈部切口裂开。行颈淋巴结清扫术者，斜方肌可能不同程度受损，应保持患肢高于健侧，防止患侧肩下垂。颈肩部的功能锻炼应持续2~3个月。

4.术后用药与治疗：甲状腺全切者需遵医嘱终身服用甲状腺素制剂，应向患者讲解服药的目的、方法和注意事项，并强调不能自行停药或变更剂量，每天按时按量服药。出现不适应及时就诊。对甲状腺恶性肿瘤术后需行同位素治疗者，需及时联系安排相应治疗。

5.形象修饰：指导患者采用丝巾或项链等修饰颈部切口，减轻患者对形象的担忧，也可采用局部用药及其他方法减轻疤痕的影响。

6.随访：遵医嘱3~6个月后门诊复查及随访。

第二节　急性乳腺炎护理常规

一、概述

急性乳腺炎（acute mastitis）是由金黄色葡萄球菌等病原体引起的一种乳腺急性化脓性感染，常见于产后哺乳期的妇女，特别是初产妇，通常产后 3~4 周内为高发期，主要症状包括乳房肿胀、疼痛、发热以及可能伴随的全身不适。若不及时诊治，急性乳腺炎可能进一步发展为乳腺脓肿，甚至演变成慢性乳腺炎。此外，急性乳腺炎可能对哺乳造成影响，不利于婴儿的生长发育。

急性乳腺炎的发病率受多种因素影响，包括地区、人群特征、年龄以及生活习惯等。全球范围内，该病的发病率在 0.4%~20% 之间波动。在我国，急性乳腺炎的发病率约为 18.6%。有数据综合分析，33% 的哺乳期妇女和 50% 的初产妇经历过乳腺炎带来的痛苦。高原地区因其独特的环境条件，如低氧、寒冷、干燥等，可能导致人体免疫力和抵抗力相对下降，从而增加乳腺受病原体侵袭的风险。此外，高原地区哺乳期女性的乳腺保健意识和知识相对不足，可能更易发生乳汁淤积、乳头破损等问题，进而诱发急性乳腺炎。

因此，对于高原地区的急性乳腺炎患者，应强调早期识别、及时就医和科学规范地治疗。同时，提高哺乳期女性的乳腺保健意识，教授其正确的哺乳技巧、乳房护理方法和预防乳腺炎的策略，对降低急性乳腺炎的发病率、促进母婴健康具有重要意义。

二、护理评估

1.健康史：评估患者的营养状况，了解饮食是否均衡，是否有营养不良或肥胖症等疾病。同时，评估患者的身体状况，包括是否经常进行体育锻炼，是否有慢性疾病或长期卧床等影响身体状况的因素，是否为哺乳期初产妇，有无乳汁淤积的原因，如乳头凹陷、乳汁过多或婴儿吸乳过少，乳管及乳汁排出是否通畅，乳汁的颜色、气味是否正常，有无细菌入侵的相关因素如乳头损伤、婴儿患口腔炎等。

2.身体状况：

（1）局部情况：评估患侧乳房是否红肿、发热、疼痛，有无硬块或结节，同侧腋窝淋巴结是否肿大和触痛。乳房肿块有无波动感、皮肤有无破溃、破溃处是否有脓液。

（2）全身情况：监测血常规，观察白细胞及中性粒细胞变化；观察有无发热、寒战等症状。

3. 辅助检查：评估乳腺超声、乳腺穿刺活检、乳腺磁共振及实验室检查结果等。

4. 心理—社会支持状况：了解患者对疾病的心理反应及对疾病的认识情况，是否出现焦虑、抑郁等情绪问题，是否对哺乳产生恐惧或担忧。

三、护理措施

1. 缓解疼痛：

（1）防止乳汁淤积。患乳暂停哺乳，定时用吸乳器吸尽乳汁。严重感染或并发乳瘘者应断乳。

（2）用宽松胸罩托起患乳，减轻疼痛和肿胀。

（3）药物外敷、热敷或理疗，以促进局部血液循环和炎症消散。

（4）遵医嘱服用对乙酰氨基酚或布洛芬镇痛。

2. 控制感染：

（1）遵医嘱早期应用抗生素或中药以控制感染，必要时服用药物，终止哺乳。

（2）脓肿形成后切开引流，保持引流通畅，密切观察引流液颜色、性状、量及气味的变化，及时更换切口敷料，保持敷料干燥。

3. 观察病情变化：

（1）监测白细胞变化，必要时做血培养及药敏试验。

（2）观察体温、脉搏等变化。高热者予物理降温或药物降温。

（3）进食充足的高营养食物，多饮水。

4. 心理护理：针对高原地区产妇的心理特点，进行心理疏导，讲解疾病治疗方法和预后，解除心理顾虑。

四、健康教育

1. 增强免疫力：在高原地区，要注意保暖，通过合理饮食和生活方式、适当运动等增强身体免疫力，避免过度疲劳和情绪波动等，降低急性乳腺炎的发生风险。

2. 哺乳期保健：因高原特殊环境及卫生条件限制，哺乳期女性乳房保健意识薄弱，应加强对该女性群体的宣传和教育，帮助其了解正确的哺乳方式和护理措施，包括以下方面。

（1）防止细菌侵入：保持良好的卫生习惯和清洁乳头，哺乳前后需清洗乳头，但应避免过多清洗和用肥皂清洗；注意婴儿口腔卫生，及时治疗口腔炎症。

（2）防止乳汁淤积：产后定时哺乳，每次哺乳吸空乳房，如不能吸尽，应用手挤出或吸奶器吸出。

（3）矫正乳头内陷：乳头内陷者在妊娠期和哺乳期每日可用手指挤捏提拉乳头，也可用吸奶器吸引。

（4）乳头破损的预防和处理：①预防：让婴儿用正确的姿势含接乳头和乳晕，防止乳头皲裂；不让婴儿含着乳头睡觉；哺乳后涂抹乳汁或天然羊毛脂乳头修护霜以保护乳头皮肤，哺乳前不需擦掉，让婴儿直接吸吮；使用亲密接触型乳头护罩贴覆盖乳头后再行哺乳，避免乳头反复受损。②处理：适当缩短每次哺乳的时间，增加哺乳频率；戴乳头保护罩，以减少衣物摩擦影响创面愈合；乳头、乳晕破损或皲裂者，暂停哺乳，改用吸乳器吸出乳汁；局部用温水清洗后涂抗生素软膏，待愈合后再哺乳；症状严重时应及时诊治。

3. 高原特色护理建议：

（1）个人卫生：因高原地区生活环境、民族习惯等影响，个人卫生意识淡薄，建议产妇或育龄期妇女注重乳房的护理和卫生保健。

（2）保暖与保湿：针对高原地区的寒冷和干燥环境，加强乳房的保暖和保湿工作，避免乳房受到寒冷刺激和皮肤干燥。

（3）增加水分摄入：由于高原地区空气干燥，建议产妇增加水分摄入，保持身体充足的水分，有助于乳汁的分泌和排出。

（4）定期乳腺检查：在高原地区，由于环境因素的影响，乳腺疾病的发生风险可能增加。建议产妇定期进行乳腺检查，及时发现并处理乳腺问题。

第六章　神经外科常见疾病护理常规

第一节　颅内压增高护理常规

一、概述

颅内压（intracranial pressure，ICP）是指颅腔内容物（脑组织、脑脊液、血液）对颅腔壁产生的压力。成人卧位正常颅内压为 0.7~2.0 kPa（70~200 mmH$_2$O），儿童正常颅内压为 0.5~1.0 kPa（50~100 mmH$_2$O）。许多颅脑疾病均可使颅腔内容物体积增加或颅腔容积减少超过颅腔可代偿性的容积，导致颅内压持续在 2.0 kPa（200 mmH$_2$O）以上，从而引起相应的综合征，称为颅内压增高。颅脑损伤、肿瘤或炎症等多种病理损害发展到一定阶段，都会引起颅内压增高，出现头痛、呕吐、意识障碍等相关临床症状，甚至导致脑疝的发生，危及患者生命。及时处理引起颅内压增高的病因，有效评估并采取措施降低颅内压是治疗和护理的关键。

二、护理评估

1. 健康史：

（1）根据病情评估颅内压增高的原因，如出血、脑积水等。

（2）评估有无颅内压骤然升高的因素，如呼吸道梗阻、癫痫等。

（3）注意患者年龄、发病过程及演变速度，明确其是否伴有其他全身系统疾病。高原地区缺血性心血管疾病发病率显著高于平原地区，需重点关注是否为男性高龄患者，是否有高血压、吸烟、超重或肥胖的健康史。

2. 身体状况：

（1）评估颅内压增高三主征（头痛、呕吐、视乳头水肿）。

（2）评估意识、瞳孔和生命体征的变化，特别警惕以下表现：意识障碍程度进行性加重；瞳孔逐渐散大，对光反射迟钝或消失；出现库欣反应，呼吸和脉搏缓慢、血压升高（两慢一高）。

（3）注意有无其他神经系统功能障碍（运动、感觉、吞咽和语言障碍等），是否影响患者自理能力。评估肌力及肌张力、感觉功能、深浅反射及病理反射。

3.辅助检查：动态评估各项检查的结果，包括 CT、MRI、脑血管造影；有明显颅内压增高症状和体征的患者，禁忌腰椎穿刺。

4.心理—社会状况：评估患者及家属的心理状况。患者可能因头痛剧烈而烦躁不安，甚至有濒死感。与家属建立良好的护患关系，共同安抚患者情绪。评估患者家属对疾病及药物手术治疗的了解程度。评估患者家属提供支持的情况。

三、护理措施

1.病情观察：

（1）密切观察意识状态：关注意识障碍的程度、持续时间和演变过程。

（2）密切观察瞳孔的变化：颅内压增高患者出现病侧瞳孔先小后大，对光反射由灵敏逐渐变为迟钝或消失，应警惕小脑幕切迹疝的发生。

（3）密切观察生命体征：关注是否出现库欣反应（呼吸和脉搏缓慢、血压升高），关注是否出现高热。

（4）密切观察头痛、呕吐症状：关注头痛部位、程度、持续时间及变化，有无诱因或加重因素，遵医嘱给予镇痛药，但忌用吗啡、哌替啶等可能导致呼吸中枢抑制的药物。观察呕吐频次、伴发症状及呕吐物性状。

（5）颅内压监护：密切观察并正确记录监护数据，防止传感器扭曲、打折及脱出。

2.预防颅内压增高：

（1）卧床休息：抬高床头 30°，注意保持头部置于正中位，避免扭曲和压迫颈部；保持病室安静，清醒患者勿坐起或提重物。

（2）保持呼吸道通畅：及时清理呼吸道分泌物。舌根后坠者可安置口咽通气管；昏迷或排痰困难者，必要时配合医生行气管切开。

（3）持续吸氧：高原环境下缺氧可加重脑水肿，导致颅内压增高。持续经鼻或面罩吸氧，连续监测血氧饱和度，依据病情和呼吸指标调整吸氧流量。

（4）辅助过度通气：降低血液中二氧化碳分压（PCO_2），促使脑血管收缩，减少脑血流量以达到降低颅内压的目的。

（5）保持情绪稳定和大便通畅：避免剧烈咳嗽、咳痰、喷嚏、迅速弯腰和低头。排便时不可用力屏气，可适当应用轻泻剂。

（6）饮食护理：①经口进食患者，给予易消化软食，适量限盐。进食前应评估吞咽功能（洼田饮水试验等）以防误吸，尤其注意超重或肥胖、舌根后坠等颅内压增高的患者。②鼻饲进食患者，做好口腔护理。③禁食者遵医嘱补液，补液应量出为入，关注尿量并做好记录。

（7）对症处理：①遵医嘱预防使用抗癫痫药，及时控制癫痫发作并注意观察癫痫控制效果。②烦躁患者应积极寻找躁动不安的原因，切勿强行约束。③高热患者应及时对症处理，防止高热高代谢状态加重脑水肿，导致颅内压进行性增高。

（8）用药护理：①遵医嘱20%甘露醇快速静滴，用药后注意观察头痛缓解程度、颅内压监护数据是否下降等降压效果。②观察记录尿量或出入量。③关注电解质、酸碱平衡、肾功等生化指标，指导血钾低患者进食含钾丰富的食物。

（9）心理护理：鼓励患者及家属说出其心理感受，帮助接受疾病带来的改变。介绍疾病相关知识，消除疑惑和误解。

（10）术前护理：①积极与患者及家属沟通，增强治疗信心。②头部备皮、清洁消毒、戴一次性帽子。③去除活动性义齿及各种首饰。④备血、准备术中用药及其他术中用物（如CT胶片等）。

四、健康教育

1.休息：告知患者预防颅内压增高的重要性，指导患者及家属避免一切有可能引起颅内压增高的诱因，如剧烈咳嗽、咳痰、用力排便等。

2.病情的自我观察：教会患者和家属如何观察基本病情，通过交流和互动初步判断患者意识状态。

3.吸氧护理：告知患者及家属高原环境下保持呼吸道通畅、持续吸氧及监测氧饱和度的重要性，取得患者理解及配合。

第二节　脑疝护理常规

一、概述

脑疝（brain hernia）是指当颅内压增高到一定程度时，尤其是局部占位性病变（血肿、脓肿、肿瘤等）使颅内各分腔之间存在压力差，脑组织由高压力区向低压力区移位，导致脑组织、血管及脑神经等被挤入小脑幕裂孔、枕骨大孔等间隙或孔道中，从而出现的一系列严重的临床症状。脑疝是颅内压增高的严重后果，移位的脑组织压迫脑的重要结构或生命中枢，如不及时救治常危及患者生命。脑疝常见的类型为小脑幕切迹疝或颞叶钩回疝；枕骨大孔疝或小脑扁桃体疝。

二、护理评估

1.健康史：了解患者年龄、合并症（高血压、冠心病等）、颅脑疾病发生发展的过程、演变速度及已采取的治疗护理措施。

2.身体状况：

（1）小脑幕切迹疝：①颅内压增高症状：头痛进行性加重伴烦躁不安，频繁的喷射性呕吐。②瞳孔改变：早期患侧瞳孔缩小，对光反射迟钝；进展期患侧瞳孔逐渐散大，对光反射消失；濒死期双侧瞳孔均散大，对光反射消失。③运动障碍：病变对侧肢体肌力减弱或麻痹，病理征阳性。进展期双侧肢体自主活动消失，严重时可出现去脑强直发作。④意识改变：脑疝进展可出现嗜睡、昏睡及不同程度的昏迷。⑤生命体征紊乱：表现为心率减慢或不规则，血压忽高忽低，呼吸不规则，大汗淋漓或汗闭，面部潮红或苍白，体温高达41℃或体温不升，最终呼吸心跳停止。

（2）枕骨大孔疝：①剧烈头痛，频繁呕吐，颈项强直。②生命体征紊乱出现较早，意识障碍出现较晚。③患者早期可突发呼吸骤停而死亡。

3.心理—社会状况：评估患者及家属对脑疝形成、疾病恶化的心理和情绪反应。

三、护理措施

1.急救护理：

（1）立即紧急降颅压：遵医嘱立即快速静滴20%甘露醇250 mL，静脉推注呋塞米40 mg。

（2）保持呼吸道通畅：及时清除气道分泌物，持续给予氧气吸入。对呼吸骤停者，立即气管插管和辅助呼吸，在迅速降颅压的基础上按心肺脑复苏技术进行抢救。高原环境下进行抢救时，保持气道通畅、维持有效呼吸及监测血氧饱和度尤为重要。

（3）密切观察病情变化：特别关注意识、瞳孔及生命体征波动情况。留置导尿，准确记录出入量。

（4）紧急做好术前特殊检查及准备。

2.脑室引流护理：脑室引流是降低颅内压，抢救脑疝的有效治疗方法之一。脑室引流护理需注意如下内容。

（1）固定引流装置：按照引流瓶（袋）里引流管的最高点高于侧脑室平面10~15 cm的原则固定引流装置，同时固定床头高度。搬运患者前夹闭引流管，防脑脊液反流。搬运患者或翻身时防止引流管牵拉或滑脱。

（2）控制引流速度和量：按照缓慢平稳引流的原则，遵医嘱通过调整引流高度来控制引流，密切观察调整前后引流的速度和量。

（3）保持引流通畅：防止引流管受压、扭曲、折叠和阻塞。判断引流通畅的方法为：①可见引流管内水柱随患者呼吸上下波动。②适当降低引流高度，引流管内可见液体流出。

（4）观察记录引流液情况：观察引流液颜色、性状及量，如血性脑脊液持续时间长或颜色逐渐加深，提示仍有出血；如引流液浑浊或有絮状物，提示颅内感染。

（5）观察敷料情况：敷料浸湿通知医生立即更换，同时观察引流管是否通畅。

（6）拔管期的观察：拔管前遵医嘱夹闭引流管，观察患者是否有颅内压增高的表现。

3.心理护理：脑疝是患者病情恶化的重要表现，甚至危及生命，易造成家属情绪上的巨大波动。应关注患者家属的情况，安抚家属情绪的同时做好详细解释，减少患者亲属的焦虑和担忧。

四、健康教育

向患者及家属介绍脑室引流的目的及注意事项。指导家属注意防止意外拔管，翻身搬动患者时防止管道受压、牵拉、打折。协助观察敷料情况，敷料浸湿及时告知医护人员。

第三节　颅内血肿护理常规

一、概述

颅内血肿（intracranial hematomas）是颅脑损伤中严重的、可逆的继发性脑损伤，其发生率占闭合性颅脑损伤的10%，占重型颅脑损伤的40%~50%。由于血肿直接压迫脑组织，常引起颅内占位性病变的症状、体征和颅内压增高的病理生理改变，可导致脑疝危及生命。按症状出现时间可分为急性血肿（≤3天）、亚急性血肿（3天~3周）和慢性血肿（>3周）；按血肿所在部位可分为硬膜外血肿（eqidural hematoma，EDH）、硬膜下血肿（subdural hematoma，SDH）和脑内血肿（intracerebral hematoma，ICH）。

二、护理评估

1.术前评估：

（1）健康史：①评估颅脑损伤的过程、突发损伤时患者的状况及抢救细节。②评估患者年龄、跌倒史、外伤史、手术史和疾病史。

（2）身体状况：①评估颅内压增高及脑疝的表现，重点关注意识障碍是否进行性加重。急性硬膜外血肿可存在中间清醒期（昏迷—中间清醒或好转—昏迷）。②评估神经系统局灶症状和体征。关注伤后新出现的神经系统症状（如肢体活动障碍或消失等）和阳性体征（如锥体束征等）。③慢性硬膜下血肿患者重点评估头痛和认知功能情况，老年患者特别注意有无痴呆和精神行为异常。④动态评估CT检查结果，了解颅内血肿部位、范围和进展情况。

（3）心理—社会状况：评估意外事故致颅脑损伤对患者及家属心理带来的恐慌不安等影响；评估患者家庭成员及社会支持情况。

2.术后评估：

（1）评估手术方式及术中情况。

（2）评估意识、瞳孔、生命体征、肢体活动、皮肤、管道、敷料等情况。

（3）评估有无术区出血、感染、癫痫、深静脉血栓等术后并发症的发生。

三、护理措施

1.病情观察：详见"颅内压增高护理常规"，特别强调对于保守治疗的颅内血肿患者，应增加观察频次，关注CT检查结果并重点交接班，一旦发现颅内压增高或脑疝早期表现时，立即遵医嘱采取降压措施并做好术前准备。

2.术后护理：手术是清除颅内血肿，防止病情恶化的有效治疗措施。清除颅内血肿可采取多种手术方式，如开颅血肿清除术、神经内镜血肿清除术、立体定向骨孔血肿抽吸术、颅内血肿穿刺引流术等。术后护理是促进和加速患者康复的有效措施。

3. 一般护理：

（1）体位管理：①抬高床头 30° 卧床休息。②慢性硬膜下血肿钻孔引流术后平卧或患侧卧位，勿抬高床头，以促进血肿引流及脑组织复张。③去骨瓣患者平卧或健侧卧位。④瘫痪肢体注意良肢位的摆放。

（2）氧气吸入：持续吸氧，根据病情及氧饱和度调整吸氧流量。

（3）口腔护理：意识清醒可配合患者，每日早晚刷牙一次。鼻饲或昏迷患者每日行口腔护理≥ 4 次。

（4）皮肤护理：①每 2~3 小时翻身 1 次，使用翻身枕固定体位，按摩皮肤受压部位。②使用减压器具或气垫床预防压力性损伤。③每日用温水清洁会阴、肛门及全身，涂抹润肤霜。

（5）饮食与营养：鼓励进食高蛋白、高纤维食品，适量限盐少油。进食不足患者可予静脉营养或予口服营养补充制剂。

（6）管道护理：①明确管道类型，脑室外引流可贴黄色标识，详见"脑疝护理常规"，其余术区引流管可贴蓝色标识，引流管固定遵医嘱低于或平切口平面。②保持引流管通畅，防扭曲、打折、受压、阻塞或脱出。③观察引流液颜色、性状及量，警惕短时间内大量清亮液体引出，可能存在脑脊液切口漏。④观察头部敷料情况。⑤搬运患者前夹闭引流管。⑥每日评估及时拔管。

4. 并发症预防及处理：

（1）术区出血：密切观察患者术后意识恢复情况，意识障碍程度加深、瞳孔及生命体征改变时，引流管引出新鲜血性液体时需警惕术区出血。

（2）消化道出血：观察有无腹胀、黑便，警惕频繁呃逆患者可能有上消化道出血。遵医嘱使用保胃止血药物并观察疗效。

（3）感染：

①肺部感染：及时清理呼吸道分泌物，必要时吸痰；遵医嘱行有效雾化吸入，教会可配合患者正确雾化吸入的方法；遵医嘱予机械辅助排痰每日 2 次；协助指导患者家属正确拍背的方法；做好口腔护理。

②泌尿系统感染：术后每日评估尽早拔出尿管；每日进行会阴清洁及消毒各 2 次；排除颅内压增高、脑疝等禁忌后可遵医嘱适当多饮水及补液。

（4）深静脉血栓形成：避免在瘫痪肢体或下肢行静脉穿刺及输液治疗；四肢可尽早开始主动活动或被动活动；遵医嘱气压治疗每日 2 次；已形成深静脉血栓的患者，

患肢抬高制动并遵医嘱用药。

（5）癫痫发作：高原环境下癫痫发作易感性增加，应密切观察术后患者是否出现眼周、口角及四肢抽搐情况；遵医嘱使用抗癫痫药物，由于高原低氧低压环境使抗癫痫药物的半衰期显著增加，药物代谢时间延长，在评价抗癫痫疗效的同时需注意药物的毒性反应。

5.康复护理：在康复师指导下进行早期、适量、有效的神经康复训练，如吞咽功能、语言及肢体功能训练等。

四、健康教育

1.康复训练：耐心指导患者，制订合理目标及计划，帮助患者完成训练，树立坚持锻炼和重新生活的信心。

2.控制癫痫：指导患者规律服用抗癫痫药物，且需在医生指导下逐渐减量至停药，勿随意中断服药。有癫痫发作史患者禁单独外出或做有危险的运动（如游泳等），以免发生意外。

3.生活指导：去骨瓣患者戴安全帽防受伤。指导残障患者家属生活护理方法及注意事项。

第四节　自发性蛛网膜下腔出血护理常规

一、概述

自发性蛛网膜下腔出血（subarachnoid hemorrhage，SAH）是由多种非外伤原因引起的颅内血管破裂，血液流入蛛网膜下腔出血，或脑实质内出血破入脑室或蛛网膜下腔所引起的综合征，其主要病因为脑血管疾病，最常见的为脑动脉瘤和脑动静脉畸形破裂出血，其次为高血压脑出血和血液病。在我国，其发病率为31/10万，每年患病率为4/10万，占全部脑血管意外的7%~15%。

二、护理评估

1.术前评估：

（1）健康史：①评估高血压病史、血液病史及吸烟史等，了解发病前的基础血压、血液病治疗情况及每日吸烟情况。②评估发病时诱因，如重体力劳动、用力咳嗽、用力解大便、酒后、情绪激动等。

（2）身体状况：①使用疼痛评估工具（如数字评分法、面部表情量表法等）动态评估头痛程度，关注头痛性质（多为突发爆炸样头痛）、诱因、部位和持续时间。②评估局灶神经症状，如脑膜刺激征表现为颈强直，凯尔尼格（Kernig）征又称屈髋伸膝试验和布鲁斯基（Brudzinski）阳性；动眼神经麻痹表现为患侧上睑下垂；瞳孔开大，对光反射消失；眼球突出及颅内杂音见于较大、较表浅的动静脉畸形。③评估有无颅内压增高的表现。④关注发病前基础血压、发病时或就诊时血压及入院后血压波动情况，警惕再出血。

2.术后评估：

（1）评估患者麻醉、手术方式及术中情况。

（2）评估意识、瞳孔、生命体征（尤其是血压）、四肢活动、头痛情况。

（3）评估伤口敷料渗血渗液、管道、皮肤、足背动脉搏动情况。

（4）评估饮食、大小便、睡眠及可能的安全风险。

（5）评估有无脑血管痉挛、脑积水等并发症的发生。

3.心理—社会状况：评估患者家庭社会支持系统组成及家属照护能力；评估患者及家属对疾病的认识及对手术治疗的认知情况。

三、护理措施

1.术前预防再出血：

（1）绝对卧床休息，保持病室安静；减少探视，避免一切外来刺激。

（2）保持情绪稳定及大便通畅；避免剧烈咳嗽、咳痰、打喷嚏；禁用力解大便，必要时使用轻泻剂，禁灌肠。

（3）密切监测并记录血压，遵医嘱使用降压药维持血压在正常范围。

（4）根据手术方式（开颅手术或血管内介入治疗）遵医嘱完善术前准备。

2.术后护理：

（1）开颅手术术后护理措施参照"颅内血肿护理常规"。

（2）血管内介入治疗：①经股动脉穿刺时，穿刺点加压包扎，并用压迫止血器压迫8小时。②密切观察穿刺侧下肢足背动脉搏动情况及远心端皮温、颜色和末梢血运情况。足背动脉搏动弱或无法扪及，与对侧下肢比较，穿刺侧下肢皮温低，皮肤紫绀发青时，立即通知医生调整压迫压力。③密切观察穿刺局部有无渗血，有无瘀青瘀斑及皮下血肿形成。穿刺处敷料渗湿时，通知医生及时更换。标记瘀青瘀斑及皮下血肿范围，重点交接班，发现淤青瘀斑及皮下血肿进行性扩大，警惕可能有假性动脉瘤。④遵医嘱定时定量使用抗血小板聚集药（如阿司匹林）和抗凝药物（如低分子肝素）。使用过程中，观察患者是否有黏膜出血或皮下新鲜出血点，同时关注活化部分凝血活酶时间（APTT）检验结果。⑤静脉使用尼莫地平时，观察静脉留置针是否有回血，观察穿刺处局部皮肤情况，局部皮肤苍白或有静脉炎表现立即更换静脉通道，保护局部皮肤并按照静脉炎防治规范进行处理。⑥密切关注血压变化，注意观察肢体活动、感觉及神经功能缺失症状，警惕血管痉挛的发生，同时遵医嘱足量补液，防止血管痉挛。⑦密切关注意识障碍进行性加重、瞳孔改变、生命体征变化等颅内压增高的表现，警惕脑积水的发生。⑧行脑室引流或腰大池引流患者，其护理措施参照"脑疝护理常规"。

四、健康教育

1. 生活护理：嘱生活规律、避免剧烈运动和情绪激动，戒烟限酒、忌暴饮暴食，保持大便通畅，防止再出血。

2. 用药护理：严格遵医嘱口服双抗药物，勿随意停药。用药期间观察有无口腔黏膜出血、皮肤有无新鲜瘀青瘀斑。注意防磕碰、防跌倒、防受伤。

3. 出院指导：遵医嘱出院 2 周内定期复查血常规和凝血功能，如有异常及时就诊。遵医嘱定期住院复查全脑血管造影。

第五节　高血压脑出血护理常规

一、概述

高血压脑出血（hypertensive cerebral hemorrhage）是指因剧烈活动或情绪激动等诱因使血压突然升高，引起脑部大小动脉、大小静脉和毛细血管自发性破裂所致的脑实质内出血，具有发病率高、致死率高、致残率高的特点。在高海拔地区（≥3658 m），其死亡率高达 63.64%~81%。高血压、动脉粥样硬化和高原缺氧对脑血管的急慢性损害是高原地区高血压脑出血的主要病因。高原地区高血压患病率是平原地区的 4 倍，加之罹患高血压的外来人口有很大部分在高原地区发病，使高原地区高血压脑出血发病率显著高于平原地区。高血压脑出血多位于基底核区，发病后易导致残疾。大出血可形成血肿，压迫脑组织，引起颅内压增高甚至脑疝。脑干出血或出血破入脑室患者预后更差。因此，高原地区高血压脑出血的防治和护理是降低死亡率，改善患者预后的重要措施。

二、护理评估

1. 术前评估：

（1）健康史：评估高血压病史，是否正规治疗，高血压用药及日常血压控制情况，是否规律服药。评估本次发病的特点和经过。

（2）身体状况：①评估生命体征，关注发病时最高血压值及血压波动情况。②评估意识状态、瞳孔、肌力和肌张力、感觉功能、深浅反射和病理反射等症状和体征。③评估有无进行性颅内压增高及脑疝的表现。④评估有无神经功能障碍，是否影响自理能力。⑤评估有无水、电解质及酸碱平衡紊乱，评估营养状况及有无其他脏器功能损害。⑥评估脑部 CT、MRI 等辅助检查结果。

（3）心理—社会状况：了解患者及家属有无焦虑、恐惧心理；评估患者及家属对手术治疗有无思想准备，对手术治疗方法、目的和预后有无充分了解。

2. 术后评估：评估麻醉、手术方式及术中情况；了解引流管放置位置、目的及引流情况；观察有无并发症发生的迹象。

三、护理措施

1. 术前护理：

（1）血压管理：收缩压 150~220 mmHg 患者，发病后 2 小时内遵医嘱使用降压药，每 15 分钟测量一次血压，根据血压动态调整降压药物剂量，用药 1 小时达到目标血压 140 mmHg；达标后逐渐延长测量血压的间隔时间，维持血压 130~150 mmHg。收缩压 ≥ 220 mmHg 患者，遵医嘱使用降压药，逐渐降压至 180 mmHg。

（2）病情观察：密切观察有无颅内压增高及脑疝的表现。严密监测记录血压动态波动情况，核实并记录降压药使用情况，同时做好交接班。

（3）术前准备：根据手术方式，遵医嘱完成术前准备，包括备皮、术中用药及用物准备。

（4）心理护理：安抚患者及家属情绪，告知疾病相关知识，增强战胜疾病的信心。

2. 术后护理：参照"颅内血肿护理常规"。

四、健康教育

1. 用药指导：告知患者及家属规律服用降压药的重要性、药物剂量和使用方法。降压药需终身服用，切记不可随意中断服药。

2. 自我血压监测：教会患者及家属正确测量血压的方法，测量时袖带位置保持平心脏水平，安静状态下测量，运动进食后避免立即测量血压。推荐使用臂式示波血压计。

3. 饮食指导：告知患者及家属予低盐低脂饮食，进食瘦肉，不吃肥肉，多饮水，增加蔬菜水果的摄入量。

4. 康复训练：进行康复锻炼，包括肢体的被动和主动运动、语言能力及记忆力训练。教会患者自我护理的方法，如翻身、坐起、站立、行走及上下轮椅等，尽早最大限度恢复其生活自理及工作能力。

第六节 脑包虫病护理常规

一、概述

脑包虫病（brain chinococcosis）又称棘球蚴病，是一种由细粒棘球条虫（棘球蚴）引起的颅内感染性疾病。本病主要见于畜牧地区，在我国四川、内蒙古、西藏均有散发，是人畜共患的自然疫源性疾病，发病率男高于女，多见于青少年及儿童。由于包囊虫扩张性生长，刺激大脑皮质，易引起癫痫发作，囊肿较大时会引起颅内压增高的表现。依据囊肿所在部位可产生局灶性症状，如运动障碍、视力障碍等。手术治疗是目前根治脑包虫病的唯一疗法。

二、护理评估

1. 术前评估：

（1）健康史：评估患者有无疫区旅居史，发病前有无吃生肉及不良的生活习惯。评估身体其他部位如肝脏、肺部是否有包虫病史。

（2）身体状况：①评估有无眼角、口周抽搐及四肢抽搐等癫痫发作症状。②评估有无头痛、呕吐、视乳头水肿等颅内压增高的表现；评估有无局灶神经功能损伤的表现（如运动障碍、视力障碍等）。③评估 CT、MRI 等检查结果。

（3）心理—社会状况：评估患者及家属对疾病及手术治疗的了解程度；评估患者及家属心理状况，对预后的预期和担忧。

2. 术后评估：评估手术方式及术中过程，术后意识状态、瞳孔、生命体征的变化，术区引流管及敷料情况。关注有无癫痫发作。

三、护理措施

1. 术前护理：

（1）癫痫发作时的护理：①注意安全，防止外伤：发作时迅速使患者平卧、头偏向一侧，解开领口和腰带，将牙垫或压舌板从臼齿处放入上下齿之间，防止舌咬伤；床头放置软枕，以免碰伤头部；癫痫发作时不可强压患者肢体，防止骨折。②保持呼吸道通畅：舌后坠的患者用舌钳将舌拉出，及时清除口、咽、鼻部分泌物，防止误吸和窒息。给予中流量或高流量吸氧，改善患者机体缺氧状况。③癫痫发作可使脑组织缺血、缺氧，导致脑水肿、颅内压增高，甚至脑疝的发生。需严密观察患者意识、瞳孔、生命体征的变化。④密切观察癫痫发作持续时间、间隔时间，发作时的症状、发作后的情况，并做好记录及交接班。

（2）用药护理：遵医嘱使用抗包虫药、抗癫痫药。有明显颅内压增高的患者，遵医嘱使用降颅压药物。注意药物不良反应及患者肝肾功、电解质情况。

（3）心理护理：术前访视介绍手术相关知识及成功案例，以消除患者紧张恐惧心理，增强患者对手术治疗的信心。

2. 术后护理：参照"颅内血肿护理常规"。

四、健康教育

1. 卫生宣教：指导患者改变不良生活习惯，不吃生肉，不喝生水、生奶。加强手卫生，饭前便后要洗手。长期与犬、羊等牲畜接触时，注意勤洗手，特别是进食前。

2. 疫区防控：疫区的狗要经常驱虫以消除病源。狗驱虫时一定要拴住，以便收集排出的虫体与粪便，彻底销毁，以防病原体传播。

3. 用药指导：遵医嘱规律服用抗包虫药物，勿随意中断停药。用药过程中定期随访血生化指标。

第七节　脑脓肿护理常规

一、概述

脑脓肿（brain abscess）起源于脑实质的局灶性感染，继而形成由血运良好的包膜包围的脓腔，是具有致命风险的中枢神经系统感染性疾病。脑脓肿主要来自邻近部位感染（如慢性中耳炎、乳突炎、鼻窦炎、口腔感染和细菌性脑膜炎）、躯体其他部位的细菌性感染（如心脏瓣膜感染和肺部感染）、严重的头部创伤及神经外科手术之后的感染。脑脓肿从出现症状到确诊平均时间为 8.3 天，只有 20% 的脑脓肿患者表现出发热、头痛和局灶性神经功能缺损的典型三联征，部分患者可能仅表现出进行性行为或认知障碍，而没有局灶性神经功能缺损或发热过程，部分患者甚至是因其他原因行头颅影像学检查时意外发现了脑脓肿。高原地区的患者由于受对疾病认知不足和检测设备有限的影响，呈现脑脓肿发现晚、全身症状及局灶神经功能症状重、病死率及致残率高的特点。因此，对高原地区脑脓肿患者进行有效评估，正确做出护理决策和实施精细化护理至关重要。

二、护理评估

1. 术前评估：

（1）健康史：评估有无脑邻近部位感染，其他部位细菌性感染病史，有无头部创伤及神经外科手术之后的感染。

（2）身体状况：①评估发热、乏力、肌肉酸痛、脉搏细数的全身炎症反应。②评估头痛、呕吐、脑膜刺激征等颅内感染症状。③关注体温、脑脊液和血液炎症指标的变化。④评估局灶神经功能障碍，具体表现如下：额叶脓肿可有神情淡漠及性格改变；颞叶脓肿可有同向性偏盲和感觉性失语；额顶部脓肿可有对侧轻偏瘫和感觉障碍；小脑脓肿可有共济失调、眼球震颤等；大脑半球表浅脓肿可引起癫痫发作。⑤评估有无颅内压增高及脑疝的表现。警惕位于颞叶和小脑的脓肿易产生颞叶钩回疝和急性小脑扁桃体下疝。⑥评估患者的营养状况。

（3）用药评估：评估药敏结果，敏感抗生素使用时间、剂量、用法及疗效。

（4）心理—社会状况：评估患者及家属的心理状态，了解患者发病以来的情绪和心情；评估患者及家属对疾病的认知程度及对疾病康复知识的掌握情况。

2. 术后评估：

（1）评估手术方式及术中情况。

（2）关注意识、瞳孔、生命体征及炎症指标的变化。

（3）评估伤口敷料渗血渗液及脓肿腔引流情况。

（4）评估有无癫痫、压力性损伤等并发症的发生。

三、护理措施

1. 病情观察：密切观察颅内压增高表现，特别关注体温波动情况及高热时头痛情况。重视乏力、纳差、精神萎靡等全身炎症反应的表现。关注炎性指标及血培养检查结果。

2. 用药护理：抗生素是治疗脑脓肿的重要药物之一。遵医嘱按时分组输注抗生素，确保有效血药浓度，以达到控制感染的目的。输入万古霉素时宜慢，警惕"红人综合征"。长期输注抗生素，需警惕药疹、腹泻等药物不良反应。

3. 饮食指导：高原世居藏族人群的传统饮食以红肉、青稞、发酵乳制品为主，食用的新鲜蔬果较少；高原地区饮食具有高脂肪、高蛋白、高碳水和高钠的特点。指导患者及家属适当调整饮食结构，限盐少油，适当增加蔬菜水果的摄入。

4. 心理护理：脑脓肿病程长、病情易反复、治疗费用高、疾病负担重。患者和家属常表现为焦虑、无力、抑郁，甚至愤怒的情绪。介绍疾病相关知识及特点，消除疑虑，安抚患者及家属不良情绪。鼓励患者正确面对，积极乐观战胜疾病。

5. 术后护理：参照"颅内血肿护理常规"。

四、健康教育

1. 生活护理：告知患者注意休息，勿从事高体力劳动的工作。加强营养、保证充足睡眠、适当锻炼以增强免疫力。采取健康生活方式，避免熬夜、抽烟、酗酒等行为。控制高血压、糖尿病等慢性疾病。防寒保暖，保持积极向上、恬适安定的情绪。

2. 饮食护理：指导患者及家属适当调整饮食结构，烹饪红肉时限盐少油，适当增加蔬菜水果的摄入。

3. 复诊：遵医嘱术后定期随访头颅增强 MRI 或增强 CT，注意体温的变化。术后长期服用抗菌药物应定期复查肝肾功，如有不适及时就诊。

第七章 骨科（康复）常见疾病护理常规

第一节 锁骨骨折护理常规

一、概述

锁骨骨折（clavicle fracture）是因肩区遭受直接或间接创伤所致的骨折，常发生在锁骨中段 1/3 处。锁骨骨折约占所有骨折的 2.6%，儿童和年轻成人的发病率最高。男性锁骨骨折中 1/3 以上发生于 13~20 岁，而女性锁骨骨折中有 20% 发生在该年龄段；随后几十年发病率降低，但当年龄较大时发病率会再次上升。

所有锁骨骨折患者都应行神经血管和肺部检查，以明确有无其他损伤，尤其是高能量创伤的患者（如机动车碰撞）。可伴发于高能量损伤的其他并发症包括肩胛骨骨折、肋骨骨折、血胸、气胸和臂丛神经损伤。锁骨骨折以闭合性骨折多见。锁骨位于皮下，表面仅覆一层很薄的软组织，一旦发生骨折，上覆皮肤呈帐篷样顶起。若不予以纠正，可能导致上覆皮肤坏死并转变为开放性骨折。

二、护理评估

1. 术前评估：

（1）评估患者受伤史、暴力性质。

（2）评估患者一般情况、既往史、过敏史、家族史，基本生命体征、自理能力、疼痛情况、患肢肢端血供和肿胀、感觉、活动、肌力、观察绷带等固定物包扎的松紧度。

（3）评估患者的心理状态及家庭社会支持系统。

（4）了解影像学及实验室等检查结果。

2. 术后评估：

（1）了解患者手术和麻醉的方式与效果、骨折修复情况、术中出血、补液及术中特殊情况。

（2）观察患者的生命体征。

（3）手术切口有无渗血、渗液及患肢肢端血供和肿胀、感觉、活动、肌力情况，评估引流管是否通畅、引流液颜色、性质和量。

（4）评估疼痛情况。

（5）评估患者的心理状况。

三、护理措施

1. 术前护理：

（1）三角巾或前臂吊带固定患肢，观察肢端血供，患肢做握拳、伸指、肘屈伸等动作。

（2）给予患者疼痛护理，协助日常生活护理。

（3）协助完善术前检查，向患者讲解各种检查及治疗的目的和注意事项，以取得患者的配合。

（4）积极治疗高血压、糖尿病、冠心病、脑梗死、慢阻肺等基础疾病，保障围手术期安全。

（5）指导患者深呼吸、有效咳嗽排痰和肢体活动训练，练习床上排便，术前2周戒烟，避免感冒。

（6）心理护理，如主动介绍手术的必要性和成功病例，消除患者心理负担。

（7）手术区皮肤准备，检查手术区域的皮肤是否完整，有无感染等。

2. 术后护理：

（1）体位：根据麻醉类型、手术方式合理安置患者体位。患肢高于心脏水平，以利于静脉回流，减少肿胀。

（2）病情观察：评估患者麻醉恢复情况及神志，根据病情及护理级别定时监测生命体征和出入量，严密观察病情变化，以采取针对性护理措施。

3. 专科护理：

（1）动态观察肢端血供、肿胀、感觉、活动、肌力情况，如发现异常及时通知医生。

（2）观察伤口敷料渗液情况，高原地区患者常存在红细胞增多症，术后切口有渗血倾向，应加强观察和护理。

（3）保持伤口引流管引流通畅，记录引流液颜色、性质、量。

（4）正确评估疼痛并根据原则充分镇痛，观察镇痛效果及副反应。

（5）做好并发症评估及预防，如出血、谵妄、静脉血栓、感染、意外拔管等。

（6）功能锻炼。术后常规吊带悬吊固定患侧肩关节1个月。术后第1天即开始适当进行肘、腕关节屈伸及前臂旋转功能锻炼。术后1周可行肩部小范围钟摆样活动锻炼，前屈、后伸等功能锻炼。术后2~4周行肩关节被动外展、屈曲运动。术后4~6周行肩关节不负重功能锻炼。术后8~12周摄X线片显示骨折线模糊、断端有明显骨痂形成时，可逐渐加大肩关节功能锻炼进程，负重逐渐增加。

四、健康指导

1. 均衡膳食，加强营养。

2. 继续加强功能锻炼并再宣教注意事项。

3. 康复期间如有不适，如疼痛、肿胀等及时就医，术后1个月、3个月、6个月复查X光片，了解骨折愈合情况。

第二节　脊柱骨折护理常规

一、概述

脊柱骨折（spinal fracture）包括颈椎、胸椎、腰椎、骶椎及尾椎的骨折，占全身骨折的5%~6%，以胸腰段骨折多见。在不同国家之间，尤其在资源丰富国家与资源有限国家之间，脊柱损伤的发生率差异很大（最高达3倍）。多数研究表明其发生率在年龄分布上呈双峰模式，第一个峰值出现在15~29岁的年轻人中，第二个峰值出现在65岁以上的老年人中。脊柱损伤更常见于男性。

脊椎分为椎体与附件两部分。从解剖结构和功能上讲，整个脊柱可以被分成前柱、中柱和后柱。其中中柱和后柱包裹了脊髓和马尾神经，此处损伤可以累及神经系统，特别是中柱的损伤，碎骨片和髓核组织可以突入椎管的前半部导致脊髓损伤。脊髓损伤是脊柱骨折的严重并发症，使脊髓或马尾神经产生不同程度的损伤，多发生于颈椎下段和胸腰段。

二、护理评估

1. 术前评估：

（1）详细了解患者受伤的时间、原因和部位、受伤时的体位、症状和体征，搬运方式、现场及急诊急救的情况，有无昏迷史和其他部位的合并伤。

（2）严密监测患者生命体征、意识、瞳孔：①呼吸形态、节律、频率、深浅、呼吸道是否通畅，患者能否有效咳嗽和排除分泌物。②有无心率过缓和低血压。③有无出汗，患者皮肤的颜色、温度，有无体温调节障碍。④对伴有颅脑损伤的患者，可用格拉斯哥昏迷量表评估意识情况。

（3）排尿和排便情况，了解患者有无尿潴留，有无腹胀和麻痹性肠梗阻征象。

（4）评估患者的痛、温、触及位置觉的丧失平面及程度，肢体感觉、活动及肌力的变化，对比双侧有无差异。

（5）观察并记录患者24小时出入量是否平衡。

（6）风险评估，如压疮、自伤、自杀、坠床等。

（7）评估患者心理状态及家庭社会支持系统。

（8）了解影像学及实验室检查结果等。

2. 术后评估：

（1）了解患者手术和麻醉的方式与效果、术中出血、补液、输血情况和术中特殊情况。

（2）观察生命体征。

（3）观察意识、手术切口、引流情况、躯体感觉、运动、肌力等情况。

（4）观察有无并发症，如呼吸系统、泌尿系统功能障碍、压力性损伤、静脉血栓栓塞症、神经功能损伤等。

（5）评估疼痛情况。

（6）评估患者的心理状况。

三、护理措施

1. 术前护理：

（1）为颈椎骨折患者备好气切包、负压吸引器，做好抢救准备。

（2）体位：①卧床休息制动，脊髓损伤患者应使用气垫床或静态床垫，骨隆突处做好减压措施，预防压力性损伤。②可采用轴线翻身方法更换体位，颈椎骨折伴不稳患者需在外固定保护下谨慎翻身。③搬运患者时，采取平托法或滚动法，避免引起或加重脊髓损伤。

（3）维持正常生命体征，保持水电解质平衡。

（4）加强基础护理，避免并发症：①保持呼吸道通畅，指导、辅助患者深呼吸及有效咳嗽排痰，预防肺部感染。②注意保持会阴部清洁干爽，多喝水，预防泌尿系统感染。③指导患者行床上肢体主、被动活动，避免血栓栓塞症的发生。④通过多饮水、多进食富含纤维素的食物、腹部按摩、中医等方法促进肠道蠕动，防止便秘。

（5）正确评估患者的疼痛，个体化、超前、多模式镇痛，并评价镇痛效果。

（6）为保持颅骨牵引的有效性，需抬高床头，牵引重锤保持悬空，通过 X 线检查了解骨折对位情况，及时调整牵引重量，避免过度牵引；使用无菌敷料保护针眼，预防针眼感染；每日至少查看枕突处皮肤 2 次，预防压力性损伤。拟行颈前路手术者指导患者及家属行气管推移训练。

（7）神经系统本身对缺氧非常敏感，高原低氧环境对可逆性脊髓损伤的恢复是极为不利的。在高原地区对脊髓损伤的患者早期采用高压氧治疗对患者的后期功能恢复有重要意义。

（8）心理护理：及时向患者解释各项操作治疗的目的，鼓励患者家庭成员参与医疗照护活动，提高依从性，稳定情绪，缓解焦虑。

（9）饮食护理：宜进食清淡、易消化、营养丰富、富含维生素及纤维素食物，多饮水。

（10）功能锻炼：指导患者及家属完成踝泵运动、股四头肌训练、各关节主、被动活动，防止肌肉萎缩及关节僵硬。

2. 术后护理：

（1）体位：麻醉清醒回病房后每 1~2 小时改变体位，注意轴线翻身，可摇高床头 30° 内。

（2）病情观察：①了解麻醉及手术方式、术中情况，监测神志及生命体征。如出现谵妄、生命体征不稳等，及时通知医生处理。②有无伤口出血、渗血渗液、敷料脱落及感染征象等。③呼吸频率、节律，有无胸闷、憋气、呼吸困难主诉。④动态观察四肢感觉、运动情况及肌力，并与术前比较。⑤观察并记录引流液颜色、性质、量，若引流液明显增多、颜色变淡，并伴有与体位改变相关的头晕头痛、恶心呕吐等症状，则可能发生脑脊液漏，及时通知医生处理。

（3）饮食：试饮水无呛咳后由流质、半流质、软食向普食逐渐过渡。颈前路术后早期鼓励患者多饮水，进食温凉流食或半流食，待疼痛减轻后改为普食。

（4）加强疼痛管理，个体化、超前、多模式镇痛，评价镇痛效果，并及时反馈。

（5）妥善固定管道，保持引流通畅，防止引流管道阻塞、扭曲、折叠，防范意外拔管。根据引流量决定拔除引流管时间；除合并脊髓损伤、前列腺疾病患者外，一般术后第 1 天拔除尿管。

（6）功能锻炼及活动：遵循尽早、循序渐进、持之以恒的原则。

①主动运动：鼓励患者能动的肌肉、关节都尽最大限度活动；通过握拳、扩胸、抗阻力运动等锻炼上肢功能；利用床上拉手及健身带等康复器材锻炼上肢肌力及灵活性。

②被动运动：帮助瘫痪的肢体行关节的被动活动、肌肉按摩等，行抬高、伸膝、屈髋等训练。

③膀胱功能训练：评估膀胱控尿能力，制订膀胱功能训练计划。对拔除尿管后不能自主解便患者，指导行间歇导尿，制订饮水、排尿、导尿时间表，记录 24 小时饮水、排尿情况。

四、健康教育

1. 根据患者个体情况制订功能训练计划，防止废用综合征。病情允许时，指导患者练习床上坐起，学习使用轮椅、拐杖或助行器等移动工具，练习上下床和行走。患者下地时应有专人保护，清除地面障碍物，以防跌倒。坐位或下床时需佩戴脊柱支具 3 个月或遵医嘱使用。

2. 对排尿障碍者，指导患者及家属行膀胱功能训练，教会其间歇导尿方法。

3. 注意饮食营养，进食富含维生素及纤维素饮食，保持大便通畅。

4. 保持情绪稳定，做好自身调节。

5. 若出现脊柱局部疼痛，四肢感觉、活动能力下降等不适，应及时就诊。术后 1 个月、3 个月、6 个月复查 X 线，了解骨折愈合情况。

第三节　股骨干骨折护理常规

一、概述

股骨干骨折（femoral shaft fracture，fracture of shaft of femur）是指股骨转子以下、股骨髁以上部位的骨折。股骨干骨折约占全身各类骨折的 2.2%，多见于青壮年。一些观察性研究发现股骨干骨折的年龄分布呈双峰状：一个高峰期是幼儿期，损伤的主要原因是跌倒；另一个高峰期是青少年期，此时的骨折大部分都是由机动车碰撞引起的。在所有年龄段中，男性发病率均高于女性。

股骨干血运丰富，一旦骨折常有大量失血，甚至可导致失血性休克。股骨部肌群是支持膝关节屈伸活动的重要结构。导致股骨干骨折的暴力也可损伤周围肌肉和筋膜，加之出血后血肿机化、粘连和骨折固定等因素，可使肌肉功能发生障碍，导致膝关节屈伸活动受限。

二、护理评估

1. 术前评估：

（1）评估患者受伤史、暴力性质。

（2）评估患者一般情况、既往史、过敏史、家族史，基本生命体征、自理能力、疼痛情况、患肢肢端血供和肿胀、感觉、活动、肌力、动脉搏动情况，观察固定物包扎的松紧度，警惕血管损伤或静脉血栓形成。

（3）评估患者的心理状态及家庭社会支持系统。

（4）了解影像学及实验室检查结果等。

2. 术后评估：

（1）了解患者手术和麻醉的方式与效果、骨折修复情况、术中出血、补液及术中特殊情况。

（2）观察患者的生命体征。

（3）观察患者手术切口有无渗血、渗液及患肢肢端血供和肿胀、感觉、活动、肌力情况及引流管情况。

（4）评估患者的疼痛情况。

（5）评估患者的心理状况。

三、护理措施

1. 术前护理：

（1）术前可行股骨髁骨牵引，为保持牵引的有效性，需抬高床尾，牵引重锤保持悬空，通过 X 线检查了解骨折对位情况，及时调整牵引重量，避免过度牵引；使用无菌敷料保护针眼，预防针眼感染。

（2）加强基础护理，避免并发症：①保持呼吸道通畅，指导、辅助患者深呼吸及有效咳嗽排痰，预防肺部感染。②注意保持会阴部清洁干爽，多喝水，预防泌尿系统感染。③指导患者行床上肢体主、被动活动，避免血栓栓塞症的发生。

（3）通过多饮水、多进食富含纤维素的食物、腹部按摩、中医等方法促进肠道蠕动，防止便秘。

（4）给予患者疼痛护理。

（5）心理护理：主动介绍手术的必要性和成功病例，消除患者的心理负担。

（6）功能锻炼：指导患者行踝泵运动、足趾关节活动及股四头肌收缩运动。

2. 术后护理：

（1）体位：根据麻醉类型、手术方式合理安置患者体位。患肢应高于心脏水平，以利于静脉回流，减少肿胀。

（2）病情观察：评估患者的麻醉恢复情况及神志，根据病情及护理级别定时监测生命体征和出入量，严密观察病情变化，以采取针对性护理措施。

3. 专科护理：

（1）动态观察肢端血供和肿胀、感觉、活动、肌力情况，如发现异常及时通知医生。

（2）观察伤口敷料渗液情况，高原地区患者常存在红细胞增多症，术后切口有渗血倾向，应加强观察和护理。

（3）保持伤口引流管引流通畅，记录引流液颜色、性质、量。

（4）正确评估疼痛并根据原则充分镇痛，观察镇痛效果及副反应。

（5）并发症的预防：

①脂肪栓塞：如患者行股骨干骨折带锁髓内钉固定术，特别是扩髓后，应特别注意观察患者生命体征，若出现呼吸困难、发绀、心率快、血压下降、腋下眼睑出现出血点或意识障碍，如烦躁、谵妄、昏迷、抽搐等症状时，应警惕患者已发生肺栓塞或脑栓塞，应立即报告医生，采取积极措施进行处理。

②压力性损伤：卧气垫床，观察患者的骶尾部或骨突出的皮肤，必要时给予患者翻身。注意保持患者身体皮肤及床铺的整洁、干燥及平整。对于受压骨性突出部位，可进行保护，以减缓局部压力。一旦发现受压部位皮肤发红应给予相应处理。

③静脉血栓形成：高原地区人群多发红细胞增多症，易发生多脏器血栓。手术后应注意和防止静脉内血栓形成。鼓励患者及早进行踝泵运动及股四头肌收缩运动，尽可能早期下床活动。密切观察患者患肢的肢端血供情况，如出现不明原因的进行性疼

痛加重和明显肿胀时，应立即将患肢制动，并通知医生进行彩超和抽血检查确定血栓的形成，做好相应的溶栓治疗。

④泌尿系感染：术后协助患者家属做好会阴部清洗工作，如需长期留置尿管，嘱患者多饮水，每日消毒外阴2次，定时进行尿培养，定期更换尿管和尿袋。

⑤便秘：骨折后患者卧床期间容易发生便秘或排便困难，多与患者进行交流，指导患者应多食纤维含量高的食物，每日顺时针按摩腹部，促进肠蠕动。对于合并红细胞增多症的患者，术后胃肠功能恢复减慢更加明显，应注意吸氧疗法，持续或间断吸氧，增加机体摄氧和运氧功能，改善各脏器微循环，促进胃肠功能恢复。

⑥坠积性肺炎：可让患者在床上进行扩胸运动，深呼吸，拍背，及时咳出痰液，增加肺活量。

4. 功能锻炼：

（1）当患者术后清醒，护士即可指导其练习股四头肌等长收缩运动、踝泵运动和足部其他小关节活动，以促进局部血液循环，防止肌肉粘连和静脉血栓形成。

（2）术后患者病情稳定可早日下床开始活动，早期活动需扶拐，患肢不能负重并注意保护，以防体位性低血压和跌倒，待骨折逐渐形成骨痂后再逐渐负重行走。

四、健康教育

1. 均衡膳食，加强营养。

2. 股骨中段以上骨折，下床活动时始终应注意保持患肢的外展体位，以免因负重和内收肌的作用而发生继发性向外成角突起畸形。指导患者正确使用双拐，防跌倒。

3. 功能锻炼用力应适度，活动范围应由小到大，循序渐进，切不可操之过急，每次应以不感到疲劳为度，以免给骨折愈合带来不良影响。

4. 定期随访，术后1个月、3个月、6个月复查X线，了解骨折愈合情况。

第四节　腰椎间盘突出症护理常规

一、概述

腰椎间盘突出症（lumbar disc protrusion，LDH）是指腰椎间盘发生退行性改变后，由于椎间盘变性、纤维环破裂、髓核组织突出刺激和压迫马尾神经或神经根所引起的一种综合征，是腰腿痛最常见的原因之一。腰椎间盘突出症可发生于任何年龄，最多见于中年人，20~50 岁为多发年龄，男性多于女性。好发部位是腰 4—腰 5 椎间盘和腰 5—骶 1 椎间盘。高原地区室内外及昼夜温差大，长期低温、低压、缺氧对人体肌肉、关节功能有较大的影响，腰背肌的肌张力增高，椎间盘内压力增高，造成局部血供不足及无氧代谢增多，椎间盘营养代谢匮乏。有调查发现，高原地区部队官兵腰椎间盘突出症的发病率高达 27.7%。腰椎间盘突出症可以导致腰部胀痛、坐骨神经放射痛、下肢麻痹胀痛、感觉减退或疼痛过敏、肌肉萎缩、行走困难等，严重的腰椎间盘突出症患者可能出现大小便功能障碍，下肢瘫痪。

二、护理评估

1. 术前评估：

（1）评估患者的基本情况，包括年龄、生命体征、心理社会支持情况等，做好相关的风险评估和记录。

（2）评估患者是否有先天性的椎间盘疾病、既往有无腰部外伤、慢性损伤史，如经常弯腰、搬运重物和慢性腰拉伤等，是否做过腰部手术。

（3）评估患者疼痛的部位及性质，诱发及加重的因素，缓解疼痛的措施及效果等；评估本次疼痛发作后治疗的情况，如是否使用镇痛剂、肌肉松弛剂等药物；评估下肢的感觉、运动和反射情况，患者行走的姿势、步态；有无大小便失禁现象。

（4）评估患者的心理状态及家庭社会支持系统。

（5）了解影像学及实验室检查结果等。

2. 术后评估：

（1）了解患者手术和麻醉的方式与效果、术中出血、补液、输血情况和术中特殊情况。

（2）观察患者的生命体征。

（3）观察患者意识、手术切口、引流情况、躯体感觉、运动、肌力等情况。

（4）观察患者有无并发症，如呼吸系统功能障碍、泌尿系统功能障碍、压力性损伤、静脉血栓栓塞症、神经功能损伤等。

（5）评估患者的疼痛情况。

（6）评估患者的心理状况。

三、护理措施

1. 术前护理：

（1）休息：卧床休息可以减少椎间盘承受的压力，缓解脊柱旁肌肉痉挛引起的疼痛。

（2）佩戴腰围：腰围能加强腰椎的稳定性，对腰椎起到保护和制动作用。在持续工作或在一些会加重脊柱负荷的情况下可佩戴腰围，在进食及卧位休息时应取下腰围放松。

（3）药物治疗：非甾体抗炎药物可缓解急慢性腰痛，是治疗腰背痛的一线药物。阿片类镇痛药和糖皮质激素有短期镇痛作用；肌松剂和抗抑郁药也有一定疗效；藏药是对各大药学（中医药学、大食医药学、印度医药学）的合理融合，藏药治疗注重改善微循环，促进新陈代谢，可缓解腰椎间盘突出症的症状。

（4）牵引可增大椎间隙，减轻对椎间盘的压力和对神经的压迫，改善局部循环和水肿。牵引期间观察患者体位、牵引带及重量是否正确，经常检查牵引带压迫部位的皮肤有无疼痛、红肿、破损、压力性损伤等。

（5）积极完善术前准备。

2. 术后护理：

（1）体位：麻醉清醒回病房后每 1~2 小时改变体位，注意轴线翻身，可摇高床头30° 内。

（2）病情观察：①了解麻醉及手术方式、术中情况，监测神志及生命体征。如出现谵妄、生命体征不稳等，及时通知医生处理。②有无伤口出血、渗血渗液、敷料脱落及感染征象。③动态观察四肢感觉、运动情况及肌力，并与术前比较。④观察并记录引流液颜色、性质、量，若引流液明显增多、颜色变淡，并伴有与体位改变相关的头晕头痛、恶心呕吐等症状，则可能发生脑脊液漏，及时通知医生处理。

（3）饮食：无禁忌证的情况下，嘱患者进食高蛋白、高纤维的饮食。

（4）加强疼痛管理，个体化、超前、多模式镇痛，评价镇痛效果，并及时反馈。

（5）妥善固定管道，保持引流通畅，防止引流管道阻塞、扭曲、折叠，防范意外拔管。根据引流量决定拔除引流管时间。

（6）功能锻炼：嘱患者行直腿抬高和股四头肌练习。一般单纯腰间盘切除术患者术后 1~3 天开始下床活动，腰椎内固定术后 3~5 天，X 片显示内固定位置良好，即可下床活动，下床时一定佩戴好腰围，侧起侧卧。

四、健康教育

（1）佩戴腰围：需要佩戴 3 个月，特殊情况遵医嘱。

（2）改变不良的生活习惯，如久站、久坐等。拾物时应屈膝下蹲，不能从仰卧位直接下床等，增加自我保护知识。

（3）防止外伤：术后应防止外伤，尤其是腰椎的剧烈活动，不要过早负重、弯腰等。

（4）注意饮食营养，进食富含维生素及纤维素饮食，保持大便通畅。

（5）保持情绪稳定，做好自身调节。

（6）若出现脊柱局部疼痛、下肢感觉、活动能力下降等不适，应及时就诊。术后 1 个月、3 个月、6 个月复查 X 线，了解脊柱恢复情况。

第五节　大骨节病护理常规

一、概述

大骨节病（Kashin-Beck disease）是儿童和少年发生的地方性、变形性骨关节病，其原发病变主要是骨发育期中骺软骨、骺板软骨和关节软骨的多发对称性变形坏死及继发退行性骨关节病。临床表现为四肢关节疼痛、增粗、变形、活动受限、肌肉萎缩，严重者出现短指、短肢甚至矮小畸形。在我国，该病主要分布在东北至西藏的一个狭长高寒地带。有流行病学调查显示，西藏大骨节病分布于昌都、山南、拉萨、林芝、那曲、日喀则和阿里等部分地区，共 7 个地区（市）39 个县，受累人口约 200 万。病情最重的病区是昌都市的边坝县和洛隆县，这两个县的病例分布于各个年龄段，有的村屯大骨节病临床检出率达 70%。2014 年西藏昌都地区大骨节病病情监测报告显示，昌都地区（边坝、洛隆、八宿）三县的儿童新发病例较前几年有明显下降，但尚未达到国家控制标准，昌都地区仍为大骨节病重病区。

大骨节病的致残率很高，严重危害人群健康。大骨节病患者常承受着关节疼痛、活动障碍以及身体畸形带来的心理压力。另外，大骨节病还会导致不同程度的睡眠障碍及劳动力下降，不仅影响患者的生理健康，更严重影响其心理健康和社会适应能力。

目前，大骨节病主要治疗手段为关节置换术。

二、护理评估

1.术前评估：

（1）评估患者的一般情况、既往史、过敏史、家族史，基本生命体征、自理能力、疼痛情况、患肢肢端血供和肿胀、感觉、活动、肌力、动脉搏动情况，了解局部皮肤是否有隐匿性感染。

（2）测量各关节，尤其手术关节的活动度，确定有无畸形；观察步态，确定步态类型；测定肢体长度，判断双下肢术前长度，是否长度相等。

（3）评估患者的心理状态及家庭社会支持系统。

（4）了解影像学及实验室检查结果等。

2.术后评估：

（1）了解患者手术和麻醉的方式与效果、术中出血、补液情况和术中特殊情况。

（2）严密观察患者的生命体征。

（3）评估手术切口有无渗血、渗液及患肢肢端血供和肿胀、感觉、活动、肌力情况。

（4）评估引流管是否通畅，引流液颜色、性质、量。

（5）评估患者的疼痛情况和心理状况。

三、护理措施

1.术前护理：

（1）给予患者疼痛护理，协助日常生活护理。

（2）协助完善术前检查，向患者讲解各种检查及治疗的目的和注意事项，以取得患者的配合。

（3）积极治疗高血压、糖尿病、冠心病、脑梗死、慢阻肺等基础疾病，保障围手术期安全。

（4）适应性训练：指导掌握有效咳痰方法、助行器和拐杖正确使用方法，床上排便练习。

（5）心理护理：主动介绍手术的必要性和成功病例，消除患者的心理负担。

（6）手术区皮肤准备：检查手术区域的皮肤是否完整，有无感染等。

2. 术后护理：

（1）体位：①髋关节置换术后患者平卧位时，患肢穿丁字鞋，双腿之间放置三角形的海绵枕保持髋关节外展中立位；坐位时，屈髋角度不能大于 90°，避免髋关节过度内旋、内收、外旋、屈曲后导致人工髋关节脱位。②膝关节置换术后，平卧位时，在小腿下方置一软枕垫高约 20 cm，保持膝关节抬高，促进患肢静脉血液回流，预防肢体肿胀。

（2）病情观察：评估患者麻醉恢复情况及神志，根据病情及护理级别定时监测生命体征和出入量，严密观察病情变化，以采取针对性护理措施。

3. 专科护理：

（1）动态观察肢端血供和肿胀、感觉、活动、肌力情况，如发现异常及时通知医生。

（2）观察伤口敷料渗液情况，高原地区患者常存在红细胞增多症，术后切口有渗血倾向，应加强观察和护理。

（3）保持伤口引流管引流通畅，记录引流液颜色、性质、量。

（4）正确评估疼痛并根据原则充分镇痛，观察镇痛效果及副反应。

（5）做好并发症评估及预防，如出血、谵妄、静脉血栓栓塞症、感染、意外拔管等。

4. 功能锻炼：加强对患者的宣教与功能锻炼指导，手术当天即可床上及下床进行积极功能锻炼。

（1）髋关节置换术：①麻醉清醒即刻至术后 1 天：在医务人员指导下开始股四头肌等长收缩运动、踝泵运动、滑移屈膝练习、髋部平躺外展锻炼、膝关节伸展锻炼，在医务人员的指导协助下扶拐床边站立练习及行走；②术后 2~3 天：可练习站立外展腿部锻炼。以后逐渐增加练习时间和频率。

（2）膝关节置换术：①麻醉清醒即刻至术后 1 天：在医务人员指导下开始股四头肌等长收缩运动、踝泵运动、直腿抬高、滑移屈髋、伸膝和下压膝盖、膝关节伸展、床旁膝关节屈曲锻炼；②术后 2~3 天：增加站立弯腿、抬腿锻炼，加强膝关节屈伸活动范围，以后逐渐增加练习时间和频率，加强股四头肌和腘绳肌力量训练。

四、健康指导

1. 高原地区大骨节病患者及非患者的饮食较为单一，以青稞为主，食用肉类以当地牦牛肉为主，研究显示补硒、维生素 C 等均对大骨节病的治疗有效，可采用补硒补维生素 C 的综合措施防治该病，因此日常饮食中应均衡膳食，饮食多样化，摄入富含多种维生素的蔬菜瓜果。

2. 继续加强功能锻炼。防止外伤，预防跌倒。患者的弃拐时间因人而异，上楼健肢先上，下楼患肢先下。

3. 注意伤口情况，如出现红、肿、热、痛等不适及时就医，避免局部感染导致的假体感染。

4. 术后 1 个月、3 个月、6 个月复查 X 线，了解关节恢复情况。

第六节　骨痹（骨关节炎）护理常规

一、概述

骨痹（bone bi-disease）多为感受风寒湿邪，痹阻筋骨，或劳损外伤致气滞血瘀，瘀阻脉络，或年老久病，肝肾亏虚，筋脉失于濡养而成。骨关节炎（osteoarthritis）又称增生性关节炎、退行性关节炎、老年性关节炎，主要病理改变为软骨退行性变性和消失，以及关节边缘韧带附着处和软骨下骨质反应性增生形成骨赘，并由此引起关节疼痛、僵直畸形和功能障碍的关节病变。骨痹（骨关节炎）的发病率在高原较高，尤其在海拔 3000 m 以上的地区更为显著。然而，具体的发病率数据因地区、海拔、气候、生活习惯等而异，目前没有统一的统计数据。长期生活在高原低氧环境下，会导致骨密度降低、骨小梁结构破坏、骨强度下降而引起骨痹（骨关节炎），其症状包括疼痛、活动受限、骨折等，严重影响患者的生活质量和劳动能力。因此，对于生活在高原地区的人群，应该注意保持健康的生活方式，加强锻炼，增强体质，以预防高原骨痹（骨关节炎）的发生。同时，对于已经患病的患者应该及时就医，接受专业的治疗和管理，以减轻症状、控制病情发展，提高生活质量。

二、护理评估

1. 健康史：

（1）了解患者的姓名、性别、年龄、职业、居住地以及长期居住高原的时间等基本信息。

（2）了解既往健康状况、骨痹（骨关节炎）发病情况、治疗历程以及与高原环境可能相关的因素。

2. 身体状况：

（1）评估患者的关节疼痛程度、性质、持续时间和加重因素，以及是否伴随其他症状，如晨僵、肿胀等。

（2）检查关节的活动范围和功能受限程度，了解骨痹（骨关节炎）对患者日常活动的影响。

（3）评估患者是否有高原反应的症状，如头痛、气喘、乏力等，并评估这些症状对骨痹（骨关节炎）病情的影响。

3. 心理—社会状况：评估患者对骨痹（骨关节炎）的认知程度和对治疗的态度，评估其心理承受能力；评估患者的情绪状态，如焦虑、抑郁等，并提供必要的心理支持；评估患者的社会支持系统和家庭环境，以及这些因素对疾病的影响。

三、护理措施

1. 疼痛管理：骨痹（骨关节炎）常常伴随着关节疼痛，因此疼痛管理是非常重要的。可以通过药物、热敷、按摩、针灸等方法来缓解疼痛。同时，避免剧烈运动和负重劳作，以减少关节的压力和疼痛。

2. 饮食调理：骨痹（骨关节炎）患者应该遵循清淡、易消化、营养均衡的饮食原则。避免进食生冷、油腻的食物，如冷饮、冰淇淋、肥肉、奶油等，寒凉食物可加重关节疼痛，而过度油腻会困阻脾胃，运化失常，不能营养肌肉、关节，容易加重病情。禁食高盐、腌渍类的食物，例如泡菜、腌鱼、腊肉等，味过于咸，大骨气劳，容易伤及肾脏，肾主骨生髓，易导致关节不利，不能濡养。控制动物内脏、海产品的摄入，这些食物也可能加重骨痹。

3. 适当运动：适当的运动锻炼对于骨痹（骨关节炎）的恢复和控制非常重要。对于行动困难的患者应给予拐杖、推车等辅助活动工具。患者行动时要有人看护，以防摔伤。避免过度使用关节，科学锻炼，动静结合。病情尚未稳定时不能绝对卧床休息，每天要活动病变关节；可以卧位或坐位进行，使病变关节得到锻炼。

4. 生活方式调整：保持良好的生活习惯，如充足的睡眠、避免熬夜、减少长时间使用电子产品等，有助于身体的康复和免疫力的提升。同时，注意关节的保暖，避免受寒邪湿气的侵袭。

5. 藏药药浴药蒸护理：运用藏药的渗透作用直接作用于病变组织，发挥药物及物理热作用而共同起效，可缓解关节疼痛、压痛、肿胀等症状，改善关节功能状态及整体功能指数。药浴药蒸应严格掌握温度，随时询问患者的感觉，如有异常及时处理。

四、健康教育

1.注意保暖：由于高原地区气候寒冷，容易使身体受寒，从而加重骨痹（骨关节炎）病情。因此，患者应该注意身体的保暖，避免着凉。在寒冷的环境中，可以适当增加衣物，使用保暖设备等。

2.增加运动：适当的运动可以促进血液循环，增强身体免疫力，有助于缓解骨痹（骨关节炎）症状。患者应该根据自己的身体状况，选择合适的运动方式，如散步、慢跑、太极拳等。运动时要注意适度，避免过度劳累。

3.饮食调理：高原骨痹（骨关节炎）患者应该注意饮食调理，增加营养摄入，可以适当增加蛋白质、维生素D、钙等营养物质的摄入，如鸡蛋、牛奶、豆腐、鱼类等。同时，要避免食用过于油腻、辛辣的食物，以免影响身体的消化吸收。

4.心理护理：高原骨痹（骨关节炎）患者可能会因为疼痛、活动受限等症状而感到焦虑、沮丧等。因此，心理护理也是非常重要的。家人和朋友应该给予患者关心和支持，帮助他们树立战胜疾病的信心。患者自己也要保持积极的心态，配合医生的治疗和康复计划。

5.康复指导：指导患者进行关节活动度的恢复训练，以保持关节功能，提高患者的自理能力。指导患者自行进行指、腕、肘、肩、膝、髋及踝关节的功能锻炼，根据患者对疼痛的耐受程度来确定具体的活动量，禁止过度剧烈的活动，活动量和时间可随着患者的好转进行调整，直至病情完全缓解。锻炼关节前可以辅以湿热疗法，促进局部血液循环。

6.定期随访与复查：强调定期随访的重要性，以便医生及时调整治疗方案。提醒患者按时进行血液检查和影像学检查，监测疾病进展。

第七节 膝关节镜检术护理常规

一、概述

关节镜（arthroscope）是用于诊治关节疾病的一种内镜。由镜头、光源、监视器、镜下手术器械、刨削系统等组成。关节镜最初应用于膝关节，膝关节镜可用于诊断、治疗多种膝关节疾患，如半月板损伤、交叉韧带断裂、关节软骨损伤、关节内游离体、各种慢性滑膜炎等。大部分运动损伤引起的膝关节肿胀、疼痛、不稳或绞锁等症状通过保守治疗无效，都可通过关节镜来进一步诊治。膝关节镜手术具有创伤小、出血少、疗效确切、恢复快、并发症少以及手术瘢痕小等优点。

二、护理评估

1. 术前评估：

（1）评估患者的受伤史、暴力性质。

（2）评估患者的一般情况、既往史、过敏史、家族史，基本生命体征、自理能力、疼痛情况、患肢肢端血供和肿胀、感觉、活动、肌力、动脉搏动情况。

（3）评估患者的心理状态及家庭社会支持系统。

（4）了解影像学及实验室检查结果等。

2. 术后评估：

（1）了解患者手术和麻醉的方式与效果、术中出血、补液及术中特殊情况。

（2）观察患者的生命体征。

（3）评估患者手术切口有无渗血、渗液及患肢肢端血供和肿胀、感觉、活动、肌力情况，评估引流管是否通畅及，引流液颜色、性质、量。

（4）评估患者的疼痛情况及心理状况。

三、护理措施

1. 术前护理：

（1）评估患者的一般情况、既往史、过敏史、家族史，基本生命体征、自理能力、疼痛情况、患肢肢端血供和肿胀、感觉、活动、肌力、动脉搏动情况，了解局部皮肤是否有隐匿性感染。

（2）测量各关节，尤其手术关节的活动度，确定有无畸形；观察步态，确定步态类型。

（3）评估患者的心理状态及家庭社会支持系统。

（4）了解影像学及实验室等检查结果。

2. 术后护理：

（1）体位：术后抬高患肢，保持中立位，严禁外旋，压迫腓总神经。

（2）病情观察：评估患者麻醉恢复情况及神志，根据病情及护理级别定时监测生命体征和出入量，严密观察病情变化，以采取针对性的护理措施。

3. 专科护理：

（1）动态观察肢端血供和肿胀、感觉、活动、肌力情况，如发现异常及时通知医生。

（2）观察伤口敷料渗液情况，高原地区患者常存在红细胞增多症，术后切口有渗血倾向，应加强观察和护理。

（3）保持伤口引流管引流通畅，记录引流液颜色、性质、量。

（4）正确评估疼痛并根据原则充分镇痛，观察镇痛效果及副反应。

（5）做好并发症评估及预防，如出血、谵妄、静脉血栓栓塞症、感染、意外拔管等。高原地区人群多发红细胞增多症，易发生多脏器血栓。手术后应注意和防止静脉内血栓形成。根据患者的血栓风险等级，采取基础预防和／或物理预防措施，嘱患者戒烟戒酒、多饮水、多食蔬菜水果保持大便通畅、早期下床、多行功能锻炼等。

（6）根据术中情况，询问医生是否需要佩戴外固定支具，并指导患者正确佩戴。

四、健康教育

1. 加强营养，促进伤口组织修复。

2. 预防意外跌倒。

3. 康复锻炼：

（1）术后返回病房即开始行踝泵运动（每小时1次，每次3分钟，踝关节最大幅度屈伸维持5~10秒）、股四头肌收缩运动（每日3~4次，每次10~20分钟）、直腿抬高（每日3~4次，每次10~20分钟）。

（2）膝关节屈曲、伸直及负重训练遵照以下要求：

①半月板切除、关节游离体取出、软骨成形者术后即可患肢负重和主动膝关节屈伸锻炼。

②半月板分层、纵行、桶柄撕裂者术后应佩戴支具，在膝关节伸直位可完全负重，前期可扶拐行走，掌握平衡后可弃拐，术后1个月膝关节在0~90°被动活动，6周后去掉支具正常活动和行走。

③半月板瓣状撕裂、放射状撕裂、复杂撕裂修复者术后应佩戴支具扶拐行走6周，术后1个月内不能负重，膝关节在0~90°被动活动，1个月后开始部分负重，并逐渐恢复全范围活动，6周后逐渐过渡到完全负重。

④半月板移植者术后应佩戴支具，1个月内不能负重，1个月后开始部分负重，起始质量在17 kg左右（可以在磅秤上量化）。术后1个月膝关节在0~90°被动活动（缓慢增加活动角度，1周内30°，2周内45°，3周内60°，4周增加到90°），6周后逐渐过渡到完全负重。

⑤前交叉韧带重建或合并半月板分层、纵行、桶柄撕裂者，术后佩戴支具，伸直位可完全负重，前期可扶拐行走，掌握平衡后可弃拐，术后3个月屈膝活动范围：1个月内达0~90°，2个月内必须至120°，3个月继续在120°内活动。

⑥前交叉韧带重建合并半月板瓣状撕裂、放射状撕裂、复杂撕裂修复者，术后佩戴支具扶拐行走6周，术后1个月内不能负重，6周后逐渐过渡到完全负重。被动屈膝范围0~90°，2个月内必须至120°，3个月继续在120°内活动。

（3）后期康复训练遵从医生指导。

第八节　负压封闭引流技术护理常规

一、概述

负压封闭引流技术（vacuum sealing drainage，VSD）是指用内含有引流管的聚乙烯酒精水化海藻盐泡沫敷料，来覆盖或填充皮肤软组织缺损的创面，再用生物半透膜对之进行封闭，使其成为一个密闭的空间，接通负压源，用持续、可控制的负压来促进创面愈合的一种全新的治疗方法。

二、护理评估

1. 术前评估：

（1）评估患者的一般情况、既往史、过敏史、家族史、基本生命体征、自理能力、疼痛情况、患肢肢端血供和肿胀、感觉、活动、肌力、动脉搏动情况，评估患者受伤创面情况。

（2）评估患者的心理状态及家庭社会支持系统。

（3）了解影像学及实验室检查结果等。

2. 术后评估：评估负压是否正常、封闭是否良好、引流是否畅通。

三、护理措施

1. 术前护理：

（1）给予患者疼痛护理，协助日常生活护理。

（2）协助完善术前检查，向患者讲解各种检查及治疗的目的和注意事项，以取得患者的配合。

（3）积极治疗高血压、糖尿病、冠心病、脑梗死、慢阻肺等基础疾病，保障围手术期安全。

（4）心理护理，主动介绍手术的必要性和成功病例，消除患者心理负担。

2. 术后护理：

（1）体位：向患者说明术后体位要求，尽量避免压迫创面及引流管道，易压迫的部位需做好保护措施，提高患者的配合能力，减少术后并发症，促进康复。

（2）封闭持续负压的观察和护理：

①确保压力合适，引流负压值为 -40~-60 kPa（300~450 mmHg）。高原地区气压较低，负压吸引压力不宜过大，防止负压过大对创面引起机械性压迫损伤，影响血液供应。

②确保各管道通畅，紧密连接，并妥善固定引流管。

③负压瓶的位置要低于创面 60~100 cm，引流瓶放于安全位置，保持局部负压封闭状态，有利于引流。

④引流量占引流瓶 2/3 时应更换引流瓶。

⑤一次负压密闭引流可维持有效引流 5~7 天，一般在 7 天后拔出或更换。

⑥常见问题及处理方法：

漏气：最常见的漏气部位为引流管或外固定的系膜处、三通接头连接处、边缘有液体渗出处、皮肤皱褶处、无序贴膜导致膜与膜之间有"漏贴空白"处。处理方法为重新用半透膜密封漏气处。

引流管堵塞：引流管堵塞是最常见问题之一，堵塞物为血凝块和坏死组织，堵塞可发生在任何时间段，尤其在夜间容易被忽视。应加强观察和交班，堵塞部位以三通接头附近最多，如果有无菌三通接头予更换，没有的情况下，可以在无菌操作下用注射器针头疏通，用生理盐水冲洗，再次衔接紧密。

薄膜下积液：发生于术后 1~3 天内，由于薄膜封闭不严造成，术后仔细观察薄膜密封状态，若薄膜周缘和引流管翘起，薄膜下有液体积聚，关闭负压后VSD材料复原，提示封闭不严，可重新进行封闭。

VSD材料鼓起：看不见管型除考虑引流管被压迫或堵塞外，还应考虑中心负压不够。此种情况需要护理人员勤观察，常出现在创面较大、中心负压自行下降等情况下，可及时采用轮替夹闭技术或者使用多个单独负压源。

有大量新鲜血液被吸出：接通负压源后，局部血管扩张血流加速，术后因常规运用抗凝扩容药物，存在潜在出血的危险。此类情况应密切观察伤口引流，若引流物为持续的新鲜血液，则证明创面止血不彻底，应马上通知值班医生，及时、再次手术止血。

VSD材料干结、变硬：术后48小时内干结变硬可从引流管中逆向注入生理盐水，待材料重新变软后继续封闭引流，48小时后出现干结、变硬，引流管中无引流液持续流出，可以不处理。

3.高原地区在应用VSD的过程中予以间断吸氧，有条件的地方可以应用高压氧治疗，加速创口愈合。

4.功能锻炼：指导患者循序渐进地进行关节主、被动运动。指导患者进行远端关节的屈伸、旋转练习及肌肉等张收缩运动等，可促进血液循环，防止静脉血栓形成、关节僵硬和肌肉萎缩等并发症的发生。

四、健康教育

1.教会患者自我观察负压引流的情况，如有异常，及时告知医务人员，观察负压源的负压力是否在规定范围内、扩创材料是否塌陷、管型是否存在，听各接头处及半透膜粘贴处有无漏气、有无大量新鲜血液析出。

2.告知患者保持引流通畅的重要性，活动时不能牵扯、压迫、折叠引流管。

3.指导患者进食高蛋白、高热量、富含维生素、粗纤维的食物，少食多餐，多饮水，以促进感染性毒素排泄及有效预防便秘。

第八章 泌尿外科常见疾病护理常规

第一节 前列腺增生症护理常规

一、概述

前列腺增生症（benign prostatic hyperplasia，BPH）是引起中老年男性排尿障碍的一种常见泌尿系统良性疾病。目前公认的发病原因是高龄和有功能的睾丸，主要病理表现为组织学上的前列腺间质和腺体的增生，导致尿流学上的膀胱出口梗阻等系列症状。其发病率随年龄增加而增加，70 岁以上人群患病率高达 70%。但是，高原地区居民由于缺乏健康意识，就诊率低，实际发病率可能更高。国际前列腺症状评分（International Prostate Symptom Score，IPSS）是评估前列腺症状的重要手段，IPSS 评分总分 35 分，0~7 分为轻度，8~19 分为中度，20~35 分为重度；有藏语版本可以选用。

二、护理评估

1. 术前评估：

（1）临床表现：①排尿症状：最早期的症状是尿频，夜间尿频明显；最主要的症状是排尿困难，表现为排尿延迟、等待、尿细而无力；当梗阻加重，残余尿增加，可能发生尿潴留和尿失禁。高原地区居民由于前列腺腺体组织的增生更为明显，因此，以尿潴留紧急就诊者较多。②并发症：尿路感染、血尿、肾积水，甚至肾功能不全。

（2）辅助检查：①尿常规：可确定是否有血尿、尿路感染。②直肠指检：是简单而有价值的诊断方法。通过触诊初步了解前列腺的大小、质地、中央沟增大情况。③经腹部或直肠 B 超：可较准确地测量前列腺的形态和体积，同时了解残余尿情况。④尿流率检查：了解最大尿流率和尿量情况，尤其是最大尿流率，若小于 15 mL/s 则表示排尿不畅。⑤残余尿测定：大于 50 mL 为阳性。⑥前列腺特异性抗原（prostate specific antigen，PSA）：用于前列腺癌的初步筛查。

（3）药物治疗情况：① α 受体阻滞剂：降低膀胱颈和前列腺平滑肌张力，如特拉唑嗪。② 5α - 还原酶抑制剂：可阻止睾酮的活化，进而缩小前列腺的体积，如非那雄胺。

（4）全身情况评估：评估既往史、重要脏器功能及营养状况评估；主要检查包括心电图、胸片、B超、出凝血时间、肝肾功能等。

（5）心理—社会支持状况评估。

2. 术后评估：

（1）一般情况评估：包括意识、生命体征、疼痛、日常生活能力、患者安全指标、心理和社会支持状况等。

（2）专科评估：膀胱冲洗和导尿管通畅程度、引流液性状及量。

（3）并发症的观察和评估：

①出血：评估膀胱冲洗是否通畅、冲出液颜色、性状。

②感染：评估是否有发热、血尿常规异常及脉搏加快等。

③经尿道电切综合征：对于前列腺电切术者，因手术使用单级系统，不能使用生理盐水冲洗,若术中冲洗液经创面大量吸收入血,可能有低血钠、脑水肿、肺水肿等表现。

④其他：如尿失禁、尿道狭窄等。

三、护理措施

1. 术前护理：

（1）心理护理：夜尿频繁影响患者睡眠，护士应消除患者忧虑，助其增强战胜疾病的信心。

（2）药物护理：α 受体阻滞剂可引起头晕、直立性低血压。建议患者睡前服用，防止跌倒。可采取"三个一分钟"避免直立性低血压，醒后床上躺一分钟，而后床上坐一分钟，最后穿衣后床边立一分钟。

（3）饮食护理：保持丰富的膳食营养；夜尿频繁者合理安排饮水计划，指导睡前少饮水。

（4）排尿护理：观察排尿情况，若尿潴留，及时进行留置导尿或耻骨上膀胱造瘘。

（5）预防尿潴留：避免受凉、预防感冒；禁止饮酒、少食辛辣；不可憋尿、不要过劳。

（6）术前准备：肠道准备、皮肤准备，对高原地区老人需协助做好心肺检查，评估手术耐受力。

2. 术后护理：

（1）一般护理：平卧 6 小时后改半卧位，术后 2 小时可饮水，术后 6 小时，如无恶心、呕吐可进食流质饮食与床旁活动。

（2）病情观察：严密观察患者生命体征、尿液颜色、性状。

（3）尿管护理：尿管妥善固定，无菌操作，保持通畅，有效引流、防止折叠、扭曲、受压；尿道口清洗每日 2 次。前列腺电切术后拔管时间一般为术后 5~7 日。

（4）膀胱痉挛的护理：多因逼尿肌不稳定、导管刺激、血块堵塞引起，表现为急迫尿意、膀胱冲洗速度减慢甚至逆流、冲洗液颜色加深等。最重要的护理措施为保持引流通畅。另外，可指导患者深呼吸，严重者可给予止痛或解痉药物，如阿托品、索利那新等。

（5）膀胱冲洗的护理：术后生理盐水持续冲洗以防止血凝块形成导致尿管堵塞。注意事项包括：①冲洗液温度控制在 35~37 ℃。②速度根据尿色而定，色深加快，色浅减慢。③保证尿管通畅，可采取挤捏尿管、加快速度、调整位置等方法。④若冲洗液颜色持续加深，大量血凝块形成，应警惕活动性出血及动脉血管损伤，需及时上报。

（6）并发症的识别与护理：

①经尿道电切综合征：行前列腺电切的患者因术中大量冲洗液被吸收致血容量急剧增加，出现稀释性低钠血症；患者表现为烦躁、恶心、呕吐、昏迷，甚至肺水肿、脑水肿、心力衰竭等。对于手术时间长、前列腺体积较大的患者，术后应监测电解质变化，及时发现。经尿道电切综合征，应减慢输液速度，给予利尿剂、脱水剂，补充钠盐等，并立刻组织抢救；高原地区应加强对氧分压及血氧饱和度的动态监测并给予氧气吸入。

②出血：冲洗液颜色由浅变深或由暗红变为鲜红并伴有大量血凝块。应加快冲洗速度，及时上报，根据医嘱配合进一步处理，如急查血常规、配血、做好手术准备等。

③尿失禁：多为暂时性，指导保持会阴部清洁、干燥，尿失禁时间较长者可进行缩肛训练并配合药物治疗。

四、健康教育

1. 活动指导：适当活动，术后 2 个月内避免剧烈活动、久坐、便秘、用力咳嗽等腹压增加因素；高原地区避免骑跨性动作，如骑马。

2. 康复指导：指导提肛训练，增强控尿能力；指导患者自我观察并发症的表现，如出血、感染、尿道狭窄等。

3.性生活指导：一月后可适度性生活，术后可有逆行射精，应提前予以解释。

第二节　泌尿系统结石护理常规

一、概述

泌尿系统结石（urolithiasis）又叫尿路结石，是尿液中的矿物质结晶体在泌尿系统沉积，包括肾脏、输尿管、膀胱和尿道，是泌尿外科最常见的疾病之一。结石一般原发于肾脏，输尿管结石 95% 来源于肾脏。其高危因素与种族、地理环境等有关。我国发病率为 3.2%~7.8%，南方高于北方，男性高于女性，年龄分布多在 35~55 岁。而西藏自治区某县调查发现，常住居民泌尿系统结石患病率达 15.20%，其中多部位结石的患病率为 8.53%，均显著高于平原地区，年龄主要分布在 1~30 岁。

二、护理评估

1.术前评估：

（1）临床表现：①疼痛：结石患者多以疼痛就诊，通常表现为腰部钝痛和胀痛，当结石在输尿管引起阻塞时，可能会导致严重的肾绞痛，伴恶心、呕吐。②血尿：结石损伤尿路上皮所致，多为镜下血尿。③感染：下尿道感染可有尿频、尿急、尿痛；上尿道感染可导致肾盂肾炎，表现为发热，伴恶心、呕吐；严重的梗阻引起的感染，可导致全身系统性炎症综合征甚至尿脓毒血症，表现为发热、呼吸加快、心率加快，甚至血压下降，合并脏器功能损害。

（2）辅助检查：①影像学检查：如腹部 X 线，腹部 CT、B 超等。90% 的结石可在 X 线下显影；但仍有 10% 的结石，如尿酸结石和嘌呤结石，不能在 X 线下显影，叫作阴性结石。影像学检查除了可以评估结石的大小、形态、位置，还可以评估泌尿系统的解剖和功能。②血尿常规、血尿培养：用以确定有无尿路感染，留取标本应尽量在应用抗生素之前。③结石高危因素评估：评估有无泌尿系梗阻、感染和异物史，有无甲亢、痛风等病史，了解患者止痛药、钙剂等药物应用情况。

（3）全身情况评估：评估既往史、重要脏器功能及营养状况评估；主要检查包括心电图、胸片、出凝血时间、肝肾功能等；还需评估高原地区生活环境及饮食特点等。

（4）心理—社会支持状况评估。

2.术后评估：

（1）一般情况评估：包括意识、生命体征、日常生活能力、饮食、患者安全指标、心理和社会支持状况等。

（2）专科评估：评估导尿管通畅程度、引流液性状及量；结石排除和尿路梗阻解除程度，肾积水和肾功能恢复情况，残余结石对泌尿系统功能的影响。

（3）并发症的观察：

①感染：结石术后发生率最高的并发症，发生率为 1.0%~22.8% 不等。需监测体温、血压，观察患者是否出现发热、寒战、脓尿等表现。术后感染的高危因素包括女性、预防性抗菌治疗的缺失、高龄、ASA 评分较高、长期住院、腹部手术、吸烟、手术时间长、术中冲洗压力大、既往结石手术史等，对于这类患者，要加强观察，防止感染进展为严重的尿脓毒血症，威胁生命。

②输尿管损伤：目前输尿管镜手术是治疗尿路结石最常见的术式，除了感染，输尿管损伤最为常见。这类损伤主要是由于操作不当或输尿管畸形等导致的黏膜损伤，需观察有无腹痛、发热、尿液排出不畅等。

③肾损伤：肾损伤出血是经皮肾镜术最常见、最严重的并发症之一。术后需密切观察患者的血压、心率、肾造瘘管引流及造瘘处敷料的情况，及早发现病情变化。

三、护理措施

1.术前护理：

（1）肾绞痛的护理：发作期卧床休息，指导患者深呼吸、分散注意力，同时采用解痉药（如阿托品），结合三阶梯镇痛药（如曲马多、杜冷丁）充分镇痛。

（2）促进排石：无梗阻和肾功正常可嘱患者多饮水、勤排尿，可适当进行跳跃运动，以促进结石排出。

（3）病情观察：重点观察有无感染、梗阻，评估体温、血尿常规等检查结果，观察尿量；必要时遵医嘱使用抗菌药物。

（4）术前准备：硬膜外麻醉或全身麻醉皮肤准备、术晨禁食禁饮、各项检查指导等。

2.术后护理：

（1）一般护理：术后 2 小时可饮水，术后 6 小时，如无恶心、呕吐可进食流质饮食。输尿管镜术后 6 小时即可下床活动，经皮肾镜碎石患者建议卧床 3~5 天，以减少出血，卧床期间指导患者床上活动四肢。

（2）肾造瘘管护理：妥善固定，无菌操作，保持通畅，有效引流、防止折叠、扭曲、受压；观察切口出血情况，保持切口敷料干燥。经皮肾镜术后拔管时间一般为术后 5~7 日。

（3）输尿管支架护理：多饮水、勤排尿、勿憋尿；避免剧烈活动、过度弯腰等以避免支架管移位；一般 2~4 周左右拔除。

（4）并发症观察与护理：

①出血：一般结石术后血尿较轻微，可逐渐自愈。但若引流液、尿液的颜色和性状持续加深，或突然有新鲜血液流出，伴有脉搏加快，血压下降，应警惕严重出血，需要立即上报，对症止血、输血、升压，必要时紧急术前准备。

②感染：密切监测体温、脉搏、呼吸和血象变化，及时识别炎症早期表现，如肾盂肾炎和全身系统性炎症综合征，及时上报，配合医嘱执行预防性和治疗性抗菌治疗；警惕尿脓毒血症及感染性休克的发生。一旦发现尿脓毒血症的表现，应立刻启动绿色通道，组织抢救。

四、健康教育

1. 三三法则促进排石：多饮水，成人每天建议饮水 2500 mL。建议"三三法则"促进残余结石排出，即每日早、中、晚三个时间段各饮水 3 杯，每杯 300 mL，饮水后 30 分钟健侧卧位 30 分钟，同时热敷并轻叩患肾区 30 分钟。

2. 治疗原发病：因甲亢、痛风、肾小管酸中毒或存在梗阻、感染、异物等应积极治疗原发病或尽早解除局部因素。

3. 饮食指导：根据所患结石成分调节饮食。因藏族人群尿路结石成分以草酸钙为主，建议限制高草酸含量的食物，如茶、咖啡、菠菜、莓果等。

4. 定期复查：定期复查 X 线或 B 超检查，若出现剧烈肾绞痛、寒战、高热、血尿等症状，及时就诊。

第九章 胸心外科常见疾病护理常规

第一节 胸腔闭式引流护理常规

一、概述

胸腔闭式引流（closed thoracic drainage）是将胸腔引流管一端经胸壁置入胸膜腔，另一端连接胸腔引流装置，借助气压差或重力引流胸膜腔内积气、积液，达到重建胸膜腔内负压，保持纵隔的正常位置，促进肺组织复张的技术。

胸腔闭式引流的适应证包括：中量、大量气胸，开放性气胸，张力性气胸；经胸腔穿刺术治疗，肺无法复张者；需使用机械通气或人工通气的气胸或血气胸者；拔除胸腔引流管后气胸或血胸复发；胸心外科手术后。

通常在手术室置管，紧急情况下可在急诊室或患者床旁置管。可根据临床诊断和胸部 X 线检查结果决定置管位置：气胸由于积气多向上聚集，一般在前胸壁锁骨中线第 2 肋间隙进行引流；血胸在腋中线与腋后线间第 6 或第 7 肋间隙置管引流；脓胸在脓液积聚的最低位置置管引流。

胸腔闭式引流装置分为水封式胸腔引流装置和干封阀式胸腔引流装置。目前临床上广泛应用的是各种一次性使用的胸腔闭式引流装置。

水封式胸腔引流装置在临床上较为常用，有单瓶、双瓶和三瓶 3 种。①单瓶水封闭式引流：水封瓶内装生理盐水，瓶口瓶盖上有两个孔，分别插入长管、短管。长管通过胸腔引流管与患者相连接，下口浸没液面下；短管下口远离液面，使瓶内空气与外界大气相通。②双瓶水封闭式引流：在上述的水封瓶前面连接一个集液瓶，用于收集胸腔引流液，水封瓶内的密闭系统不会受到引流量的影响。③三瓶水封闭式引流：在双瓶式基础上增加了一个控制抽吸力的负压控制瓶。通常传导到引流瓶内的抽吸力的大小取决于通气管没入液面的深度。当抽吸力超过没入液面的通气管的高度所产生的压力时，就会有外界空气吸入此引流系统中。若通气管没入液面下 15~20 cm，则对该引流装置所施加的负压抽吸力不会大于 15~20 cmH$_2$O（1.47~1.96 kPa），可防止抽吸力过大引起胸膜损伤。

干封阀式胸腔引流装置包括非数字化和数字化胸腔引流装置两种。①非数字化干封阀式胸腔引流装置：引流装置为无水系统，其具有可使患者呼气时排出气体和（或）液体，在吸气时使大气与患者胸膜腔的通路关闭的阀门，但不能自主提供负压，需要连接外部吸引系统。②数字化胸腔引流装置：一种由内置负压吸引泵、单向阀、数字显示器、充电电池、连接管和一次性引流瓶等组成，具备引流、胸膜腔负压监测、漏气监测、数据分析等功能的干封阀式便携胸腔引流装置。

二、护理评估

1. 健康史：

（1）一般情况：了解患者的年龄、性别、职业、经济状况、社会文化背景等。

（2）既往史：了解有无胸部手术史、服药史和过敏史等。

2. 身体状况：

（1）症状与体征：评估生命体征是否平稳，麻醉是否清醒，是否有呼吸困难或发绀；是否有咳嗽、咳痰，痰量和性质；有无咯血，咯血次数和量等；评估末梢循环、引流情况；有无出血、感染等并发症。

（2）术中情况：了解手术方式、麻醉方式、手术效果。知晓术中出血量、补液量、输血情况和术后诊断。

3. 心理—社会状况：了解患者有无不良情绪，能否配合进行术后早期活动和康复锻炼，是否了解出院后继续治疗的相关知识。

三、护理措施

1. 保持管道密闭：水封瓶始终保持直立，长管没入水中 3~4 cm。更换引流瓶或搬动患者时，先用止血钳双向夹闭引流管，防止空气进入，但不应夹闭有气体逸出的胸腔引流管。随时检查引流装置是否密闭，防止引流管脱落。

2. 严格无菌操作：保持引流装置无菌，并严格遵守无菌技术操作原则定期更换引流装置。保持胸壁引流口处敷料清洁、干燥，一旦渗湿，及时更换。引流瓶位置低于胸壁引流口平面 60~100 cm，依靠重力引流，以防瓶内液体逆流入胸腔，造成逆行感染。

3. 保持引流通畅：防止引流管受压、扭曲和阻塞。患者取半坐卧位，经常改变体位，鼓励患者咳嗽和深呼吸，以利于胸腔内液体和气体排出，促进肺复张。

4. 观察记录引流：密切观察并准确记录引流液的颜色、性状和量。密切注意水封瓶长管中水柱波动的情况，以判断引流管是否通畅。一般水柱上下波动的范围为 4~6 cm。若水柱波动幅度过大，提示可能存在肺不张；若水柱无波动，提示引流管不通畅或肺已经完全复张。

5. 处理意外事件：

（1）若引流管从胸腔滑脱，应嘱患者屏气，勿剧烈咳嗽，立即用无菌敷料覆盖切口，并用胶带将敷料的三边封好，剩下一边提供单向阀功能，以保证胸膜腔内的气体逸出。

（2）引流装置连接处断开时，应立即在患者近心端夹闭或反折引流管，消毒接口后重新连接恢复引流，必要时更换引流装置。

6. 拔管护理：

（1）拔管指征：留置引流管 48~72 小时后，如果引流瓶中无气体逸出且引流液颜色变浅，24 小时引流液量小于 300 mL，脓液小于 10 mL，胸部 X 线显示肺复张良好无漏气，患者无呼吸困难或气促，即可考虑拔管。

（2）拔管方法：嘱患者先深吸一口气，在深吸气末屏气，迅速拔管，并立即用凡士林纱布和厚敷料封闭胸壁伤口，包扎固定。

（3）拔管后护理：拔管后宜指导患者取健侧卧位，拔管后 24 小时内，应注意观察患者的生命体征及有无胸闷、胸痛、呼吸困难、皮下气肿等。应告知患者及照护者拔管后避免剧烈运动、提举重物等。

7. 并发症的护理：

（1）切口感染：保持切口敷料完整、清洁、干燥并及时更换，同时观察切口有无红、肿、热、痛等炎症表现，如有异常，应及时采取抗感染措施。

（2）肺部感染和胸腔内感染：开放性损伤易导致胸腔或肺部感染，应密切观察体温变化及痰液性状，如患者出现畏寒、高热或咳脓痰等感染征象，及时处理。

（3）复张性肺水肿：高原环境下缺氧易致肺小动脉痉挛、血管壁通透性增加、血浆渗出增多，成人大量胸腔积液患者引流量达 1000~1500 mL/h，儿童达 20 mL/（kg·h），或出现剧烈咳嗽、胸痛、呼吸困难、血氧饱和度下降等症状时，应立即通知医生。

四、健康指导

1. 呼吸功能锻炼：指导患者练习深呼吸和有效咳嗽、咳痰的方法。嘱患者出院后继续坚持腹式呼吸和有效咳嗽。

2.肢体功能锻炼：告知患者恢复期胸部仍有轻微不适或疼痛，应尽早开展循序渐进的患侧肩关节功能锻炼，促进功能恢复。但在气胸痊愈 1 个月内，不宜参加剧烈的体育活动，如打球、跑步、抬举重物等。

3.出院后须定期来院复诊，发现异常及时治疗。

第二节　损伤性血气胸护理常规

一、概述

胸部创伤累及胸膜、肺或气管，使空气经胸壁或肺及气管的破口进入胸膜腔内，称为损伤性气胸（traumatic pneumothorax）。胸壁损伤引起胸膜腔内积血称为损伤性血胸（traumatic hemothorax）。气胸和血胸同时存在称为损伤性血气胸（hemopneumothorax）。根据胸腔的压力情况，气胸一般分为闭合性气胸、开放性气胸和张力性气胸；按照血胸量的多少一般分为少量血胸（血胸量＜ 500 mL）、中量血胸（血胸量 500~1000 mL）、大量血胸（血胸量＞ 1000 mL）。小量的血气胸可无明显症状，中量血气胸和大量血气胸患者可出现明显的低氧血症甚至低血容量性休克，表现为面色苍白、脉搏细速、血压下降、四肢湿冷、末梢血管充盈不良等；同时伴有呼吸急促等胸腔积液的表现。血胸患者多并发感染，表现为高热、寒战、出汗和疲乏。

损伤性血气胸的早期处理原则包括：①急救处理：纠正休克、补充血容量及改善呼吸功能障碍等。②手术治疗：损伤性血气胸需要开胸手术者不多，但出现进行性血胸，需立即开胸探查、止血手术。③预防感染：伤口清创、胸腔闭式引流和抗生素的应用等。

二、护理评估

1.健康史：

（1）一般情况：了解患者的年龄、性别、职业、经济状况、社会文化背景。

（2）受伤史：注意询问患者的受伤时间、部位、经过，了解胸壁有无开放性伤口、有无昏迷史。

（3）既往史：了解有无胸部手术史、服药史和过敏史等。

2.身体状况：

（1）症状与体征：评估患者的生命体征是否平稳，是否有呼吸困难或发绀，有无休克或意识障碍。评估受伤部位及性质，有无开放性伤口，有无活动性出血，伤口是否肿胀；是否有肋骨骨折、反常呼吸运动或呼吸时空气进出伤口的吸吮样音；气管位置有无偏移；有无颈静脉怒张或皮下气肿；肢体活动情况。

（2）辅助检查：根据胸部 X 线等检查结果，评估血气胸的程度、性质及有无胸腔内器官损伤等。结合胸腔穿刺抽得血性液体即可确诊血胸。

3. 心理—社会状况：了解患者有无不良情绪；患者及家属对损伤及预后的认知、心理承受能力及对本次损伤相关知识的了解程度。

三、护理措施

1. 术前护理：

（1）现场急救：立即封闭开放性伤口。可使用无菌敷料，如凡士林纱布、棉垫，或因地制宜利用身边的清洁器材，如衣物、塑料袋等不透气压迫物，在患者深呼气末封盖伤口，阻止气体继续进入胸腔，加压包扎固定后迅速转送至医院。患者若出现危及生命的征象，护士应协同医生施以急救，包括心肺复苏、保持呼吸道通畅、止血、包扎和固定等。胸部有较大异物者，不宜立即拔除，以免出血不止。

（2）保持呼吸道通畅：①吸氧：呼吸困难和发绀者，及时给予吸氧。②有效咳嗽、排痰：及时清理口腔、呼吸道内的呕吐物、分泌物、血液及痰液等，保持呼吸道通畅，预防窒息。③建立人工气道：不能有效排痰或呼吸衰竭者，实施气管插管或气管切开给氧、吸痰或呼吸机辅助呼吸。

（3）静脉补液：建立静脉通路，积极补充血容量和抗休克治疗；遵医嘱合理输注晶体和胶体溶液，根据血压和心肺功能状态等控制补液的量与速度。

（4）病情观察：①动态观察患者生命体征和意识等变化。重点观察患者呼吸的频率、节律和幅度；有无气促、呼吸困难、发绀和缺氧等症状；有无气管移位或皮下气肿的情况；是否发生低血容量性休克等。②及时发现进行性血胸的征象。观察胸腔引流液的颜色、性状和量，若每小时引流量超过 200 mL，并持续 3 小时以上，引流出的血液很快凝固，持续脉搏加快、血压降低，经补充血容量后血压仍不稳定，血红细胞计数、血红蛋白及血细胞比容持续下降，胸部 X 线显示胸腔大片阴影，则提示有进行性血胸的可能，应积极做好术前准备。

（5）预防感染：对于有开放性伤口者，遵医嘱使用破伤风抗毒素及抗生素。

（6）术前准备：急诊手术患者，做好定血型、交叉配血及药物过敏试验，手术区域备皮；择期手术者，鼓励其摄入营养丰富、易消化食物，术前晚禁食禁饮。

2. 术后护理：

（1）病情观察：监测血压、脉搏、呼吸、体温及引流液的变化，若发现有进行性血胸的征象，应立即报告医生并协助处理；病情危重者，可监测中心静脉压（central venous pressure，CVP）。

（2）维持呼吸功能：密切观察患者呼吸形态、频率及呼吸音的变化；根据病情给予吸氧，观察血氧饱和度变化；若患者的生命体征平稳，可取半卧位，以利于呼吸；协助患者叩背、咳痰，教会其深呼吸和有效咳嗽的方法，以清除呼吸道分泌物。

（3）胸腔闭式引流的护理：保持管道密闭，严格无菌操作，保持引流通畅，观察记录引流情况，预防和处理意外事件，做好拔管前后的护理。

（4）预防感染：遵医嘱使用抗生素；密切观察患者的体温、局部伤口和全身情况的变化；鼓励患者咳嗽、咳痰，保持呼吸道通畅，预防肺部感染发生；在进行胸腔闭式引流护理过程中，严格遵循无菌操作原则，保持引流通畅，以防胸腔继发感染。

四、健康指导

1. 休息与营养：指导患者合理休息，加强营养，提高机体免疫力。

2. 呼吸功能锻炼：指导患者腹式呼吸及有效咳嗽的方法，教会其咳嗽时用双手按压患侧胸壁，以减少切口疼痛。

3. 定期复诊：出现呼吸困难、高热等不适时及时就诊。

第三节　肋骨骨折护理常规

一、概述

肋骨骨折（rib fracture）是最常见的胸部损伤，指暴力直接或间接作用于肋骨，使肋骨的完整性和连续性中断。根据骨折断端是否与外界相通，分为开放性肋骨骨折和闭合性肋骨骨折；根据损伤程度，肋骨骨折又分为单根单处肋骨骨折、单根多处肋骨骨折、多根单处肋骨骨折和多根多处肋骨骨折。

肋骨骨折断端可刺激肋间神经产生局部疼痛，当深呼吸、咳嗽或改变体位时疼痛加剧；胸痛使呼吸变浅、咳嗽无力，呼吸道分泌物增多、潴留，易致肺不张和肺部感染。

部分患者可因肋骨折断向内刺破肺组织而出现咯血；根据肋骨骨折损伤程度的不同，可出现不同程度的呼吸困难、发绀或休克等。受伤胸壁可见肿胀、畸形，局部明显压痛；间接挤压胸部，骨折处疼痛加重，甚至产生骨擦音；多根多处肋骨骨折者，伤处可见胸壁反常呼吸运动；部分患者可出现皮下气肿。

肋骨骨折的处理原则为有效镇痛、处理肋骨骨折、肺部物理治疗和早期活动。①有效镇痛：有效镇痛能增加连枷胸患者的肺活量、潮气量、功能残气量、肺顺应性和血氧分压，降低气道阻力和软化胸壁的反常运动。②处理肋骨骨折：闭合性单处肋骨骨折采用多头胸带或弹性胸带固定，也可用于胸背部、胸侧壁多根多处肋骨骨折但胸壁软化范围小、反常呼吸运动不严重者。闭合性多根多处肋骨骨折可在患侧胸壁放置牵引支架，行牵引固定，或用厚棉垫加压包扎。近年来也有经电视胸腔镜直视下导入钢丝的方法固定连枷胸。开放性肋骨骨折患者胸壁伤口需彻底清创，用不锈钢钢丝对肋骨断端行内固定术；肋骨骨折致胸膜穿破者，需做胸腔闭式引流术。③肺部物理治疗：可保持气道清洁，预防肺不张、肺部感染，加速肺功能康复。④早期活动：在做好有效镇痛和物理治疗的基础上，指导患者床上肢体功能锻炼，并促进患者早日下床活动。

二、护理评估

1. 健康史：

（1）一般情况：了解患者的年龄、性别、职业、经济状况、社会文化背景等。

（2）外伤史：注意询问患者的受伤时间、受伤部位、受伤经过。

（3）既往史：了解有无胸部手术史、服药史和过敏史等。

2. 身体状况：

（1）症状与体征：评估患者的生命体征是否平稳，是否有呼吸困难或发绀。评估受伤部位及性质，有无活动性出血，伤口是否肿胀；气管位置有无偏移；肢体活动情况等。

（2）辅助检查：根据胸部 X 线等检查结果，评估患者肋骨骨折的程度、部位及有无胸腔内器官损伤等。

3. 心理—社会状况：了解患者有无不良情绪；患者及家属对损伤及预后的认知、心理承受能力及对本次损伤相关知识的了解程度。

三、护理措施

1. 非手术治疗的护理 / 术前护理：

（1）维持有效气体交换：

①现场急救：闭合性单处肋骨骨折两断端因有相邻完整的肋骨和肋间肌支撑，较少有肋骨断端错位、活动和重叠。采用多头胸带或弹性胸带固定胸廓，能减少肋骨断端活动、减轻疼痛。此方法也适用于胸背部、胸侧壁多根多处肋骨骨折、胸壁软化范围小而反常呼吸运动不严重的患者。对于严重肋骨骨折，尤其是胸壁软化范围大，出现反常呼吸且危及生命的连枷胸患者，应协助医生紧急采取急救措施，以减轻或消除胸壁的反常呼吸运动，促进患侧肺复张。

②保持呼吸道通畅：及时清理呼吸道分泌物，鼓励患者咳出分泌物和血性痰；对气管插管或切开、应用呼吸机辅助呼吸者，加强呼吸道护理；对咳嗽无力、呼吸道分泌物潴留者，应施行纤支镜吸痰。

（2）肺部物理治疗：特别是对有闭合性多根多处肋骨骨折、咳嗽无力、不能有效排痰或呼吸衰竭者，在充分固定胸壁的基础上，采取缩唇呼吸、有效咳嗽、振动排痰等技术，可有效改善通气 / 血流比例，提高患者的呼吸效能；施行正压通气还可对软化胸壁起到"内固定"作用。

（3）减轻疼痛：妥善固定胸部；遵医嘱使用镇痛药物；患者咳嗽、咳痰时，协助或指导其用双手按压患侧胸壁，以减轻疼痛。

（4）病情观察：密切观察生命体征、神志、胸腹部活动度等情况，若有异常，及时处理；观察患者有无皮下气肿，记录皮下气肿范围。

（5）术前准备：做好血型及交叉配血试验、手术区域备皮等术前准备。

2. 术后护理：

（1）病情观察：密切观察呼吸、血压、脉搏及神志的变化，观察胸部活动情况，及时发现有无呼吸困难或反常呼吸。

（2）防治感染：监测体温变化，若体温超过 38.5℃ 且持续不退，及时处理；鼓励并协助患者深呼吸、咳嗽、排痰，以减少呼吸系统的并发症；及时更换创面敷料，保持敷料清洁干燥和引流管通畅。

四、健康指导

1. 合理饮食：进食清淡且富含营养的食物，多食水果、蔬菜，保持大便通畅；忌食辛辣刺激、生冷、油腻食物，以防助湿生痰；多饮水。

2. 休息与活动：保证充足睡眠，下肢有损伤者，应进行床上肢体功能锻炼，无下肢功能障碍者应尽早下床活动。

3. 用药指导：遵医嘱按时服用药物，服药时防止剧烈呛咳呕吐，影响伤处愈合。

4. 复诊指导：定期复查，如有不适及时随诊。

第十章　五官科常见疾病护理常规

第一节　白内障护理常规

一、概述

　　白内障（cataract）是指晶状体透明度降低或者颜色改变所导致的光学质量下降的退行性改变。晶状体处于眼内液体环境中，任何影响眼内环境的因素，如老化、遗传、代谢异常、中毒、辐射、外伤、局部营养障碍、某些全身代谢性或免疫性疾病，都可以直接或间接破坏晶状体的组织结构，干扰其正常代谢而使晶状体混浊等。流行病学研究表明，紫外线照射、糖尿病、高血压、心血管疾病、机体外伤、过量饮酒及吸烟等，均与白内障的形成有关。白内障患者的主要症状是视力障碍，与晶状体混浊程度和部位有关。在我国，西藏地区因紫外线辐射较多而发病率最高，是该地区眼科疾病致盲的第一疾病，其发病率约14.6%，女性高于男性，其中农业和畜牧业从人员发病率可高达56%，明显高于其他行业。年龄相关性白内障（age-related cataract）又称老年性白内障（senile cataract），是最为常见的白内障类型，多见于50岁以上的中老年人，随年龄增加其发病率明显升高。

二、护理评估

　　1.健康史：评估患者的年龄、生活环境，有无家族史及其他全身疾病史；评估患者视力下降的程度及发展的速度等。

　　2.身体状况：

　　（1）症状：主要症状为渐进性、无痛性视力减退，最后仅存光感。眼前出现固定不动的阴影，亦可出现屈光力增强、单眼复视或多视、畏光和眩光等症状。

　　（2）体征：根据晶状体混浊开始出现的部位，年龄相关性白内障分为皮质性、核性以及后囊膜下白内障3种类型，以皮质性白内障为最常见。根据病程可分为4期：①初发期。裂隙灯下晶状体皮质内空泡和水隙形成，散瞳可见周边楔状混浊。②膨胀期。

晶状体呈不均匀灰白色，虹膜瞳孔缘部与混浊的晶状体皮质之间尚有透明皮质，可见虹膜投影。③成熟期。晶状体完全混浊或乳白色，眼底不能窥入。④过熟期。晶状体体积缩小，虹膜震颤，晶状体纤维分解液化，核下沉；患眼受到剧烈震动后晶状体囊可破裂，使晶状体核脱入前房或玻璃体内可引起继发性青光眼。

3. 心理—社会状况：此病早期对视力影响不大，往往不会引起患者的注意，当视力出现明显障碍时，影响其日常活动、社交，甚至导致生活自理能力下降，患者会出现孤独感，产生焦虑、悲观自罪的心理。

4. 辅助检查：

（1）眼部检查：检查患者的视力、光感及光定位、红绿色觉；检眼镜或裂隙灯显微镜检查，记录角膜、虹膜、前房、视网膜以及晶状体混浊情况；眼压、角膜曲率及眼轴长度测量，计算人工晶状体的度数；角膜内皮细胞，眼部 B 超等。

（2）全身检查：对高血压、糖尿病患者控制血压和血糖；心、肺、肝、肾等脏器功能检查，确保可耐受手术。

（3）白内障术后视力预测：光定位检查；视觉电生理检查，排除视网膜或视神经疾病；激光干涉仪检查等。

三、护理措施

1. 安全护理：加强对视力障碍患者的巡视工作，做好安全教育。根据患者自理能力，及时给予必要的帮助。患者入院时，详细介绍病房环境，特别是暗室、浴室等容易跌倒的地方。配备床栏及卫生间防滑垫、扶手等安全设施，患者生活物品定点放置，呼叫器置于患者身边，并教会患者使用。保障病房光线充足，通道无障碍物。

2. 用药护理：白内障早期根据医嘱指导用药，口服维生素 C、维生素 E、维生素 B_2 等药物，可以延缓白内障进展。尽管目前临床上有包括中药在内的十余种抗白内障药物，但其疗效均不十分确切。

3. 心理护理：向患者介绍本病的特点，术前各项检查的目的，冲洗泪道及结膜囊的意义，耐心解答患者疑问，并阐述手术的必要性、手术方式、配合要求及术后注意事项，嘱其保持情绪稳定，积极配合手术。对于老年患者，因其感觉器官和神经功能衰退，加上方言沟通不畅，不能快速接受和理解语言信息，交流时应放慢语速，耐心细致。若患者同时患有眼底疾病、糖尿病、眼外伤等术后视力恢复欠佳，应告知其由于自身眼底异常而导致手术的效果不理想等。

4. 术前护理：

（1）术前常规准备：滴用抗生素眼液预防感染；冲洗泪道、结膜囊排除眼部炎症。

（2）术前训练：循序渐进地训练患者去枕平卧，达到 30 分钟以上，以适应手术要求；训练患者眼球向上下转动，特别注意向下看，以配合医生手术；教会患者防止术中或术后咳嗽及打喷嚏的方法（患者有咳嗽、喷嚏冲动时，张口呼吸，舌尖顶住上颚），咳嗽患者术前遵医嘱口服或含服止咳药，以免术中发生意外。

（3）术前卫生及衣着准备：术前注意保暖，以防着凉，术前一天清洗好面部及手部卫生。手术当天患者不佩戴饰物，不化妆，着开衫衣物，以免术后脱衣时碰上术眼。上衣第一颗衣扣应解开，以免去枕平卧时压迫颈部，影响面部血管。腰带不宜过紧（最好不系腰带），避免眼压升高。

（4）高原地区昼夜温差大，指导患者术前适时增减衣物，避免感冒。

（5）患者保持血压、血糖正常平稳，如长期服用阿司匹林、华法林、波立维等抗凝血药物，要询问医生，遵医嘱决定是否术前需要停药。

5. 术后护理：

（1）加强巡视，注意观察视力、眼压、血糖、血压等变化。

（2）观察伤口情况，保持敷料清洁、干燥，手术当天嘱患者不要自行打开纱布。如果出现术后并发症（出血、眼压升高、眼内炎等），应及时处理。

（3）疼痛护理。评估患者疼痛性质及程度，及时告知医生给予正确的处置，并加强观察；眼痛伴同侧头痛，患者自觉恶心、呕吐，要考虑眼压升高，及时遵医嘱给予降眼压处理。

（4）术后静卧休息，卧床时一般采取仰卧位或健侧卧位，可进行床旁活动，活动时防止俯身低头动作；不宜剧烈摇晃及摆动头部，不能按压、撞击术眼，防止人工晶状体移位、切口裂开。

（5）由于术眼遮盖影响立体视觉，应及时清除活动空间内的障碍物及地面积水，防止摔伤。

（6）进食宜清淡易消化、营养丰富，并保证饮水量，勿进食需费力咀嚼的食物如坚果类、风干牦牛肉、骨头类和辛辣刺激性食物。保持大便通畅，不要屏气。

（7）术后出现畏光、流泪、异物感等轻微症状属正常现象，随着滴眼液的应用会减轻或缓解。

四、健康指导

1. 术后注意休息，适当活动，不要到人流拥挤和风大的地方，避免术眼受伤，术后 3 个月避免剧烈活动特别是头部运动，防止人工晶状体移位。

2. 保持眼部卫生，不要揉术眼。指导患者不要接触柴火和干牛羊粪燃烧带来的灰尘和烟雾，避免增加感染风险。教会患者及家属掌握正确的滴眼方法，强调滴眼前要洗手的重要性。

3. 西藏地区昼夜温差大，注意保暖，预防感冒，避免咳嗽、打喷嚏、擤鼻涕等。

4. 注意保护视力，不要长时间看书、看电视，高原地区光线强、风大、紫外线辐射强，外出时应戴墨镜或防护眼镜。

5. 积极治疗原发疾病，糖尿病和高血压患者应控制好血糖和血压。

6. 遵医嘱按时复诊，如出现眼红、眼痛、眼胀、畏光、流泪、视力下降，应立刻就诊。

7. 配镜指导：未植入人工晶状体者，术后可佩戴框架眼镜或角膜接触镜，植入单焦人工晶体者，3 个月后屈光状态趋于稳定后，可予以验光配镜补充近视力或远视力。

第二节　眼球穿通伤护理常规

一、概述

眼球穿通伤（penetrating injury of eyeball）是指由锐器的刺入、切割造成眼球壁的全层裂开，伴有或不伴有眼内损伤或组织脱出。因锐器或高速飞转的金属碎片刺透眼球壁引起眼球的开放性损伤，其损伤程度与致伤物的大小、种类及致伤物的速度有关。按其损伤部位，分为角膜穿通伤、角巩膜穿通伤和巩膜穿通伤。

二、护理评估

1. 健康史：锐利器直接刺破伤多见于刀、针、剪及树枝；异物碎片直接穿破伤多为炸伤、崩伤及敲击伤等。询问患者有无明确外伤史，并了解致伤过程、损伤的时间及受伤后诊治的过程等。

2. 身体状况：根据穿通伤损伤的部位不同，可有不同的临床表现。

（1）不同部位的穿通伤可有不同程度视力下降，多伴有眼部疼痛、畏光、流泪等症状，在受伤时多自觉"一股热泪"涌出感。

（2）角膜穿通伤：较小且规则的伤口常自行闭合，无虹膜嵌顿；检查时可有线状条纹，若伤口不在瞳孔区，视力多不受影响；复杂的角膜穿通伤，多伴有虹膜、晶状体损伤，伴有明显的眼痛、流泪和视力下降。

（3）角巩膜穿通伤：伤口同时累及角膜和巩膜，可引起虹膜睫状体、晶状体和玻璃体的损伤、脱出以及眼内出血，伴有明显眼痛和刺激症状、视力明显下降。

（4）巩膜穿通伤：较小的伤口常被忽略，穿通伤处可能仅有结膜下出血；较大伤口多伴有脉络膜、玻璃体和视网膜的损伤及积血，预后差。损伤黄斑部可造成永久性中心视力丧失。

（5）发生眼内炎的表现：发展快，眼痛、头痛剧烈、刺激症状明显，视力严重下降，甚至无光感。球结膜高度水肿、充血，角膜混浊，前房纤维蛋白炎症或积脓，玻璃体雪球样混浊或脓肿形成。

（6）由异物引起的穿通伤常伴有异物存留于眼球内。

3.辅助检查：

（1）X线或CT检查可明确有无眶壁骨折，眼球内及眼眶有无异物以及异物的位置。

（2）眼部超声检查可协助判断中后部眼球壁有无破裂，眼内容物有无脱出，玻璃体有无积血，视网膜有无脱离等。

4.心理—社会状况：眼球穿通伤为意外伤，患者很难在短时间内接受视功能及容貌受损的打击，以及由此带来的经济负担和对未来生活的担忧，故易产生恐惧、焦虑、悲观的心理。

三、护理措施

1.心理护理：眼外伤多为意外损伤，影响视功能和眼部外形，患者一时很难接受，多有焦虑及悲观心理，应给予心理疏导，使患者情绪稳定，配合治疗。如患者双眼遮盖制动或者双眼视力受损，应协助生活护理。

2.遵医嘱用药并观察用药后效果，对非住院患者，应教会其或家属局部用药的方法和注意事项，对需手术的患者，应做好围手术期的护理。

3.病情观察：密切观察视力变化及眼部伤口情况，包括伤口是否渗血、眼部是否有分泌物等。前房积血者应每天观察积血的吸收情况及眼压的变化，如眼压升高，及时遵医嘱给予降眼压药物，必要时给予止疼药物。眼挫伤常引起眼组织多部位损伤，因此，并发症多且较严重，应密切观察病情变化。

4. 眼穿通伤为眼科急症，应及时抢救，协助医生做好诊治工作。

5. 为避免眼内压力增加致眼内容物脱出和增加感染的机会，穿通伤清创缝合术前，禁止对伤眼进行剪睫毛和结膜囊冲洗等治疗。

6. 观察健眼有无交感性眼炎的发生。

四、健康指导

1. 向患者及其家属介绍交感性眼炎的临床特点治疗要点，好发时间为受伤后2~8周。嘱患者一旦发现未受伤眼出现不明原因的眼部充血、视力下降及疼痛，应及时到眼科检查，及时发现可能出现的交感性眼炎，早期治疗。

2. 若为眼球摘除或眼内容物剜出的患者，适时安装义眼片，生活上要训练提高单眼使用能力，逐步从生理和心理上适应目前的状况。

3. 生活和工作中要随时注意安全，避免打架斗殴及喜庆节日燃放烟花爆竹造成的眼外伤，对于牧民还应避免被牦牛角伤害造成的眼外伤。严格遵守安全操作规程，远离致伤物，必要时戴防护性眼镜。

第三节　青光眼护理常规

一、概述

青光眼（glaucoma）是一组以特征性视神经萎缩和视野缺损为共同特征的疾病，病理性眼压升高是其主要的危险因素。青光眼是主要的不可逆性致盲眼病之一，有一定的遗传倾向。根据前房角形态（开角或闭角）、病因机制（明确或不明确），以及发病年龄3个主要因素，将青光眼分为原发性、继发性和先天性三类。原发性青光眼是主要的青光眼类型，见于18岁以上人群，一般双眼先后发病。根据前房解剖结构是否被周边虹膜堵塞，将原发性青光眼分为闭角型和开角型青光眼两类，原发性闭角型青光眼是我国常见的青光眼类型，多发在40岁以上人群，女性多见。

二、护理评估

1. 健康史：了解患者有无青光眼家族史，询问患者发病时间，起病缓急；有无诱发因素、发作次数及发病时的伴随状态。

2. 身体状况：典型的急性闭角型青光眼有几个不同的分期，不同的病期各有不同的症状和体征。

（1）临床前期：急性闭角型青光眼为双侧性眼病，当一眼急性发作被确诊后，另一眼即使没有任何临床症状也可以诊断为急性闭角型青光眼临床前期。另外，部分闭角型青光眼患者在急性发作以前，可以没有自觉症状，但具有前房浅、虹膜膨隆、房角狭窄等局部解剖特征。

（2）先兆期：表现为一过性或反复多次的小发作。发作多出现在傍晚时分，突感雾视、虹视，可能有患侧额部疼痛，或伴同侧鼻根部酸胀。上述症状历时短暂，休息后自行缓解或消失。若即刻检查，可发现眼压升高，常在 40 mmHg 以上，小发作缓解后，除具有特征性浅前房外，一般不留永久性组织损害。

（3）急性发作期：表现为剧烈头痛、眼痛、畏光、流泪，视力严重减退，常降到指数或手动，可伴有恶心、呕吐等全身症状。多为单侧，也可双侧同时发病。眼压急剧升高，常在 50 mmHg 以上。检查可见眼睑水肿、混合性充血、角膜水肿呈雾状混浊、角膜后色素沉着、前房极浅、周边部前房几乎完全消失，房角完全关闭。发作后眼前段常留下永久性组织损伤，如扇形虹膜萎缩，色素脱失，局限性后粘连，瞳孔散大固定，常呈竖椭圆形或偏向一侧，房角广泛性粘连，青光眼斑等。

（4）间歇期：指小发作后经药物治疗或自行缓解，房角重新开放，小梁网尚未遭受严重损害，不用药或仅用少量缩瞳剂，眼压不再升高。检查除前房浅、房角窄以外，无任何其他阳性所见。

（5）慢性期：急性大发作或反复小发作后没有完全缓解迁徙而来，房角广泛粘连（通常＞180°），小梁网功能已遭受严重损害，眼压中度升高，眼底常可见青光眼性视盘凹陷，并有相应视野缺损。

（6）绝对期：指高眼压持续过久，眼组织特别是视神经遭到严重破坏，视力已降至无光感，且无法挽救的晚期病例，偶尔可因眼压过高或角膜变性而剧烈疼痛。

3. 心理—社会状况：急性闭角型青光眼发病急、视力下降明显，且易反复发作，对患者工作、学习及生活影响大，导致患者心理负担大从而产生紧张焦虑心理。护士应通过与患者交流，了解患者性格特征、家庭支持系统及对疾病的认知情况。

4. 辅助检查：房角镜、眼前段超声显微镜检查可观察和评价前房的结构，对诊断、用药及手术方式的选择有重要意义。暗室试验、暗室俯卧试验、视野检查等能进一步明确诊断。

三、护理措施

1. 心理护理：急性闭角型青光眼发病急，视力下降明显且反复发作后视力很难恢复，对患者的生活、工作造成很大影响。根据青光眼患者性情急躁、易激动的特点，护士应注意观察患者情绪反应的强度和紧张度，有无焦虑、情绪低落、发怒等表现，做好心理疏导工作。帮助患者了解疾病相关知识，掌握控制情绪和自我放松的方法，保持良好心态，正确面对疾病，积极配合治疗。

2. 药物护理：原发性闭角型青光眼患者的疼痛主要是由眼压升高所致，当患者发生疼痛时应将其安置在安静、舒适的环境中，教会其放松的方法。同时积极配合医生使用降眼压药物降低眼压并做好药物护理，常用药物及注意事项：

（1）缩瞳剂可引起眉弓疼痛、视物发暗；若用高浓度制剂频繁点眼还可能产生头痛、眩晕、胃肠道反应和出汗等全身中毒症状。每次点药后应注意压迫泪囊区数分钟，如出现上述症状应立即停药，通知医生配合处理。

（2）使用 β - 肾上腺能受体拮抗剂时应注意询问病史，观察心率变化，心率 < 55 次 / 分者要报告医生，遵医嘱停药。房室传导阻滞、窦房结病变、支气管哮喘者忌用此类药物。

（3）长期服用碳酸酐酶抑制剂可引起口周及指趾麻木、尿路结石、肾绞痛、血尿等副作用，用药期间指导患者多次少量饮水，如出现上述症状应立即停药。

（4）使用高渗剂时要选择管径较粗、弹性好的血管，保持快速滴入，并加强巡视，防止外渗，注意观察患者的尿量和颜色。此类药物可引起一过性颅内压降低，患者可出现一过性头痛，输注过程中宜平卧休息，使用后应缓慢起身。特别是年老体弱或有心血管疾病的患者，要注意呼吸、脉搏的变化。糖尿病、肾功能不全者慎用。

3. 安全护理：

（1）物品放置应遵循方便使用原则；教会患者使用呼叫系统，鼓励患者表达需求，寻求帮助。

（2）对有全身疾病及低视力的患者应做好跌倒风险评估，落实防跌倒的措施及健康指导。

（3）密切关注患者疼痛情况，及时汇报医生并配合处理。

4. 术前护理：

（1）按照眼科手术患者常规护理，完善术前准备。

（2）眼压高者使用降眼压药物（缩瞳剂），禁用散瞳剂。

（3）嘱患者做好个人卫生，保证充足睡眠，情绪紧张者可在术前晚给予镇静安眠药。

（4）术日晨测量生命体征，嘱患者取下活动性义齿、手表、配饰等物品。

5. 术后护理：

（1）加强巡视，注意观察术眼视力、眼压、眼痛等情况，保持敷料的清洁、干燥；非手术眼继续遵医嘱用药，观察眼压、视力、前房变化。

（2）提供安静舒适的休息环境，对有前房积血者指导半卧位休息。

（3）做小梁切除术的患者术后为了保持滤过道通畅，减少瘢痕形成，需对滤过泡进行护理。根据眼压高低按摩眼球，并教会患者眼球按摩的方法。

四、健康指导

1. 规律作息，保持乐观心态，避免情绪激动。不要到人流拥挤的地方，避免术眼受伤。

2. 注意用眼卫生，遵医嘱正确滴用眼药水。青光眼患者需长期用药，不得随意自行停药、换药。

3. 避免在光线暗的环境中停留时间过长，看电视、使用电脑时要开灯。

4. 饮水应遵循少量多次原则，一次饮水不超过 300 mL，每天不超过 2000 mL，防止眼压升高。

5. 饮食宜清淡、易消化、富含维生素，避免大量高蛋白饮食，戒烟酒、浓酥油茶、咖啡等刺激食物，保持大便通畅。

6. 行滤过手术的患者注意保护滤过泡，避免用力揉捏或碰撞术眼。

7. 定期门诊随访，指导患者识别急性闭角型青光眼发作征象，如头痛、眼痛、恶心、呕吐等，出现上述症状时应及时就诊。

8. 对 40 岁以上有青光眼家族史的人群应进行定期检查，争取早发现、早诊断、早治疗，避免眼盲的发生。

第四节　眼化学伤护理常规

一、概述

眼化学伤（ocular chemical injury）是指化学物品的溶液、粉尘或气体接触眼部所致，也称化学性烧伤，包括酸性烧伤和碱性烧伤，临床上又以碱性烧伤更多见。酸性化学伤多见于硫酸、盐酸和硝酸等，低浓度的酸性溶液仅有刺激作用；高浓度的酸性溶液则使组织蛋白凝固坏死，凝固蛋白不溶于水可起到屏障作用，能阻止酸性物质继续向深层渗透，因此组织损伤相对较轻。碱性烧伤常由氢氧化钠、生石灰、氨水等引起，由于碱能溶解脂肪和蛋白质，与组织接触后能很快渗透到组织深层和眼内，使细胞分解坏死，故碱性眼化学伤容易累及深层组织，损伤较重，预后较差。眼化学伤属眼科危急重症，其病情的轻重和预后与化学物质的性质、浓度、量的多少以及化学物质接触眼部时间的长短、急救措施是否恰当等因素密切相关。眼化学伤多发生在化工厂、实验室或施工场所。

二、护理评估

1.健康史：询问患者是否有化学物质进入眼部，损伤的时间，致伤的物质、浓度、量及与眼部接触时间，有无经过眼部冲洗或其他处理。

2.身体状况：可有不同程度的畏光、流泪、眼睑痉挛、眼痛及视力下降。根据酸碱烧伤后的组织反应，可分为轻、中、重三种不同程度的烧伤。

（1）轻度烧伤：多由弱酸或稀释的弱碱引起。表现为眼睑皮肤潮红，轻度结膜充血水肿，角膜上皮点状脱落或水肿。数日后水肿消退，上皮修复，痊愈后不留瘢痕，无明显并发症，视力多不受影响。

（2）中度烧伤：由强酸或较稀的碱引起。眼睑皮肤可有水泡或糜烂，结膜水肿，出现小片缺血坏死。角膜有明显混浊、水肿，上皮层完全脱落，或形成白色凝固层。前房可见渗出反应，治愈后可遗留角膜斑翳，影响视力。

（3）重度烧伤：多为强碱引起。结膜出现广泛缺血性坏死，呈灰白色混浊；角膜全层灰白甚至呈瓷白色。由于坏死组织释放趋化因子，大量中性粒细胞浸润并释放胶原酶，角膜基层溶解，出现角膜溃疡或穿孔。碱性物质可立即渗入前房，引起葡萄膜炎、继发性青光眼和白内障。角膜溃疡愈合后可引起角膜白斑，角膜穿孔愈合后会形成前粘连性角膜白斑、角膜葡萄肿或眼球萎缩。由于结膜上皮的缺损，在愈合时可造成睑球粘连、假性翼状胬肉等，最终引起视功能或眼球的丧失。

3. 辅助检查：可在裂隙灯显微镜下观察角膜和结膜的病变情况。

4. 心理—社会状况：通过交流评估患者对化学伤的认识程度，了解其是否有焦虑、悲伤和紧张等心理表现。

三、护理措施

1. 急救护理：争分夺秒、就地取材、彻底冲洗是处理眼化学伤的急救原则。接诊患者后立即按医嘱用大量生理盐水或中和液反复冲洗伤眼，冲洗时翻转上下眼睑，嘱患者转动眼球，暴露穹窿部，彻底冲洗化学物质，如有块状化学物质紧贴或嵌入眼部组织内，可用棉签擦除，必要时剪开结膜，彻底清除化学物质。

2. 遵医嘱及时用药：注意用药的途径，保证正确给药，观察用药效果和反应。

3. 病情观察：观察视力的变化，观察眼睑、结膜、角膜及眼内结构等组织病变的变化；测眼压，如眼压高，及时遵医嘱给予降眼压药物。注意观察有无并发症的发生。为减轻伤口疼痛可口服镇静或止痛药。

4. 指导患者做眼球运动：拉上眼睑使眼球向左下、右下运动；拉下眼睑使眼球向左上、右上运动；每天3次，每次10分钟。

5. 心理护理：眼化学伤是意外伤，患者有剧烈眼痛，又会直接影响视功能和眼部外形，患者一时很难接受，多有焦虑、悲观的心理，应耐心向患者解释病情及治疗情况，消除患者的恐惧、悲观等心理障碍，使患者情绪稳定，配合治疗。如患者双眼视力受损，应协助生活护理。

四、健康指导

1. 防止感染和交叉感染，注意用眼卫生，保持眼部清洁。对于生活在草原上的牧民应避免燃烧柴火或干牛羊粪带来的灰尘及烟熏对眼睛的影响。指导患者多进食蛋白质、维生素含量丰富且容易消化的清淡饮食，戒烟酒，忌辛辣刺激性食物，保持大便通畅。

2. 提高安全意识，预防眼化学烧伤的发生。进行劳动安全防护和自我急救措施的教育，对从事化工工业方面的工作人员，应掌握基本的防护知识，工作时戴防护眼镜，规范操作，防止化学物质飞溅入眼。在生产、使用酸碱性物质的车间，应加强通风，及时排出酸碱。

3. 介绍眼化学伤的特点，一旦有化学物质溅入眼内，应争分夺秒、就地取材、用大量清水或其他水源反复冲洗，冲洗时翻转眼睑，转动眼球至少连续冲洗 30 分钟，然后及时就诊。

4. 教会患者正确点眼药的方法和注意事项，以及观察术眼的相关知识，如出现眼红、眼痛、视力下降、分泌物增多等，应及时就诊。对听不懂普通话的患者采用藏语或视频方式进行宣教。鼓励患者保持乐观的心态和树立战胜疾病的信心，坚持治疗。

第五节　翼状胬肉护理常规

一、概述

翼状胬肉（pterygium）是一种向角膜表面生长的与结膜相连的纤维血管样组织，形似翼状，是常见的结膜变性疾病。多双眼发病，以鼻侧睑裂区多见。流行病学调查显示与结膜慢性炎症、风沙、粉尘、紫外线照射等长期刺激使结膜组织变性及增生有关，也可能与局部角膜缘干细胞受损，失去屏障作用有关。多见于户外工作者，如渔民、牧民、农民等，以及热带地区的居民。

二、护理评估

1. 健康史：了解患者有无户外工作史，如农民、牧民、渔民；有无慢性结膜炎病史；询问患者家中其他成员是否有同样的病史。

2. 身体状况：

（1）症状：早期一般无明显症状，或仅有轻微异物感，当病变接近角膜瞳孔区时可引起角膜散光或直接遮挡瞳孔区而影响视力。

（2）体征：眼部外观上发生变化，翼状胬肉分为头、颈、体三部分，它们之间分界不明显。翼状胬肉的尖端位于角膜部分为头部，在角巩膜缘部为颈部，在球结膜处为体部。进展期翼状胬肉充血肥厚，静止期翼状胬肉色灰白，较薄呈膜状，充血不明显，发展缓慢或多年不发展，但受到刺激时，可转为进行性。

3. 心理—社会状况：了解患者的职业及工作环境，评估患者的心理状态，较大的胬肉会影响美观，导致视力下降，了解是否影响患者的工作、学习等。胬肉切除手术后容易复发，患者常因此胆怯，失去治疗信心。

4.辅助检查：裂隙灯显微镜可见睑裂区翼状的纤维血管组织侵入角膜。

三、护理措施

1. 心理护理：评估患者的心理状况，有无过度担心翼状胬肉影响容貌等，及时给予心理疏导。耐心讲解疾病知识及预防复发的措施，引导患者积极配合治疗，树立战胜疾病的信心。

2. 术前护理：

（1）完善术前常规检查，降低手术风险。

（2）术前 3 天滴抗生素眼液，同时指导用药的注意事项和方法。

（3）嘱患者术前一天做好个人清洁，洗澡并更换清洁衣物，对不方便洗澡的牧民应指导其做好头部、脸部和手部的清洁卫生。饮食以清淡为主，特别是手术当天进食不宜过饱，以免由于手术不适引起呕吐等反应。

（4）手术当天护士要做好结膜囊冲洗等术前准备工作，并介绍手术过程和配合方法，消除患者紧张心理，积极配合手术。

3. 术后护理：

（1）密切观察病情，注意术眼敷料有无渗血、渗液、脱落。询问患者有无眼痛、头痛等不适，对不能忍受疼痛者可佩戴绷带型角膜接触镜减轻术后疼痛症状，如疼痛剧烈可给予相应处理。

（2）注意观察结膜植片的生长情况及透明度，植片良好时呈透明状。要注意植片的颜色、光泽、有无脱落、移位、溶解、感染和排斥现象。

（3）嘱患者卧床休息，注意眼部卫生，不要用力挤眼或频繁转动眼球，以免影响植片修复和植片生长。避免碰撞术眼导致伤口裂开、出血或植片移位。

（4）开放点眼后，点眼药时使患者面部处于水平稍偏健眼位置，有利于药液聚集在内眦部，促进局部炎症的消退。

（5）因结膜植片尚未上皮化，患者会感到疼痛、畏光、流泪，应调节好病房内光线，可佩戴墨镜以避免光线刺激。

（6）为预防术后复发，可应用 β 射线照射或局部短期滴用丝裂霉素 C 等。

四、健康指导

1.翼状胬肉小而无须手术者，指导患者应避免风沙、粉尘、长时间光照等，户外活动时可佩戴太阳镜或防风镜，避免烟尘、风沙及强光等刺激。

2.积极防治慢性结膜炎。

3.指导患者注意眼部卫生，纠正不良习惯，饮食清淡，调理睡眠。

4.嘱患者定期门诊检查，7~10天后拆除缝线。

第六节　鼻出血护理常规

一、概述

鼻出血（epistaxis）又称鼻衄，指血液从鼻腔流出，是耳鼻咽喉科常见临床症状和急诊之一。既可为单侧，又可为双侧；既可为间歇性、反复性，又可为持续性。出血量可多可少，轻者涕中带血，重者大出血致休克，反复出血者可致贫血。鼻出血可由鼻腔、鼻窦或者邻近部位疾病引起，也可由某些全身性疾病引起，但以前者多见，也可以由多种病因共同引起。

多数少量出血可自止或自行压迫后停止。出血部位多发生于鼻中隔前下部的易出血区（"利特尔动脉丛"或"克氏静脉丛"），有时可见喷射性或搏动性小动脉出血。儿童及青少年鼻出血几乎全部发生于易出血区；中老年人的鼻出血常与高血压和动脉硬化有关，出血部位多见于下鼻甲后端附近的吴氏鼻鼻咽静脉丛及鼻中隔后部的动脉出血。此部位出血一般较为凶猛，不易止血，出血常迅速流入咽部，从口吐出。局部疾患引起的鼻出血多为一侧鼻腔，而全身疾病引起者，可能两侧鼻腔内交替或同时出血。

二、护理评估

1.询问患者鼻腔出血的开始时间、出血量；询问有无与鼻出血有关的局部和全身性疾病，发病后的诊疗经过等。

2.观察鼻腔出血情况，评估出血量、判断出血部位，及时准备止血物品和药品。观察患者有无面色苍白、头昏、乏力、出冷汗等休克症状，注意神志、意识改变。

3.注意患者有无腹胀、腹痛的主诉，防止鼻腔大量出血流入胃内引起胃部不适，必要时观察并记录排便情况。

4.监测患者的生命体征，尤其是血压变化。协助医生进行局部和全身检查（血常规、凝血象等）。

5.患者常因大出血或反复出血而情绪紧张和恐惧，注意评估患者及家属的情绪和心理状态。

三、护理措施

1.心理护理：关注患者紧张恐惧的情绪，对患者的心情和感觉表示理解和认可，多巡视，及时给予心理安慰。主动介绍鼻出血的常见止血法、止血时的配合，使患者及家属了解治疗过程，缓解紧张情绪，积极配合治疗和护理。

2.给予患者半卧位休息，减少活动，协助生活护理，防止跌倒和坠床。对于出血量多、疑有休克的患者，取休克卧位，密切监测脉搏、血压等生命体征。及时更换血液污染的衣物和被服，减少不良刺激，保持患者舒适。

3.建立静脉通道（必要时可双通道），遵医嘱给予镇静剂、止血药、补液、交叉配血、吸氧等。

4.密切观察患者的病情、生命体征、出血量及止血效果，评估止血用物是否在位，重视患者的主诉。嘱患者若有血液从后鼻孔流出，勿吞入胃内，以免血性分泌物刺激胃黏膜引起恶心呕吐等症状，且不利于出血量、止血效果评估，应轻轻将其吐出。若为鲜红色且持续、量大，立即告知医生或护士。

5.止血的护理：医院就诊的鼻出血患者常常为反复出血，或者出血量多者。患者及家属常常伴有激动的情绪，因此应立即给予安慰，患者取坐位或半卧位，询问患者出血量及时间，初步查看出血部位，根据出血量、部位及病因，选择适宜的止血方法。

（1）出血量较少且出血部位在易出血区，需要进行简易止血法的患者，教会患者或家属正确的止血方法，即指压法（嘱患者用手指紧捏双侧鼻翼或将出血侧鼻翼压鼻中隔10~15分钟，可同时冷敷前额或后颈）。

（2）反复少量出血并有明确出血点，需要进行双极电凝烧灼止血的患者，告知患者操作中可能带来不适，以取得患者配合。烧灼后可局部涂软膏或用复方薄荷油剂滴鼻以防局部干燥和鼻中隔穿孔。

（3）出血较剧烈、渗血面较大或出血部位不明，需要进行前、后鼻孔填塞止血的患者，填塞前需要向患者说明填塞的目的、操作时注意事项，取得患者的理解和配合。

鼻腔填塞后，及时评估患者的疼痛，必要时遵医嘱给予止痛药；填塞后使用石蜡油滴鼻，每天 2~3 次，防止填塞物与鼻腔粘连，以免取填塞物时引起鼻腔再次出血；填塞物在 48~72 小时后去除。用纱球进行后鼻孔填塞的患者要每班检查丝线的固定是否牢固，有无断裂、松动，发现上述情况及时处理，防止纱球脱落而引起窒息；同时观察鼻翼固定部位皮肤的受压情况。

6. 饮食护理：指导进食温凉软食（高蛋白、高维生素及富含粗纤维的食物），可少量多餐，增加液体摄入。对于贫血的患者，鼓励其多进食如猪肝、菠菜等含铁高的食物。

7. 保持口腔清洁卫生，加强口腔护理。患者张口呼吸，口唇干燥可涂液状石蜡油，并嘱多饮水。

8. 避免打喷嚏、咳嗽、用力擤鼻、弯腰低头；保持大便通畅，避免用力摒气，防止再次出血。

9. 若需要行血管栓塞术或结扎术，应向患者解释手术的必要性，做好术前准备。

四、健康指导

1. 出院后 4~6 周内避免用力擤鼻、剧烈运动，打喷嚏时张开嘴减小鼻腔压力。

2. 告知患者鼻出血要以预防为主，纠正挖鼻、用力擤鼻的不良习惯，有鼻部疾病或相关的全身性疾病应积极治疗。

3. 鼻腔黏膜干燥时应注意增加液体摄入，增加居住空间湿度或石蜡油滴鼻，保持鼻腔湿润。

4. 饮食中要注意维生素摄入，不偏食，忌辛辣刺激食物，保持大便通畅。

第七节　扁桃体炎护理常规

一、概述

扁桃体炎（tonsillitis）为腭扁桃体的化脓性炎症，分为急性扁桃体炎和慢性扁桃体炎。急性扁桃体炎为腭扁桃体的急性非特异性炎症，伴有不同程度的咽黏膜和淋巴组织炎症，常继发于上呼吸道感染，是一种很常见的咽部疾病。本病多见于儿童及青年，在季节交替、气温变化时最容易发病。致病菌主要是乙型溶血性链球菌，发病机制尚不清楚，目前认为与自身变态反应有关，机体受凉、过度劳累、烟酒过度等都可诱发此病。急性扁桃体炎的反复发作或因引流不畅隐窝内致病菌滋生感染而变为慢性扁桃体炎，致病菌以链球菌和葡萄球菌为主。

急性扁桃体炎（acute tonsillitis）分为两类，急性卡他性扁桃体炎和急性化脓性扁桃体炎。前者主要表现为轻微咽痛和低热等；后者起病急、局部和全身症状较重，咽痛剧烈，可放射到耳部，吞咽困难，可有颌下淋巴结肿大压痛，全身高热畏寒等症状明显。抗生素为主要治疗方法，首选青霉素，有条件的可在确定致病菌后，根据药敏试验选用抗生素，并根据患者的全身情况，给予解热镇痛等对症处理。

慢性扁桃体炎（chronic tonsillitis）常伴有急性扁桃体炎反复发作病史。发作时咽痛明显，发作间隙期可表现为咽干、发痒、异物感等咽反射失调症状。扁桃体肥大者，可出现呼吸、吞咽及语言共鸣功能障碍。若扁桃体隐窝内潴留干酪样腐败物或有厌氧菌感染，可出现口臭。由于扁桃体隐窝内脓栓排出被咽下，刺激胃肠道，或由于隐窝内细菌毒素等被吸收，可导致消化不良或头痛、乏力、低热等全身反应。目前慢性扁桃体炎的主要治疗方式仍为扁桃体切除手术。

作为局部免疫器官，扁桃体具有重要的生理功能，尤其是儿童，咽部淋巴组织具有明显的保护作用。因此扁桃体切除术需要严格掌握手术适应证，包括：慢性扁桃体炎反复急性发作，或有并发扁桃体周脓肿病史；扁桃体过度肥大，影响呼吸、妨碍吞咽、语言含糊不清者；病灶扁桃体，即慢性扁桃体炎已成为引起其他脏器病变的病灶，如风湿性关节炎、风湿热、心肌炎、肾炎，以及不明原因的长期低热等；慢性扁桃体炎与邻近组织器官的病变有关联时，如中耳炎、鼻窦炎、颌下淋巴结炎等；扁桃体角化征及白喉带菌者，经保守治疗无效时；扁桃体良性肿瘤。

二、护理评估

1. 评估发病前患者是否有受凉、劳累以及上呼吸道感染等；评估患者扁桃体炎发作的次数及全身性疾病史等。

2. 观察患者病情变化，监测生命体征，观察有无高血压、发热等症状。询问患者有无咽痛、咳嗽、腰痛、尿频、尿急、尿痛等症状，观察尿液的颜色、性质，若发现异常，及时通知医生处理。

3. 评估患者是否有睡眠时打鼾、呼吸不畅，是否有吞咽或语言共鸣障碍等。

4. 评估患者是否有消化不良、头痛、乏力、低热等症状。

三、护理措施

1. 急性扁桃体炎：

（1）指导患者注意休息，进食高营养、易消化的饮食，进食前后漱口，保持口腔清洁，多饮水，注意休息。因急性扁桃体炎有一定的传染性，应给予适当床旁隔离。

（2）严密监测生命体征，尤其是体温、咽部疼痛等。体温过高患者给予物理降温，必要时遵医嘱给予药物治疗。疼痛明显的患者可根据医嘱给予止痛药。

（3）遵医嘱规范使用抗生素，首选青霉素。局部可使用适当漱口液，保持口腔清洁。

（4）观察患者有无一侧咽痛加剧、张口受限、悬雍垂偏向对侧、一侧软腭及腭舌弓红肿膨隆等扁桃体周围脓肿表现，还需要观察患者的尿液变化，若发现问题，及时与医生沟通。

（5）急性扁桃体为急性病容，高热、咽痛症状明显，做好患者及家属的心理护理，向其讲解病因、治疗方式，缓解患者及家属紧张不安的情绪。

2. 慢性扁桃体炎：

（1）术前护理：①向患者及家属说明手术的目的及注意事项，以减轻患者的紧张心理，提高患者及家属依从性。②协助医生完成患者术前检查，评估患者有无急性炎症、造血系统疾病及凝血机制障碍，严重的全身性疾病等，女性患者需评估是否处于经期。③保持口腔清洁，术前 3 天开始使用含漱液漱口，每天 4~6 次。④全麻患者术前 8 小时禁食，4 小时禁饮；局麻患者术前 4 小时禁食禁饮，建立静脉通道，遵医嘱术前用药。

（2）术后护理：①术后体位：全麻者按全麻术后常规去枕平卧头偏向一侧休息。局麻患者，儿童取平侧卧位，成人平卧或半卧位。②鼓励进食：术后当日（全麻 6 小时后，局麻 2 小时后）进食冷流质饮食，术后第 1 天创面白膜生长良好者，可进食半流质饮食，术后 2~3 天开始进食软食，术后 15 天恢复到普食。术后 15 天内禁食坚硬、油炸、风干食品。③创面观察：术后 6 小时创面即有白膜开始形成，术后第二天生长完全，属于正常反应，对创面具有保护作用。④出血观察及预防：出血最易发生在术后 24 小时内（白膜未生长完全）及术后 5~6 天（白膜开始脱落）。嘱患者将口中分泌物轻轻吐出，防止将血性分泌物咽下刺激胃部引起不适，且影响出血量观察。观察患者吐出的分泌物的颜色、性状及量，若持续口吐鲜血，全麻后未清醒、儿童、熟睡的患者有频繁的吞咽运动，应及时报告医生。手术当日患者应卧床休息，少说话，避免漱口、咳嗽及咯痰；术后 15 天内禁食坚硬、油炸、风干食品；两周内勿剧烈运动；术后第二天，鼓励患者多说话，防止伤口出现瘢痕粘连。⑤疼痛护理：进食冰激凌等冷流质饮食、冰敷下颌可减轻伤口疼痛，必要时遵医嘱给予止痛药，忌用水杨酸类止痛药（阿司匹林）和吗啡。⑥感染预防：术后第一天开始用含漱剂漱口，进食后均需漱口；遵医嘱使用抗生素。

四、健康指导

1. 注意休息，锻炼身体，提高机体免疫力，避免感冒。

2. 急性扁桃体炎有一定的传染性，需适当隔离。对频繁反复发作的急性扁桃体炎或有并发症者，应建议在急性炎症消退 2~3 周后行扁桃体切除手术。频繁发作一般是指 1 年内有 5 次或以上的急性发作或连续 3 年平均每年有 3 次或以上发作。

3. 术后 6 小时伤口即有白膜开始形成，术后 24 小时已完全覆盖扁桃体窝，有白膜从口中脱出属正常现象，于术后 5~6 天开始逐渐脱落，7~10 天内脱完。白膜脱落期间勿进食坚硬食物，以免创面出血。

4. 扁桃体切除术后患者要注意饮食，术后避免进食坚硬、油炸、带刺食品。术后两周内禁止剧烈运动，若出现发热、咽痛加重、口吐鲜血等症状，及时就诊。

第八节　突发性聋护理常规

一、概述

突发性聋（sudden deafness）指突然发生的非波动性感音神经性听力损失，故又称突发性感音神经性聋。约 80% 突发性聋患者伴有耳鸣、耳闷胀感，约 30% 患者伴有眩晕，部分患者有自愈倾向。突发性聋临床并不少见，年发病率约为（5~20）/10 万，无明显性别差异，双侧发病率低。本病任何年龄都可能患病，但患病的高峰年龄为 50~60 岁，近年来有发病年龄向年轻偏移的趋势。突发性聋可为多种不同病因所引起，但大多数患者之病因不详，可能与感染、肿瘤、颅脑外伤及窗膜破裂、药物中毒、自身免疫病、内耳供血障碍及精神心理因素等有关。高原环境下缺氧致听觉系统缺血，血液黏稠度增加血管痉挛，血流缓慢，甚至血栓形成，导致内耳供血障碍，从而发生突发性聋。根据听力损失累及的频率和程度，突发性聋分为高频下降型、低频下降型、平坦下降型和全聋型（含极重度）。突发性聋早期治疗效果明显，未及时接受有效治疗干预则预后差，会对患者生活与健康造成严重影响。

二、护理评估

1. 了解患者对疾病的认识程度，告知其治疗方法及配合要点，鼓励患者积极配合治疗及护理。

2. 询问患者最近是否有上呼吸道感染病史。了解患者是否有高血压、冠心病等病史。

3. 询问患者耳聋的时间，是否伴有眩晕、耳闷、恶心等症状。听力下降可为首发症状。听力一般在数分钟或数小时内下降至最低点，少数患者听力下降较为缓慢，在 3 天以内方达到最低点。耳鸣可为始发症状，患者突然发生一耳耳鸣，音调很高，同时或相继出现听力迅速下降。经治疗后，听力可提高，但耳鸣可长期不消失。约半数患者在听力下降前或听力下降发生后出现旋转性眩晕。大多伴有恶心、呕吐，出冷汗，卧床不起。部分患者有患耳耳内堵塞、压迫感，以及耳周麻木或沉重感。

4. 协助医生完成对患者的相关检查，评估患者听力曲线的分型。

5. 评估患者是否有不良心理症状，如焦虑、睡眠障碍等。

三、护理措施

1. 指导患者学会放松、休息，减轻来自工作、学习及生活等方面的压力，以促进疾病恢复。

2. 遵医嘱给予药物治疗，及时观察药物的疗效及副作用。改善内耳微循环药物和糖皮质激素对各型突发性聋均有效，合理联合用药比单一用药效果要好。低频下降型疗效最好，平坦下降型次之，而高频下降型和全型效果不佳。

（1）糖皮质激素使用：首先建议全身给药，口服给药泼尼松每天 1 mg/kg（最大剂量建议为 60 mg）晨起顿服；连用 3 天，如有效，可再用 2 天后停药，不必逐渐减量，如无效则可以直接停药。也可静脉注射给药，按照泼尼松剂量类比推算，甲泼尼龙 40 mg 或地塞米松 10 mg，疗程同口服激素。局部给药可作为补救性治疗，包括鼓室内注射或耳后注射。鼓室内注射可用地塞米松 5 mg 或甲强龙 20 mg，隔日一次，连用 4~5 次。耳后注射可以使用甲强龙 20~40 mg，或者地塞米松 5~10 mg，隔日一次，连用 4~5 次。如果患者复诊困难，可以使用复方倍他米松 2 mg（1 mL），耳后注射一次即可。对于有高血压、糖尿病等病史的患者，在征得其同意，密切监控血压、血糖变化的情况下，可以考虑全身酌情使用糖皮质激素或者局部给药。

（2）巴曲酶的使用：巴曲酶注射液静脉滴注，10 BU 巴曲酶注射液与 100 mL 0.9% 氯化钠注射液混合后，对患者实行静脉滴注治疗。随后，减少用药剂量为每次 5 BU，共注射 5 次后完成 1 个疗程治疗。巴曲酶注射液增加患者耳部血液微循环情况，加速血液流动速度，为患者病灶位置提供充足血供，从而缓解耳聋症状。在每次用药前应检查血液纤维蛋白酶原，如果 ≤ 100 mg/L（即 ≤ 0.1 g/L），应停止使用。

（3）营养神经药物：急性期及急性期后可给予营养神经药物（如甲钴胺、神经营养因子等）和抗氧化剂（如硫辛酸、银杏叶提取物等）。

（4）高压氧舱治疗：可与鼓室内注射交替治疗，一般不与鼓室内治疗同时开展，高压氧舱治疗一般行 5~7 次，每日 1 次，可询问患者疗效，根据具体病情增减次数。

四、健康指导

1. 避免噪声的环境，不使用耳机。

2. 高原昼夜温差大，要尽量避免着凉，保持情绪稳定，合理休息，保证睡眠。

3. 定期行听力学检查，观察听力改善情况。

第九节　喉阻塞护理常规

一、概述

喉阻塞（laryngeal obstruction）又称喉梗阻，是耳鼻咽喉科常见急症之一，是因喉腔内或其周围邻近组织病变，使喉部通道出现狭窄或阻塞引起的以吸气性呼吸困难为主要临床表现的临床综合征，严重者可引起窒息死亡。喉阻塞不是单独的疾病，而是由多种原因引起的临床症状，主要表现为吸气性呼吸困难、吸气性喉喘鸣、吸气性软组织凹陷（四凹征）、声嘶、缺氧表现。喉阻塞的常见病因有喉部或相邻组织炎症，如急性会厌炎、小儿急性喉炎、咽后脓肿等，喉部外伤，喉水肿，喉异物，喉部肿瘤，发育畸形，声带瘫痪。主要的治疗原则为迅速解除呼吸困难，防止窒息。根据病因、呼吸困难的程度和身体状况，采用抗炎、抗水肿等药物治疗。药物治疗未见明显好转，可行气管切开术。若为异物，应迅速取出；若为肿瘤、喉外伤等病因不能立即解除者，应考虑尽早行气管切开术。

二、护理评估

1. 评估患者呼吸困难发生的时间、程度。根据症状和体征的严重程度,临床常将喉阻塞分为四度:①一度:安静时无呼吸困难表现,活动或哭闹时有轻度吸气期呼吸困难。②二度:安静时也有轻度吸气期呼吸困难,吸气期喉鸣和吸气期胸廓周围软组织凹陷,活动时加重,但不影响睡眠和进食,亦无烦躁不安等缺氧症状;脉搏尚正常。③三度:吸气期呼吸困难明显,喉鸣声很响,胸骨上窝,锁骨上、下窝,上腹部,肋间等处软组织吸气或凹陷显著,并因缺氧而出现烦躁不安,不易入睡,不愿进食,脉搏加快等症状。④四度:呼吸极度困难。由于严重缺氧和二氧化碳增多,患者坐卧不安,手足乱动,出冷汗,面色苍白或发绀,定向力丧失,心律失常,脉搏细弱,血压下降,大小便失禁等。如不及时抢救,可因窒息、昏迷及心力衰竭而死亡。

2. 评估患者的健康史,是否有引起喉阻塞的相关病因。

3. 密切监测患者的生命体征及病情变化。

4. 喉阻塞患者常急症就医,患者及家属都会因呼吸困难感到恐惧,立即解除呼吸困难的期望强烈,但是对气管切开的认识不足,尤其是儿童和注重美观的女性患者,易延误治疗时机。因此需评估患者的年龄、性别、心理状态、对疾病的理解程度等,针对患者不同的心理状态,提供全面有效的护理。

5. 协助医生完成相关检查,如血常规、血气分析等。

三、护理措施

1. 心理护理:向患者及家属讲解喉阻塞的原因、治疗方式,尽量让患者放松心情,减轻恐惧心理,避免不良刺激,以免加重呼吸困难和缺氧症状。

2. 保持呼吸道通畅,改善缺氧症状,预防窒息:

(1)将患者安置在一个安静、温湿度适宜的环境。采取半卧位休息,尽量减少活动,尤其是小儿,尽量避免哭闹而加重呼吸困难。

(2)遵医嘱及时用药,观察用药效果。针对异物、喉阻塞等需要手术治疗的患者,需做好术前准备。必要时遵医嘱吸氧和雾化治疗。

(3)密切观察病情变化和喉阻塞的程度,做好气管切开准备。在气管切开术准备前,应在床旁备好急救药品和物品(如气管切开包),防止病情变化,行紧急床旁气管切开。

(4)由于患者躁动不安,护士应守候在患者身边,注意其安全,防止坠床或碰伤。

(5)如呼吸道分泌物较多,患者又无力咳出者,应及时将分泌物吸出,吸引时注意动作轻柔，尽量减少刺激。

四、健康指导

1. 保持生活规律，避免感冒。

2. 注意用餐习惯，细嚼慢咽，尤其幼儿，避免用餐时哭闹，避免吃豆类、花生、瓜子等食物，防止异物吸入。家长需加强幼儿玩具的管理，避免幼儿将玩具（尤其是小零件）放入口中玩耍。

3. 有过敏史的患者应尽量远离过敏原；喉外伤患者及时送医院治疗。

第十节 气管切开术护理常规

一、概述

气管切开术（tracheotomy）是一种切开颈段气管前壁并插入气管套管，使患者直接经套管呼吸和排痰的急救手术。一般在第 3~4 气管环处切开气管，避免切开第 1 环，以免损伤环状软骨而导致喉狭窄，亦不能低于第 5 环，防止发生大出血。

气管切开术的适应证包括：任何原因引起的三度至四度喉阻塞，尤其是病因不能很快解除时；昏迷，颅脑病变，神经麻痹，严重的脑、胸、腹部外伤及呼吸道烧伤等引起的下呼吸道分泌物潴留，为了吸出痰液，亦可行气管切开；在做某些口腔、颌面、咽、喉部手术时，为了保持术后呼吸道通畅，可以先期施行气管切开术；长时间辅助呼吸。

二、护理评估

1. 评估患者对气管切开的认识度，了解患者的心理状态、宗教信仰，对行紧急气管切开术的接受程度。

2. 评估患者的年龄、性别、气管切开的原因，准备合适的气管套管。

3. 评估患者是否有呼吸困难及其程度。

三、护理措施

1. 术前护理：

（1）密切观察呼吸道的情况，若因喉阻塞需做气管切开，需在床旁做好紧急气管切开的准备，防止病情加剧，行床旁气管切开。

（2）向患者介绍气管切开的目的，术中需要配合的注意事项以及术后气道改变，取得患者的理解，使其放松紧张、恐惧心理，提高依从性。

（3）做好术前准备，给予患者宽松的病员服，协助医生完成各项检查，如血常规、凝血象、心电图等。

（4）告知患者不能离开病房，以防意外发生。

2. 术后护理：

（1）保持呼吸道通畅：①必须时刻保持套管内通畅，有分泌物咳出时，应立即擦去或者及时吸出气管内分泌物。若有内套管者，应定时清洗消毒内套管，每 4~6 小时清洗套管内管 1 次，清洗消毒后立即放回，内套管取出时间不超过 30 分钟，以防外套管被分泌物阻塞。②气管套管的内芯不能丢弃，需放到患者床旁柜随时可取之处，以备急用。③维持下呼吸道通畅。室内保持适宜的温度和湿度，温度宜在 20~25 ℃，湿度 60%~70%。气管造口覆盖单层湿纱布，可防止异物吸入，还可避免气道干燥、纤毛运动障碍、痰痂形成。气管内分泌物黏稠者雾化吸入每天 3 次，必要时持续气管内湿化。取平卧或半卧位，鼓励患者早期下床活动、有效咳嗽、咳痰。鼓励患者多饮水，补充体内水分。

（2）防止切口感染：①保持颈部切口的清洁，每日清洁消毒切口，更换气管垫。②进食营养丰富的食物，增加蛋白质、维生素的摄入，增强机体抵抗力。③遵医嘱使用抗生素。密切观察体温变化、切口渗出、敷料渗透情况，气管内分泌物的量及性质，如发现发热，分泌物增多、性质异常，及时报告医生。④更换气管垫的方法：患者取坐位或卧位，取下污染的气管垫，必要时吸痰；用碘伏棉球擦去切口周围渗血及痰液；将清洁气管垫置于气管套管翼下；气管套管系带交叉系于颈后或颈侧，打死结，系带打结勿太紧或太松，以能伸进一手指为宜。

（3）防止再次发生呼吸困难：气管切开后患者可能再次发生呼吸困难，一般有以下三种情况：①套管内管阻塞：迅速拔出套管内管，呼吸即可改善，消毒后再放入。②套管外管或下呼吸道阻塞：拔出内套管呼吸无改善，滴入稀释痰液类药物，并进行深部吸痰，呼吸困难即可缓解。③套管脱出：套管系带太松或为活结易解开，套管太短或颈部粗肿，气管切口过低，皮下气肿及剧烈咳嗽、挣扎等。如脱管，应立即通知医生并协助重新插入套管。

（4）预防脱管：气管套管系带应打死结，松紧以能容纳 1 个手指为宜。每日检查系带松紧度和牢固性，告诉患者和家属不得随意解开或调整系带。注意调整系带松紧，手术后 1~2 天可能有皮下气肿，消退后系带会变松，必须重新系紧。防止剧烈咳嗽。

（5）并发症观察和护理：常见的并发症有皮下气肿、纵隔气肿、气胸、出血等。皮下气肿是术后常见并发症，大多数数日可自行吸收，不需要特殊处理。术后应注意观察患者的呼吸、血压、脉搏、心率及缺氧症状，如症状加重，应考虑是否有纵隔气肿或气胸发生，并立即报告医生。

（6）拔管及护理：若喉阻塞及下呼吸道分泌物阻塞症状消除，可考虑拔管。拔管前需先连续试堵内套管管口 24~48 小时（对配有套管外囊的，先将气囊放气）。堵管的塞子要固定牢固，防止吸入气管。堵管期间要密切观察患者呼吸情况，如堵管过程中患者出现呼吸困难，应立即拔除塞子。若患者活动、睡眠均无呼吸困难，痰液能自行从上呼吸道咳出即可拔管。拔管后用弹力胶布将切口两侧皮肤向中线拉拢，并固定，一般不需缝合，2~3 天后可自愈。拔管后在 12 小时内密切观察呼吸，叮嘱患者只能在病房活动，并在患者床旁准备好气管切开包等急救用品。

四、健康指导

1.教会患者及家属消毒内套管、更换气管垫的方法。

2.教会患者及家属湿化气道和增加空气湿度的方法。

3.可用单层纱布遮盖气管造口防止异物吸入，洗澡时防止水呛入气管。

4.切不可取出外套管，不淋浴，不游泳，预防感冒。

5.如发生气管外套管脱出或再次呼吸不畅，应立即就诊。

6.遵医嘱门诊随访。

参考文献

[1] 黄国强，魏小巍，叶谢智华.高海拔地区结肠冗长症合并高原红细胞增多症患者术后大肠功能与血流动力学变化 [J].实用医学杂志，2021，37（19）：2506-2512.

[2] 冯霞，廖霞，杨超，等.高原不同血红蛋白水平人群血液流变特征与组织供氧的研究 [J].中国输血杂志，2021，34（3）：219-223.

[3] 韩继元，怀立春，吴成璋，等.亚高原地区腹腔镜手术患者全身麻醉期间吸入不同浓度氧气对围术期呼吸功能的影响 [J].中国医科大学学报，2022，51（2）：155-159.

［4］ 祁有福.高原地区经腹部浅表超声在急性阑尾炎临床诊断中的价值［J］.影像研究与医学应用，2020，4（22）：169-170.

［5］ 孙丽娟，李月美，潘世琴，等.高原地区ICU患者下肢深静脉血栓发生现状及影响因素分析［J］.中华护理杂志，2022，57（24）：2997-3003.

［6］ 李红玉，金霞.综合护理应用于高原急性胃与十二指肠溃疡出血患者的效果［J］.实用临床护理学电子杂志，2019，4（46）：86.

［7］ 董颖.循证护理在高原地区医院多重耐药细菌感染中的应用效果［J］.高原医学杂志，2020，30（3）：42-44.

［8］ 李乐之，路潜.外科护理学［M］.7版.北京：人民卫生出版社，2022.

［9］ 李海燕，陆清声，莫伟.血管疾病临床护理案例分析［M］.2版.上海：复旦大学出版社，2019.

［10］ 李海燕，林梅.血管外科疾病健康教育和应急预案［M］.北京：人民卫生出版社，2023.

［11］ 中华医学会外科学分会血管外科学组，中国医师协会血管外科医师分会，中国医疗保健国际交流促进会血管外科分会，等.中国慢性静脉疾病诊断与治疗指南［J］.中华医学杂志，2019，99（39）：3047-3061.

［12］ 梅家才，郑月宏.原发性下肢浅静脉曲张诊治专家共识（2021版）［J］.血管与腔内血管外科杂志，2021，7（7）：762-772.

［13］ 郝建玲，植艳茹，徐洪莲.正压疗法用于下肢静脉疾病防治的中国专家共识［J］.军事护理，2023，40（4）：1-5.

［14］ 中国微循环学会周围血管疾病专业委员会压力学组.血管压力治疗中国专家共识（2021版）［J］.中华医学杂志，2021，101（17）：1214-1225.

［15］ 刘敏，蒲东利，肖红梅.高原地区大隐静脉曲张微创治疗的护理体会［J］.解放军护理杂志，2008，25（14）：62.

［16］ 李晓强，张福先，王深明.深静脉血栓形成的诊断和治疗指南（第三版）［J］.中国血管外科杂志（电子版），2017，9（4）：250-257.

［17］ 强巴德吉，米玛.高原地区藏族居民DVT发病特点及危险因素分析［J］.西藏医药，2023，44（5）：76-78.

［18］ 曹成瑛，陈秋红，陈红，等.高原地区肺动脉血栓栓塞的临床特点及危险因素分析［J］.第三军医大学学报，2017，39（4）：390-393.

［19］ 吴洲鹏，李凤贺，戴贻权，等.老年人静脉血栓栓塞症防治中国专家共识［J］.中国普外基础与临床杂志，2023，30（10）：1173-1187.

［20］ 刘丽萍，李凯平，邓佳欣，等.周围血管血栓性疾病置管溶栓护理专家共识［J］.介入放射学杂志，2022，31（11）：1045-1051.

［21］ 中国静脉介入联盟，中国医师协会介入医师分会外周血管介入专业委员会，国际血管联盟中国分部护理专业委员会.下腔静脉滤器置入术及取出术护理规范专家共识［J］.中华现代护理杂志，2021，27（35）：4761-4769.

［22］ 中华医学会外科学分会血管外科学组.下肢动脉硬化闭塞症诊治指南［J］.中华普通外科学文献（电子版），2016，10（1）：1-18.

［23］ 包俊敏，刘冰，沈晨阳，等.股腘动脉闭塞症的诊断和治疗中国专家共识［J］.中国循环杂志，2022，37（7）：669-676.

［24］ 刘丽萍，赵庆华.老年常见慢性疾病的健康教育与居家管理［M］.重庆：西南大学出版社，2023.

［25］ 胥青梅，仁青达杰，吕俊.高原红细胞增多症并发下肢动脉硬化闭塞症综合治疗一例［J］.中医临床研究，2023，15（17）：23-27.

［26］ 王磊，潘柏宏，杨璞，等.美国血管外科学会2018年腹主动脉瘤诊治指南解读［J］.中国普通外科杂志，2018，27（12）：1505-1510.

［27］ 李哲昀，王利新，符伟国.最新腹主动脉瘤腔内治疗指南解读［J］.中国普外基础与临床杂志，2021，28（11）：1414-1417.

［28］ 姚兵，李勇，达嘎，等.高原地区8例腹主动脉瘤破裂的救治及危险因素分析［J］.高原医学杂志，2013，23（1）：31-32.

［29］ 姜泊.胃肠病学［M］.北京：人民卫生出版社，2015.

［30］ 杨永健.高原常见疾病防治手册［M］.西安：第四军医大学出版社，2019.

［31］ 李乐之，路潜.外科护理学［M］.7版.北京：人民卫生出版社，2021.

［32］ 牟信兵，李素芝.高原病学［M］.拉萨：西藏人民出版社，2011.

［33］ 李卫斌，刘洪涛，景蕴华，等.西藏阿里改则县地区牧民阑尾炎临床特点分析［J］.甘肃医药，2018，37（2）：147-148.

［34］ 刘玉金，蔡美花，黎虹.1952例消化性溃疡患者电子纤维胃十二指肠镜镜下特征分析［J］.中国医学创新，2016，13（18）：133-136.

［35］ 太静萍.高原地区736例消化性溃疡临床特点分析［J］.中外医学研究，2017，15（1）：63-64.

［36］ 曹柳.西藏高原地区消化性溃疡发病特征的研究——单中心研究［D］.拉萨：西藏大学，2018.

［37］ 曹柳，李康，任燕.西藏高原地区1325例消化性溃疡的发病特点分析［J］.西藏医药，2018，39（1）：29-31.

［38］ 赵泽文，胡清华，张孝才，等.损伤控制外科理念在高原严重腹部创伤中的应用研究［J］.重庆医学，2018，47（35）：4497-4503.

［39］　中华医学会外科学会脾及门静脉高压外科学组.门静脉高压合并肝细胞癌临床诊断与治疗中国专家共识（2022 版）［J］.中国实用外科杂志，2022，42（4）：361-369.

［40］　郑荣寿，张思维，孙可欣，等.2016 年中国恶性肿瘤流行情况分析［J］.中华肿瘤杂志，2023，45（3）：212-220.

［41］　SUNG H，FERLAY J，SIEGEL RL，et al. Global cancer statistics 2020：globocan estimates of incidence and mortality worldwide for 36cancers in 185 countries［J］. CA Cancer J Clin，2021，71（3）：209-249.

［42］　海峡两岸医药卫生交流协会肿瘤防治专家委员会.肝癌肝切除围术期管理中国专家共识（2021 版）［J］.中华肿瘤杂志，2021，43（4）：414-430.

［43］　汪晓兰，王红英，德吉卓玛，等.快速康复护理路径在肝包虫病患者围手术期管理中的应用［J］.中华现代护理杂志，2021，27（4）：499-503.

［44］　贾昌林，曹宏伟，张庆达.不同手术方式对肝囊型包虫病患者术后并发症的比较［J］.西藏医药，2022，43（3）：74-75.

［45］　中华医学会外科学分会胆道外科学组.胆囊良性疾病外科治疗的专家共识（2021 版）［J］.中华外科杂志，2022，60（1）：4-9.

［46］　德庆多吉.高原地区胆囊结石的临床特点分析［J］.中国民族医药杂志，2020，26（4）：62-63.

［47］　任燕，曹柳，旺加.西藏藏族人群应用 ERCP 联合 EST 治疗胆总管结石的临床研究［J］.当代医学，2018，24（5）：49-51.

［48］　中华医学会外科学分会胆道外科学组.急性胆道系统感染的诊断和治疗指南（2021 版）［J］.中华外科杂志，2021，59（6）：422-429.

［49］　旺加，任燕，仲学峰，等.西藏自治区高原地区 350 例急性胰腺炎回顾性临床研究［J］.中华消化杂志，2019，39（1）：50-52.

［50］　金涛，李兰，张潇颖，等.《急性胰腺炎中西医结合诊疗指南》解读［J］.中国普外基础与临床杂志，2024，31（2）：1-7.

［51］　于跃，史恒，白国霞.2018 年西藏自治区恶性肿瘤死亡流行病学特征分析［J］.中国健康教育，2021，37（7）：662-664.

［52］　刘帅，黄冰瑛，张玉萍，等.胰腺癌新辅助治疗患者术前营养管理的最佳证据总结［J］.军事护理，2024，41（2）：60-64.

［53］　霍立双，刘丰雨，高深，等.我国大陆地区甲状腺结节患病率 Meta 分析［J］.河北医科大学学报，2017，38（2）：138-141.

［54］　杨波，饶新民，沈建军，等.青海果洛高原地区甲状腺结节患病情况及危险因素分析［J］.贵州医药杂志，2019，43（5）：760-762.

［55］ 姜磊，袁越.高原地区重症急性胰腺炎患者ICU护理研究进展［J］.世界最新医学信息文摘，2019，19（82）：77-79.

［56］ 韩丽君，徐振清.高原地区重症急性胰腺炎合并重度ARDS患者的护理［J］.名医，2018，（12）：165.

［57］ 张连香.高原地区重症急性胰腺炎的护理［J］.青海医药杂志，2015，45（4）：39-40.

［58］ 翟会玲.哺乳期急性乳腺炎相关危险因素及治疗策略分析［J］.社区医学杂志，2017，15（21）：22-24.

［59］ 纪欢欢，孟萌，侯涛.神经外科疾病护理常规［M］.北京：化学工业出版社，2021.

［60］ 陈玉秀，赵玉华.高原环境与癫痫的相关性研究进展［J］.中华神经医学杂志，2023，22（10）：1065-1068.

［61］ 唐召云，何杨，陈聪，等.跨高原地区纳西族农村人群缺血性心血管疾病发病风险评估［J］.中国全科医学，2022，36（25）：4522-4527.

［62］ 苑斌，何士华，桑艳芳，等.探讨西藏高原地区与山东菏泽平原地区脑出血临床特点的比较［J］.中华老年心脑血管病杂志，2019，21（7）：729-732.

［63］ 马强，付永鹏，于洮，等.高原地区世居与旅居人群高血压脑出血的临床分析［J］.中华神经外科杂志，2023，39（10）：1020-1024.

［64］ 周凯，张庭荣，孙毅，等.脑包虫病的诊断和治疗［J］.中华神经外科杂志，2010，26（11）：1024-1026.

［65］ 张敏丽.脑包虫病患者的术后观察与护理［J］.护理学杂志，2010，25（16）：36-38.

［66］ 苟金凤.脑包虫术的围手术期护理［J］.护理实践与研究，2010，7（22）：52-53.

［67］ 吴景梅.额叶胶质瘤并发癫痫发作的护理［J］.护士进修杂志，2010，25（7）：651-652.

［68］ 周衡，张星虎.脑脓肿诊断及治疗新进展［J］.中国神经免疫学和神经病学杂志，2022，29（2）：161-164.

［69］ 方闯，宁仁德，吴世桐，等.双钢板内固定治疗锁骨中段粉碎性骨折疗效观察［J］.中国骨与关节损伤杂志，2019，34（7）：734-736.

［70］ 雷明全，雷蕾，李俊.高原地区脊柱骨折合并脊髓损伤的治疗经验［J］.西藏科技，2003（1）：39-38.

［71］ 温志大，郝景坤.高原临床外科学［M］.成都：四川科学技术出版社，1989.

［72］ 李智钢，王伟，高文魁，等.高原地区驻军官兵腰椎间盘突出症流行病学调查及分析［J］.西北国防医学杂志，2013，34（1）：27-28.

［73］ 李树海.大骨节病与骨关节炎流行病学特点对比研究［J］.智慧健康，2019，5（18）：104-105.

［74］ 孙殿军.地方病学［M］.北京：人民卫生出版社，2011.

［75］　张旭丰，刘运起，于钧.我国大骨节病防控历程与经验总结［J］.中华地方病学杂志，2019，38（8）：603-606.

［76］　李秀霞，方华，杨磊，等.大骨节病患者生存质量及其影响因素分析［J］.中华地方病学杂志，2020，39（10）：710-714.

［77］　李洋，钱松杰，普布顿珠，等.海拔4000米以上高原地区应用负压封闭引流治疗开放性创伤后皮肤坏死［J］.临床外科杂志，2020，28（12）：1165-1166.

［78］　SILANG J，CAI Z，WANG J，et al. Reliability and validity of the Tibetan version of the International Prostate Symptom Score［J］.World J Urol，2023，41：1389-1394.

［79］　CHUGH S，PIETROPAOLO A，MONTANARI E，et al. Predictors of Urinary Infections and Urosepsis After Ureteroscopy for Stone Disease：a Systematic Review from EAU Section of Urolithiasis（EULIS）［J］.Current Urology Reports，2020，21（4）：16.

［80］　于敏，白玛嘎金，洛松曲措，等.西藏自治区八宿县常驻居民泌尿系结石的流行病学调查及影响因素分析［J］.临床肾脏病杂志，2020，20（10）：797-802.

［81］　斯郎江村，李传洪，王峰，等.高原地区（西藏）藏族居民泌尿系结石成分分析［J］.现代泌尿外科杂志，2021，26（11）：939-942.

［82］　王丹，陈刚，任洪艳.“三三法则”促进输尿管软镜碎石术后残余结石排出的临床疗效观察［J］.中国实用护理杂志，2015，31（14）：1015-1018.

［83］　中华护理学会.胸腔闭式引流护理：中华护理学会团体标准 T/CNAS 25 — 2023［S］.北京：中华护理学会，2023.

［84］　吴昕娟，嘎多，葛娜.高原护理学［M］.北京：人民卫生出版社，2023.

［85］　吴昕娟，丁淑贞，刘莹.眼科临床护理［M］.北京：人民卫生出版社，2020.

［86］　曾继红，何为民.眼科护理手册［M］.2版.北京：科学出版社，2015.

［87］　王雨鹰，唐丽玲.眼耳鼻喉口腔护理学［M］.3版.北京：人民卫生出版社，2020.

［88］　杨培增，范先群.眼科学［M］.9版.北京：人民卫生出版社，2018.

［89］　葛坚，王宁利.眼科学［M］.3版.北京：人民卫生出版社，2015.

［90］　王英，付海英，葛梅.眼科护理教学查房［M］.3版.北京：科学出版社，2018.

［91］　瞿佳，陈燕燕.眼科日间手术管理与实践［M］.北京：人民卫生出版社，2020.

第三篇　妇产科系统

编者名单：（以姓氏笔画为序）

王龙琼　张　沁　罗月英　洛松卓嘎　益西措姆

第一章　妇科常见疾病护理常规

第一节　妇科疾病一般护理常规

一、概述

妇科疾病的护理需要根据不同患者的病情、年龄、身体状况和生活习惯等因素制订个性化的护理方案，护理人员需要具备专业的医学知识和技能，还需注重细节、关注心理健康，注重预防工作并加强健康教育。

二、护理评估

1.病史评估：包括一般项目、主诉、现病史、月经史、婚育史、既往史、个人史、家族史、过敏史等方面。

2.身体状况评估：评估患者的营养状况；评估患者各脏器的功能及有无并发症；评估患者妇科疾病的症状及体征，如阴道流血的性质、量，有无继发性贫血及程度；腹痛性质、程度；盆腔包块的性质、大小、生长速度及伴随症状等；患者的主要症状及持续时间。

3.诊断检查评估：重点评估妇科检查、超声检查、宫颈细胞学检查、诊断性刮宫、局部活体组织检查、肿瘤标志物测定、CT/MRI等检查的阳性结果，以及术前常规检查的完善情况，有无异常。

4.心理—社会评估：评估患者对疾病的认识与反应，对手术的接受度，由于绝大部分妇科腹部手术需要切除卵巢或子宫，两者是女性的重要器官，患者往往有严重的心理担忧甚至不愿手术，护士应充分评估患者及家属的心理反应，其社会支持系统的情况，尤其是丈夫对待手术的态度及对患者的支持，关注患者的精神心理状态，患者有无焦虑、恐惧、否认、绝望、自责、沮丧、愤怒、悲哀等情绪变化。

三、护理措施

1. 一般护理常规：

（1）患者入院后热情接待，安置床位，并做入院宣教，通知医生。

（2）监测生命体征、身高、体重并建立病历档案。

（3）一般患者可给予普通饮食，特殊患者应遵医嘱，急症患者可暂禁食。

（4）入院 24 小时内酌情做好卫生处置。

（5）有异常阴道流血者，注意观察出血量及排出物的性质，必要时保留排出物，以备检查。

（6）保持外阴清洁，必要时行擦洗外阴 1~2 次 / 天。

（7）急重症患者，应根据病情做好急救物品的准备，严密观察病情变化，并做好护理记录。

（8）需急诊手术的患者，应积极做好各种术前准备，使其积极配合手术和治疗。

（9）检查：体格检查、实验室检查、影像学检查等。

2. 术前常规护理：

（1）做好患者术前心理护理，解释疾病知识及注意事项，消除其顾虑，使其配合治疗。

（2）皮肤准备：在加速康复外科的理念下，术前患者进行淋浴，腹腔镜手术不用备皮，需彻底清洗干净肚脐，开腹及外阴、阴式手术需术前 30 分钟备皮。

（3）消化道准备：手术前 1 天口服导泻剂，导泻前进食高蛋白软食，微创手术前不常规进行肠道准备，在妇科肿瘤的开腹手术前常规口服导泻剂，避免机械灌肠。麻醉开始前 6 小时开始禁食固体食物，麻醉开始前 2 小时饮用包括碳水化合物在内的清饮料后禁饮；对可能涉及肠道的部分手术，术前 3 天进行严格的饮食准备，从半流质饮食过渡到流质饮食，术前 3 天口服肠道抗生素，术前 1 天行清洁灌肠。

（4）阴道准备：行全子宫切除者，需进行阴道准备，从术前 3 天开始进行，用 0.1%~0.5% 碘伏液擦洗阴道和宫颈后再将抗生素（如甲硝唑栓）上入阴道后穹窿部，1~2 次 / 天，术晨进行阴道灌洗，并用 2% 龙胆紫标记宫颈，以达到消毒阴道和宫颈，避免术中污染盆腔，利于术中医生辨认宫颈。

（5）下肢深静脉血栓的预防：静脉血栓是妇科肿瘤患者的主要风险，在妇科应重视且所有预防措施贯穿整个围手术期。患者应在入院时进行静脉血栓栓塞症风险评估，根据评分等级术前应采取相关预防措施，如一般预防包括多饮水、加强踝泵运动，物理预防包括医用弹力袜的使用及气压治疗等。

（6）其他术前准备：如药物过敏试验、配血等应在术前1天常规进行，术晨帮助患者更衣，需要备皮的术前30分钟备皮。

3.术后常规护理：

（1）手术后常规护理：①床旁交接班：包括神志意识、生命体征、伤口情况、管道情况、皮肤情况（包括头部及牙齿）、术中情况、手术类型（全麻或腰麻）、疼痛等。②选择合适的体位：随着快速康复理念的推广，患者术后无须去枕平卧位，取舒适体位，术后24小时内尽早开始下床活动，注意预防跌倒，跌倒预防"三部曲"是指起床前平躺30秒，坐30秒，站30秒，无不适方可行走，若出现眩晕则寻求帮助。之后可采取半卧位以利松弛腹部肌肉，减轻伤口疼痛。③严密观察生命体征。④伤口及疼痛护理：观察伤口敷料有无渗血渗液，重视对患者疼痛的评估，并遵医嘱予以及时处理。

（2）专科护理：①尿管护理：根据手术方式选择保留尿管的时间，普通妇科手术尽早拔除尿管，减少泌尿系统感染的风险。子宫根治术者需保留尿管7~14天，注意保持尿管通畅，观察尿量及颜色，做好会阴护理预防感染，对于长期留置尿管者应定期更换集尿袋，及早进行盆底功能锻炼。②引流管护理：注意观察引流管标识，引流管安置的部位，是否固定、通畅，同时观察引流液的量和颜色，若有异常情况，及时通知医生处理，引流管一般于48~72小时左右拔除。③阴道流血观察：注意观察患者有无阴道流血、颜色和量，部分妇科腹部手术后可有少量的阴道流血，当全子宫切除术后阴道流血增多时应视为异常，应及时通知医生处理。

（3）并发症护理：①尿潴留：术前指导患者床上排尿，留置尿管期间保持会阴部清洁，指导患者饮水，尿管拔出后及时观察患者小便自解情况，必要时进行残余尿的测定，对于残余量在100 mL以上者可进行热敷、诱导排尿或遵医嘱再次留置导尿。②腹胀：指导患者早期下床活动，腹胀发生时应积极查找原因，针对原因进行相应护理，如热敷或按摩下腹部，钾低者及时补钾并检查血电解质情况，如有肠梗阻应遵医嘱禁食禁饮，必要时行胃肠减压。③下肢深静脉血栓：部分手术尤其是子宫根治术＋盆腔淋巴结清扫患者，下肢淋巴回流受阻。如活动少易形成下肢深静脉血栓，应于术后鼓励患者早期床上活动下肢，每日行热水泡脚，指导踝泵运动，若病情许可，尽早下床适当活动，必要时遵医嘱行双下肢气压治疗，遵医嘱使用抗凝药，避免深静脉血栓的形成。

四、健康教育

1. 术前指导：讲解患者所患疾病的相关知识、手术名称，切除子宫者应告知术后不再出现月经，卵巢切除者会出现停经甚至绝经期的症状，并指导其如何应对。

2. 术后指导：

（1）饮食指导：根据手术情况，常规妇科手术患者术后 2 小时指导患者试饮温开水，无呛咳后再少量饮用温开水、米汤等。肛门排气后由半流质如稀饭、米粉羹等逐渐过渡到普食，指导多进食高蛋白、高营养、高维生素、易消化的食物，少食多餐，避免便秘。

（2）活动指导：鼓励患者在术后 24 小时内尽早离床活动，逐渐增加活动量，同时注意保障患者安全。

3. 出院指导：应根据不同的手术方式提供相应的出院指导内容，如全子宫切除术后患者的出院指导包括：

（1）饮食指导：进食普食，多食新鲜蔬菜水果及富含蛋白、矿物质、维生素的食物，保持大便通畅，避免便秘。

（2）活动指导：术后 2 个月内应避免提重物，避免从事可能会增加盆腔充血的活动如久站、跳舞、跑步等。

（3）性生活指导：术后禁止性生活 2~3 个月，以免影响阴道顶端伤口的愈合，引起感染。

（4）按时随访指导。

第二节　自然流产护理常规

一、概述

自然流产（spontaneous abortion）是指在妊娠 28 周之前，因自然因素（非医源性）导致在胚胎或胎儿具有生存能力以前终止妊娠，是妊娠早期常见的并发症。自然流产的常见原因包括胚胎染色体异常、内分泌异常、生殖器官异常、感染、生活习惯和环境因素等。其中，胚胎染色体异常是最常见的原因，约占自然流产的 50%~60%。自然流产的主要临床表现为停经后阴道流血和腹痛。根据不同的情况，采取不同的处理方式，如观察、药物治疗或手术治疗等。

二、护理评估

评估及观察要点：

（1）病史评估：详细评估停经史、早孕反应；本次妊娠的治疗经过；既往的生育史、有无流产病史及平素健康状况，包括有无全身疾病、生殖系统疾病、内分泌系统疾病；高危因素的评估，孕期有无接触有害物质。

（2）症状评估：评估生命体征，应重点关注血压、脉搏及体温变化，有无因阴道流血过多所致血压下降、脉搏细速等情况，或有无合并感染而致体温升高的情况；有无阴道流血及流血时间、量、气味，重点关注有无组织物排出；有无腹痛，注意部位、性质、程度。

（3）诊断检查评估：重点关注妇科 B 超、血人绒毛膜促性腺激素（human chorionic gonadotropin，hCG）及血常规的结果，对于稽留流产的患者应追踪凝血功能的情况；核实患者孕期其他检查结果是否有异常，如 TORCH 感染（TORCH infection）等；妇科检查注意评估子宫大小，宫口的情况。

（4）心理—社会评估：重点关注患者的心理状态，有无焦虑、悲伤等不良情绪反应。

三、护理措施

1. 先兆流产孕妇的护理：

（1）针对可能引起孕妇流产的因素，向孕妇做好解释工作，消除思想顾虑，使其积极配合治疗，避免情绪紧张影响保胎效果。

（2）卧床休息，避免剧烈运动。

（3）禁性生活和盆浴，避免不必要的刺激。

（4）保持外阴清洁，勤换卫生垫。

（5）观察腹痛、阴道流血量及阴道排出物情况。

（6）遵医嘱给予药物，如保胎药、镇静剂等。

（7）保持大便通畅，鼓励患者多饮水，多吃含纤维素营养丰富的食物。

（8）定期复查 hCG 及 B 超监测以了解胚胎、胎儿的发育情况，避免盲目保胎。

2. 妊娠不能再继续者的护理：

（1）做好心理护理，使患者正确面对流产，改善因妊娠的期望得不到满足而带来的低落情绪。

（2）做好病情的观察，如腹痛程度、阴道流血量、生命体征、面色、末梢循环、有无凝血功能异常，防止休克。

（3）积极做好终止妊娠的准备，根据病情做好输液、输血准备。

3. 预防感染：

（1）监测体温、血常规的变化。

（2）注意阴道流血、分泌物的性状、颜色、气味，腹痛的性质、程度等。

（3）保持外阴清洁，勤换卫生垫，养成正确而良好的卫生习惯。

（4）遵医嘱预防性使用抗生素。

（5）发现感染征象及时报告医生，遵医嘱用药。

四、健康教育

1. 对于要继续妊娠者，指导其进行产前检查。

2. 对于习惯性流产者，应做好孕前检查及相关的治疗。

3 清宫术后，指导患者禁止盆浴及性生活 1 个月。

4. 再次怀孕前检查免疫功能有无异常情况。

5. 怀孕后避免从事高强度体力活动。

6. 避免饮食单一，多吃富含膳食纤维的食物，注意营养均衡，保持大便通畅。

第三节　异位妊娠护理常规

一、概述

受精卵在子宫体腔以外着床称为异位妊娠（ectopic pregnancy），俗称宫外孕。根据受精卵种植的部位不同，异位妊娠分为输卵管妊娠（tubal pregnancy）、宫颈妊娠（cervical pregnancy）、卵巢妊娠（ovarian pregnancy）、腹腔妊娠（abdominal pregnancy）、阔韧带妊娠（broad ligament pregnancy）等，其中以输卵管妊娠最常见（占90%~95%）。异位妊娠是妇产科最常见的急腹症之一。由于其发病率高，并有导致孕妇死亡的危险，一直被视为具有高度危险的妊娠早期并发症。异位妊娠的确切病因目前尚未阐明，多与输卵管异常（炎症、扭曲等）导致受精卵运行障碍有关，临床表现以停经、阴道不规则出血及腹痛较为多见，但有时症状可极不典型，易造成误诊和漏诊，如发生休克，可致孕产妇死亡。治疗分为药物和手术治疗，应根据患者症状、hCG、异位妊娠肿块大小及生育史、患者意愿等综合判断后制订治疗方案。

二、护理评估

评估及观察要点：

（1）病史评估：婚育史、月经史、性生活史；既往史，有无引起异位妊娠的高危因素，如盆腔炎性疾病、输卵管手术、口服紧急避孕药等。

（2）症状评估：评估生命体征尤其是血压和脉搏的评估，注意有无因大量腹腔内出血而致面色苍白、四肢湿冷、脉搏细速、血压下降等休克表现；详细评估有无停经后阴道流血，有无腹痛；注意有无移动性浊音，有无宫颈举摆痛。

（3）诊断检查评估：①腹部检查：有无腹膜刺激征及移动性浊音阳性。②妇科检查：阴道后穹窿是否饱满，宫颈举摆痛是否阳性。③经阴道后穹窿穿刺术有无抽出不凝血。④妊娠试验的结果是否阳性。⑤超声检查：是否宫内空虚，宫旁有低回声区。⑥子宫内膜病理学检查：是否仅有蜕膜组织而无绒毛。

（4）心理—社会评估：评估患者对疾病的认识和心理承受能力，其家人对待疾病和治疗的态度。

三、护理措施

1. 保守治疗患者的护理要点：

（1）病情观察：严密监测生命体征及腹痛情况，告知患者病情发展的征象，若出现腹痛加剧、明显的肛门坠胀感应立即联系医护人员。

（2）指导休息与活动：以卧床休息为主，减少活动量，避免单独外出，外出检查需人陪同，指导保持大便通畅，禁灌肠，避免腹压增加的动作。

（3）动态监测治疗效果：遵医嘱留取血标本，监测血 hCG 及 B 超的情况，做好解释。

（4）心理护理：评估患者对疾病的认识，向患者及家属详细介绍有关疾病的知识，取得患者的理解和配合。

2. 急性腹腔内出血患者的护理要点：

（1）应立即建立静脉通道，交叉配血，快速补液，予以保暖、吸氧，并准备好抢救物品。

（2）积极完善术前准备，如备皮、更衣等，减少搬动并配合医生完成术前必备的相关辅助检查。

（3）严密观察病情：进行持续心电监护、严密观察生命体征尤其是血压和心率变化，注意观察腹痛情况。

（4）心理护理：评估患者对疾病的认识和心理承受能力，向患者及家属介绍疾病知识和手术相关知识，消除患者的紧张情绪。

3.术后护理：根据手术方式选择相应的术后护理常规。

四、健康教育

1.健康指导：讲解疾病相关知识和诊疗知识，尊重和理解患者及其家庭的需求和情况，提供个性化的护理服务。

2.用药指导：保守治疗者遵医嘱正确使用杀胚胎药物，讲解药物使用原理及毒副反应。

3.出院指导：讲解术后随访的重要性，术后复测血 hCG，每周一次直至正常，发现血 hCG 值无下降趋势或已下降至正常范围又上升者随时就诊。注意卫生，减少盆腔炎发生，发生急性盆腔炎时应彻底治疗。

4.生育指导：因异位妊娠有 10% 的再发率，对于有生育要求的患者应告知下次妊娠要及时就医，不可轻易终止妊娠。

5.随访：患者出院后，医护人员应进行定期随访，从心理、生理、康复等多个方面全面地了解患者的恢复情况，及时发现和处理可能出现的并发症。

第四节　刮宫术护理常规

一、概述

刮宫术（dilatation and curettage）用于终止早期妊娠或用于取宫腔或颈管内组织进行病理检查，以明确诊断，指导治疗。刮宫术有相应的适应证和禁忌证。

刮宫术的适应证包括：妊娠在 10~14 周以内要求终止妊娠者；子宫异常出血者；其他方法引产失败者；功能失调性子宫出血或闭经、不孕症者等。刮宫术的禁忌证包括：

有急性生殖器炎症者；术前两次体温在 37.5 ℃以上者。

二、护理评估

1. 了解患者疾病诊断、年龄、婚姻状况、生育史、尿 hCG 检查和 B 超报告。

2. 患者对刮宫术的认知程度及心理反应。

3. 监测生命体征，查阅血常规、出凝血时间、白带常规报告。

4. 评估患者生命体征和心、肺、肝、肾等重要脏器的状况。

三、护理措施

1. 术前护理：

（1）心理支持：护士热情接待，主动与受术者交流，消除其恐惧心理，使其轻松地接受手术，并主动配合。

（2）胃肠道准备：术前不需禁食，做无痛刮宫术的需要禁食禁饮 6 小时。

（3）评估可能出血多者应建立静脉通路，输液、配血。

（4）出血时间长、有感染时应根据医嘱使用抗生素。

（5）术前排空膀胱，核对手腕带；更衣；取下假牙、手表、眼镜、首饰等。

2. 术中护理：

（1）病情观察：患者的生命体征、阴道出血及腹痛情况。

（2）准备固定标本的标本袋。

（3）术中让患者学会做深呼吸等一些放松技巧，帮助其转移注意力，以减轻疼痛。

（4）协助医生观察并挑选刮出的可疑病变组织进行固定，做好记录后及时送检。

3. 术后护理：

（1）观察阴道出血量及子宫收缩等情况，出血多或腹痛剧烈者应及时报告医生，必要时遵医嘱给予宫缩剂、止血剂。

（2）术后如有体温异常升高，白细胞增多，应查明原因，予以处理。

（3）协助医生根据患者病情选择相应组织物及时送病检。

（4）指导保持外阴清洁，术后用消毒月经垫以防感染，每日清洗外阴 1 次，便后随时清洗。

（5）心理护理：评估患者及家属的认知情况和文化程度，评估常见的心理反应，有针对性地介绍和解释有关疾病的知识，及时提供有效的心理护理，消除患者的紧张情绪，取得患者和家属的理解和信任，使其以积极的心态配合手术。

四、健康指导

1. 嘱患者术后休息 2 周，适当卧床休息，不做重体力劳动。

2. 保持外阴清洁，术后 1 个月禁止性生活及盆浴。

3. 手术 1 个月后复诊，如有发热、腹痛、出血多时要及时就诊。

4. 多吃些富有营养的食物，如鸡肉、瘦猪肉、动物肝脏、蛋类、奶类、豆类等，多吃水果、蔬菜，禁吃生冷饮料和辛辣刺激性食物。

5. 注意保暖，避免碰冷水，预防感染，务必在医生指导下服用抗生素，预防感染。

6. 勤换洗内裤并单独清洗。

第五节　盆腔炎性疾病护理常规

一、概述

盆腔炎性疾病（pelvic inflammatory disease，PID）是指女性上生殖道及其周围组织的一组病原学复杂、多重感染性疾病，包括子宫内膜炎（endometritis）、输卵管炎（salpingitis）、输卵管卵巢脓肿（tuboovarian abscess，TOA）和盆腔腹膜炎（pelvic peritonitis）。盆腔炎性疾病多发生在性活跃期、有月经的妇女，发病与性传播性疾病密切相关。盆腔炎性疾病的临床表现轻重不一，体征差异较大，故临床诊断的敏感性及特异性较低，而延迟治疗或治疗不彻底又会导致后遗症如不孕、异位妊娠、慢性盆腔痛、炎症反复发作等疾病的发生，且高原气候和生活习惯等诸多因素导致妇科感染性疾病发生率高，因此需重视盆腔炎性疾病诊断和治疗，以保护妇女的生殖健康。

二、护理评估

1. 病史评估：月经史及是否有经期卫生不良情况；详细评估婚育史，有无产后或流产后感染史；有无宫腔内手术操作或操作后感染史；既往史和治疗史。

2. 症状评估：重点评估有无下腹痛伴发热及阴道分泌物增多的情况。

3. 诊断检查评估：重点评估血常规、血沉、C 反应蛋白、妇科超声检查、宫颈分泌物涂片及培养等检查的阳性结果；妇科检查，如宫颈有无充血、触痛及脓性分泌物流出，宫体有无增大、压痛，附件区有无压痛等；其他辅助检查，如尿常规、尿或血hCG检测、降钙素原、盆腔CT或MRI检查、子宫内膜活检、盆腔感染部位和（或）子宫内膜培养。

三、护理措施

1. 一般护理：

（1）嘱患者多休息，避免劳累。急性炎症期如急性盆腔炎时，应采取半卧位卧床休息，半卧位有利于脓液积聚于直肠子宫陷凹而使炎症局限。

（2）指导患者定时更换消毒会阴垫，保持外阴清洁。

（3）指导患者加强营养，提高机体抵抗力，给予高热量、高蛋白、高维生素流食或半流食，少食多餐，多饮水。

（4）尽量避免阴道灌洗和不必要的妇科检查以免引起炎症扩散。

（5）遵医嘱根据药敏试验选择抗生素进行治疗，强调坚持治疗的重要性。

2. 对症护理：

（1）密切观察体温变化，高热时给予物理降温，必要时予药物降温。

（2）观察疼痛，必要时遵医嘱给予镇静止痛药物以缓解患者的不适。

（3）腹胀明显时，可行胃肠减压。

3. 心理护理：

（1）关心患者疾苦，耐心倾听，解除患者顾虑，增强患者对治疗的信心。

（2）与患者及其家属探讨治疗方案，取得家人的理解和帮助，减轻患者的心理压力。

4. 防治盆腔炎性疾病后遗症：

（1）严格掌握手术指征，严格遵循无菌操作规程，为患者提供高质量的围手术期护理。

（2）及时诊断并积极正确治疗盆腔炎性疾病。

（3）注意性生活卫生，减少性传播疾病。对于被确诊为盆腔炎性疾病后遗症的患者，要使其了解中西医结合的综合性治疗方案可缓解症状，以减轻患者的焦虑情绪，综合治疗包括物理疗法、中药治疗、西药治疗、藏医治疗。

四、健康教育

1. 卫生保健知识宣传到位，加强个人卫生，提倡安全性行为，减少性传播疾病的发生，注意性生活卫生，经期禁止性交。注意经期、孕期、分娩期和产褥期的卫生。

2. 饮食指导：指导患者增强营养，均衡饮食，进食高热量、高蛋白、高维生素饮食，增强机体抵抗力。

3. 活动指导：保证充分休息，积极锻炼身体，注意劳逸结合。

4. 性生活指导：急性期避免性生活。

5. 早期正规就诊，不滥用抗生素。

6. 随访指导：对于接受抗生素治疗的患者，应在 72 小时内随访，以确定疗效。手术者术后 1 个月返院接受检查，如出现腹痛、阴道异常流血、异常分泌物等不适症状，须及时随诊。保守治疗者出现急性发作时的类似症状时立即就诊。

第六节　子宫肌瘤护理常规

一、概述

子宫肌瘤（uterine myoma）是女性生殖器官最常见的良性肿瘤，常见于育龄期妇女。子宫肌瘤按生长部位分为宫体肌瘤（90%）和宫颈肌瘤（10%）。若按肌瘤与子宫肌壁的关系可以分为：肌壁间肌瘤（intramual myoma），占 60%~70%；浆膜下肌瘤（subserous myoma），占 20%；黏膜下肌瘤（submucous myoma），占 10%~15%。子宫肌瘤的临床症状和体征与肌瘤的生长部位、大小及有无变性有关。子宫肌瘤的确切病因尚不明确，可能与女性激素有关，高危因素为年龄大于 40 岁、初潮年龄小、未生育、晚育、肥胖、多囊卵巢综合征、激素补充治疗、黑色人种及子宫肌瘤家族史等。子宫肌瘤的处理应根据患者年龄、生育要求、症状及瘤的部位、大小综合考虑，可分为随访观察、药物治疗及手术治疗。大多数患者月经紊乱、经量多，半数以上表现不同程度的贫血，不仅给患者带来痛苦，而且在高原缺氧环境下，将会带来一系列生理、病理的改变，因而对高原地区的子宫肌瘤患者应积极处理。

二、护理评估

1. 评估要点：

（1）病史评估：月经史、生育史；是否存在长期使用雌激素的诱发因素；发病后月经变化情况及伴随症状；曾接受治疗的情况。

（2）症状评估：有无经量增多及经期延长的情况，正确评估阴道流血量；有无下腹包块；有无压迫症状，如尿频、尿急、便秘等。

（3）诊断检查评估：重点评估血常规、妇科 B 超等检查的阳性结果；全身检查，注意检查有无贫血貌；妇科检查，注意评估子宫大小。

2. 心理—社会评估：评估患者对疾病和治疗的认知情况，社会支持系统的情况，尤其是丈夫对待疾病的态度及对患者的支持。

3. 观察要点：注意观察阴道流血及腹痛情况，对突然发生剧烈腹痛的肌瘤患者，警惕有肌瘤蒂扭转或红色变性或恶变等并发症的可能。

三、护理措施

1. 一般护理措施：

（1）饮食护理：鼓励患者多进高蛋白、高热量、高维生素、含铁丰富的食物，补充铁剂，纠正贫血，针对高原气候，增加机体缺氧耐受力。

（2）心理护理：讲解有关疾病知识，使患者知晓子宫肌瘤属良性肿瘤，并非恶性肿瘤的先兆，消除患者不必要的顾虑，增强康复信心。

2. 对症护理：贫血者遵医嘱积极纠正贫血状态，防止跌倒摔伤；有压迫症状者应按相关措施给予缓解，如导尿、灌肠等。

3. 手术护理：根据手术方式选择相应的术前护理常规，行子宫肌瘤切除术者术后遵医嘱使用缩宫素促进子宫收缩，观察阴道流血情况。

四、健康教育

1. 饮食指导：避免饮食单一，鼓励患者多进高蛋白、高热量、高维生素、含铁丰富的食物。

2. 休息与活动：避免劳累和过度活动，保证充分休息，对于贫血者，加强对活动的指导，防止摔伤。手术治疗者术后 2 个月内避免举重物、久站等，以免过度增加腹压。

3. 性生活及盆浴：手术患者术后经医生复查，全面评估患者身心状况后确定恢复性生活及盆浴的时间，通常全子宫切除术者禁止性生活及盆浴 2~3 个月，次全子宫切除术及子宫肌瘤切除术者禁止性生活 1 个月。

4. 定期复诊：术后按时返院接受检查，如出现腹痛、阴道异常流血、异常分泌物等不适症状，需及时就诊。保守治疗者，每 3~6 个月门诊随访检查。

5. 西藏个别地区和医院路途遥远可能对当地居民的健康和医疗需求造成一些不便和挑战，先就近就医，再转上级医院，避免风险。

第七节　腹腔镜下妇科手术护理常规

一、概述

腹腔镜技术（laparoscopy）是指将接有冷光源照明的腹腔镜经腹壁插入腹腔，连接摄像系统，通过视频观察盆、腹腔脏器的形态及有无病变，完成对疾病的诊断或对疾病进行手术治疗的一项技术。腹腔镜在妇科手术中以出血少、损伤少、疼痛轻、盆腔脏器干扰小、术后恢复快、住院时间短、切口小且美观等优点广泛应用于临床。其适应证是盆腹腔内良恶性肿物、炎症、出血、损伤、异物、发育异常、异位妊娠、下腹或盆腔痛、不孕症等需明确诊断或手术治疗，具体包括：子宫内膜异位症的诊断和治疗；急腹症，如异位妊娠、卵巢囊肿破裂、卵巢囊肿蒂扭转等；不明原因的急、慢性腹痛与盆腔痛；不孕症患者明确或排除盆腔疾病，判断输卵管通畅程度，观察排卵状况；有手术指征的各种妇科良、恶性疾病；计划生育手术及并发症的治疗。其禁忌证包括：严重的心肺功能不全者；严重的凝血功能障碍；弥漫性腹膜炎或怀疑盆腔内广泛粘连者；巨大盆腹腔包块；妊娠大于 16 周；腹部疝。

二、护理评估

1. 术前评估：

（1）患者基本信息：如年龄、性别、身高、体重等。

（2）病史：包括既往病史、家族病史、过敏史等。

（3）全面体格检查：包括心肺系统、神经系统、消化系统等方面的评估检查。

（4）实验室检查：如血常规、尿常规、心电图等。

（5）心理状态评估：评估患者的心理状态和心理需求。

2. 术中评估：

（1）生命体征监测：包括血压、心率、呼吸等。

（2）镇痛评估：评估患者的疼痛程度，及时给予镇痛治疗。

（3）输血评估：监测患者的血红蛋白水平，必要时给予输血。

3. 术后评估：

（1）复苏评估：监测患者的呼吸、循环、神志等情况，确保患者迅速恢复。

（2）疼痛评估：评估患者的疼痛程度，及时给予镇痛治疗。

（3）伤口护理评估：观察伤口是否有红肿、渗血渗液等异常情况，并采取相应处理措施。

三、护理措施

1. 术前护理：

（1）详细询问病史，进行全面体格检查，结合相应辅助检查，明确患者有无腹腔镜检查的适应证与禁忌证。

（2）完善心电图、胸片检查，尿、肝、肾功能和凝血功能、血型等常规检查，乙型病毒性肝炎、丙型病毒性肝炎、梅毒等传染性疾病检查。

（3）腹部及会阴部备皮，注意清洁脐部，术前晚常规温肥皂水洗澡，无需常规备皮，主要做好脐部清洁，特殊情况除外。

2. 术中护理：

（1）体位管理：根据手术需要，协助患者摆放适合的体位，确保患者舒适且不妨碍手术操作。

（2）仪器设备管理：确保腹腔镜及其附件完好，调整显示器至合适的位置，确保医生能够清晰地观察到手术视野。

（3）生命体征监测：密切监测患者的生命体征，如心率、血压、血氧饱和度等，如有异常应及时报告医生。

（4）术中护理配合：根据手术需要，传递医生所需的器械、敷料等，确保手术顺利进行。

（5）预防并发症：注意预防术中可能出现的并发症，如气腹并发症、穿刺并发症等。

3. 术后护理：

（1）一般护理：①卧位：取舒适卧位，实施快速康复，评估患者，尽早活动，早期可床上翻身、踝泵运动、凯格尔运动，下床活动注意预防跌倒。②饮食：根据手术情况，如无特殊情况，术后 2 小时后即可少量饮水，循序渐进，由流质到半流质软食到普食。③生命体征监测：术后每小时监测脉搏、呼吸频率、血压，观察患者的面色及精神状况。④各种引流管的观察：防止引流管扭曲、受压、堵塞、妥善固定，严密观察引流液的量、性质、颜色等。

（2）术后常见几种不适的护理：①术后疼痛：腹腔镜手术创伤小，痛苦少，疼痛一般可耐受。一般不需要特殊处理，24 小时后逐渐缓解，不影响睡眠及进食，痛阈较低的患者可持续使用镇痛泵，也可肌注杜冷丁，若术后情绪焦虑或过度紧张，应给予心理护理或适当使用镇静剂。②术后恶心、呕吐：可给予胃复安 10~20 mg 肌注或静滴，呕吐严重者可暂禁食禁饮，予以静脉补液、补充电解质及维生素。③肩背部酸痛：双肩背部酸痛多因残留于腹腔的 CO_2 刺激双膈神经引起，一般术后 3~5 天消失，无须特殊处理，做好心理护理。④发热：腹腔镜手术创伤小，体温升高不明显，一般在 1 ℃以内，患者一般无自觉症状，3 天内逐渐恢复正常，3 天后体温有上升趋势应积极查找原因。

（3）并发症的护理：①内出血：出血是腹腔镜手术中最常见的并发症。主要有腹膜后大血管损伤、腹壁血管损伤等，术后需要密切观察生命体征、尿量、意识、皮肤黏膜弹性等。②脏器伤：主要指与内生殖器官邻近的脏器损伤，如膀胱、输尿管及直肠损伤，需观察腹部体征、尿量等情况。③与 CO_2 有关的并发症：皮下气肿、术后上腹部不适及肩痛是常见的与 CO_2 有关的并发症，一般无须特殊处理，做好心理护理。

四、健康教育

1. 休息与活动：注意休息，适量活动，逐渐增加运动量。

2. 饮食：合理饮食，给予高蛋白、高维生素、营养丰富、清淡、易消化的饮食。

3. 保持伤口清洁：手术后需要保持伤口清洁，避免感染，可以使用消毒液擦拭伤口，保持干燥。

4. 术后禁止性生活、禁盆浴 1 个月，全子宫切除术术后禁性生活 3 个月。

5. 出院后术后常规 1 个月来院复查。如阴道流血多于月经量或持续时间超过 14 天应及时来院就诊。

6. 心理护理：手术后可能会产生一些心理压力，嘱患者保持良好的心态，积极面对疾病，有助于身体恢复。

第八节　宫腔镜手术护理常规

一、概述

宫腔镜技术（hysteroscopy）是指用膨宫介质将子宫腔充盈使子宫前后壁分离后，使用特制的内镜——宫腔镜，经宫颈插入宫腔，对宫腔进行直视下检查或手术的一项特殊技术。宫腔镜技术是一项安全、准确、可靠而且实用的技术，不仅可对宫腔进行全面检查，更可对宫腔内病变进行相应的手术治疗。其适应证包括：异常子宫出血；可疑宫腔粘连及畸形（纵隔子宫）；宫腔内异物（节育器嵌顿、妊娠物残留）；影像学检查提示宫腔内占位病变（息肉、黏膜下肌瘤）；原因不明的不孕或反复流产；子宫内膜切除；宫腔镜术后相关评估；宫腔镜引导下输卵管插管通液、注药及绝育术。绝对禁忌证包括：急性、亚急性生殖道严重炎症，如阴道炎、急性宫颈炎、子宫内膜炎、盆腔炎等；心、肝、肾衰竭急性期及其他不能耐受手术者。相对禁忌证包括：体温＞37.5 ℃；子宫颈瘢痕，不能充分扩张者；近期（3个月内）有子宫穿孔或子宫手术史者；浸润性宫颈癌、生殖道结核未经抗结核治疗者。

二、护理评估

1.术前评估：

（1）患者的基本信息：年龄、性别、身高、体重等。

（2）病史：包括既往病史、家族病史、过敏史，特别是糖尿病史等。

（3）相关检查：如血常规、凝血象、输血前检查、妊娠试验，必要时心电图检查。

（4）心理状态评估：评估患者的心理状态和心理需求。

2.术中评估：

（1）生命体征监测：包括血压、心率、呼吸等。

（2）评估仪器性能及使用情况，用物准备情况，做到有备无患。

（3）膨宫液的评估：根据患者的病史及手术方式选择合适的膨宫液，术中动态评估膨宫液灌注与排出的量。

（4）评估阴道流血量及腹痛情况。

3. 术后评估：

（1）评估生命体征及神志等情况。

（2）评估阴道流血量及腹痛情况。

（3）复查血常规及电解质，评估感染情况及电解质情况。

三、护理措施

1. 术前护理：

（1）心理护理：结合高原地方情况对患者进行多种形式的术前教育，识别并判断其所处的心理状态，有针对性地介绍和解释有关疾病的知识，及时提供有效的心理护理，消除患者的紧张情绪，取得患者和家属的理解和信任，使其以积极的心态配合手术。

（2）积极配合完善相关术前检查。

（3）做好术前准备：①手术前晚根据情况给予助眠药，保证患者良好睡眠；行宫颈置管宫颈扩张术，向患者讲解目的及注意事项，观察有无腹胀腹痛及阴道流血情况及解小便情况。②术晨遵医嘱做药物过敏试验并做好记录和标识。③宫颈准备：未选择宫颈置管的患者，术晨需遵医嘱置用一次性海藻扩张棒进行宫颈预处理或遵医嘱予以米索前列醇行阴道上药。观察有无恶心、呕吐、腹痛、腹泻等用药不良反应，指导患者更衣并取下金属首饰，再次行术前宣教。④麻醉：宫腔镜检查无须麻醉或行子宫颈局部麻醉，宫腔镜手术多采用硬膜腔外麻醉或静脉麻醉。

2. 术中护理：注意观察患者面色、神志、有无恶心、呕吐及胸闷不适，观察血压、心率等生命体征。特别要防止人流综合征，因牵拉宫颈、膨胀宫腔致迷走神经张力增加，可引起心律下降，血压下降甚至休克。对各种异常情况，护士应及早发现并及时配合医生进行对症处理，加强膨宫液灌注与排出的量监测，防止稀释性低钠血症的发生。同时注意留取术中切除的组织送检，进行病理检查。

3. 术后护理：

（1）术后常规护理：①严密观察腹痛及阴道流血情况，如有异常应及时汇报医生。②指导保持外阴清洁，勤换衣裤。③合理使用抗生素预防感染。

（2）并发症护理：①术后出血：评估出血为内出血还是外出血。外出血时，严密观察阴道流血的量、色及性状，必要时留纸垫，及时通知医生。内出血时，严密观察生命体征尤其是血压和脉搏、评估患者尿量有无减少，有无口渴、意识改变等，予快速补液，立即通知医生。②术后感染：以细菌感染最为常见，做好相应观察及护理。③子宫穿孔：密切观察腹痛、腹胀、阴道分泌物的性状气味以及体温的变化，及时发现并及时处理。④ TURP 综合征（稀释性低钠血症或水中毒）：大量灌流液进入血液循环，导致血容量过多及低血钠所引起的全身一系列症状，严重者可导致死亡。应加强术后监护，TURP 综合征常发生在术中或术后，关注术中手术时长、膨宫压力、膨宫液种类及膨宫液出入量是否平衡，术后密切监测患者的生命体征、神志、尿量、电解质等情况，尤其观察有无低钠血症时的症状如精神差、恶心、呕吐等，如有异常应及时报告医生。

四、健康教育

1. 术后休息 2 周，避免剧烈运动和重体力劳动。

2. 术后遵医嘱按时按量口服抗生素、子宫收缩剂等药物，禁止乱吃各种抗生素。

3. 术后 1 个月内禁性生活、禁盆浴，禁止重体力劳动。

4. 术后 1 周可能有少量出血，如达月经量（超过月经量最多时）请立即门诊就诊。

5. 术后如有腹痛、发热，请门诊就诊。

第九节　人工流产术护理常规

一、概述

人工流产术（artificial abortion）是指在孕早期用人工方法终止妊娠的手术。方法有两种：负压吸引术适用于孕 10 周以内患者，用吸管伸入宫腔，以负压将胚胎组织吸出而终止妊娠；钳刮术适用于孕 11~14 周患者，因胎儿较大，需做钳刮及吸宫终止妊娠。

二、护理评估

1. 一般状况：生命体征、身高、体重等。

2. 既往孕产史、手术史。

3. 现身体状况：饮食、睡眠、大小便等。

4. 有无阴道出血。

三、护理措施

1. 术前护理：

（1）做好心理护理，解除患者的心理顾虑，取得患者合作。

（2）根据医嘱完善术前检查和化验，如血常规、尿常规、白带检查、尿妊娠试验、B 超等。根据医嘱对有合并症的患者完成特殊检查。

（3）了解患者病史及药物过敏史，测量体温、脉搏、血压，体温＞ 37.5 ℃时与医生确定是否暂缓手术。

（4）术前嘱患者排空膀胱，协助患者更换拖鞋后进入手术室。

2. 术中护理：

（1）配合医生严格无菌操作。

（2）随时观察患者反应以及生命体征变化，若出现异常，及时通知医生暂停手术，积极进行处理。

（3）观察患者面色、脉搏、腹痛及出血情况，协助医生处理并发症。

（4）协助医生查找绒毛和 / 或胎儿组织，并确定是否完整。将需要送检的组织物放入标本瓶中，用 95% 酒精或 10% 甲醛浸泡，核对无误后及时送检。

（5）注意进行心理护理，主动关心、安慰患者，减轻患者对疼痛的恐惧。

（6）有合并症的患者进行相应的观察和护理。

3. 术后护理：

（1）术后患者须卧床休息 30 分钟，如术中应用镇痛剂者，卧床休息 4 小时，做好生活护理，避免患者在药物作用消失前下床活动造成外伤。

（2）观察腹痛及宫缩、阴道流血情况。

（3）术后 3 天内监测体温，如有异常继续监测至正常。

（4）保持会阴清洁，及时更换被污染的会阴垫。

（5）心理护理：高原地区部分少数民族有着自己独立的文化传统，因此人流手术可能会对女性心理造成一定的影响，因此需要给予关心和安慰，帮助她们尽快恢复至正常的心理状况。

4. 并发症及处理：

（1）人流综合征：指因精神紧张、机械性刺激引起迷走神经兴奋，出现心动过缓、血压下降、面色苍白、出冷汗、头晕、胸闷甚至昏厥等症状。应立即停止手术，给予吸氧，静脉或皮下注射阿托品 0.5~1 mg，多可缓解，术前安慰受术者，术中动作轻柔，避免负压过高，可降低人流综合征的发生率。

（2）子宫穿孔：子宫穿孔是人工流产术的严重并发症。操作不熟练、哺乳期子宫、瘢痕子宫、子宫畸形等易发生，应立即停止手术，注射子宫收缩剂，严密观察生命体征、腹痛及有无内出血情况，必要时行剖腹探查手术。

（3）吸宫不全：手术后宫腔内有部分妊娠物残留，术后流血常超过 10 天，有活动性出血。B 超检查有助于诊断。按不全流产处理。

（4）感染：多因消毒或无菌操作不严格、不全流产、流产后过早性生活引起，主要表现为急性子宫内膜炎、盆腔结缔组织炎，应卧床休息，保持外阴清洁，遵医嘱用抗生素，禁止性生活和盆浴 1 个月。

（5）漏吸或空吸：确定为宫内妊娠，术时未能吸到胚胎及胎盘绒毛而导致继续妊娠或胚胎停止发育称为漏吸。往往因胚囊过小、子宫过度屈曲、子宫畸形或操作不熟练造成。当吸出物过少，尤其未见胚囊、绒毛时，应复查子宫位置、大小及形状，并重新探查宫腔，及时发现并解决问题。误诊宫内妊娠行人工流产术称为空吸，用空吸出的组织送病理检查，结果是未见绒毛或胚胎组织。

四、健康教育

1. 一般术后 1 周左右有少量阴道流血，如果阴道流血时间过长，或超出月经量，应及时就诊。

2. 术后保持会阴清洁，及时更换污染的会阴垫，勤换洗内衣裤。

3. 吸宫术后休息 2 周，钳刮术后休息 4 周，1 个月内禁忌性生活和盆浴。

4. 避免劳累和受凉，加强营养，多进食清淡、易消化的食物。

5. 注意避孕，避免计划外妊娠，避免不必要的人工流产手术。

6. 人工流产术后 1 个月，应进行随访。

第十节　前庭大腺囊肿护理常规

一、概述

前庭大腺炎（bartholinitis）是病原体侵入前庭大腺而引起的炎症。因腺管开口位于小阴唇与处女膜之间，性交、流产、分娩或其他情况污染外阴部时病原体易侵入引起炎症，生育期妇女多见。病原体侵入腺管内引起炎症，如炎性渗出物堵塞管口，脓液积聚不能外流而形成脓肿，称前庭大腺脓肿（abscess of bartholin gland）。急性炎症消退后，脓液逐渐转清而形成前庭大腺囊肿（bartholin gland cyst）。主要病原体为葡萄球菌、链球菌、大肠埃希菌等，随着性传播疾病发病率的增加，淋球菌及沙眼衣原体已成为常见病原体。

二、护理评估

1. 健康史：了解患者有无不洁性生活史或其他发病诱因。

2. 身体状况：

（1）症状：急性期表现为发热、局部疼痛和肿胀，严重时走路受限；慢性期常无不适症状，囊肿大可引起性交不适或外阴坠胀感。

（2）体征：炎症多发于一侧大阴唇下端。急性期局部红肿、压痛，脓肿形成时触之有波动感，直径可达 3~6 cm；脓肿可自行破溃，引流良好者炎症消退而自愈，引流不畅者，炎症不消退或反复发作。前庭大腺囊肿多呈椭圆形，囊性，无压痛。

3. 心理—社会评估：患者因局部肿痛且炎症反复发作影响工作、休息，因羞于就医使炎症加重或转为慢性。

4. 辅助检查：可做白细胞计数检查，穿刺液细菌培养。

5. 治疗要点：急性期选择敏感的抗生素治疗，脓肿形成或囊肿较大时可行切开引流及造口术，并放置引流条促进引流液引出。

三、护理措施

1. 一般护理：急性期卧床休息，保持外阴皮肤清洁、干燥。

2. 饮食要注意忌用烟酒及葱、蒜、辣椒等刺激食物。

3. 病情观察：观察患者的囊肿为单侧还是双侧及囊肿的大小，注意患者主诉，如有无外阴坠胀感或性交不适。

4. 治疗配合：术后局部放置的引流条需每日更换，碘伏棉球擦洗外阴，每天 2 次；伤口愈合后可用 1 ∶ 5000 的高锰酸钾水溶液坐浴；合理使用抗生素，防止感染的再发生。

5. 心理护理：耐心细致地向患者讲解病情相关知识，此病不是性病，不要有羞耻感，解除思想顾虑；关心、同情患者，告之按医嘱治疗可以治愈。

四、健康教育

1. 注意外阴局部卫生，每日清洗会阴，每日更换内裤，内裤尽量柔软、宽松、透气，避免刺激患处。

2. 指导健康性生活，月经期及产褥期禁止性生活，避免不洁性生活。

3. 饮食清淡，避免辛辣刺激性食物，有利于囊肿的恢复。

4. 避免自行挤压囊肿，在囊肿完全消失前避免性生活，以免发生感染扩散。

5. 如果出现疼痛、发热等不适，应及时就医，不可延误病情。

第二章 产科常见疾病护理常规

第一节 妊娠剧吐护理常规

一、概述

妊娠剧吐（hyperemesis gravidarum，HG）是指妊娠早期孕妇出现严重持续的恶心、呕吐，并引起脱水、酮症甚至酸中毒，需要住院治疗。有恶心呕吐的孕妇中通常只有0.3%~1.0% 会发展为妊娠剧吐。

二、护理评估

1. 健康史：询问停经时间、孕周、饮食习惯、生活习惯、孕前体重，尤其了解有无阴道流血史，急性病毒性肝炎、胃肠炎、胰腺及胆道疾病史等。

2. 症状与体征：

（1）评估患者生命体征、神志、营养状况，有无脱水，有无维生素 B_1 及维生素 K 缺乏导致的 Wernicke 脑病及凝血功能障碍等并发症。

（2）测定尿酮体、尿量、尿比重；中段尿细菌培养以排除泌尿系统感染。

（3）测定血常规、肝肾功、电解质等，评估病情严重程度。部分妊娠剧吐的孕妇肝酶升高，但通常不超过正常上限 4 倍或 300 U/L；血清胆红素水平升高，但不超过 4 mg/dL（1 mg/dL=17.1 μmol/L）。

（4）完善超声检查排除多胎妊娠、滋养细胞疾病等。

3. 心理—社会支持系统：评估孕妇孕前和妊娠期心理状态。由于剧烈呕吐，担心自身及胎儿的安危，会引起孕妇及家属的恐惧、精神紧张，导致情绪不稳。

三、护理措施

1. 饮食护理：遵医嘱禁食或流质饮食，待症状缓解后鼓励进食清淡、易消化食物，少量多餐。

2.休息与活动：提供安静、安全、清洁、舒适的休息环境，指导床上活动及下床时的防跌倒措施。

3.纠正脱水及电解质紊乱：每日静脉补液量 3000 mL 左右，补充维生素 B_6、维生素 B_1、维生素 C，连续输液至少 3 天，维持每日尿量 $\geq$ 1000 mL。不能进食者，可按照葡萄糖 50 g、胰岛素 10U、10% 氯化钾 1.0 g 配成极化液输注补充能量。应注意先补充维生素 B_1 后再输注极化液，以防止发生 Wernicke 脑病。补钾 3~4 g/d，严重低钾血症时可补钾 6~8 g/d。原则上每 500 mL 尿补钾 1 g 较为安全，同时检查血清钾水平和心电图。

4.遵医嘱监测生命体征，关注患者出入量。

5.体位：出现前驱呕吐症状时协助患者坐位或侧卧位，防误吸。

6.若孕妇发生呕吐，清理呕吐物，协助漱口，开窗通风，并记录呕吐情况。

7.心理护理：讲解疾病相关知识，治疗原则与护理配合，减轻患者的焦虑感，增强康复信心。

四、健康教育

1.疾病预防指导：少量多餐、避免空腹、以进食高蛋白或综合碳水化合物类的食物为主。多吃蔬菜，在两餐间饮水或吃水果，注意饮食清淡，避免进食油炸、难以消化或易引起不适的食物。此类孕妇还要注意低血糖的发生。

2.疾病知识指导：告知患者及家属呕吐发生的原因、对母胎的危险因素及紧急护理措施；告知患者避免发生体位性低血压的措施。

第二节　胎盘早剥护理常规

一、概述

胎盘早剥（placental abruption）指妊娠 20 周后正常位置的胎盘在胎儿娩出前，部分或全部从子宫壁剥离，发病率约 1%，高原地区胎盘早剥发生率为 2.45%，属于妊娠晚期严重并发症，疾病发展迅猛，若处理不及时可危及母儿生命。

高原低氧环境下，胎盘形态和结构都有异于平原地区，"胎盘系数"显著高于平原，胎盘较薄，形态不规则，绒毛叶减少，仅为平原地区的 1/2，但绒毛间隙面积较平原地区的小，绒毛叶之间的沟轮廓不清。这些改变能减轻氧通过胎盘屏障时的弥散阻力，或增加胎盘的血气交换面积，是对低氧环境适应的结果，然而这些也是造成胎盘过早成熟、老化的重要原因，而患者由于缺血、缺氧导致子宫胎盘血流灌注不足引起胎盘不同程度的梗塞坏死易发生早剥。

二、护理评估

1. 健康史：孕妇在妊娠晚期或临产时突然发生腹部剧痛，有急性贫血或休克现象，应引起高度重视。护士需全面评估孕妇既往史与产前检查记录，以及是否生活在超高海拔地区。

2. 症状与体征：触诊时子宫张力增大，宫底增高，子宫压痛，严重者可出现恶心、呕吐、面色苍白、出汗、脉搏细弱及血压下降等休克征象，子宫呈板状，压痛明显，胎位触诊不清。孕妇可无阴道流血或少量阴道流血及血性羊水。全身检查，注意检查有无贫血貌，子宫的质地，有无压痛、压痛的部位和程度。

3. 心理—社会支持系统：胎盘早剥孕妇入院时情况危急，孕妇及其家属常常感到高度紧张和恐惧。

三、护理措施

1. 纠正休克：迅速开放静脉通道，遵医嘱给予红细胞、血浆、血小板等积极补充血容量，改善血液循环。抢救中给予吸氧、保暖等。

2. 病情观察：密切监测孕妇生命体征、阴道流血、腹痛、贫血程度、凝血功能、肝肾功能及电解质等。监测胎儿宫内情况，及时发现异常，立即报告医生并配合处理。

3. 分娩期护理：密切观察产妇心率、血压、宫缩、阴道流血情况及监测胎心。做好抢救新生儿和急诊剖宫产的准备。胎儿娩出后，遵医嘱立即给予缩宫素，预防产后出血。

4. 产褥期护理：密切观察产妇生命体征、宫缩、恶露、伤口愈合等情况。保持外阴清洁干燥，预防产褥感染。若发生母婴分离，为了保持泌乳功能，护士应检查产妇有无乳房肿块，并指导和协助产妇在产后 6 小时后挤奶，及时将母乳送至 NICU。

5. 心理护理：向孕妇及家人提供相关信息，包括护理措施的目的及孕产妇需做的配合，说明积极配合治疗与护理的重要性，对他们的疑虑给予适当解释，帮助他们使用合理的心理应对技巧和方法。

四、健康教育

1.疾病预防指导：部分孕妇因长期游牧、产前保健意识差、居住地医疗卫生资源缺乏等，导致胎盘早剥。因此，卫生行政部门仍需加强围产保健体系的建立，保证乡卫生院具备产前检查登记、测血压、宫高、腹围、血尿常规、生化检查以及超声检查的能力；县卫生院具备剖宫产、凝血功能检测、输血、发生异常能够及时发现且保证安全的情况下转运至上级医院治疗的能力，从而提高此类地区的孕产妇保健水平和重症孕产妇抢救成功率。

2.疾病知识指导：卧床休息，解释疾病对母儿的危害、医疗处置的目的与配合等；指导观察腹痛加重情况，教会自数胎动，观察阴道流血；机械因素也是高原地区发生胎盘早剥的主要病因，尤其集中在夏季放牧及挖虫草季节，因此应当大力宣传孕产妇保健知识，避免孕产妇参加重体力活动。

第三节　胎膜早破护理常规

一、概述

临产前胎膜自然破裂称为胎膜早破（premature rupture of membranes，PROM）。妊娠达到及超过 37 周发生者称为足月胎膜早破；未达到 37 周发生者称为未足月胎膜早破（preterm premature rupture of membranes，PPROM）。足月单胎 PROM 发生率为 8%；单胎妊娠 PPROM 发生率为 2%~4%，双胎妊娠 PPROM 发生率为 7%~20%。未足月胎膜早破是早产的主要原因之一，胎膜早破孕周越小，围产儿预后越差。

二、护理评估

1.健康史：了解诱发胎膜早破的原因，确定胎膜破裂的时间、妊娠周数、是否有宫缩及感染的征象等。

2.症状与体征：孕妇突感有较多液体自阴道流出，不伴有腹痛，当腹压增加时，阴道流液增加。行阴道液酸碱度测定，正常妊娠阴道液 pH 为 4.5~6.0，羊水 pH 为 7.0~7.5。阴道液涂片检查，阴道后穹隆积液涂片检查见到羊齿植物状结晶，可考虑为羊水。阴道窥器检查可见液体从宫口流出或阴道后穹隆有液体聚积。超声检查可发现羊水量较破膜前有所减少。

评估孕妇阴道液体流出的情况，包括腹压增加后液体流出量是否增加，检查触不到前羊膜囊，上推胎儿先露部可见到阴道流液量增多。评估孕妇有无宫内感染。绒毛膜羊膜炎是 PROM 发生后的主要并发症，临床表现包括孕妇体温升高、脉搏增快、胎心率增快、宫底有压痛、阴道分泌物有异味、外周血白细胞计数升高。但是多数绒毛膜羊膜炎呈亚临床表现，症状不典型，给早期诊断带来困难。应注意评估胎儿宫内情况，包括胎心、胎动、胎儿成熟度、胎儿大小等；评估有无宫缩、脐带脱垂、胎盘早剥等。

3. 心理—社会支持系统：孕妇既担心自己的健康，也担心胎儿的安危，常常感到焦虑、不安，需要咨询指导。

三、护理措施

1. 一般护理：胎先露尚未衔接的孕妇应绝对卧床，抬高臀部，预防脐带脱垂。积极预防卧床时间过久导致的并发症，如血栓形成、肌肉萎缩等。护士应协助做好孕妇的基本生活需求，将呼叫器放在孕妇方便可及的地方，协助孕妇在床上排泄。

2. 减少刺激：避免腹压增加的动作。治疗与护理时，动作应轻柔，减少对腹部的刺激。应尽量减少不必要的阴道检查。

3. 观察病情：评估胎心、胎动、羊水性质及羊水量、无应激试验（non-stress test，NST）及胎儿生物物理评分等。指导孕妇监测胎动情况。

4. 预防感染：监测孕妇的体温、血常规、C 反应蛋白等。指导孕妇保持外阴清洁，每日会阴擦洗 2 次；使用吸水性好的消毒会阴垫，勤换会阴垫，保持清洁干燥。破膜时间超过 12 小时，遵医嘱预防性使用抗生素。

5. 协助治疗：如果足月胎膜早破后未临产，在排除其他并发症的情况下，无剖宫产指征者破膜后 12 小时内行积极引产。对宫颈成熟的足月胎膜早破孕妇，行缩宫素静脉滴注是首选的引产方法；对宫颈不成熟且无阴道分娩禁忌证者，可应用前列腺素制剂促宫颈成熟。对未足月胎膜早破者，若妊娠＜ 24 周，以引产为宜；若妊娠在 24~27^{+6} 周，符合保胎条件时，应根据孕妇和家属的意愿进行保胎或终止妊娠，要求期待治疗者，应充分告知其在期待治疗过程中的风险；若妊娠在 28~33^{+6} 周无继续妊娠禁忌，应行期待疗法。此过程中给予糖皮质激素促胎肺成熟、抑制宫缩或预防性应用抗生素，并密切监测母胎状况。

6. 心理护理：讲解胎膜早破对母儿的影响、胎膜早破的治疗及护理配合，让孕妇及家属积极配合治疗和护理；鼓励孕妇及家属说出他们担心的问题并恰当解释，消除恐惧和焦虑，改善母儿结局。

四、健康教育

1. 疾病预防指导：治疗宫颈内口松弛，宫颈松弛者可在孕 14~16 周行宫颈环扎术。胎膜早破的预防应加强产前检查，积极治疗原有生殖道炎症，注意个人卫生，预防感染；避免腹压突然增加，尤其是胎先露高浮。子宫过度膨胀者，避免过度运动，需足够休息；妊娠晚期避免性生活。

2. 疾病知识指导：指导进食高维生素、高蛋白食物，满足胎儿营养需求；保持大便通畅。期待疗法的孕妇，让其学会自我监测胎动、产兆及羊水流出情况的观察。教会孕妇观察羊水的颜色、性状、气味；指导自数胎动，正常情况下一小时不少于 3~5 次，如有异常，及时告知；指导如何观察产兆及宫缩情况。

第四节　前置胎盘护理常规

一、概述

妊娠 28 周以后，胎盘位置低于胎先露部，附着在子宫下段，下缘达到或覆盖宫颈内口称为前置胎盘（placenta praevia），为妊娠晚期阴道流血最常见的原因，也是妊娠期的严重并发症之一，研究显示，国外发病率为 0.3%~0.5%，国内发病率报道为0.24%~1.57%。

二、护理评估

1. 健康史：评估孕妇有无前置胎盘的高危因素；阴道流血的具体经过及产前检查记录等。

2. 症状与体征：完全性前置胎盘初次出血时间多在妊娠 28 周左右，边缘性前置胎盘出血多发生在妊娠晚期或临产后，部分性前置胎盘的初次出血时间、出血量及反复出血次数介于两者之间。孕妇一般情况与出血量、出血速度有关。大量出血可出现贫血貌、面色苍白、脉搏增快、血压下降等休克表现。腹部检查子宫软，无压痛，轮廓清楚，子宫大小符合妊娠周数。胎位清楚，胎先露高浮，常伴有胎位异常。

妊娠晚期或临产时，突发无诱因、无痛性反复阴道流血。常见的辅助检查有 B 超检查，可清楚显示子宫壁，胎盘、胎先露部及宫颈的位置，有助于确定前置胎盘类型。

3. 心理—社会支持系统：孕妇及其家属可因突然阴道流血感到恐惧或焦虑，既担心孕妇的健康，也担心胎儿的安危，显得恐慌、紧张、手足无措等。

三、护理措施

1. 饮食指导：建议孕妇多摄入高蛋白、高热量、高维生素及富含铁的食物，纠正贫血，增加母体储备，保证母儿基本需要。忌辛辣生冷食物，多摄入粗纤维食物，保证大便通畅，避免因便秘增加腹压或腹泻而诱发宫缩。

2. 病情观察：严密观察并记录孕妇生命体征、阴道流血、胎心及胎动等，准确记录阴道出血量，注意识别病情危重的指征如休克表现、胎心 / 胎动异常等，发现异常及时报告医生并配合处理。

3. 协助治疗：遵医嘱开放静脉通路，采取相应的止血、输血、扩容等措施。根据病情和孕周，遵医嘱给予糖皮质激素，促胎肺成熟。做好大出血的抢救准备。遵医嘱做好手术前准备。

4. 预防感染：保持室内空气流通，指导产妇注意个人卫生，及时更换会阴垫。为产妇进行会阴擦洗每天 2 次，指导孕妇大小便后保持会阴部清洁、干燥。

5. 协助自理：阴道流血期间孕妇应减少活动量，注意休息；禁止肛门检查和不必要的阴道检查。鼓励孕妇坚持自我照顾。协助孕妇入浴、如厕、起居、穿衣及饮食等生活护理，将日常用品放于孕妇伸手可及处。

6. 心理护理：孕妇及家属可因突然阴道流血，担心孕妇健康及胎儿安危而感到恐惧、焦虑或手足无措，医护人员应加强沟通交流，讲解前置胎盘出血的处理方案、预后等，持续陪伴，适当运用触摸技巧。

四、健康教育

1. 疾病预防指导：基层加大宣传，走访到户，指导育龄期夫妇戒烟戒酒，避免多次刮宫、引产或宫内感染的操作，防止多产，减少子宫内膜损伤或子宫内膜炎症。

2. 疾病知识指导：对于已经妊娠且发生过阴道出血的孕妇，强调多休息，避免剧烈活动，自我监测胎动，加强孕期检查，如有异常及时就诊。妊娠期出血应及时就医。

第五节 妊娠期高血压疾病护理常规

一、概述

妊娠期高血压疾病（hypertensive disorder of pregnancy，HDP）是妊娠与血压升高并存的一组疾病，发生率为 5%~12%。我国发病率为 9.6%，高原地区发病率超过 24%。研究表明，妊娠期高血压疾病在发达国家致死率为 16.3%，我国为 9.8%。在青海地区，妊娠期高血压疾病致死率高达 23.6%，较其他区域明显增高，已成为孕产妇死亡的第二大原因。该组疾病包括妊娠期高血压（gestational hypertension）、子痫前期（preeclampsia）、子痫（eclampsia）、慢性高血压并发子痫前期（chronic hypertension with superimposed preeclampsia）和妊娠合并慢性高血压（pregnancy combined with chronic hypertension）。本病严重影响母婴健康，是孕产妇和围产儿病死率升高的主要原因。

二、护理评估

1. 健康史：了解妊娠经过、既往病史、分娩史及家族史。详细询问是否存在妊娠期高血压疾病的诱发因素，本次妊娠后血压变化情况，是否伴有蛋白尿、水肿；有无头痛、视力改变及上腹部不适等症状。

2. 症状与体征：评估孕妇生命体征，关注血压、蛋白尿、水肿情况；评估孕妇自觉症状，有无头痛、视力模糊、上腹部不适等症状；评估孕妇意识状态、神志情况，有无抽搐、昏迷、有无唇舌咬伤、摔伤、窒息等及配合程度；评估胎儿孕周、大小及胎心情况；评估能否接受终止妊娠。

3. 饮食习惯评估：饮食习惯引起妊高征的主要原因是蛋白质摄入过低、妊娠期缺钙、食用食盐过多等，其中蛋白质摄入过低会导致妊娠期女性出现贫血、水肿、免疫功能下降以及低蛋白血症等，长期营养不良等导致血压升高、缺钙会使人体细胞内钙代谢异常，会导致血压升高，故不良饮食习惯是一种引起妊娠期高血压的危险因素。

4. 免疫因素评估：一次成功的妊娠主要依赖母婴之间的免疫平衡，若免疫失衡会导致孕产妇全身小动脉痉挛，血管被淋巴细胞浸润，使妊高征发生率上升。

5. 文化程度评估：文化程度低或偏远山区未接受过教育的女性，对自身和胎儿的营养需求及围产期保健知识缺乏了解，不能及时发现自身存在的问题，导致妊高征的发生率远远高于文化程度高的女性。

6.胎儿数量因素评估：双胎妊娠女性妊高征的发生率超过60%，本次妊娠为多胎、首次怀孕、多孕次、妊娠间隔时间 ≥ 10 年以及孕早期收缩压 ≥ 130 mmHg 或舒张压 ≥ 80 mmHg 等，且随着胎儿数量的增多，妊高征的发生率也会上升，故多胎妊娠是妊高征发病率上升的危险因素之一。

7.心理—社会支持系统：评估产妇及家属有无焦虑、抑郁、恐惧、对胎儿的期望值、依赖等心理问题及社会支持状况。

三、护理措施

1.妊娠期高血压的护理：

（1）观察产妇生命体征，生活能否自理，饮食、睡眠、运动情况，保证充分睡眠，保持愉快安定的情绪，低盐饮食，严密观察病情变化。

（2）产科情况：观察有无阴道流血和阴道分泌物异常。

（3）胎儿情况：监测胎儿胎心音、胎动及宫内生长发育情况。

2.子痫前期（轻度）的护理：

（1）环境安静，保证充足的睡眠。

（2）低盐饮食。

（3）定时监测生命体征和胎心，指导产妇自测胎动。

（4）遵医嘱使用解痉、降压、利尿、镇静等药物治疗。

（5）观察药物副作用及中毒表现，发现异常及时处理。

3.子痫前期（重度）的护理：

（1）置单人暗室，卧床休息，备有床挡，避免噪声刺激。

（2）低盐饮食。

（3）严密观察病情变化，特别是血压的变化，若出现头痛、眼花、恶心、呕吐、上腹痛、阴道出血等情况及时报告医生。

（4）记录液体出入量，隔日测体重一次。

（5）备抢救车置患者床旁。

（6）加强对胎儿的监测，定时做胎心监护。

（7）遵医嘱使用解痉、降压、利尿、镇静等药物治疗。

（8）观察药物副作用及中毒表现，发现异常及时处理。

（9）保持外阴清洁，做好皮肤护理，防止压力性损伤发生。

4. HELLP综合征的护理：HELLP综合征是妊娠期高血压的严重并发症，其以溶血、肝酶升高及血小板减少为特点，常危及母儿生命。

5. 妊娠期高血压疾病产时及产后护理：

（1）若决定阴道分娩，分娩期注意观察自觉症状变化；监测血压（控制在 ≤ 160/110 mmHg）；监测胎心。

（2）积极预防产后出血；产时不可使用任何麦角新碱类药物。严密监测母儿情况，做好终止妊娠、产妇及新生儿抢救准备。

（3）应加强各产程护理：第一产程密切监测血压、脉搏、尿量、胎心子宫收缩情况及有无自觉症状；第二产程应尽量缩短，避免产妇用力；第三产程必须预防产后出血，及时娩出胎盘并按摩子宫。

（4）若决定剖宫产，按剖宫产常规护理。

6. 心理护理：护士及时提供与病情相关的信息，解释所做检查的项目、治疗及护理措施的目的；经常巡视患者及家属，尊重患者和家属的宗教信仰和饮食习惯，建立良好的护患关系，鼓励说出感受和提出问题，护士为其提供相关支持。在产褥期，叮嘱家属密切关注产妇的情绪变化，增加产妇与新生儿接触的机会，鼓励丈夫参与新生儿的养育，分担家庭责任。对于希望再次怀孕的家庭，告知避孕方法以及计划怀孕后需要注意的问题，以满足其心理需求。

四、健康教育

1. 疾病预防指导：提高公众对妊娠期高血压相关疾病知识的认识，特别是超高海拔地区以及在藏区生活的汉族人群。强调并敦促牧民在孕前、孕早期的身体普查，告知其规律产检的重要性。妊娠的任何时期，对首诊的孕妇都要进行高危因素的筛查、评估和预防宣教。

2. 疾病知识指导：指导产妇左侧卧位，保持充足的睡眠，进食高蛋白、高维生素、低盐饮食（每日不超过 4~5 g）；药物治疗前告知使用药物后可能出现的不良反应；指导产妇自测胎动的方法；指导产后母乳喂养的技巧与新生儿护理知识；指导出院后定时门诊复查；加强家属的健康教育，促进孕产妇康复及新生儿护理。

第六节　子痫患者护理常规

一、概述

子痫（eclampsia）是妊高征患者发生的急性脑病。机制类似于高血压脑病，多数在先兆子痫基础上发作，表现为局灶性或全面性的痫性发作和意识障碍等。通常产前子痫较多，产后 48 小时约占 25%。子痫抽搐进展迅速，是造成母儿死亡的最主要原因，应积极处理。有研究显示，西藏地区汉族孕产妇妊娠期高血压的发病率高于世居藏族孕产妇，但随着居住地区海拔的升高，无论藏族还是汉族孕产妇的妊娠期高血压发病率均升高。

二、护理评估

1. 健康史：详细询问患者孕前及妊娠 20 周前有无高血压、蛋白尿和 / 或水肿及抽搐等征象；既往病史中有无原发性高血压、慢性肾炎及糖尿病、妊娠期贫血等；有无家族史。询问此次妊娠经过、出现异常现象的时间及治疗经过。应注意有无头痛、视力改变、上腹不适等症状。对于生活在藏区的汉族孕妇，应询问在藏区生活的时间，以及最近是否到过海拔 3500 m 以上的地区。

2. 症状与体征：

（1）症状：孕妇是否出现头痛、眼花、胸闷、恶心、呕吐等自觉症状，当以上症状出现时，提示病情的进一步发展，即进入子痫前期阶段，重点评估患者的血压、尿蛋白、水肿、自觉症状及抽搐、昏迷等情况。

（2）体征：收缩压 ≥ 160 mmHg，或舒张压 ≥ 110 mmHg（卧床休息，两次测量间隔至少 4 小时）；血小板减少（血小板 < 100×10^9/L）；肝功能损害（血清转氨酶水平为正常值 2 倍以上），严重持续性右上腹或上腹疼痛，不能用其他疾病解释，或二者均存在；肾功能损害（血肌酐水平 > 1.1 mg/dL 或无其他肾脏疾病时肌酐浓度为正常值 2 倍以上）；肺水肿；新发生的中枢神经系统异常或视觉障碍。子痫前期基础上发生不能用其他原因解释的抽搐可诊断为子痫。

3. 心理—社会支持系统：孕妇已发生子痫抽搐，此时孕妇及家属的紧张、焦虑、恐惧心理会随之加重，担心自身及胎儿的安危。此时，医护人员应积极抢救，同时给予孕妇及家属心理疏导。

三、护理措施

1. 协助医生控制抽搐：患者一旦发生抽搐，应尽快控制。硫酸镁为首选药物，必要时可加用强有力的镇静药物。

2. 专人护理，防止受伤：子痫发生时，应预防坠地外伤、舌咬伤，保持呼吸道通畅，维持呼吸、循环功能稳定。立即给氧，患者取头低侧卧位，以防黏液吸入呼吸道或舌头阻塞呼吸道，也可避免发生低血压综合征。必要时，用吸引器吸出喉部黏液或呕吐物，以免窒息。在患者昏迷或未完全清醒时，禁止给予饮食和口服药，以防误入呼吸道而致吸入性肺炎。

3. 减少刺激，以免诱发抽搐：患者应安置于单人暗室，保持绝对安静，避免声、光刺激；一切治疗活动和护理操作尽量轻柔且相对集中，避免干扰患者。

4. 严密监护：密切注意血压、脉搏、呼吸、体温及尿量，记液体出入量。及时进行必要的血、尿实验室检查和特殊检查，及早发现脑出血、肺水肿、急性肾衰竭等并发症。

5. 为终止妊娠做好准备：子痫发作后多自然临产，应严密观察及时发现产兆，并做好母子抢救准备。如经治疗病情得以控制仍未临产者，应在孕妇清醒后 24~48 小时内引产，或子痫患者经药物控制后 6~12 小时，考虑终止妊娠。护士应做好终止妊娠的准备。

6. 心理护理：孕妇发生子痫抽搐后，本人与家属处于极度担心孕妇身体和胎儿安全状态，此时护士及时提供与病情相关的信息，解释下一步将会进行的操作，为抢救孕妇及胎儿做好准备。在产褥期，叮嘱家人密切关注产妇的情绪变化，对于新生儿转儿科的产妇，给予人工挤奶指导，或因病情需要回奶的，给予回奶指导。鼓励丈夫陪伴，分担家庭责任。

四、健康教育

1. 疾病预防指导：提高公众对子痫的认识，对孕前、孕早期和任何时期首诊的孕妇进行高危因素的筛查、评估和预防。特别是高原地区孕妇，在秋冬季节更要加强宣教，提高孕妇及家属对子痫的认识和预防。

2. 疾病知识指导：妊娠期高血压的孕妇，强调规律服药和定期产检的重要性。产妇出院后，注意休息，教会产妇自我监测血压，警惕产后子痫的发生。

第七节　妊娠期肝内胆汁淤积症护理常规

一、概述

妊娠期肝内胆汁淤积症（intrahepatic cholestasis of pregnancy，ICP）是妊娠中、晚期特有的并发症，发病有明显的地域或种族差异，智利、瑞典及我国长江流域等地发病率较高。临床表现主要为皮肤瘙痒，生化检测血清总胆汁酸升高。ICP 对孕妇是一种良性疾病，但对围产儿可能造成严重的不良影响。统计显示，拉萨地区 ICP 的发病率为 2.3%。

二、护理评估

1.健康史：孕妇在妊娠中、晚期出现皮肤瘙痒和黄疸是 ICP 最主要的表现。护士在询问病史时，应着重了解患者发生皮肤瘙痒及黄疸开始的时间、持续时间、部位以及伴随症状，如恶心、呕吐、失眠等。另外，护士还应仔细询问患者的家族史，尤其是患者的母亲或姐妹是否有 ICP 病史，以及患者的用药史，如是否使用过含雌、孕激素的药物。

2.症状与体征：

（1）症状：患者多因瘙痒而在四肢皮肤留下抓痕。护士应注意评估患者皮肤是否受损。若患者出现重度瘙痒，护士应特别注意评估其全身状况。对于出现黄疸的患者，护士还应评估黄疸的程度，以及有无急慢性肝病的体征。

ICP 主要危害胎儿及新生儿。在海拔高地区，人体血氧分压低（69~79 mmHg），氧分压低造成的缺氧，缺氧会导致胎盘绒毛结构改变，引起胎盘转运能力下降，进一步加剧 ICP 孕妇胎盘氧储备能力下降，导致围产儿死亡率上升。此外，由于胆汁酸毒性作用，可引起胎膜早破、胎儿宫内窘迫、自发性早产或孕期羊水胎粪污染，或可导致胎儿生长受限、胎死宫内、新生儿颅内出血、新生儿神经系统后遗症等。

（2）体征：①血清胆酸测定：血清胆酸升高是 ICP 最主要的特异性实验室证据。无诱因的皮肤瘙痒及血清总胆汁酸 > 10 μmol/L，可考虑 ICP 的诊断，血清总胆汁酸 > 40 μmol/L 提示病情较重。②肝功能测定：大多数 ICP 患者的天冬氨酸转氨酶（aspartate transaminase，AST）、丙氨酸转氨酶（alanine transaminase，ALT）轻至中度升高。ALT 较 AST 更敏感。部分患者血清胆红素轻至中度升高。③病理检查：毛细胆管胆汁淤积及胆栓形成。电镜切片发现毛细胆管扩张合并微绒毛水肿或消失。

3. 心理—社会支持系统：由于患者自身的症状以皮肤瘙痒为特点，出现或不出现黄疸，且瘙痒程度不一，同时受宗教文化的影响，患者及家属有可能对该病认识不足，尤其是对胎儿的影响估计不足，从而对可能的妊娠结局没有充分的心理准备，出现极端的情绪反应。因此，护士应评估患者及家属对该病的认知，以及结合孕妇及家属的宗教信仰，了解他们的情绪波动及心理状况。

三、护理措施

1. 一般护理：护士应嘱患者适当卧床休息，取左侧卧位以增加胎盘血流量。给予吸氧、高渗葡萄糖、维生素及能量，既保肝，又可提高胎儿对缺氧的耐受性。

2. 产科监护：由于 ICP 主要危害胎儿，因此护士应加强胎儿监护管理，及时发现问题，并及时报告医生。适时终止妊娠是降低围产儿发病率的重要措施。因此，当孕妇出现黄疸且胎龄已达 36 周者、无黄疸且妊娠已足月或胎肺成熟者、有胎儿宫内窘迫者应及时做剖宫产术前准备，及时终止妊娠。同时，积极预防产后出血。

3. 皮肤护理：护士应注意患者因瘙痒可能造成的皮肤受损。对重度瘙痒患者，护士可采取预防性的皮肤保护，如建议患者勿留长且尖的指甲，戴柔软的棉质手套等。

4. 心理护理：向患者及家属讲解有关妊娠期肝内胆汁淤积症的疾病知识，尤其是对胎儿的影响，引起患者及家属足够的重视，将治疗方案向其说明，以缓解患者及家属的焦虑心理。

四、健康教育

1. 疾病预防指导：目前研究发现妊娠期胆汁淤积症疾病高危因素包括丙型肝炎病毒、季节（冬季）、维生素 D 缺乏、硒缺乏、多胎妊娠及高龄等。高原地区孕妇长期处于寒冷缺氧环境，且由于部分地区贫穷落后，同时受宗教文化的影响，不重视对钙、硒等微量元素的补充，会加重病情的发展。因此，应加强对妊娠期妇女的宣教。

2. 疾病知识指导：护士应向患者及家属讲解有关妊娠期肝内胆汁淤积症的知识，尤其是对胎儿的影响，以引起患者及家属足够的重视，从而积极配合治疗。此外，护士还应配合相关的实验室检查，如检测肝功能、血胆酸以监测病情。

第八节　羊水异常护理常规

一、概述

正常妊娠时羊水的产生与吸收处于动态平衡中。若羊水产生和吸收失衡，将导致羊水量异常。羊水量异常不仅可预示潜在的母胎合并症及并发症，也可直接危害围产儿安全。羊水过多（polyhydramnios）指妊娠期间羊水量超过 2000 mL，发生率为 0.5%~1%。羊水量在数日内急剧增多，称为急性羊水过多；在数周内缓慢增多，称为慢性羊水过多。羊水过少（oligohydramnios）指妊娠晚期羊水量少于 300 mL，发生率为 0.4%~4%。羊水过少会严重影响围产儿预后，羊水量少于 50 mL，围产儿病死率高达 88%。

二、护理评估

1. 健康史：详细询问健康史，了解孕妇年龄、有无妊娠合并症、有无先天畸形家族史及生育史等。

2. 羊水过多的症状与体征：

（1）症状：观察孕妇的生命体征，定期测量宫高、腹围和体重，判断病情进展，了解孕妇有无因羊水过多引发的症状，及时发现并发症。观察胎心、胎动及宫缩，及早发现胎儿宫内窘迫及早产的征象。

（2）体征：①超声检查：超声检查是最重要的辅助检查方法。不仅能测量羊水量，还可了解胎儿情况，如无脑儿、脊柱裂、胎儿水肿及双胎等。超声诊断羊水过多的标准：羊水最大暗区垂直深度（amniotic fluid volume，AFV）≥ 8 cm，其中 8~11 cm 为轻度，12~15 cm 为中度，＞ 15 cm 为重度；羊水指数（amniotic fluid index，AFI）≥ 25 cm 诊断为羊水过多，其中 25~35 cm 为轻度羊水过多，36~45 cm 为中度羊水过多，＞ 45 cm 为重度羊水过多。②胎儿疾病检查：可采用羊水或脐血中胎儿细胞进行细胞或分子遗传学检查，了解胎儿染色体数目、结构有无异常等。③甲胎蛋白（alpha-fetoprotein，AFP）测定，母血、羊水中 AFP 值明显增高，提示胎儿可能存在神经管畸形、上消化道闭锁等。

3. 羊水过少的症状与体征：

（1）症状：测量孕妇宫高、腹围、体重，羊水过少者宫高、腹围增长缓慢。评估时注意孕妇子宫的敏感度及胎动情况。孕妇于胎动时感觉腹部不适，可伴有胎动减少。随着海拔升高，大气氧分压、肺泡气氧分压、动脉血氧分压都相应下降，当海拔升至 3000 m 以上时，动脉血氧饱和度迅速下降，故胎儿在母体内处于低氧环境。当母体血氧不足，母体通过羊膜的血浆渗透不足，使孕妇主动分泌羊水量减少。

（2）体征：①超声检查：超声检查是最重要的辅助检查方法。超声诊断羊水过少的标准：妊娠晚期 AFV ≤ 2 cm，其中 ≤ 1 cm 为严重；AFI ≤ 5 cm 诊断为羊水过少，≤ 8 cm 为羊水偏少。②羊水量测量：破膜时可以测量羊水量，但不能做到早期发现羊水过少。

4. 心理—社会支持系统：孕妇及家属因担心胎儿可能会有某种结构异常而感到紧张、焦虑不安，甚至产生恐惧心理。

三、护理措施

1. 羊水过多的护理措施：

（1）一般护理：指导孕妇摄取低钠饮食，多食蔬菜和水果，防止便秘。减少增加腹压的活动。给予低流量吸氧，每日上下午各 1 次，每次 30 分钟。

（2）病情观察：每周复查 B 超及胎心电子监护，动态监测孕妇的宫高、腹围、体重、胎心变化，及时发现胎膜早破、胎盘早剥和脐带脱垂的征象，发现异常情况并协助处理。加强住院患者巡视，及时发现孕妇需求。

（3）增加舒适度：指导孕妇要保证足够的休息、睡眠，活动以不出现不良反应为宜。指导孕妇采取左侧卧位、抬高下肢。

（4）配合治疗：症状严重者，配合在 B 超监测下，医生抽取羊水，放羊水的速度不宜过快，每小时约 500 mL，一次放羊水量不超过 1500 mL。注意严格消毒以预防感染。密切观察孕妇血压、心率、呼吸变化，监测胎心并预防早产。必要时 3~4 周后再次放羊水，以降低宫腔内压力。

（5）心理护理：告知孕妇羊水过多的可能原因，减轻其误认为羊水过多是母体原因造成的负罪感，通过倾听、讲解，帮助孕妇及家属缓解焦虑情绪，增强治疗信心。

2. 羊水过少的护理措施：

（1）一般护理：指导孕妇休息时取左侧卧位，改善胎盘血液供应；教会孕妇自我监测宫内胎儿情况的方法和技巧。胎儿出生后应认真全面评估，识别畸形。

（2）病情观察：观察孕妇的生命体征，定期测量宫高、腹围和体重，评估胎盘功能、胎动、胎心和宫缩的变化，及时发现异常并汇报医生。

（3）配合治疗：协助进行羊膜腔灌注治疗，注意严格无菌操作，防止发生感染，同时按医嘱给予抗感染药物。分娩时严密观察胎心及产程进展，做好阴道助产或剖宫产，以及抢救新生儿的准备。

（4）心理护理：鼓励孕妇说出内心的担忧，护士在倾听过程中给予及时、恰当的反馈，了解她们的需求，针对焦虑的原因给予心理疏导，增强信心，减轻她们的焦虑，理性对待妊娠和分娩结局。

（5）心理护理：当出现羊水异常时，医务人员要安抚好孕妇和家属，当医院无法治疗或需要转至上级医院进一步检查时，医务人员可帮助孕妇联系相关医院，特别是藏区的孕妇。

四、健康教育

1. 一般指导：高原寒冷，气候干燥，交通不便，医疗卫生条件相对落后，基层孕期保健工作开展更需要落实到户，宣传和强调规律产检的重要性。

2. 饮食指导：受宗教、气候等影响，高原人群饮食结构单一。强调合理、丰富多样化饮食的意义，保证孕妇营养物质的摄入，有利于胎儿的生长发育。

第九节　产后出血护理常规

一、概述

产后出血（postpartum hemorrhage，PPH）指胎儿娩出后 24 小时内，阴道分娩者出血量 ≥ 500 mL，剖宫产者 ≥ 1000 mL。在我国，产后出血是分娩期严重的并发症，居我国孕产妇死亡原因首位，发病率占分娩总数的 2%~3%，高原地区产后出血发病率高于平原地区。严重产后出血指胎儿娩出后 24 小时内出血量 ≥ 1000 mL；难治性产后出血指经过宫缩剂、持续性子宫按摩或按压等保守措施无法止血，需外科手术、介入治疗甚至切除子宫的严重产后出血。国内外文献报道产后出血的发病率为 5%~10%，但由于临床上估计的产后出血量往往比实际出血量低，因此产后出血的实际发病率更高。因此，应特别重视产后出血的防治与护理，以降低其发生率及孕产妇死亡率。

二、护理评估

1. 健康史：应尤其注意收集与产后出血病因相关的健康史，如孕前是否患有出血性疾病、重症肝炎；是否存在子宫肌壁损伤史；有无多次人工流产史及产后出血史；有无妊娠期高血压疾病、前置胎盘、胎盘早剥、多胎妊娠、羊水过多；分娩期是否精神过度紧张、是否体力消耗过多；产妇镇静剂、麻醉剂、宫缩抑制剂药物的使用情况；有无产程过长、急产及软产道裂伤等导致产后出血的相关因素。

2. 症状与体征：注意评估产后出血量、出血速度、低血压表现及不同病因产后出血的伴随症状，初步判断其出血原因。

（1）评估产后出血量和出血速度：正确估测出血量有助于产后出血的判断。此外，应注意出血速度，这也是反映病情轻重的重要指标，若出血速度 > 150 mL/min，3 小时内出血量超过总血容量的 50%，24 小时内出血量超过全身总血容量，均为重症产后出血。目前，临床上常用的测量产后出血量的方法有以下几种：

①称重法：失血量（mL）= [胎儿娩出后接血敷料湿重（g）– 接血前敷料干重（g）]/ 1.05（血液比重，g/mL）。此法可较准确地评估出血量，但操作烦琐，分娩过程中操作可行性小，而且当敷料被羊水浸湿时无法准确估计。对于产后妇女，通过称量会阴垫的干湿重量变化评估出血量是方便可行的。

②容积法：用专用的带有容积刻度的容器收集测量阴道流血，或用普通容器收集后放入量杯测量。阴道分娩第二产程结束后可在产妇臀下置接血容器，计量第三产程出血量。此法可简便准确地了解出血量，但与称重法一样，当容器中混入羊水时，其测量值不准确。

③面积法：根据接血纱布血液浸湿面积粗略估计，该法简便易行，但不同个体对纱布浸湿程度的掌握不尽相同，可能导致估计的出血量不准确。

④休克指数（shock index，SI）法：休克指数 = 脉率 / 收缩压（mmHg）。休克指数与估计出血量间的关系如表 1 所示。当 SI 在 2.0 以上时，提示为重度休克，估计失血量达到或超过 2500 mL。此法方便、快捷，可第一时间粗略估计出血量。

表 1　休克指数与估计出血量

休克指数	估计出血量 /mL	占总血容量的百分比 /%
< 0.9	< 500	< 20
1.0	1000	20
1.5	1500	30
2.0	≥ 2500	≥ 50

（2）评估低血压表现：一般情况下，出血早期，由于机体自身的代偿功能，失血的症状、体征可不明显。若出现失代偿状况，则很快进入休克，表现出相应的症状和体征。值得注意的是，当产妇全身状况较差，如合并贫血、脱水或身材矮小等血容量本身储备不足的情况时，对失血的耐受性差，即使出血量未达产后出血的诊断标准，也可能发生严重的病理生理改变。

（3）初步判断产后出血原因：护士可结合阴道流血的发生时间及伴随症状、体征，做出出血原因的初步判断。

①子宫收缩乏力：若胎盘完整娩出后阴道流血多，且存在宫缩乏力的体征，在按摩子宫及应用宫缩剂后子宫变硬、阴道流血减少或停止，可考虑其为宫缩乏力性产后出血。

②胎盘因素：若阴道大量流血发生在胎儿娩出数分钟后胎盘尚未娩出时，应考虑胎盘因素。胎盘娩出后应常规检查胎盘胎膜完整性，确定有无残留。徒手剥离胎盘时若发现胎盘与宫壁关系紧密、难以剥离，牵拉脐带时子宫壁内陷，应考虑胎盘植入，此时应立即停止徒手剥离。

③软产道裂伤：胎儿娩出后即刻阴道流血应怀疑有软产道裂伤，需立即仔细检查宫颈、阴道及会阴是否存在裂伤。

④凝血功能障碍：若产后持续性阴道流血、血液不凝，并存在全身多部位出血、瘀斑，应考虑凝血功能障碍。

3. 心理—社会支持系统：评估产妇的心理压力和社会支持系统。发生产后出血时，产妇和家属常常表现出惊慌、焦虑、恐惧，产妇更是担心自己的生命安危，迫切希望能得到医护人员的全力救治。应注意密切观察产妇的表现并倾听其主诉。

三、护理措施

1. 积极预防产后出血：

（1）加强孕期保健：定期产检，及早发现引起产后出血的高危因素。高危孕妇尤其是凶险性前置胎盘、胎盘植入者应于分娩前转诊到当地有输血和抢救条件的医院进行分娩。

（2）分娩期的护理：第一、二产程密切观察产程进展，合理使用子宫收缩药物，防止产程延长。对于有高危因素的产妇，应建立静脉通道，指导产妇正确使用腹压，避免急产的发生。第三产程预防性使用宫缩剂，头位胎儿前肩娩出后、胎位异常胎儿全身娩出后、多胎妊娠最后 1 个胎儿娩出后，予缩宫素 10 U 加 500 mL 液体中以 100~150 mL/h 静脉滴注或缩宫素 10 U 肌内注射，可加强子宫收缩，减少出血；预防剖宫产产后出血还可应用卡贝缩宫素、麦角新碱等。正确处理胎盘娩出，胎盘未剥离前，不可过早牵拉脐带或粗暴按摩、挤压子宫，见胎盘剥离征象后应及时协助胎盘胎膜娩出并仔细检查是否完整，若有残留及时处理。仔细检查软产道有无裂伤及血肿，并予以处理。

（3）产褥期的护理：产后 2 小时是发生产后出血的高峰期，约 80% 的产后出血发生在这一时期。因此分娩结束后，产妇应留在产房，严密观察其子宫收缩、宫底高度、阴道出血及会阴伤口、膀胱充盈情况，定时测量生命体征，发现异常及时处理。鼓励产妇及时排空膀胱；尽早实施母乳喂养，协助新生儿早接触、早吸吮，以反射性加强子宫收缩，减少阴道流血。对可能发生大出血的高危产妇，注意保持静脉通道，做好输血和急救准备，并为产妇做好保暖。

2. 对产后出血者，护士配合医生针对原因迅速止血，纠正失血性休克，防止感染。

（1）子宫收缩乏力所致出血的止血方法：加强宫缩是最迅速、有效的止血方法。包括按摩子宫和应用宫缩剂，使用上述方法仍难以止血时，可行球囊或纱条宫腔填塞。对于出血量大有可能切除子宫的患者，可行子宫压缩缝合术。当上述方法积极处理仍出血不止时，为抢救产妇生命可结扎盆腔血管。保守治疗无效的难治性产后出血，在产妇生命体征平稳时可行经导管动脉栓塞术。经积极抢救仍无效，危及产妇生命时，应行子宫次全切除或子宫全切除术，护士应快速做好术前准备。

（2）胎盘因素所致出血的止血方法：

①胎盘滞留：疑有胎盘滞留时应立即行宫腔检查。若为子宫狭窄环所致胎盘嵌顿，应配合麻醉师使用麻醉剂，待环松解后徒手协助胎盘娩出；对胎盘未完全剥离伴活动性出血者可立即行人工剥离胎盘术，并加用强效宫缩剂。

②胎盘植入：胎盘粘连者，可徒手剥离胎盘后协助娩出。胎盘植入肌壁者应停止徒手剥离，根据患者出血情况及剥离面积行保守治疗或子宫切除，保守治疗包括盆腔血管结扎、子宫局部楔形切除、经导管动脉栓塞术等，如果保守治疗不能有效止血，应考虑及时行子宫切除术。

③胎盘残留：对胎盘、胎膜残留者应用手或器械清理，动作要轻柔，避免子宫穿孔。

（3）软产道损伤所致出血的止血方法：应缝合裂伤，彻底止血。宫颈裂伤 < 1 cm 且无活动性出血者，通常无须缝合；若裂伤 > 1 cm 且有活动性出血，应立即予以缝合。

（4）凝血功能障碍所致出血的止血方法：应尽快补充凝血因子，常用的血液制品包括新鲜冰冻血浆、冷沉淀、血小板、纤维蛋白原等。若发生 DIC，则按 DIC 处理。由于高原缺氧，高原孕产妇对失血耐受性明显更强，因此在护理观察时，在关注产妇生命体征及症状的同时，还要随时关注血常规、凝血象等结果。

（5）与平原地区相比，高海拔地区高寒且缺氧，产妇血液中血氧饱和度及血管分压明显低于平原地区，而且由于寒冷刺激及缺氧，使机体内微循环血管扩张，血管床容量增大，体液滞留于微血管和组织间隙，导致有效微循环血量不足，促使盆底组织及腹肌的肌肉、筋膜、韧带等因缺氧致脆性增加，弹力降低，阻碍产程进展，导致产后大出血的发生率增高。因此，当胎儿娩出后，积极按医嘱给孕妇注射止血药物，预防产后出血的发生。

3. 心理护理：大量失血时，护士持续陪伴，给予眼神交流、皮肤触摸，适当解释出血病因及处置配合，让产妇充满信心；大量失血后，产妇抵抗力低下，体质虚弱，生活自理缺陷，护士应主动关心产妇身心需求，教会产妇一些放松的方法，鼓励产妇说出内心的感受，当产妇及家属见证医护人员有条不紊实施急救时，产妇及家属的恐惧或焦虑心理会明显缓解。

四、健康教育

1. 疾病预防指导：

（1）鼓励产妇进食营养丰富易消化饮食，多进食富含铁、蛋白质、维生素的食物。

（2）加强产检，尽早发现引起产后出血的高危因素，如前置胎盘、胎盘植入、血小板降低、妊娠期高血压、HELLP 综合征等。

（3）对于已发生产后出血的产妇，在病情稳定期，鼓励产妇适当下床活动，促进子宫复旧和预防下肢静脉血栓的形成；教会产妇观察子宫复旧及恶露情况，以及复诊时间，预防晚期产后出血。

2. 疾病知识指导：做好产褥期卫生指导及产后避孕指导，告知产妇产褥期禁止盆浴及性生活。做好产后复查指导，告知产后复查的时间、目的和意义，使产妇能按时接受检查。

第十节　妊娠合并缺铁性贫血护理常规

一、概述

妊娠期外周血红蛋白（hemoglobin，Hb）< 110 g/L 及血细胞比容 < 0.33 为妊娠期贫血。缺铁性贫血（iron deficiency anemia，IDA）是最常见的妊娠期贫血类型，约占 95%，是由孕妇对铁摄取不足或吸收不良引起的。依据国际诊断标准（慢性高原病青海诊断标准）分组，分为轻度贫血（100 g/L < Hb < 109 g/L）、中度贫血（70 g/L < Hb < 99 g/L）、重度贫血（40 g/L < Hb < 69 g/L）和极重度贫血（Hb < 40 g/L）。

由于血容量增加及胎儿生长发育需要，孕妇每日需铁较非孕期增加。妊娠早期呕吐或偏食可影响铁的摄入。妊娠晚期，机体对铁的吸收仍不能满足母儿需求，若不及时给予补充铁剂，则易耗尽体内储存铁导致贫血。

二、护理评估

1. 健康史：了解孕妇既往有无月经过多等慢性失血性病史，有无不良饮食习惯，如长期偏食或胃肠道功能紊乱导致的营养不良病史，有无吸收不良或代谢性障碍的病史。对于生活在藏区的孕妇，还需了解其文化程度、居住地以及饮食习惯。

2. 症状及体征：

（1）评估孕妇贫血的症状和体征：由于贫血机体抵抗力低下，容易导致感染性疾病的发生，应评估孕妇有无感染征象。

（2）胎儿评估：重度贫血时会缺乏胎儿生长发育所需的营养物质和胎盘养分，造成胎儿生长受限、胎儿宫内窘迫、早产、死胎或死产等。应注意胎儿宫内生长发育状况的评估及有无缺氧征象。

（3）辅助检查结果评估：

①血常规：外周血涂片为小细胞低色素贫血。血红蛋白 < 110 g/L，血细胞比容 < 0.33，红细胞 < 3.5×10^{12}/L，白细胞及血小板计数均在正常范围。

②血清铁测定：血清铁 < 6.5 μmol/L 即可诊断为缺铁性贫血。

③骨髓细胞学检查：骨髓细胞学检查为红细胞系列呈轻度或中度增生活跃，中、晚幼红细胞增生为主。

④铁代谢检查：血清铁蛋白是评估铁缺乏最有效和最容易获得的指标。根据储存

铁水平，IDA 可分为 3 期：铁减少期血清铁蛋白 < 20 μg/L，转铁蛋白饱和度及血红蛋白正常；缺铁性红细胞生成期血清铁蛋白 < 20 μg/L，转铁蛋白饱和度 < 15%，血红蛋白正常；IDA 期血清铁蛋白 < 20 μg/L，转铁蛋白饱和度 < 15%，血红蛋白 < 110 g/L。

3. 心理—社会支持系统：重点评估孕妇因长期疲倦或知识缺乏而引起的倦怠心理。同时评估孕妇及家属对疾病的认知情况，以及家庭、社会支持系统是否完善等。对于生活在藏区的孕妇，还应了解其宗教信仰。

三、护理措施

1. 饮食护理：由于高原部分地区受宗教信仰或者文化程度影响，饮食结构单一，藏族孕妇一日三餐以酥油茶、糌粑为主要食品，是造成藏族孕妇贫血的主要原因。因此，建议孕妇摄取含铁丰富的食物，如动物血、肝脏、瘦肉等，同时多摄入富含维生素 C 的深色蔬菜、水果（如橙子、柚子、猕猴桃等），以促进铁的吸收和利用。

2. 正确补充铁剂：血红蛋白在 70 g/L 以上者，可口服补充铁剂，同时服用维生素 C，促进铁的吸收。常用的口服铁剂有多糖铁复合物、硫酸亚铁、琥珀酸亚铁、10% 枸橼酸铁胺等。铁剂对胃黏膜有刺激作用，应饭后或餐中服用。服用铁剂后，由于铁与肠内硫化氢作用而形成黑色便，应予以解释。服用抗酸药时须与铁剂交错时间服用。中重度缺铁性贫血、胃肠道反应重而不能口服铁剂、依从性不确定或口服铁剂无效者可采用深部肌内注射铁剂，常见制剂有右旋糖酐铁及山梨醇铁。在我国西藏等高海拔地区，大多数孕妇存在多次妊娠和分娩史，且妊娠年龄较大，针对妊娠年龄大于 35 岁的高龄孕妇、具有多次分娩史的经产妇以及被诊断为前置胎盘的孕妇，应在医生的建议下合理规范地补充铁剂。

3. 输血：建议对血红蛋白 < 70 g/L 者给予输血。血红蛋白在 70~100 g/L，根据患者手术与否和心脏功能等因素决定是否需要输血。接近预产期或短期内需行剖宫产术者，应少量、多次输血，避免加重心脏负担而诱发急性左心衰。

4. 保障母婴安全：加强母儿监护，检查血常规及全血实验室检查，便于早期发现贫血。强调规律产检的重要性，随时关注胎儿宫内生长发育情况。

5. 心理护理：向孕妇及家属讲解缺铁性贫血对母儿的影响，积极治疗原发病，纠正孕前期贫血。向患者及家属讲解饮食治疗的作用，在尊重其宗教信仰的前提下，纠正饮食习惯，进食含铁量较多的食物，添加含铁丰富的强化食品。对于严重贫血不宜母乳喂养者，向患者及家属讲解不宜母乳喂养的原因，并教给其人工喂养的方法，缓解患者及家属自责、焦虑的心情。

四、健康教育

1.疾病预防指导：妊娠前应积极治疗慢性失血性疾病，改变长期偏食等不良习惯，调整饮食结构，增加营养，必要时补充铁剂。针对生活在藏区的孕妇，要采用符合藏民宗教信仰的特色化宣传模式，从点到面，逐步加强宣传合理饮食对补充孕期铁元素的重要性，如一对一走访宣传，或集束化管理模式等。

2.疾病知识指导：

（1）规律产检：自产前检查第一次开始向孕妇及家属普及规律产检的重要性，向患者讲解有关妊娠贫血疾病治疗过程，强调饮食管理必要性，提高患者重视。

（2）合理工作与休息：藏区妇女往往承担着较为繁重的家庭任务，注意劳逸结合，依据贫血的程度安排工作及活动量。轻度贫血者可下床活动，适当减轻工作量；重度贫血者需卧床休息，避免因头晕、乏力引起意外伤害。

参考文献

[1]　曾凤丹，阳晓晴，曹铭英，等.妊娠剧吐循证护理实践审查指标制定及障碍因素证据总结[J].循证护理，2022，8（23）：3157-3161.

[2]　谢幸，孔北华，段涛.妇产科学[M].9版.北京：人民卫生出版社，2018.

[3]　沈红霞，马红斌，陶兰，等.高海拔地区胎盘早剥的超声诊断价值及临床分析[J].临床超声医学杂志，2019，21（3）：225-227.

[4]　安力彬，陆虹.妇产科护理学[M].7版.北京：人民卫生出版社，2022.

[5]　廖碧珍.妇产科护理学[M].北京：人民卫生出版社，2017.

[6]　穆碗如.西宁地区胎膜早破与MMP-9、AAT的研究[D].西宁：青海大学，2020.

[7]　杨利.优质护理在妊高症产妇产后出血护理中的应用价值分析[J].实用妇科内分泌电子志，2020，7（19）：109-110

[8]　韩玲，胡淑玉，李建华.青海地区藏族妊娠期高血压疾病患者eNOS基因G894T、EPO基因T3541G、TNF-α基因G308A多态性的临床研究[J].中国妇幼保健，2020，35（2）：284-288.

[9]　柏雪烨紫，黄学文，康龙丽，等.青藏高原相近海拔高度不同气候微环境的两地慢性高原病发病调查[J].重庆医学，2023，52（24）：3713-3717.

［10］ 陈丽，冷逸玫，泽吉，等.甘孜高原地区重度子痫前期累计发病率调查及影响因素分析［J］.现代医学，2022，50（6）：701-705.

［11］ 季婷.西藏地区早发型与晚发型重度子痫前期的临床分析［D］.拉萨：西藏大学，2020.

［12］ 格央，郑媛媛，刘晓巍，等.高原地区妊娠期胆汁淤积症不良妊娠结局高危因素分析［J］.西藏科技，2018（11）：48-50+53.

［13］ 康莲香，王佩，周利利，等.早发型羊水过少发病危险因素及母儿围生结局的分析［J］.中国妇产科临床杂志，2020，21（3）：277-278.

［14］ 郭峥.高原地区介入栓塞治疗产后大出血的护理体会［J］.高原医学杂志，2014，24（2）：47-49.

［15］ 杨长捷，刘晓，赵粒，等.集束化护理干预对高原妊娠贫血的应用探讨［J］.中国优生与遗传杂志，2023，31（2）：404-408.

［16］ 郑舒.883例孕妇妊娠晚期缺铁性贫血的临床资料回顾性分析［D］.长春：吉林大学，2022.

［17］ ZHU X, WONG FKY, WU CLH.Development and evaluation of a nurseled hypertension management model：a randomized controlled trial［J］.International Journal of Nursing Studies, 2018, 77（1）：171-178.

［18］ CHEN J.Application of quality nursing in postpartum hemorrhage care in PIH［J］.The Electronic Journal of Cardiovascular Diseases of Integrated Traditional Chinese and Western Medicine, 2020, 8（7）：133-134.

［19］ MADSEN C, HÅBERG SE, AAMODT G, et al.Preeclampsia and hypertension during pregnancy in areas with relatively low levels of traffic air pollution［J］.Matern Child Health J, 2018, 22（4）：512-519.

第四篇　儿科系统

编者名单：（以姓氏笔画为序）

杨　琴　何华云　范　娟　卓玛拥宗　斯朗央措

第一章　新生儿常见疾病护理常规

第一节　新生儿护理常规

一、概述

新生儿（newborn）是指从脐带结扎至出生后 28 天内的婴儿。新生儿期是人生的起点和一生中最重要的发展阶段之一，此期的小儿由宫内生活向宫外生活过渡，生活方式和环境经历了巨大变化。因器官发育不全、免疫力低下，易罹患疾病，患病率高，新生儿死亡率是婴儿死亡率的主要组成部分。因此，新生儿期应特别加强护理，如保暖、喂养、清洁卫生、消毒隔离等。

不同胎龄和出生体重新生儿的发育特点和生理状况明显不同，临床上常根据胎龄、出生体重、胎龄与体重的关系、是否存在高危因素等对新生儿进行分类。根据胎龄可将新生儿分为足月儿（胎龄满 37 周至未满 42 周）、早产儿（胎龄 < 37 周）、过期产儿（胎龄 ≥ 42 周）；根据出生体重可将新生儿分为正常出生体重儿（2500~4000 g）、低出生体重儿（出生体重 < 2500 g）、巨大儿（出生体重 > 4000 g）；根据出生体重和胎龄的关系可将新生儿分为适于胎龄儿（出生体重在同胎龄平均出生体重的第 10~90 百分位之间）、小于胎龄儿（出生体重在同胎龄平均出生体重的第 10 百分位以下）、大于胎龄儿（出生体重在同胎龄平均出生体重的第 90 百分位以上）。

高危新生儿（high risk neonate）是指已发生或可能发生危重情况需要密切监护的新生儿，高危新生儿需要密切观察和监护。高原地区因特殊的地域条件和环境，卫生资源配置相对不足，孕产妇和新生儿死亡率相对较高，新生儿健康状况改善和事业发展还有待持续提高。

二、护理评估

1. 健康史：了解新生儿的出生史、喂养史、生长发育史、预防接种史、既往史；了解新生儿父母的年龄、血型、健康状况、有无遗传病史、过敏史、居住生活环境；了解新生儿母亲的妊娠史、用药史、分娩史。

2. 身体状况：评估新生儿的意识、生命体征、身长、头围、体重、全身皮肤、外生殖器、肌张力、原始反射、疼痛等。

3. 心理—社会状况：了解新生儿家长的职业、宗教信仰、文化程度、认知及合作程度等。

三、护理措施

1. 呼吸道管理：

（1）保持呼吸道通畅：及时清除呼吸道分泌物，采取舒适体位，采用鼻吸气位，头稍后仰或偏向一侧，肩下垫软枕，避免颈部弯曲，保持气道平直。

（2）合理用氧：遵医嘱用氧，严密监测吸入氧浓度及血氧饱和度，足月儿血氧饱和度维持在 85%~95%，早产儿血氧饱和度维持在 90%~94%，以避免氧中毒。

（3）呼吸暂停处理：呼吸暂停者即给予弹足底、托背刺激恢复自主呼吸，必要时吸氧、面罩球囊加压给氧处理，如呼吸暂停频繁发作（每小时大于 2~3 次）应考虑持续气道正压通气、气管插管辅助呼吸。

（4）针对呼吸窘迫的患儿，遵医嘱正确使用肺泡表面活性物质，遵循其操作规程，做好观察与记录。

2. 体温管理：

（1）足月儿保持室温在 22~24 ℃，早产儿保持室温在 24~26 ℃，相对湿度保持在 55%~65%。

（2）根据患儿胎龄、体重设置暖箱温度，如表 2、表 3 所示。各项治疗护理集中时间完成，尽量减少开箱门频率。

表 2　不同出生体重新生儿暖箱温度及湿度

出生体重 /kg	35 ℃	34 ℃	33 ℃	32 ℃	湿度 /%
1.0~	10 天	10 天	3 周	5 周	
1.5~		10 天	10 天	4 周	55~65
2.0~		2 天	2 天	3 周	
2.5~			2 天	2 天	

表 3　超低出生体重儿暖箱温度及湿度

日龄 /d	1 ~ 10	11 ~ 20	21 ~ 30	31 ~ 40
温度 /℃	35	34	33	32
湿度 /%	100	90	80	70

（3）发热的处理：以物理降温为主，可减少衣物包被，调低室温或降低暖箱温度，必要时可温水沐浴或温水擦浴，忌用酒精擦浴，慎用退热药，以防药物在新生儿期的毒副作用及体温骤降。半小时后复查体温，做好护理记录，并在体温单上作好标记。

（4）复温：对体温不升或体温较低者（体温＜36℃）应缓慢复温，复温速度应控制在1℃/h。

3. 营养管理：

（1）尽早喂养，提倡母乳喂养，无法母乳者遵医嘱选择适宜奶制品，按需喂养。吸吮能力差、吞咽不协调者可应用管饲和静脉营养，并开展非营养性吸吮训练。

（2）监测体重，观察患儿生长及营养情况，绘制生长曲线图，对体重持续不增或减轻者应寻找原因，检查有无感染并遵医嘱调整营养。

4. 皮肤护理：

（1）保持患儿皮肤清洁干燥，勤翻身、更换体位，及时修剪指甲，保护四肢，防止抓伤、蹭伤等。

（2）沐浴：提倡出生24小时后沐浴，以防止体温过低，沐浴方式主要包括襁褓式沐浴、盆浴和擦浴。早产儿生后首次沐浴应在生命体征及体温稳定之后进行。沐浴时勿过度清洁胎脂，体重在2000 g以下者，可用温水床上擦浴；体重2000 g以上者若病情允许，可每日行温水浴，沐浴时检查脐带、皮肤完整性及有无肛周脓肿等，注意腋下、颈部、耳后、腹股沟等皮肤皱褶处，观察有无眼分泌物、鹅口疮、皮疹、黄疸等。沐浴总时间不超过5分钟。

（3）臀部护理：及时更换尿布，便后使用婴儿专用一次性湿巾清洁臀部，清洁后局部涂含凡士林或氧化锌的护臀膏或鞣酸软膏等，以防治尿布性皮炎。

（4）口腔护理：保持口腔清洁，每日检查口腔黏膜。用生理盐水、灭菌注射用水等清洗口腔，如有鹅口疮，使用3%碳酸氢钠清洗口腔或涂以制霉菌素液（10万U/mL）。

（5）脐部护理：保持脐部清洁、干燥，勿被尿粪污染，注意观察有无渗血、渗液，不常规使用消毒剂，当脐部有感染征象时，可使用3%过氧化氢溶液由脐根部向外擦洗，再用复合碘消毒液或75%酒精消毒脐部。

（6）预防医源性皮肤损伤：采用液体敷料、硅酮敷料、水胶体敷料等皮肤隔离保护屏障，无张力性粘贴和水平撕脱的方法移除医用黏胶等，避免医用黏胶相关皮肤损伤；通过使用皮肤保护屏障敷料、每日至少2次对医疗器械接触部位和周围的皮肤进行评估等措施预防医疗器械相关压力性损伤；加强输液巡视，观察患儿输液处皮肤情况，避免发生输液渗漏。

5. 消毒隔离：

（1）严格执行消毒隔离制度，遵守无菌操作规程，护理前后严格洗手；听诊器、软尺等应一人一物。

（2）如有多重耐药或者特殊感染患者，尽量单间隔离，床旁张贴相应的隔离标识以示警示，所有物品专人专用。根据疾病传播途径、方式的不同采取相应防护措施，如戴口罩、面罩，穿防护衣等。设独立的医疗护理小组，其余人员不得进入隔离室，以减少不必要的交叉感染。医疗废物放双层黄色垃圾袋，专人回收，焚烧处理，生活垃圾按医疗废物处置。隔离室每日多功能动态空气消毒机进行空气消毒 3 次，每次 3 小时。治疗台、床头桌、门把手等物体表面每日用 1000~2000 mg/L 含氯消毒剂擦拭，地面用 1000 mg/L 含氯消毒剂拖地。患儿转出隔离室后，必须严格进行终末消毒处理。

6. 病情观察：

（1）密切观察患儿呼吸、体温、脉搏、进食、精神反应、哭声、反射、面色、皮肤颜色、肢端循环、大小便等。

（2）勤巡视，尤其在奶后半小时，及时发现并处理呼吸暂停、呕吐及窒息等症状。

7. "发展性照顾"模式：

（1）铺垫鸟巢，模拟子宫环境，为患儿提供舒适和正确的体位。

（2）保持病区环境安静，减少噪声。

（3）在暖箱上覆盖遮光布，减少灯光刺激。

（4）尽量减少不必要的操作，减少疼痛刺激，必要操作集中进行。

（5）在患儿病情允许的情况下，可开展家庭参与式护理，鼓励父母参与照顾患儿，指导家长进行袋鼠式护理，使其在实践操作的过程中掌握护理知识和技巧，建立亲子关系。

四、健康教育

1. 疾病预防指导：

（1）指导家长合理喂养，提倡母乳喂养，如无法母乳喂养者，则在医护人员指导下选择适宜的配方奶粉喂养。

（2）体温管理。高原地区长期处于低温，昼夜温差大，注意为患儿保暖，关注环境温度，监测患儿体温，合理增减衣被，避免受凉、感冒，维持体温在 36.5~37.5 ℃ 之间。

（3）皮肤护理。指导家长及时更换尿不湿，学会臀部护理、脐部护理、口腔护理等，保持皮肤的清洁和湿润，常规温水清洁皮肤，局部使用润肤剂，忌用碱性肥皂擦洗；勤剪指甲，避免抓破皮肤引起继发感染。

（4）预防感染。加强环境卫生，定时清洁、整理各类物品；房间每日开窗通风；改善手卫生，指导家长掌握和实施"七步洗手法"。

（5）指导完善新生儿疾病筛查，对患病新生儿在临床症状尚未表现之前或轻微时给予筛查，做到早期诊断、早期治疗，防止不可逆的损伤，避免智力低下、严重疾病和死亡。

（6）指导家长按时完成先天性预防接种。

2.疾病知识指导：向家长讲解疾病相关知识、居家观察要点、用药护理等；宣传门诊随访相关事项，让家长意识到随访的重要性和必要性。

第二节　新生儿肺炎护理常规

一、概述

新生儿肺炎（neonatal pneumonia）是由新生儿呼吸器官和功能不成熟、感染性因素等引起的常见疾病，发病率及死亡率较高，严重威胁新生儿的生命健康。尤其是高原地区，由于特殊的地理环境和气候条件，新生儿肺炎的发病率约 1%~3%，较平原地区稍高。导致新生儿肺炎的细菌主要有金黄色葡萄球菌、大肠杆菌等，也可由病毒或真菌等不同病原体引起，一般症状不典型，临床上表现为反应差、气促、鼻翼扇动、口吐白沫、呛咳等特征。

二、护理评估

1.羊水吸入性肺炎：胎儿在宫内或娩出过程中是否吸入羊水，出生时有无窒息史，复苏后有无呼吸困难、青紫、口吐白沫，肺部有无湿啰音。

2.胎粪吸入性肺炎：胎儿在宫内或分娩过程中将胎粪污染的羊水吸入下呼吸道。有宫内窘迫或生后 Apgar 评分低的病史，气管内可吸出胎粪。婴儿皮肤、指甲、口腔黏膜、头发均被胎粪染成黄色或深绿色。生后很快出现呼吸困难、呻吟、青紫、鼻扇、吸气性三凹征，缺氧严重者可出现抽搐。听诊两肺布满干湿啰音或出现管状呼吸音。

3.乳汁吸入性肺炎：乳汁吸入气管量少者症状轻，有咳嗽、气促、喘息等；吸入量多者可致肺炎，一次大量吸入可发生窒息。

4.感染性肺炎：根据发生的阶段不同分为宫内感染性肺炎、分娩过程中感染性肺炎、出生后感染性肺炎。

三、护理措施

1.执行新生儿一般护理常规。

2.保持呼吸道通畅：

（1）分泌物黏稠不易吸出者，可先行雾化，然后拍背吸痰，必要时 TDP 照射治疗。吸痰时动作轻柔，先吸口腔再吸鼻腔；吸引负压 60~80 mmHg，最大不超过100 mmHg；吸痰时间 5~10 秒，避免损伤黏膜；吸痰管插入深度适宜，避免损伤声带或导致吞咽反射；吸痰时注意观察患儿的面色，分泌物的量、黏稠度以及颜色。

（2）胸部物理治疗：常见手扣背或新生儿复苏面罩叩背，痰液多、黏稠或肺不张时考虑使用，并在治疗期间稳定头部。①手叩背法：手似杯状，掌指关节屈曲120°，指腹与大小鱼肌着落，利用腕关节力量有节律地叩击。②手 / 复苏面罩叩背：叩击自下而上，从外向内，叩击速度 100~120 次 / 分，每个部位反复 6~7 次，持续时间一般 5~6 分钟。③注意事项：喂养或吸痰前 30~45 分钟进行，操作时适当提高FiO_2 10%~15%，动作轻柔。当出现发绀、呼吸暂停、心动过缓时应立即停止，积极处理，症状消失后再予叩击。④下列情况不宜进行：超低出生体重早产儿；气管插管后48~72 小时内；应用呼吸机高氧、高通气时；肺出血、凝血功能障碍、颅内高压和肺动脉高压等。

3.合理用氧，改善呼吸功能：高原地区缺氧是新生儿肺炎的主要原因之一，因此根据新生儿的呼吸状况，采取适当的氧疗措施，以确保氧分压在正常范围内。当患儿出现呼吸困难，血氧分压 < 50 mmHg 时，给予氧疗。一般常压给氧，保持鼻腔清洁，气道通畅，保证氧气供给。持续心电监护，维持血氧饱和度在 85%~95%，用氧时间不宜过长，缺氧好转后停止给氧，以防氧中毒。保持室内空气新鲜，温湿度适宜，经常翻身，减少肺部淤血。

4.控制感染，预防交叉感染：严格遵守消毒隔离制度，病区定时消毒通风，接触患儿前后一定要洗手。严格按无菌操作准确收集痰及血培养标本，根据培养结果遵医嘱及时应用敏感有效的抗生素，并观察其疗效和副作用。

5.精心喂养，保证足够的能量和水分：喂奶以少量多次为宜，奶孔小、发绀明显者奶前及奶后给氧，有呛咳者采用抱起喂奶或鼻饲，奶后侧卧位。

6.保证静脉输液通畅：用输液泵或推注泵控制输液速度，切勿较短时间内输入大量液体，否则易引起肺水肿，导致心力衰竭。

7.严密观察病情变化，预防并发症发生：若出现烦躁不安、心率加快、心音较弱、气喘、发绀加重、双下肢水肿，要及时通知医生，按医嘱准确应用强心、利尿药。若出现呼吸不规律，呼吸暂停或发绀加重，可能为呼吸道梗阻，要及时吸痰。保持病室安静，光线不宜过强。烦躁者，遵医嘱适当应用镇静剂（尤其是重症肺炎合并先天性心脏病者），对哭闹患儿进行安抚并随时保持呼吸道通畅。注意患儿神志、面色、呼吸快慢、深浅度及节律、缺氧情况等，如有呼吸衰竭、心力衰竭、休克等征象，立即报告医生，采取积极的抢救措施。

四、健康教育

1.提高家长健康教育知识：指导家长监测新生儿呼吸、体温等指标，加强家长健康教育，密切观察患儿呼吸状态，避免接触呼吸道感染者，重视饮食卫生和手卫生，提高自我防护能力。

2.科学喂养：提倡母乳喂养，如发生呕吐时，应迅速将患儿头偏向一侧，轻拍背部，及时清洗口鼻腔奶汁，防止误吸，如出现缺氧表现不能缓解，尽快就医。

3.提高环境卫生水平：家长应注意保持室内的环境清洁卫生，减少细菌的滋生和繁殖。同时，在高原地区，应特别注意室内通风和保持适宜的温湿度。

4.定期健康检查：家长应定期带孩子到医院进行健康检查，了解孩子的生长发育情况。

第三节　新生儿黄疸护理常规

一、概述

新生儿黄疸（neonatal jaundice）是因胆红素代谢异常，引起血清胆红素水平升高，出现以皮肤、黏膜及巩膜黄染为特征的病症，分为生理性黄疸和病理性黄疸。高原环境下母体缺氧、母婴血氧饱和度下降等因素也可能导致黄疸发生，具体发病率不详。通常来讲，约 50% 的足月儿和 80% 的早产儿会发生生理性黄疸，生理性黄疸一般不需要特殊的治疗。病理性黄疸重者可导致胆红素脑病发生，造成神经系统受损，严重者危及生命，故应加强临床观察，及时救治。

二、护理评估

1. 鉴别生理性或病理性黄疸：

（1）生理性黄疸：①足月儿生后 2~3 天出现，4~5 天达高峰，7~10 天消退，血清胆红素 < 220.6 μmol/L（12.9 mg/dL）。②早产儿 < 256.5 μmol/L（15 mg/dL），消退时间 2~4 周。

（2）病理性黄疸：①出生后 24 小时内出现黄疸，血清胆红素 > 102 μmol/L（6 mg/dL）。②足月儿 > 220.6 μmol/L（12.9 mg/dL），早产儿 > 256.5 μmol/L（15 mg/dL）。③血清直接胆红素 > 26 μmol/L（1.5 mg/dL）。④胆红素每天上升 > 85 μmol/L（5 mg/dL）。⑤黄疸持续时间长，超过 2~4 周或进行性加重，黄疸退而复现。

2. 评估病理性黄疸原因：

（1）母乳性黄疸：母乳喂养，黄疸在生理性黄疸期内（2 天 ~2 周）或持续至新生儿期后期，但不随生理性黄疸的消失而消退，胆红素浓度 205.2~342 μmol/L，一般情况好，发育正常，肝功正常。

（2）新生儿溶血病：

①Rh 血型不合溶血病：母亲 Rh 阴性，胎儿 Rh 阳性；黄疸出现早、程度重、进展快；黄疸、贫血、水肿、肝脾大，甚至低血糖、核黄疸、出血倾向。

②ABO 血型不合溶血病：母亲血型 O 型，胎儿 A 型或 B 型；黄疸出现早，程度较重，进展较快；贫血、肝脾大较轻；可并发核黄疸。

③葡萄糖 -6- 磷酸脱氢酶（glucose 6-phosphate dehydrogenase，G6PD）缺陷病：有家族史；黄疸进展快，甚至核黄疸。

（3）新生儿肝炎：起病慢而隐匿或黄疸消退后再出现，伴呕吐、厌食、体重不增等，大便呈白色或灰白色，肝脏大，肝功异常。

（4）胆道闭锁：黄疸常在 3~4 周出现，皮肤呈黄绿色或灰绿色；大便由黄变白或呈油灰样；腹部膨隆，肝肿大变硬、脾大、腹壁静脉曲张。

（5）胆红素生成过多：

①红细胞增多症：即静脉血红细胞 > 6×10^{12}/L，血红蛋白 > 220 g/L，红细胞压积 > 65%。常见于母—胎或胎—胎间输血、脐带结扎延迟、先天性青紫型心脏病及糖尿病母亲婴儿等。

②血管外溶血：如较大的头颅血肿、皮下血肿、颅内出血等。

③感染：细菌、病毒、衣原体和原虫等引起的重症感染者可致溶血，以金黄色葡萄球菌、大肠杆菌引起的败血症多见。

④肠肝循环增加：先天性肠道闭锁、先天性幽门肥厚、巨结肠、饥饿和喂养延迟均可使胎粪排泄延迟，使胆红素吸收增加。

⑤血红蛋白病：α 地中海贫血、血红蛋白 F-Poole 和血红蛋白 Hasharon 等，由血红蛋白肽链数量和质量缺陷而引起溶血。

⑥红细胞膜异常：G6PD、维生素 E 缺乏和低锌缺乏症等均可引起红细胞膜异常，致使红细胞破坏增加。

（6）评估核黄疸症状：黄疸程度重，警告期精神萎靡、吸吮无力、呕吐及嗜睡、肌张力低下；痉挛期哭声高尖、双眼凝视或上翻、四肢肌张力增强、两手握拳、角弓反张甚至呼吸衰竭。

三、护理措施

1. 执行新生儿一般护理常规。

2. 病情观察：观察患儿精神状态是否良好，若出现反应差、嗜睡、肌张力减退、双目斜视、四肢强直或抽搐等症状时须立即报告医生，防止胆红素脑病的发生；观察皮肤颜色、部位变化、评价黄疸的进展；观察患儿吃奶情况及大小便的颜色、性状及量，如有胎粪排出延迟，应考虑人工通便，促进粪便及胆红素排出。密切观察心率、心音、贫血程度及肝脏大小变化，早期预防和治疗心力衰竭。

3. 蓝光治疗：

（1）光疗前准备：清洁患儿皮肤，修剪指甲；用光疗眼罩遮盖患儿双眼，以免视网膜受损；用专用光疗尿裤或窄尿布保护会阴，其余皮肤均裸露，皮肤暴露面积越大，光疗效果越好。为避免擦伤，可用小袜子保护双足跟及双踝。

（2）蓝光照射：分为单面和双面两种，黄疸程度重的患儿需使用双面光疗箱照射。不能出暖箱的早产儿及黄疸程度轻的患儿可用单面光疗仪。照射前检查蓝光灯管，擦净灯管污迹及灰尘，根据灯管使用情况及时进行更换，保证每根灯管光源能量。

（3）光疗箱要预热，在暖箱内或光疗箱内光疗时，待箱内温度在 30 ℃左右时，将患儿抱入，水箱内注满灭菌用水，注水量以水箱刻度为准，使湿度维持在 50%~60%。

（4）光疗过程中加强巡视，每小时测体温 1 次或根据病情、体温情况随时测量。保持体温在 36~37 ℃，根据体温调节箱温，如体温超过 37.8 ℃或低于 35 ℃要暂停光疗。

（5）光疗中注意观察患儿精神、反应、呼吸、脉搏及黄疸程度的变化，观察大小便颜色与性状；皮肤有无发红、干燥、皮疹；有无呼吸暂停、烦躁、嗜睡、发热、腹胀、腹泻、呕吐、惊厥等症状。

（6）保证体液平衡：传统的光疗会导致新生儿热环境急剧变化，增加不显性水分丢失，故应适当补充水分。但 LED 冷光源蓝光灯管的输出热量低，引起不显性失水的可能性较低，对于足月儿，只要奶量足够，不需要额外静脉补液。

（7）喂奶后半小时内给予患儿侧卧位并增加巡视次数，防止患儿呕吐发生窒息。及时清除光疗箱内玻璃床上的奶液及污物，保持床体透明度，保证光疗效果。

（8）光疗结束后清洁光疗箱并登记使用时间，继续观察胆红素是否有反弹。

4. 换血护理：

（1）准备新鲜血，先室内预热，使之与体温接近，有条件时可使用血液加温器；库存血贮存时间不超过 3 天，避免因游离钾离子增高引起高钾血症。

（2）将患儿置于辐射保温台上，取仰卧位，适当约束四肢、镇静。连接心电监护仪，监测生命体征。

（3）术前禁食一次，以防术中奶液反流引起误吸。建立动、静脉通道并妥善固定。

（4）换血过程中保持动静脉同步进行，以维持内环境的稳定。准确记录输出量、输入量及时间。保持动静脉通畅，防止空气栓塞及凝血。

（5）换血过程中密切观察患儿生命体征、尿量、皮肤颜色及全身情况并详细记录，注意保暖，观察有无输血反应。及时送检血标本，判断换血效果。

（6）换血后及时拔除动脉留置针，遵医嘱继续蓝光治疗。密切观察患儿生命体征、尿量、肌张力变化，评估黄疸进展。

（7）用药护理：遵医嘱给予白蛋白和酶诱导剂，纠正酸中毒；合理安排补液计划，黄疸患儿应先碱化血液再输入白蛋白，并观察有无不良反应。

（8）营养支持：黄疸期间应耐心喂养，保证奶量摄入，促进肠道排空。

四、健康教育

1. 疾病知识宣教：解释黄疸的原因、观察的要点及必要的治疗与检查，让家长了解病情并配合治疗。高原地区尤其注意加强孕前保健，对高危孕妇严密监测，分娩过程中注意避免缺氧和母婴血氧饱和度下降等情况。

2. 饮食及用药：G6PD 缺陷者，乳母和患儿忌食蚕豆及其制品，衣物保管时勿放樟脑丸，以免诱发溶血；母乳性黄疸需根据胆红素水平，暂停或减少母乳喂养，2~4 天黄疸减退后可继续母乳喂养。

3. 出院后随访：根据胆红素水平确定患儿出院后随访计划。指导家长观察患儿巩膜及皮肤颜色黄染情况，观察大小便颜色，观察患儿有无抽搐，发现患儿异常及时就医。疑有胆红素脑病的患儿，告知家长加强神经系统方面随访，尽早进行康复治疗，减少后遗症的发生。

第四节　新生儿颅内出血护理常规

一、概述

新生儿颅内出血（intracranial hemorrhage of newborn）主要因缺氧或产伤引起，早产儿发病率较高，是新生儿早期的重要疾病与死亡原因，预后较差。最常见的出血类型为脑室周围 - 脑室内出血，也可发生硬脑膜下、蛛网膜下腔、脑实质，小脑及丘脑、基底核等部位出血。临床表现主要与出血部位和出血量有关，轻者可无症状，大量出血者可在短期内死亡。非特异性表现有低体温、无其他原因可解释的贫血与黄疸、频繁呼吸暂停，严重时可发生失血性休克。神经系统表现有颅内压力增高征、呼吸不规则、神志改变、眼征、瞳孔不等大和对光反应消失、拥抱反射减弱或消失。研究发现高原环境下新生儿颅内出血的发病率较平原地区有所增加，而且随着海拔的升高逐渐上升，可能与高原环境下新生儿体内氧分压降低导致缺氧有关。

二、护理评估

1. 询问妊娠史、胎儿成熟状况、分娩史、缺氧及复苏经过。

2. 检查神志、头围大小、囟门情况、四肢肌张力、反射以及瞳孔大小对光反射灵敏情况。

3. 脑室周围 - 脑室内出血多见于胎龄小于 32 周，体重低于 1500 g 的早产儿。呼吸暂停、嗜睡、肌张力低下和拥抱反射消失。

4. 小脑出血可发生于早产儿和足月儿。神经症状主要表现为脑干症状。如呼吸暂停和呼吸不规则、心动过缓、眼球偏斜、面瘫、间歇性肌张力增高、角弓反张等。

5. 蛛网膜下腔出血与缺氧、酸中毒和产伤有关，多见于早产儿。典型表现为生后第二天出现抽搐，发作间歇情况良好。出血严重者表现为反复惊厥、昏迷、肌张力低下和中枢性呼吸衰竭，可于短期内死亡。

6. 脑实质出血多见于足月儿，主要后遗症为脑瘫、癫痫和精神发育迟缓。

7. 硬脑膜下出血多见于巨大儿、胎位异常、难产或产钳助产者。一般在出生 24 小时后出现惊厥、偏瘫和斜视等。存活数月后可发生硬脑膜下积液。

三、护理措施

1. 执行新生儿一般护理常规。

2. 病情观察：新生儿颅内出血病情观察是重点，不仅要观察患儿的生命体征，更要关注患儿的意识和精神状态、瞳孔和各种反射、囟门张力、皮肤弹性、尿量及颜色变化等，动态观察，发现异常及时与医生沟通，采取积极的治疗措施，必要时转运到有条件的医院加强救治。

3. 保持呼吸道通畅：根据缺氧程度给予不同方式的呼吸支持，以提高患儿血氧浓度，减轻脑水肿，改善脑细胞缺氧，密切观察患儿缺氧改善情况。对抽搐、分泌物多的患儿应及时吸痰，保持呼吸道通畅。

4. 颅内出血的预防：新生儿尤其是早产儿在出生前 4 天很容易发生出血，因此预防新生儿颅内出血应该从出生之后立即开始。保持患儿安静，尽可能减少操作；必需的操作应集中、简短且轻柔。有创操作时，应予以疼痛评估与干预。极低及超低出生体重儿应采取集束化预防策略，予以精细化护理。患儿出生后 1 周内，不常规称体重或更换垫单、洗澡等；如需称体重或更换垫单，必须 2 人配合完成，动作轻柔。患儿头部保持中线位，床头抬高。遵医嘱严格控制输液量及速度，以免静脉液体突然增加导致生发层基质毛细血管破裂。严密观察患儿血压情况及变化。病情重的患儿予以有创血压持续监测，因持续动脉血压监测仪上的波形反映大脑前动脉的血流速率，因此发现动脉血压曲线有波动的趋势,应通知医生予以处理。气胸往往发生在颅内出血之前,气胸导致的血流动力学改变引起生发基质层毛细血管压力增高,因此需要严密观察有无气胸的发生。

5. 用药护理:对颅内出血的患儿,常规使用止血药物,多用维生素 K_1 肌内或静脉注射,剂量 3~5 mg,或应用巴曲酶注射液等其他止血药物。出现惊厥、脑水肿时可给予苯巴比妥、甘露醇等对症治疗,并观察用药后效果及不良反应,保持静脉通道通畅,静脉输液时速度宜慢,以防快速扩容加重出血。

6. 体位护理:患儿绝对静卧,头部制动,直至病情稳定,头肩部抬高 15°~30°,减轻颅内压。保持患儿绝对安静,换尿布、喂奶等动作要轻,治疗和护理操作集中进行,尽量少搬动患儿头部,避免引起患儿烦躁加重出血。

7. 营养支持:出血早期禁止直接哺乳,以防因吸奶用力或呕吐而加重出血。可用奶瓶喂养,当患儿出现恶心、呕吐则提示颅内压增高。

四、健康教育

患儿住院期间,向家长讲解新生儿颅内出血的发病原因、临床特点及护理方法,向家长讲解颅内出血的严重性以及可能出现的后遗症。一旦发现患儿有脑损伤时,应尽早指导家长早期功能训练和智能开发。患儿出院后,鼓励家长坚持长期治疗和随访,以提升患儿的生存质量。预防高原地区新生儿颅内出血的关键在于加强产前检查,提高分娩质量。

第五节 新生儿败血症护理常规

一、概述

新生儿败血症(neonatalsepticemia)是指新生儿时期血液或脑脊液等无菌腔隙培养出致病菌(包括细菌、病毒、原虫等)引起的全身炎症反应综合征,其主要病原体是细菌。根据发病时间,新生儿败血症分为早发败血症(early-onset sepsis,EOS)及晚发败血症(late-onset sepsis,LOS),一般发病时间 EOS ≤ 3 天,LOS > 3 天。据统计,全球新生儿败血症发生率约为 2205/100000 活产婴儿,死亡率为 11%~19%。一般无特征性表现，早期为患儿反应差、哭声弱、发热、体温不升等，逐渐发展为精神萎靡、嗜睡、不吃不哭不动、体重不增、黄疸迅速加重持续不退等，少数严重者很快发展为呼吸衰竭、弥散性血管内凝血、中毒性肠麻痹、酸碱紊乱和核黄疸。研究发现，在高原环境下，新生儿体内红细胞压积增高，血液黏稠度增加，有利于细菌在体内繁殖和扩散，所以发病率较高。

二、护理评估

1. 健康史：详细询问病史，了解母亲的妊娠史、分娩史。了解母亲孕期健康情况，有无围产期母亲发热、感染史；了解患儿分娩方式、分娩过程、有无感染性和损伤性分娩、胎膜早破、羊膜腔内感染史等。

2. 身体状况：评估患儿消化、呼吸、循环、泌尿、血液系统情况。观察患儿的生命体征，有无少吃、少哭、少动、面色发黄、体温不升、大理石花斑、休克及肠麻痹，有无皮肤黏膜破损或局部感染灶，是否有红肿、渗液、疼痛或异味等症状。有无颅内高压表现，如前卤饱满、张力高、头颅骨缝增宽、双眼凝视、四肢肌张力增高或降低、尖叫及抽搐等。

3. 心理—社会状况：评估家长对新生儿败血症的治疗及预后知晓程度、家长的社会支持情况及照顾需求。

三、护理措施

1. 执行新生儿一般护理常规。

2. 加强新生儿基础护理：

（1）皮肤护理：新生儿皮肤黏膜娇嫩，做好皮肤护理至关重要。应选择面料柔软、吸汗及透气性强的衣服和包被。保持皮肤清洁干燥，每天行沐浴或床上擦浴，动作轻柔，注意颈下、腋下、腹股沟等皮肤褶皱部位的清洁，洗头时注意不能让水进入外耳道。勤换尿不湿，防止尿布皮炎发生。

（2）口腔护理：新生儿口腔黏膜不能擦伤，切记不能挑"马牙"。口腔清洁可用无菌棉签蘸生理盐水轻轻擦拭内颊部、上颚、牙龈、舌上下等，对气管插管患儿可采用1%碳酸氢钠漱口水进行擦拭，每4小时1次。

（3）脐部护理：保持脐部皮肤清洁、干燥，不需要特殊处理。如脐部渗血、渗液，可用 0.2%~0.5% 碘伏或 75% 的酒精由脐根部向外擦洗，根据具体情况决定频次。尿布不能遮盖脐部，防止尿液污染导致脐部感染。

3. 保证环境清洁安全：

（1）新生儿室空气、地面、物体表面定时消毒。新生儿所用物品包括听诊器、小毛巾等均一人一用一消毒，不能混用。最好选择一次性奶瓶和口服药杯，防止交叉感染。

（2）医护人员身体健康，病室人员相对固定，接触患儿必须戴手套，认真执行手卫生。减少亲友及外来人员进入病室。

（3）医疗废物和生活垃圾均有专用垃圾桶，加盖定时清理。

4. 严格无菌技术操作：

（1）静脉用药液必须专人配制，尤其是静脉营养液，严格执行无菌技术操作，防止医源性感染。

（2）各种留置导管必须专人护理，定时观察和记录，发现局部异常（红、肿、热等）及时拔除导管，并送导管头端行培养。

5. 加强巡视：高原地区新生儿败血症的临床表现与平原地区相似，但是症状可能更加严重，应加强巡视，每 4 小时监测 1 次体温、心率、呼吸、血压，必要时专人护理。患儿出现面色青灰、呕吐、脑性尖叫、前囟饱满、双眼凝视等症状时提示有颅内感染可能；面色青灰、皮肤发花、四肢厥冷、脉搏细弱、皮肤有出血点等症状时提示感染性休克或 DIC。

6. 其他护理：

（1）在使用抗生素前采集患儿血培养，尤其注意无菌操作。

（2）遵医嘱按时、准确使用抗生素，保证抗菌药物有效使用，观察用药效果，注意药物的配伍禁忌和毒副作用。

四、健康教育

教会家长居家照护新生儿，保持患儿皱褶处皮肤、臀部及脐部清洁干燥。指导家长识别败血症临床表现，如出现高热、反应差、拒乳、皮肤大理石样花纹等及时就医。告知家长随访时间和注意事项。

第六节　新生儿窒息护理常规

一、概述

新生儿窒息（neonatal asphyxia）是指由于产前、产时或产后的各种病因使新生儿出生后不能建立正常呼吸，引起缺氧并导致全身多脏器损害。本病是围产期新生儿死亡和伤残的重要原因之一。高原地区由于严峻的气候环境和不良的医疗条件，新生儿窒息更容易发生。

二、护理评估

1. 健康史：详细询问病史，了解母亲孕期健康情况、妊娠史、分娩史，了解胎儿分娩方式、分娩过程等，评估是否有引起窒息的高危因素等。

2. 身体状况：评估患儿的生命体征、Apgar 评分、脐动脉血 pH 值、氧合情况等。新生儿 Apgar 评分（Apgar score）是一种简易评估新生儿窒息及窒息程度的方法。该评分包括皮肤颜色、心率、呼吸、对刺激的反应和肌张力 5 项；每项分值为 0~2 分，总共 10 分，8~10 分为正常，4~7 分为轻度窒息，0~3 分为重度窒息。生后 1 分钟评分可判断窒息程度，5 分钟及 10 分钟评分有助于判断复苏效果及预后。

3. 心理—社会状况：了解家长对患儿窒息的治疗及预后的知晓程度、家长的社会支持情况及照顾需求。

三、护理措施

1. 执行新生儿一般护理常规。

2. 窒息复苏：严格按照 ABCDE 复苏流程进行，顺序不能颠倒，其中"评估—决策—措施"的基本程序在整个复苏过程中不断重复。启动复苏程序后的评估主要基于 3 项指标：呼吸、心率和脉搏血氧饱和度。复苏流程如下：

（1）A（airway）通畅气道（要求在生后 30 秒内完成）：①新生儿娩出后立即置于预热好的辐射台上或因地制宜采取保暖措施；复苏胎龄 < 32 周和（或）出生体重 < 1500 g 的早产儿，将其头部以下躯体和四肢包裹在清洁塑料膜 / 袋内，或盖以塑料薄膜置于辐射保暖台上进行保暖。②摆好新生儿体位至鼻吸气位，肩部垫高 2~2.5 cm，使头轻度仰伸，咽、喉、气管呈一条直线，避免过仰或过屈。③如果新生

儿气道有较多分泌物且呼吸不畅，可用吸引球或吸痰管清理气道，先吸口腔再吸鼻腔黏液，每次吸引时间不超过 10 秒，吸引器的负压不超过 13.3 kPa（100 mmHg）。④快速彻底擦干全身，去掉湿毛巾；用手拍打或手指弹足底、摩擦背部 2 次以诱发呼吸。

（2）B（breathing）正压通气：如新生儿出现呼吸暂停或喘息样呼吸和（或）心率 < 100 次 / 分，立即给予正压通气。正压通气采用 CE 手法，通气频率为 40~60 次 / 分；通常情况下吸气峰压为 20~30 cmH_2O；正压通气建议在血氧饱和度的监测下进行，足月儿和胎龄 > 35 周早产儿开始用空气进行复苏，胎龄 < 35 周早产儿开始用 21%~30% 的氧气进行复苏，根据导管前血氧饱和度调整氧浓度达到目标值。

（3）C（circulation）胸外按压：如 30 秒有效正压通气后心率 < 60 次 / 分，应立即气管插管，气管插管正压通气的同时进行胸外心脏按压。胸外按压时氧浓度调至 100%，按压手法可采用拇指法或双指法，按压部位在胸骨体下 1/3 处，胸骨下陷的幅度为胸廓前后径的 1/3。胸外按压需 2 位医护人员配合，一人胸外按压，一人持续正压通气，胸外按压和正压通气的比例为 3∶1，即每分钟 90 次的按压，正压通气 30 次，每一个循环（按压 3 次通气 1 次）2 秒。

（4）D（drug）药物治疗：如在 100% 氧正压通气和胸外按压 45~60 秒后评估心率仍 < 60 次 / 分，应给予药物治疗。①建立有效的静脉通路；②保证药物应用：有效的正压通气和胸外按压 60 秒后，心率持续 < 60 次 / 分，给予 1∶10000 肾上腺素 0.1~0.3 mL/kg 静脉注入或 0.5~1.0 mL/kg 气管内注入。另外根据病情遵医嘱扩容、纠正酸中毒、低血糖、低血压等。

（5）E（evaluation and environment）评价和环境（保暖）：评价和保暖贯穿始终。

3. 复苏后监护：

（1）体温管理：根据情况因地制宜地采取保暖措施，比如提高室温、辐射台保暖、暖箱保暖、塑料薄膜包裹等。

（2）持续监测生命体征及内环境的稳定，有异常及时给予相应处理。

（3）复苏后对心、脑、肺、肾及胃肠道等器官功能进行监测，发现异常及时干预，减少伤残。

4. 预防感染：严格执行无菌操作，加强环境及物品管理，注意手卫生。

四、健康教育

耐心细致地向家长交代患儿目前的情况和可能的预后，帮助家长树立信心，促进父母角色的转变。高原地区加强孕期保健和新生儿护理，增强居民的预防意识，有助于降低新生儿窒息的风险。

第七节　新生儿呼吸窘迫综合征护理常规

一、概述

新生儿呼吸窘迫综合征（neonatal respiratory distress syndrome，NRDS）又称新生儿肺透明膜病（hyaline miembrane disease，HMD），多见于早产儿，是由于肺泡壁缺乏表面活性物质（pulmonary surfactant，PS）所致。胎龄越小，发病率越高。临床表现为：出生时可正常，但在生后6~12小时内即出现呼吸困难，并进行性加重，青紫，呼气性呻吟，吸气时胸廓凹陷，鼻翼扇动，肌张力低下，呼吸暂停，甚至出现呼吸衰竭。胎龄越小，发病率越高，也可见于多胎妊娠、糖尿病母亲婴儿、围产期窒息等。高原地区由于低氧、低气压等原因导致发病率与平原地区相比存在显著差异。

二、护理评估

1. 健康史：详细询问病史，了解母亲的妊娠史、分娩史，了解母亲孕期健康情况，有无糖尿病、感染等病史，孕期有无引起早产的原因及前置胎盘、胎盘早剥等诱发NRDS的情况；了解胎儿分娩方式、分娩过程。

2. 身体状况：评估患者的生命体征及氧合，尤其是呼吸及血气。评估患儿的反应、神志、肌张力以及Apgar评分情况。了解肺部听诊情况、循环各系统的改变。尤其是生后24~48小时的病情。

3. 心理—社会状况：了解家长对新生儿呼吸窘迫综合征治疗及预后的知晓程度、家长的社会支持情况及照顾需求。

三、护理措施

1. 执行新生儿一般护理常规。

2. 病情观察：监测生命体征，必要时持续动脉有创血压监测。因缺氧、高碳酸血症可导致酸碱、水电解质、循环功能失衡，需密切观察实验室检查结果，如血气分析、血糖、血钙、血钠等。持续观察和评估患儿对治疗的反应，根据病情、血气分析的结果和血氧饱和度的监测值，及时调整氧浓度及呼吸机参数。警惕并发动脉导管未闭、肺动脉高压及气胸，注意对症处理。

3. 气道管理：给予侧卧位或仰卧位，肩下垫高 1~2 cm，使颈部轻微拉伸、头部处于鼻吸气位，使气道伸直，充分开放，及时清除呼吸道分泌物。颈部过度拉伸或过度屈曲时会导致气管直径变小，不利呼吸。同时可以给患儿使用水床。

4. PS 用药护理：通常生后 24 小时内完成 PS 的使用。PS 一般贮藏在 2~8 ℃冰箱里，使用前将药瓶置于暖箱内加温至 37 ℃，复温后的药瓶不能重新放回冰箱。用药前彻底清除口、鼻腔及气管内的分泌物。气管插管下听诊双肺呼吸音是否对称，确认气管插管位置及深度，摆好患儿体位。轻轻上下转动药瓶，使药液均匀，然后用注射器吸取药液，经气管插管缓慢注入肺内，同时给予复苏气囊加压通气，使药液充分弥散至双侧肺内，滴注完毕继续复苏气囊加压通气 3~5 分钟，确保药液完全进入双侧肺内，然后根据患儿呼吸、血氧饱和度、心率等情况选择不同给氧方法，一般给药后 6 小时内气管内不吸引。使用 PS 后，通过 "INSURE" 技术（气管插管—使用 PS—拔管使用持续气道正压通气），部分患儿能避免机械通气。近几年多项研究在探索有自主呼吸者不使用气管插管（使用细的导管）给予 PS 是否可以改善预后，避免任何正压通气。第一种方法为侵入性较小的 PS 使用（less invasive surfactant administration，LISA），在持续气道正压通气下使用喉镜和 Magill 钳将细软导管置于气管内，已在欧洲广泛使用。第二种方法为微创 PS 使用（minimally invasive surfactant therapy，MIST），在持续气道正压通气下使用细血管导管，因为导管较硬，可以在直接喉镜下不使用钳子将导管置于气管内。这两种方法均在持续气道正压通气下维持自主呼吸，PS 在几分钟内缓慢注入，不需要复苏囊加压，与传统气管插管 PS 使用后接机械通气进行比较，可减少机械通气，降低支气管肺发育不良、气胸和严重颅内出血的发生率。

5. 用氧护理：

（1）用氧及监测：持续进行血氧饱和度监测，调整呼吸机参数后监测血气分析结果，根据血氧饱和度、动脉血氧分压再进行调整。

（2）持续正压通气（continuous positive airway pressure，CPAP）使用的护理：放置鼻塞时，先清除呼吸道及口腔分泌物，清洁鼻腔。鼻部采用人工皮保护鼻部皮肤和鼻中隔。在 CPAP 氧疗期间，经常检查装置各连接处是否严密、有无漏气。吸痰时取下鼻塞，检查鼻部有无压迫引起皮肤坏死或鼻中隔破损等。每小时观察 CPAP 的压力和氧浓度。

（3）机械通气的护理：妥善固定气管插管以避免脱管，每班测量并记录置管长度，检查接头有无松脱漏气、管道有无扭转受压。湿化器内蒸馏水至标准刻度线处，吸入气体要注意加温湿化。每次吸痰操作前后要确认导管固定位置是否正确，听诊呼吸音是否对称，预防气管插管非计划性拔管。

6.预防感染：使用无菌水清洁口腔。NRDS 的患儿多为早产儿，住院时间长，抵抗力差，易发生院内感染，应严格执行消毒隔离规范。

四、健康教育

及时向患儿家属解答病情，缓解其紧张焦虑情绪。让家属了解治疗过程和进展，取得最佳配合，教会父母居家照顾的相关知识，为患儿出院后得到良好的照顾打下基础。

第八节　新生儿先天性心脏病护理常规

一、概述

先天性心脏病（congenital heart disease，CHD），简称先心病，是由于遗传与环境等因素导致的胎儿期心脏血管发育异常进而引起的血管畸形，是最常见的先天畸形，占活产新生儿的 6‰~10‰，是我国婴儿死亡的主要原因之一。高原低氧、低压特殊环境下可能通过影响基因、信号通路、表观遗传机制、机体代谢等途径导致胎儿心脏发育异常，其先天性心脏病发病率较平原地区显著增加。数据显示，居住在高海拔地区的 12~18 月龄婴儿的心脏病发病率比平原地区高约 10 倍，且随着海拔的增高发病率增加。呼吸道感染、寒冷低温及婴幼儿自身营养不良、贫血等因素是小儿高原心脏病发生的重要诱因。根据心腔或大血管间有无分流和临床有无青紫，可将先天性心脏病分为 3 类：左向右分流型（潜伏青紫型）、右向左分流型（青紫型）和无分流型（无青紫型）。先天性心脏病临床主要表现为易烦躁、哭闹不眠、气促、心率加快、乏力多汗、喂养困难、生长迟缓，部分患儿还可出现肺部感染的表现。本病以内科治疗、手术治疗为主，预后与疾病的严重程度、并发症及手术的早晚有关，及时有效的医疗干预联合规范严密的护理，可提高先天性心脏病患儿的生存率。

二、护理评估

1.健康史：了解母亲的妊娠史，有无感染史、用药史、吸烟与饮酒史，母亲有无先心病、糖尿病、全身性红斑狼疮或其他结缔组织病，家族中有无遗传性疾病、先心病。

2.身体状况：评估患儿的生命体征、精神、营养、循环及呼吸状况；皮肤黏膜有无发绀及其程度；听诊心脏杂音的位置、时间、性质和程度；评估血气分析等实验室指标；读取 X 线、心电图、超声心动图影像学检查报告。

3.心理—社会状况：了解家长对本病相关知识的知晓程度，是否因本病的检查和治疗比较复杂、风险较大、预后难以预测、费用高而出现焦虑和恐惧，是否积极配合诊疗和护理。

三、护理措施

1.执行新生儿一般护理常规。

2.维持体温稳定：尽早将患儿置于暖箱或辐射台保暖，根据体重及日龄调节合适温湿度，避免低体温增加心脏后负荷。

3.合理用氧：应了解患儿先心病的种类，关注超声心动图的检查结果，明确患儿用氧的指征，并在严密监测经皮血氧饱和度的前提下，调整用氧浓度。通常采用头罩或箱式给氧，使用 21%~40% 的氧浓度，必要时给予机械辅助通气。对于非导管依赖型的先心病如单纯室间隔缺损、房间隔缺损等，高浓度的氧气吸入有助于改善低氧血症，但对于部分青紫型先心病应给予低流量吸氧，流量为 0.5~1 L/min，完全性大动脉转位患儿禁吸氧。

4.营养支持：母乳是先心病患儿最好的营养品，全量经口喂养是最理想的肠内营养途径，半卧位是喂养的最佳体位。密切监测患儿对喂养的耐受情况，防止腹泻或便秘、呕吐以及坏死性小肠结肠炎，必要时遵医嘱予肠外营养支持，控制每日液体入量。

5.预防感染：注意保护性隔离，避免交叉感染，严格执行手卫生，遵守无菌操作原则，集中操作。

6.病情观察：保持患儿安静，严密监测体温、肌张力、活动反应、体重、尿量、大便情况，特别需要注意心率、呼吸、血氧饱和度的变化情况。严格控制输液速度及量，动脉导管未闭患儿需限制液体摄入量。保持大便通畅，必要时给予开塞露纳肛。

7.用药护理：遵医嘱准确用药并观察药物反应。如使用洋地黄药物前数心率，当心率低于 100 次 / 分时或出现恶心、呕吐、心律失常等症状，应告知医生，及时停药；使用利尿剂时应监测出入量及电解质；使用血管活性药物时应防止输液渗漏并监测血压变化；使用前列腺素 E1 要现配现用，配制的药液在 12 小时内用完，观察是否出现心动过缓、低血压、发热等；使用吲哚美辛，观察尿量、胃肠道、腹部症状和排便性状。

8.围手术期护理：需接受外科手术治疗的患儿，遵医嘱完善术前准备及术后护理，针对病情需要实施监护。

四、健康教育

1.药物指导：切勿在没有医生建议下盲目自行停药或加大药物剂量。在强心药的服用过程中，应教会父母怎样测量心率以及服用的注意事项，包括并发症的观察；服用利尿剂的患儿应嘱咐其父母观察尿量的变化；服用抗凝药物的患儿常见的副作用为出血，如发现患儿有出血倾向如皮肤黏膜的出血点或出现黑便等应立即到医院就诊。

2.居家环境：保持居室环境清洁以及适宜的温度及安静的环境，房间温度在 22~26 ℃之间，保持室内空气新鲜流通；防止感染，避免与感冒、咳嗽的人接触。

3.休息与活动：避免患儿因活动、哭闹、便秘等引起缺氧发作。如接受手术治疗的患儿，术后 3 个月内应尽可能采用双手腋下侧抱患儿，保持平卧，避免影响胸廓发育的平整，减少手术引起的胸廓畸形的发生。

4.免疫接种：患儿应接受常规的计划免疫，但手术前后 1 个月避免免疫接种，如果患儿住院期间接受过血制品，必须 6 个月后才能预防接种。

5.应急情况处置：指导家长在患儿有以下症状时及时就诊，包括呼吸急促、过度出汗、嗜睡、连续 2 次奶量不能完成、眼睛面部虚胖（肿胀）、过度易激惹、皮肤发绀、体温＞ 38 ℃、腹痛、厌食。出院前应告知家长当患儿病情变化时如何获取帮助及与医院取得联系，掌握心肺复苏的技能。指导家长当患儿出现青紫时应当采取的措施，如何采取膝胸卧位。

6.随访计划：新生儿期接受手术治疗的患儿应根据不同类型的心脏疾病接受规律、严密的随访；姑息性手术治疗的患儿需定期检查心肺功能及其他各项生化指标，为手术做准备；未接受手术的患儿同样需要规律的心脏专科随访，监测其心脏功能及生长发育。

7.生育宣教：指导家长再次生育时加强孕期产检，按时随访，针对性采取措施加以预防，提高新生儿质量，优生优育。

第九节　新生儿低血糖护理常规

一、概述

新生儿低血糖（hypoglycemia of newborn）是指不论胎龄或日龄，全血葡萄糖＜2.2 mmol/L。当新生儿血糖＜1.7 mmol/L 时，发生脑损伤的可能性很大，当新生儿血糖＜2.6 mmol/L 时，脑损伤随着低血糖持续时间延长而增大，故当血糖＜2.6 mmol/L 时即需临床干预。健康足月儿低血糖的发生率为 1%~5%，早产儿和小于胎龄儿低血糖的发生率为 15%~25%。处于寒冷或低体温状态下的新生儿低血糖发生率高，这与低体温儿的产热能力不能满足体温调节的需要有关。新生儿低血糖是由于葡萄糖储存减少或消耗增加引起的，临床上可表现为反应差、少吃少哭少动、低体温、喂养困难、面色苍白、出汗等全身症状，呼吸暂停、呼吸窘迫、呼吸节律改变等，异常呼吸致阵发性发绀，严重者出现嗜睡、肌张力低下、易惊、尖叫、抖动、烦躁不安、昏迷及惊厥发作等神经系统功能障碍。大部分症状及体征经及时干预，随着葡萄糖供给和血糖恢复正常易快速纠正，而严重、持续或反复低血糖常致惊厥发作或昏迷等，即使低血糖纠正，临床恢复较难且慢，甚至可引起远期神经系统不可逆性损伤。

二、护理评估

1. 健康史：仔细询问母亲是否有糖尿病、妊娠期高血压。了解患儿喂养史，开始喂养时间、奶量、喂奶间隔时间、喂奶是否耐受；是否有红细胞增多症、ABO 溶血或 Rh 血型不合溶血、围生期窒息、感染、寒冷损伤、呼吸窘迫综合征等。

2. 身体状况：评估患儿有无反应差、嗜睡、淡漠或激惹、颤抖、眼球震颤、肌张力异常、惊厥等神经系统症状；是否有面色苍白、多汗、呼吸暂停、哭声异常、喂养困难等状况。

3. 心理—社会状况：评估家长对本病的了解程度及对患儿的关注程度。

三、护理措施

1. 执行新生儿一般护理常规。

2. 尽早喂养：生后能进食者尽早喂养，根据病情给予 10% 葡萄糖或吸吮母乳，保证营养摄入、糖分供给。

3.建立血管通路：尽快开通静脉通路，遵医嘱补液，当患儿需要输注高浓度葡萄糖才能维持血糖水平时（葡萄糖浓度＞12.5%），则建立中心静脉通路。输液过程中需密切关注输注部位有无肿胀、输液泵走速是否精准。

4.监测血糖：生后1小时开始床旁监测，根据监测结果调整血糖监测频次，如症状消失，血糖正常12~24小时，逐渐减少至停止输注葡萄糖，并及时喂奶。

5.用药护理：

（1）无症状性低血糖：可给予进食10%葡萄糖，患儿血糖＜2.6 mmol/L，应静脉输入葡萄糖液，速度为6~8 mg/（kg·min）。

（2）症状性低血糖：立即静脉注射10%葡萄糖液2 mL/kg，速度为1 mL/min，随即静脉持续输入10%葡萄糖液，以6~8 mg/（kg·min）的速度维持，根据血糖监测结果调整输液速度。

（3）持续低血糖的处理：如果输入葡萄糖的速度＞12 mg/（kg·min），血糖仍不能维持正常，可加用氢化可的松5~10 mg/（kg·d），或结合病情选择胰高血糖素肌内注射、二氮嗪口服等。

6.体温管理：高海拔寒冷地区，昼夜温差大，应加强保暖，减少能量消耗，依据患儿胎龄、日龄、体重、体温情况，给予合适的中性环境温度。

7.病情观察：观察患儿神志、哭声、呼吸、肌张力及抽搐情况，如发现呼吸暂停，立即给予叩背、弹足底等初步处理；严密观察喂养耐受情况，如奶量、胃内潴留量、腹部情况、大小便，准确记录出入液量。

四、健康教育

1.疾病预防指导：出生后尽早开奶和人工喂养，高危新生儿生后1小时内开始喂养，早产儿和小于胎龄儿每2~3小时喂养一次，按需喂乳，无须严格限定时间，保证热量供给，预防低血糖发生。

2.疾病知识指导：对有高危因素的家长，积极做好解释工作，告知低血糖发生的原因和预后。新生儿低血糖的预后与低血糖持续时间、发作次数、严重程度及潜在病因有关。因低血糖导致脑损伤的患儿，应定期随访，评估运动及神经系统发育情况，进行后期康复治疗，避免脑瘫、智力低下、视觉障碍、小头畸形等发生。

第十节　新生儿高血糖护理常规

一、概述

新生儿高血糖（neonatal hyperglycemia）指全血血糖＞ 7.0 mmol/L（125 mg/dL）或血浆血糖＞ 8.0 mmol/L（145 mg/dL），多见于早产儿。新生儿高血糖发生率较低血糖低，发生原因主要为新生儿血糖调节功能不成熟、对糖耐受力低及应激状态。临床上主要常见于早产儿和极低出生体重儿由于输注葡萄糖浓度过高、速率过快或机体不耐受等出现医源性高血糖、应激性高血糖。新生儿真性糖尿病也可出现短暂性或持续性高血糖症，但临床非常少见，发生率为 1/400000 活产婴儿。高血糖轻者可无症状，血糖显著增高或持续时间长的患儿可发生高渗血症、高渗性利尿，出现脱水、烦躁、多尿、糖尿、体重下降、惊厥等症状，严重者可导致颅内血管扩张，甚至发生颅内出血。

二、护理评估

1. 健康史：了解患儿出生时的胎龄、体重、用药史。母亲分娩前是否使用过糖和糖皮质激素。

2. 身体状况：有无窒息缺氧、感染、寒冷，有无脱水、体重下降、多尿、烦躁、哭闹等。

3. 心理—社会状况：评估家长对本病的了解程度及对患儿的关注程度。

三、护理措施

1. 执行新生儿一般护理常规。

2. 输液管理：使用静脉营养液的患儿、血糖有波动的患儿需严密监测血糖。注意体重和尿量的变化。遵医嘱及时补液，纠正脱水及电解质紊乱。在葡萄糖输注浓度和速度没有改变的情况下，发生高血糖警惕败血症发生，需加强检查和监测。

3. 维持水电解质稳定：重症高血糖伴明显脱水应及时补充电解质溶液，迅速纠正血浆电解质紊乱，降低血糖浓度。持续高血糖应监测血气分析，以及时纠正酮症酸中毒。

4. 维持血糖稳定：严格控制输注葡萄糖的量及速度，监测血糖变化。医源性高血糖症应尽早开始肠内营养，促进激素分泌并促进胰岛素分泌。高胆红素血症患儿换血后容易出现高血糖症，换血操作时要注意换血速度，静脉推注药物尽量用生理盐水配药，不用含糖液稀释药物。

5. 胰岛素使用：当葡萄糖浓度降低至5%，输注速度降至4 mg/（kg·min）时，空腹血糖浓度 > 14 mmol/L，尿糖阳性或高血糖持续不见好转可使用胰岛素，注意输液管道预先以胰岛素溶液冲洗，每30分钟监测血糖1次，以调节胰岛素输注速度，胰岛素滴注期间需监测血钾水平及尿量变化。

6. 做好臀部皮肤护理，勤换尿布，保持会阴部皮肤清洁干燥，纠正缺氧，维持体温正常。

四、健康教育

1. 保持患儿脐部、臀部等皮肤清洁，及时更换尿布，注意喂养卫生，避免感染、低体温等导致血糖增高。

2. 告知家长新生儿高血糖症多为自限性疾病，较少有不良反应，不必过多担心。

第十一节　新生儿先天性梅毒护理常规

一、概述

先天性梅毒（congenital syphilis，CS）是梅毒螺旋体经胎盘进入胎儿血液循环所致的感染，可引起胎儿宫内感染。受累胎儿约50%发生早产、流产、死胎或死产，存活者在出生后不同的年龄出现临床症状，其中2岁以内发病者为早期梅毒，主要是感染和炎症的直接结果；2岁以后为晚期梅毒，主要为早期感染遗留的畸形或慢性损害。由于高原地区育龄妇女孕前、孕早期自我保健水平及健康教育水平低，故发病率更高。临床表现为发育差、营养差，肝、脾、淋巴结肿大，不同程度的皮肤黏膜损害、骨损害、中枢神经系统损害、眼损害等。先天性梅毒是一种可预防的疾病，产前检查及孕期梅毒治疗是预防先天性梅毒的重要措施，本病的治疗方法为使用足量青霉素。

二、护理评估

1. 健康史：了解患儿父母有无梅毒，有无不洁性生活史。母亲在妊娠期间是否经过正规的梅毒治疗。

2. 身体状况：评估患儿有无发育不良、营养障碍、黄疸、贫血、哭声嘶哑、易激惹；有无肝、脾、淋巴结肿大；皮肤有无斑丘疹、皮损；有无四肢张力高、不能自然放松、牵拉时剧痛等骨损害表现；有无颈项强直、角弓反张、惊厥等神经系统症状。

3.心理—社会状况：评估家长对疾病的认知程度，是否对患儿确诊此病表示怀疑、无法接受，是否因担心治疗效果及预后而感到自责、焦虑，是否配合诊疗。

三、护理措施

1.执行新生儿一般护理常规。

2.消毒隔离：

（1）做好床旁隔离，治疗及护理操作应集中进行。床旁贴醒目标识，护理前后严格洗手、戴手套，加强自我防护，防止交叉感染。

（2）床旁放置专用收纳桶，患儿衣物放入橙色布袋中并做好特殊感染患儿衣物标识；医疗废物单独垃圾桶放置，并标明特殊感染性废物。衣物和废物出隔离区应使用双层专用袋及黄色垃圾袋，按院感要求储存及运出病区。

（3）患儿用物专用，用后的血压计、听诊器要用75%的酒精擦拭消毒，体温计、奶嘴用1000 mg/L含氯消毒剂浸泡消毒30分钟，奶嘴经消毒剂浸泡后冲洗再煮沸消毒。出院后对床单位及所有用物进行严格的终末消毒。

3.用药护理：

（1）遵医嘱足量、足疗程、按时使用青霉素，治疗期间中断1天以上，整个疗程需重新开始。

（2）遵医嘱采用苄星青霉素G单次肌注，或者水剂青霉素G肌注（或静脉滴注的方式）给药。因新生儿皮下脂肪薄弱，肌内注射时易引起局部皮肤硬结甚至坏死，应特别注意观察注射部位情况。用药后加强巡视，注意观察药物的作用和副作用，如皮疹的消退情况、有无过敏反应等。青霉素过敏者可用红霉素。

4.皮肤护理：

（1）入院后可置患儿于暖箱，便于观察皮肤损伤情况。保持全身皮肤清洁干燥，皮肤溃破处垫治疗巾，在无菌技术操作下，先以0.5%碘伏消毒，再涂擦抗生素软膏，4次/天。皮肤干裂处涂抹鱼肝油，防止皮肤裂伤。对躁动的患儿及时安抚，包裹足跟和双手，避免抓伤，保护患儿骨隆突处，以防压伤。

（2）静脉穿刺时避开皮疹部位，动作轻柔，防止刺破皮疹。

（3）加强基础护理，注意臀部及皮肤皱褶处护理，保持皮肤清洁干燥，防止继发感染。

（4）出现鼻部脓血样分泌物的患儿应加强鼻部护理，可予生理盐水清洗鼻腔，再予鱼肝油润湿鼻部。

5. 梅毒假性麻痹护理：梅毒患儿大都有不同程度的骨损害，较严重的出现梅毒假性麻痹，这些患儿四肢呈弯曲状态，张力大，不能自然放松伸直，牵拉时患儿出现尖叫，提示有剧烈的疼痛。梅毒假性麻痹患儿常常出现哭闹、烦躁不安，因此在治疗和护理时动作要轻柔，不采取强行体位，适时安抚患儿，尽量减少疼痛和不必要的刺激。

6. 密切观察病情变化：注意患儿生命体征及一般情况的观察。加强全身检查，及时发现皮疹、斑疹、大疱及脱皮现象及其他皮肤变化。观察甲床、口腔黏膜及角膜有无炎症表现。观察患儿是否出现张口呼吸，脓血样分泌物及鼻前庭湿疹样溃疡等梅毒性鼻炎症状。观察有无黄疸及贫血，有无神经系统症状如颈项强直、角弓反张、惊厥等。由于新生儿先天性梅毒常累及到心、肝、脾、肺、皮肤黏膜等器官和神经系统、血液系统等，在护理过程中应加强对患儿以上各器官、系统表现的观察，做到尽早发现、尽早治疗。

四、健康教育

1. 疾病预防指导：向公众宣传性卫生健康常识；向孕妇宣教围产保健的重要性，指导孕妇最好在妊娠3个月内产检，做梅毒血清学筛查，梅毒高发地区或梅毒高危孕妇，妊娠28~32周及临产前需再次筛查。配合医生规范治疗妊娠梅毒是预防先天性梅毒的关键。

2. 疾病知识指导：

（1）心理指导。多数家属不能接受事实，加之担心疾病对孩子将来健康状况等的影响，会产生自责、焦虑、恐惧等复杂的心理情绪。医护人员应主动与家属沟通，根据家属不同的文化程度，进行有关本病的健康教育，消除家属的恐惧心理，使他们积极配合治疗，促使患儿早日康复，同时注意保护患儿及家属的隐私。

（2）出院后继续隔离，避免接触各种传染患者，以免交叉感染。

（3）经治疗，患儿全身症状好转，皮肤斑丘疹完全消失，体检后予以接种乙肝疫苗和卡介苗。

3. 定期随访：治疗后1个月、2个月、3个月、6个月、12个月时应进行随访，治疗成功时快速血浆反应素试验（rapid plasma regain test，RPR test）在3个月时滴度下降，6~12个月时转阴。若1岁时滴度仍未降低或升高，应再次进行正规治疗（10~14天）。

神经梅毒患儿应每6个月进行脑脊液（cerebro spinal fluid，CSF）检查，直至细胞数正常、性病研究实验室试验（venereal disease research laboratory test，VDRL test）阴性。

第二章 普通儿科常见疾病护理常规

第一节 肺炎护理常规

一、概述

肺炎（pneumonia）是儿童常见疾病，指不同病原体及其他因素（如吸入羊水、过敏等）所引起的肺部炎症。该病以婴幼儿多见，一年四季均可发病，好发于冬春寒冷季节及气候骤变时，以发热、咳嗽、气促、呼吸困难和肺部固定湿啰音为主要表现，可伴有食欲欠佳、呕吐、精神萎靡、烦躁不安，严重者可出现心力衰竭、呼吸衰竭、中毒性脑病等症状。肺炎是我国 5 岁以下儿童感染性疾病死亡的第一位原因，高原地区由于干燥、气候寒冷多变、缺氧环境、昼夜温差大等导致该病发生率较高。

肺炎根据病理形态分为支气管肺炎、大叶性肺炎、间质性肺炎、毛细支气管炎；根据病原体分为感染性肺炎和非感染性肺炎；根据病程分为急性肺炎、迁延性肺炎、慢性肺炎；根据病情分为轻症肺炎、重症肺炎；根据临床表现典型与否分为典型肺炎、非典型肺炎；根据发生的地区分为社区获得性肺炎、院内获得性肺炎。儿童以支气管肺炎多见。

二、护理评估

1. 健康史：评估生长发育情况；评估疾病史，有无反复呼吸道感染、有无麻疹、百日咳等呼吸道传染病；评估出生是否足月顺产，有无窒息史；评估有无按时接种疫苗；评估家庭成员有无呼吸道疾病病史。

2. 身体状况：评估有无发热、咳嗽、咳痰、肺部啰音；评估有无呼吸增快、鼻翼扇动、三凹征、唇周发绀等情况；评估有无呕吐、腹痛、腹泻等消化道症状；评估有无心率增快、端坐呼吸、少尿、水肿、四肢发凉、脉搏细弱等循环系统表现；评估有无烦躁、嗜睡、惊厥等神经系统症状；评估血常规、胸部 X 线、病原学等检查情况。

3. 心理—社会状况：评估家庭经济情况、父母的文化程度和对疾病的认识程度，评估患儿及家长是否产生焦虑和恐惧心理，是否担心疾病预后。

三、护理措施

1. 病情观察：密切监测患儿的生命体征，注意神志、面色、呼吸、心音、心率等变化，关注血常规、胸部 X 片、痰培养等结果，发现异常及时报告医生并处理。患儿呼吸大于 60 次 / 分，心率大于 180 次 / 分，面色苍白、烦躁不安、心音低钝、奔马律、肝脏迅速增大，提示心力衰竭，应减慢输液速度；患儿咳粉红色泡沫痰，提示肺水肿，吸氧时给予 20%~30% 乙醇湿化，每次吸氧不超过 20 分钟；患儿腹胀、肠鸣音减弱，提示肠麻痹；患儿烦躁不安、嗜睡、呼吸不规则、肌张力增高，提示颅内压增高；患儿咳嗽剧烈、呼吸困难、面色发绀、一侧呼吸运动受限、胸痛，提示脓胸或脓气胸。

2. 一般护理：高原地区气候寒冷、干燥，降雨量少，可采取加湿器等方法增加室内湿度，定时开窗通风，保持空气流通，控制室温 18~20 ℃，湿度 60%，通风时给患儿保暖，避免受凉加重病情。保持床单位清洁、干燥，及时更换床单、被服。患儿注意卧床休息，减少活动。医务人员严格执行手卫生，病室定期消毒，各种操作集中进行。

3. 呼吸道护理：及时清除呼吸道分泌物，患儿痰液黏稠不易咳出时，可遵医嘱予以雾化吸入、拍背、吸痰、体位引流等促进痰液排出。婴幼儿咳嗽容易引起呕吐，进食后应抬高头部或抱起，少量多餐，平卧时头偏向一侧，防止窒息发生。穿着宽松衣服，以免影响呼吸。

4. 发热护理：密切监测患儿体温变化，发热时遵医嘱予以物理或药物降温，观察降温效果；必要时遵医嘱予以补液，控制输液速度，防止发生心力衰竭；鼓励患儿多饮水，进食高蛋白、高热量、高维生素的易消化食物；遵医嘱使用抗生素，观察药物疗效及副作用；做好口腔护理。

5. 氧气吸入：高原地区氧分压低，患儿缺氧症状更加明显，吸氧可以提高血氧饱和度和氧分压，从而改善呼吸，减轻气喘及降低心脏负荷。一般采用鼻导管吸氧，氧流量 0.5~1 L/min，氧浓度不超过 40%；缺氧明显时采用面罩或头罩给氧，氧流量调至 2~4 L/min，氧浓度不超过 50%~60%；出现呼吸衰竭时，可使用人工呼吸器。

6. 心理护理：讲解肺炎相关知识，用温和的语气沟通交流，采用抚摸、安慰、鼓励、听音乐、玩游戏等方式，帮助患儿及家属缓解恐惧、焦虑情绪，提高依从性，树立战胜疾病的信心。

四、健康教育

1.加强营养，进食高蛋白、高热量、高维生素食物，养成良好的卫生、饮食习惯，提倡母乳喂养，及时添加辅食。营养不良和佝偻病患儿容易发生重症肺炎，因此，要保证患儿营养的摄入，增加户外活动的时间。

2.高原含氧量低，避免剧烈活动，减少氧耗，可适当锻炼，增强体质；外出佩戴口罩，避免接触呼吸道感染的患者，少到人多的公共场所。

3.积极接种疫苗，肺炎疫苗、流感疫苗可降低儿童肺炎的发病率。

4.定期复查血常规、胸片等。

第二节　贫血性疾病护理常规

一、概述

贫血（anemia）是一种小儿时期常见的症状，指单位体积血液中红细胞、血红蛋白和红细胞比容低于正常值，或其中一项明显低于正常值。根据血红蛋白和红细胞数将贫血分为四度。轻度为血红蛋白 90~120 g/L（6 岁以上），90~110 g/L（6 岁以下），红细胞（3~4）×10^{12}/L；中度为血红蛋白 60~90 g/L，红细胞（2~3）×10^{12}/L；重度为血红蛋白 30~60 g/L，红细胞（1~2）×10^{12}/L；极重度为血红蛋白 < 30 g/L，红细胞 < 1×10^{12}/L。

一项甘南藏族自治州 4 个县 0~6 岁儿童贫血研究显示，贫血的检出率为 53.24%，主要与高原地区喂养方式、膳食结构、生活习惯密切相关。而不同民族贫血检出率不同，藏族儿童的贫血检出率是 64.41%，回族儿童的贫血检出率是 44.07%，汉族儿童的贫血检出率是 25.20%。贫血会表现出疲倦、乏力、头晕、思想不集中、记忆力减退等症状，影响小儿的生长发育，对其认知、神经心理发育及运动发育造成不可逆的损伤，另外，贫血也会导致机体免疫力降低，诱发其他疾病。

二、护理评估

1.健康史：

（1）评估年龄、性别、籍贯、饮食、生长发育情况：①生理性贫血多见于出生低体重儿。② 6-磷酸葡萄糖脱氢酶缺乏和地中海贫血南方多见，前者男性为主。③营养性巨幼红细胞贫血北方农村多见。④儿童营养性贫血在甘南藏族自治州发病率较高，多见于 6 个月至 2 岁婴幼儿。

（2）评估疾病及服药史、家族史：①氯霉素、保太松等可引起再生障碍性贫血；青霉素、磺胺类等药物可引起免疫性溶血；苯妥英钠可引起巨幼红细胞贫血。②先天性溶血性贫血、先天性造血衰竭相关贫血可有家族病史。

（3）评估生活环境状况：①有无铅、砷、农药、杀虫剂等接触史。②有无钩虫、血吸虫等寄生虫流行。

2. 身体状况：评估有无皮肤黏膜苍白；有无皮肤干燥、毛发枯干、月经失调；有无疲乏、软弱无力、心悸、气促；有无头晕、目眩、耳鸣、注意力不集中、嗜睡；有无食欲减退、腹胀、恶心；有无皮肤黄染，淋巴结及肝脾肿大。

3. 心理—社会状况：评估家庭经济情况、父母的文化程度和对疾病的认识程度，评估患儿及家长是否产生焦虑和恐惧心理，是否担心疾病预后。

三、护理措施

1. 一般护理：做好生命体征监测及病情观察，观察有无面色苍白、心悸、乏力等贫血表现，卧床休息，遵医嘱予以氧气吸入，关注实验室指标，积极查找引起贫血的原因。

2. 饮食护理：合理膳食，改善高原地区婴儿以牛奶、酥油、糌粑为主的饮食结构，婴儿期以配方奶粉代替牛奶，及时科学地添加辅食；添加辅食不宜过早，以 4~6 个月为宜；多食用肉、蛋、奶、坚果等营养素丰富的食品，多食用新鲜蔬菜、水果。

3. 用药护理：小儿缺铁性贫血口服铁剂，需在饭后服用，与维生素 C、果糖同服可增加药效，避免与含钙、抑酸剂等影响铁元素吸收的食物和药物同食。服药后做好口腔护理，避免腐蚀牙齿，服用水剂铁应使用吸管。服药后注意观察药物疗效及副作用，常见的副作用有腹泻、恶心、呕吐等胃肠道反应。

4. 输血护理：必要时遵医嘱输血。输血前完善输血相关检查，签署知情同意，告知注意事项。输血前、中、后做好查对工作。输血过程及结束后注意观察输血不良反应，如发热、皮疹、尿色改变等，发现异常及时报告医生。

5. 预防感染：保持环境清洁，做好通风工作；避免与感染的患儿收治同一病房；避免到人多的地方活动；对患儿个人卫生进行监督指导；定期检查患儿大便，避免发生寄生虫或细菌感染，做到早发现、早治疗。

6.心理护理：讲解贫血相关知识，用温和的语气沟通交流，采用抚摸、安慰、鼓励、听音乐、玩游戏等方式，帮助患儿及家属缓解恐惧、焦虑情绪，提高依从性，树立战胜疾病的信心。

四、健康教育

1.努力提高高原地区的经济文化水平，加强基层儿童营养保健知识宣教力度，让当地群众了解贫血对儿童的危害。

2.患儿应进食易消化、高蛋白、高维生素、高铁饮食。注意膳食结构，确保营养均衡。提倡婴儿期母乳喂养或配方奶粉喂养，及时合理添加辅食。

3.贫血患儿应注意休息，活动以适量适度为原则，避免剧烈运动和过度劳累，根据患儿的体力状况制定合理的运动方案。

4.定期复查，根据检查结果及时调整治疗方案。

第三节　腹泻病护理常规

一、概述

腹泻病（diarrheal diseases）是一组由多种病原、多种因素引起的，以大便次数增多（≥3次/天）和（或）大便性状改变为主要表现的消化道综合征，大便可呈稀便、水样便、黏液便和脓血便。腹泻病根据其病程可分为急性腹泻病、迁延性腹泻病和慢性腹泻病。急性腹泻病≤2周；迁延性腹泻病2周~2个月；慢性腹泻病＞2个月。根据病情将腹泻病分为轻型腹泻、中型腹泻、重型腹泻。轻型腹泻无脱水、中毒症状；中型腹泻有轻至中度脱水或有轻度中毒症状；重型腹泻有重度脱水或明显中毒症状，可表现为烦躁不安、精神萎靡、嗜睡、面色苍白、高热、外周血白细胞计数明显增高等。

我国某些省份入户调查资料显示，腹泻病发病率为0.17~0.70次/人年，5岁以下儿童腹泻病发病率为2.50~3.38次/人年。高原地区气候寒冷，早晚温差大，尤其冬季气温变化大，儿童免疫力相对低，肠道功能失调容易引发腹泻，另外，居住条件不洁，喂养不当，也会引发儿童腹泻。腹泻病不但影响儿童生长发育，也会造成营养不良，甚至引起死亡。2017年的WHO资料显示，腹泻病每年约造成52.5万名儿童死亡，是

5 岁以下儿童死亡的第二大原因。

二、护理评估

1.健康史：评估年龄、喂养史、食物过敏史、感染史、用药史、旅行史，有无饮食不当、精神紧张等。

2. 身体状况：

（1）评估大便性状和颜色，蛋花汤大便提示轮状病毒感染；黏液脓血便提示侵袭性细菌感染；豆腐渣样大便提示真菌感染；婴儿新鲜血丝便应警惕牛奶蛋白过敏；大便有酸臭味伴有泡沫需警惕乳糖不耐受；大便表面漂浮油脂状物时应警惕脂肪泻；大便血多脓少、呈果酱样，应警惕阿米巴痢疾。

（2）评估脱水情况，有无精神萎靡、皮肤弹性差、前囟及眼眶凹陷、肢端循环差、尿量减少等情况，观察心率及血压变化。

（3）评估胃肠道情况，有无恶心、呕吐、腹痛、腹胀、肠鸣音亢进等。

（4）评估有无发热、消瘦、乏力、营养不良、肛周皮肤破损等其他状况。

（5）评估检查情况，包括血常规、血生化、粪便常规、B 超、X 线钡餐、CT、MRI、肠镜等。

3. 心理—社会状况：评估家庭经济情况、父母的文化程度和对疾病的认识程度，是否缺乏喂养和卫生知识，评估患儿及家长是否产生焦虑和恐惧心理，是否担心疾病预后。

三、护理措施

1.病情观察：密切监测患儿生命体征，观察患儿体温、心率、呼吸、血压、皮肤弹性、前囟和眼眶有无凹陷，口腔黏膜是否干燥。观察有无低钾、低钙等电解质紊乱表现，如患儿出现精神不振、嗜睡、呼吸加快、鼻翼扇动、口唇樱红等症状，需高度警惕酸中毒，应及时报告医生处理。密切观察并记录患儿大便颜色、性状和量。准确记录出入量。

2. 补液护理：

（1）口服补液：适用于轻中度脱水且无呕吐的患儿。每次稀便后进行补充，直至腹泻停止，推荐使用 ORS Ⅲ 或米汤加盐溶液［每 500 mL 加细盐 1.75 g（约 1/2 啤酒瓶盖）］。不同年龄补充的液体量不同：①＜ 6 个月 50 mL；② 6 个月 ~2 岁 100 mL；

③ 2~10 岁 150 mL；④ 10 岁以上儿童按需随意饮用。

（2）静脉补液：适用于重度脱水或口服补液脱水无改善、呕吐、意识不清、休克的患儿。补液的原则为"先浓后淡，先盐后糖，先快后慢，见尿补钾"。补液的成分、量、速度根据病情决定。

（3）鼻饲管补液：适用于无静脉输液条件、无严重呕吐的脱水患儿。选择 ORS Ⅲ 液体，初始速度 20 mL/（kg·h），补液过程注意观察有无呕吐、腹胀等情况，根据情况及时调整速度。

3. 用药护理：遵医嘱使用止泻药，如蒙脱石散、益生菌，腹泻早期补锌能明显减轻腹泻的严重性和缩短腹泻病程，且能减少以后 2~3 个月腹泻发生。6 个月以下的患儿，每天补充元素锌 10 mg；6 个月以上的患儿，每天补充元素锌 20 mg，疗程 10~14 天。

4. 饮食护理：指导患儿家属合理喂养，注意饮食卫生。提倡母乳喂养，单纯母乳喂养的患儿，适当缩短每次哺乳的时间；人工喂养的患儿可进食米汤、稀释牛奶或脱脂奶，避免给患儿喂食含粗纤维的蔬菜和水果以及高糖食物；考虑过敏性腹泻时应回避过敏食物。

5. 臀部护理：勤换尿布，保持皮肤清洁，便后用温水冲洗臀部，可用无菌凡士林涂抹保护肛周皮肤，如肛周皮肤发红，可使用 40% 的氧化锌油或紫草油进行涂抹。

6. 口腔护理：腹泻患儿由于免疫力下降和长期使用抗生素，容易发生鹅口疮，应做好口腔清洁，一旦发生鹅口疮，给予 1.4% 碳酸氢钠与制霉菌素外涂。

7. 消毒隔离：严格执行手卫生，做好床旁隔离。每日对病房空气、设备设施进行消毒。患儿的用物也应定时消毒。及时复查大便常规，按相关规定解除隔离。

四、健康教育

1. 养成良好的生活、卫生习惯，婴幼儿提倡母乳喂养，定期消毒奶具、食具，避免进食生食、变质食物，食物存放加罩，防止污染。勤洗手，不随地大小便，改造不卫生厕所，禽畜圈养，防止粪便污染环境，不用生粪浇菜。

2. 高原地区温差大，及时增减衣服，注意休息，避免过度劳累，平时可参加适当户外活动，增强体质。

3. 积极接种疫苗，轮状病毒疫苗可有效降低轮状病毒胃肠炎疾病负担和全球 5 岁以下儿童轮状病毒感染的死亡率。

4. 遵医嘱用药，定期随访。

第四节　热性惊厥护理常规

一、概述

热性惊厥（febrile convulsion，FC）是指发热（肛温 ≥ 38.5 ℃，腋温 ≥ 38 ℃）时出现的惊厥发作，无中枢神经系统感染证据及导致惊厥的其他原因，既往没有无热惊厥史。热性惊厥通常发生于发热 24 小时内，是儿童惊厥最常见的原因，首次发作多见于 6 月龄 ~5 岁，患病率为 3%~5%，有文献报道，在高海拔地区缺氧环境下，儿童更易发生高热惊厥，发病年龄可后延到 7 岁。热性惊厥大部分预后良好，但有复发的可能，再次发生热性惊厥可对大脑可造成不可逆性损伤，有热性惊厥史的儿童比一般人群发生癫痫的风险增加。

热性惊厥分为单纯性热性惊厥和复杂性热性惊厥。单纯性热性惊厥占 70%~80%，复杂性热性惊厥占 20%~30%，其发病年龄、表现、持续时间均存在差异。单纯性热性惊厥发病年龄多为 6 月龄 ~5 岁，表现为全面性发作，持续时间 < 15 分钟，一次热性病程中发作一次，无异常神经系统体征；复杂性热性惊厥发病年龄多为 < 6 月龄或 > 5 岁，表现为发病前神经系统异常，局灶性发作或全面性发作，发作持续时间 ≥ 15 分钟或一次热程中发作 ≥ 2 次，发作后可有神经系统异常表现。热性惊厥发作时间 ≥ 30 分钟或反复发作，发作间期意识未恢复达 30 分钟及以上称为热性惊厥持续状态。

二、护理评估

1. 健康史：评估性别、年龄、籍贯，用药史、生活史；评估有无上呼吸道感染、鼻炎、肺炎等感染史；评估个人及家族成员有无惊厥史。

2. 身体状况：评估生命体征；惊厥发作时间、次数；意识、双侧瞳孔、四肢肌力及肌张力、呕吐、呼吸道等情况；评估实验室检查、脑脊液检查、脑电图检查、神经影像学检查结果。

3. 心理—社会状况：评估家庭经济情况、父母的文化程度和对疾病的认识程度，评估患儿及家长是否产生焦虑和恐惧心理，是否担心疾病预后。

三、护理措施

1.病情观察：严密监测生命体征，观察患儿神志、面色、双侧瞳孔、肌力及肌张力等，发现异常及时报告医生。若患儿面色苍白且伴有明显中毒症状，疑为感染性疾病，有脑水肿或脑疝的风险。

2.一般护理：及时更换汗湿床单、衣物，保持床单位、衣物清洁干燥；做好口腔护理，保持口腔清洁；热性惊厥发作时禁食禁水，神志清醒后酌情进食水；高热状态，宜进食高热量、高维生素、清淡、易消化的流质或半流质饮食，禁止食用刺激性食物。

3.惊厥护理：

（1）镇静止惊：密切观察患儿惊厥发作情况，惊厥持续时间1~3分钟，不必急于使用止惊药物。惊厥发作持续＞5分钟，则需要使用药物止惊。首选止惊药物为地西泮静脉缓推0.3~0.5 mg/kg（最大用量每次10 mg），速度1~2 mg/min，推注过快可出现呼吸抑制、心率和血压下降等，因此，用药过程注意观察药物不良反应。如推注过程发作终止应立即停止推注，如用药后患儿发作仍未停止，5分钟后可重复用药，用药后仍不能控制，按惊厥持续状态处理。未建立静脉通路的患儿，可给予咪达唑仑0.3 mg/kg（最大用量每次10 mg）肌内注射或100 g/L水合氯醛溶液0.5 mL/kg灌肠止惊。如患儿有颅内高压的情况，可遵医嘱予以20%甘露醇静脉滴注。

（2）发热护理：间歇通风，保持室内温度22~24 ℃，湿度50%~60%，监测患儿体温变化情况，遵医嘱给予物理降温（温水擦浴、冰敷、退热贴等）或使用退热药，有惊厥史的患儿体温大于38℃时使用退热药，注意观察降温效果。降温过程减少患儿衣服，促进散热。

（3）氧气吸入：高原低氧环境是惊厥的诱发因素之一，惊厥发作时应积极给予氧气吸入，观察缺氧改善情况，注意有无口唇发绀等表现，必要时遵医嘱调节氧流量或使用简易呼吸器，以改善肺泡内血氧分压，维持SpO_2在90%以上。

（4）安全护理：惊厥发作时禁止摆动、搂抱患儿，可指掐人中、合谷穴止痉，去枕平卧，头偏向一侧，及时清除口鼻腔分泌物，保持呼吸道通畅，防止窒息。迅速用手指或其他软物垫于患儿牙间，避免咬伤，同时注意不要过分与患儿抽动的四肢对抗，避免骨折。

4.心理护理：惊厥后部分家长因对惊厥知识不了解而造成情绪激动恐慌，因此，应多与患儿及家属沟通交流，讲解疾病相关知识，提高其对疾病的认识程度，从而减轻其焦虑恐惧的情绪，也可以通过讲故事、分享病例等，帮助患儿及家属提高治疗积极性，树立战胜疾病的信心。

四、健康教育

1. 高原环境下，随着海拔的升高，空气中氧分压降低，容易引起低氧血症。在缺氧条件下，脑反应最敏感，脑功能损害发生最早，有惊厥史的患儿可在家使用制氧机以提高环境中氧浓度，预防惊厥的发生。

2. 教会家长患儿发生惊厥时的正确识别与处理方法，患儿发生惊厥时不要慌张，冷静处理。短时间内频繁惊厥发作的患儿（6个月内 ≥ 3次或1年内 ≥ 4次）或发生惊厥持续状态，需用止惊药物治疗才能终止发作的患儿，在发热开始给予地西泮口服，每8小时口服0.3 mg/kg，用药一般不超过3次，即能有效防止惊厥发生。另外，新型抗癫痫药物左乙拉西坦间歇用药也可预防热性惊厥发作。每个患者应个性化用药，降低转化为癫痫的风险。

3. 热性惊厥患儿原则上无预防接种禁忌。

4. 定期复查，积极寻找惊厥发作的原因，防止病情加重。

第五节 过敏性紫癜护理常规

一、概述

过敏性紫癜又称亨 - 舒综合征（Henoch-Schonlein purpura，HSP），是主要由免疫球蛋白A（immunoglobulin A，IgA）介导的皮肤和其他器官细小动脉和毛细血管的过敏性血管炎，表现为非血小板减少性紫癜、腹痛、胃肠道出血、关节炎等，严重者可出现肾炎，甚至发展为终末期肾脏衰竭，危及患儿生命。根据其临床表现可将过敏性紫癜的类型分为单纯型、胃肠型、关节型、肾型、混合型。

过敏性紫癜的发病与感染、食物、药物、花粉、虫咬、疫苗接种等因素有关，其发病率呈逐年上升趋势，往往发病急，病情变化快，容易反复发作，多数患儿发病前1~3个月有上呼吸道感染史。该病以秋冬季节多发，学龄期儿童多见，全球小于14岁儿童过敏性紫癜发病率为135/100万，男女比例为1.4∶1，研究表明，90%为10岁以下儿童，1岁以内婴儿少见。高原干燥、风大、气候不稳定，紫外线辐射很强，儿童极易出现呼吸道感染，加上放牧生活、务农等，接触潜在过敏原机会多，如动物毛发、植物成分等，因此，过敏性紫癜在高原的发病率也是比较高的。

二、护理评估

1. 健康史：评估感染史、用药史、过敏史、疫苗接种史、生活环境、饮食情况等。有无发生细菌、病毒、寄生虫等感染；有无使用抗生素、磺胺药、解热镇痛药等；有无进食海鲜、蛋、牛奶等；有无接种疫苗；有无接触花粉；有无被虫咬等。

2. 身体状况：评估皮肤黏膜情况，观察皮疹形态、颜色、部位、数量分布等；评估关节情况，有无疼痛、红肿、活动受限等；评估消化道情况，有无腹痛、血尿、血便等；评估血常规、尿常规、粪便、B超、肾脏病理检查等。

3. 心理—社会状况：评估家庭经济情况、父母的文化程度和对疾病的认识程度，评估患儿及家长是否产生焦虑和恐惧心理，是否担心疾病预后。

三、护理措施

1. 一般护理：密切监测患儿的生命体征，观察皮肤、消化道、关节等情况，消化道出血时禁食处理，必要时予以输血治疗。病室开窗通风，温湿度适宜，保持病室整洁，禁止摆放鲜花、宠物、毛织品等易过敏源，定期消毒，及时更换衣服、床单被套。

2. 饮食护理：患儿急性期饮食以白粥、软面、小米粥等为主，禁止食用肉类、海鲜、牛奶、花生、坚果、浓茶、咖啡、花椒等。稳定期逐渐增加食物，按流质饮食、半流质饮食、软食、普通饮食的顺序添加，每3~5天增加一种食物，先加蔬菜、水果，再加肉类，最后加牛奶、鸡蛋，海鲜、羊肉、辛辣刺激性食物在2年内禁止添加，2年后可少量添加。添加过程患儿出现新发皮疹等反应，应立即停止食用。

3. 皮肤护理：高原海拔高、干燥缺氧、紫外线辐射过强、寒冷等，不利于患儿恢复，要注意保护皮肤、减少出门、减少皮肤接触。皮疹为过敏性紫癜常见的表现，可伴瘙痒，要勤剪指甲，防止抓挠。不用沐浴露，不用碱性肥皂。如果病情严重，可以用药治疗。

4. 用药护理：遵医嘱使用抗感染、激素、抗组胺及止血药物，观察药物疗效及副作用。

5. 疼痛护理：腹痛的患儿卧床休息，可播放动画、听音乐等分散其注意力以缓解疼痛；禁止热敷腹部，以免加重肠道出血；腹痛严重和便血者予以禁食；必要时使用止痛药。关节疼痛的患儿应减少活动，采取舒适体位，可以冷敷或使用止痛药，严重时限制活动。

6.心理护理：讲解过敏性紫癜相关知识，用温和的语气沟通交流，采用抚摸、安慰、鼓励、听音乐、玩游戏等方式，帮助患儿及家属缓解恐惧、焦虑情绪，提高依从性，树立战胜疾病的信心。

四、健康教育

1.高原气候多变，温差大，要及时增减衣服，防止病毒、细菌入侵诱发感染；避免接触已明确的过敏原。

2.急性期卧床休息，皮疹消退、无关节肿痛、无腹痛时可下床活动，应逐渐增加活动量，避免剧烈运动。

3.遵医嘱用药，不能随意停药、减药。

4.定期复查，避免发生肾炎、肾衰竭等。

第六节　泌尿道感染护理常规

一、概述

泌尿道感染（urinarv tract infection，UTI）是指病原体直接侵入尿路，在尿液中生长繁殖，并侵犯尿路黏膜或组织而引起损伤，患儿会表现为发热、啼哭、拒乳、食欲不振、体重下降，腰痛、肾区叩击痛、乏力、耻骨上区痛，尿频、尿急、尿痛等尿路刺激征，严重者会出现败血症、脑膜炎、肾衰竭等。

泌尿道感染分为上尿路感染（肾盂肾炎）和下尿路感染（膀胱炎、尿道炎），是儿童常见的泌尿道疾病，以婴幼儿常见，6岁以后少见，两个发病高峰期分别为生后第1年和2~4岁，小于1岁儿童中，男孩发病率（3.7%）高于女孩发病率（2%），1岁以后女孩发病率（3%）高于男孩发病率（1%），约30%的儿童12个月内可反复感染。高原地区生存环境较差，气候恶劣、气温较低、液体丢失迅速，儿童自身免疫力低下，泌尿道感染发生率较高，主要为革兰氏阴性杆菌感染。

二、护理评估

1.健康史：评估年龄、性别、既往史、用药史、家族史、腰骶部手术史、饮水习惯、卫生习惯、性接触史等。

2.身体状况：评估有无发热、呕吐、激惹、嗜睡、生长落后等；评估有无尿频、尿急、尿痛、尿失禁、耻骨上区痛等；评估有无腰痛、便秘；评估尿常规、尿培养、血常规、泌尿系统超声等检查。

3.心理—社会状况：评估家庭经济情况、父母的文化程度和对疾病的认识程度，评估患儿及家长是否产生焦虑和恐惧心理，是否担心疾病预后。

三、护理措施

1.病情观察：观察患儿的生命体征、尿量、尿色、尿路刺激征等，发现异常及时报告医生。发热是尿路感染患儿较为常见的症状，发热时遵医嘱给予物理降温或药物降温，观察降温效果，必要时予以补液；尿路刺激征明显时遵医嘱使用阿托品、山莨菪碱等抗胆碱药缓解症状。

2.饮食活动：急性期卧床休息；高原地区气温低、气候干燥，人体水分丢失快，应鼓励患儿多饮水，按时排尿，不憋尿，从而增加排尿量，达到冲洗膀胱和尿道的作用，防止细菌在尿路繁殖；鼓励患儿进食高热量、高蛋白、高维生素的饮食，增强机体抵抗力。

3.阴部护理：泌尿道感染患儿应加强阴部清洁。勤洗阴部，清洗外阴或大便擦洗时由前往后，男孩要撅起包皮，做好清洁工作，检查尿道口有无异常病变。婴儿勤换尿布，幼儿尽早不穿开裆裤，养成穿内裤的习惯。

4.用药护理：遵医嘱使用抗生素，按疗程用药，观察用药效果及副作用，收集尿培养标本应在使用抗生素前，取中段尿，及时送检。

5.心理护理：讲解泌尿道感染相关知识，帮助患儿及家属缓解恐惧、焦虑情绪，提高依从性，树立战胜疾病的信心。

四、健康教育

1.高原地区气候环境差，应注意个人卫生，勤换尿布，勤洗外阴，清洗会阴及便后擦洗时，注意由前向后；尽早不穿开裆裤，养成穿内裤的习惯；多饮水，多吃蔬菜水果，保证营养；及时发现和处理男孩包茎、女孩处女膜伞；及时矫治尿路畸形，防止尿梗阻和尿瘢痕形成；尽量避免尿路器械检查；经常反复感染者可预防性用药。

2.急性期卧床休息，症状消失后适当活动，增强免疫力。

3.抗菌药饭后服用可减轻恶心、呕吐等不良反应；磺胺类药物服用后要多饮水。

4.泌尿道感染患儿急性疗程结束后，每月随访 1 次，共 3 次，无复发认为治愈，反复发作者，每 3~6 个月复查一次，随访至少 2 年。

参考文献

［1］ World Health Organization.WHO recommendations on postnatal care of the mother and newborn ［M］.Geneva：World Health Organization，2020.

［2］ Ceylan SS，BolLşLk B.Effects of swaddled and sponge bathing methods on signs of stress and pain in premature newborns：implications for evidence-based practice ［J］.Worldviews on Evidence-Based Nursing，2018，15（4）：296-303.

［3］ BRANDON D，HILL CM，HEIMALL L，et al.Neonatal skin care：evidence-based clinical practice guideline ［M］.4th ed.Washington DC：Association of Women's Health，Obstetric and Neonatal Nurses，2018.

［4］ 中国医师协会新生儿科医师分会循证专业委员会.重症监护病房新生儿皮肤管理指南（2021） ［J］.中国当代儿科杂志，2021，23（7）：659-670.

［5］ CHUN H，YUE Y，WANG Y，et al.High prevalence of congenital heart disease at high altitudes in Tibet ［J］.European Journal of Preventive Cardiology，2019，26（7）：756-759.

［6］ 王天有，申昆玲，沈颖.诸福棠实用儿科学 ［M］.9 版.北京：人民卫生出版社，2022.

［7］ 崔焱，张玉侠.儿科学护理学 ［M］.7 版.北京：人民卫生出版社，2021.

［8］ 次仁卓玛.高原地区小儿肺炎的护理方法及实施效果分析 ［J］.饮食保健，2021（25）：188.

［9］ 王莉，邓伟，晁荣，等.高原地区不同民族儿童贫血状况比较及相关因素分析 ［J］.甘肃医药，2023，42（10）：893-896.

［10］ 张雪.综合护理干预对小儿缺铁性贫血治疗的影响分析 ［J］.饮食保健，2023（42）：73-76.

［11］ 胡会，张婷.儿童腹泻病的诊治策略 ［J］.上海医药，2022，43（16）：3-6.

［12］ 旦增曲珍.浅论高原地区儿童腹泻的护理 ［J］.婚育与健康，2020（14）：52.

［13］ 中华医学会儿科学分会神经学组.热性惊厥诊断治疗与管理专家共识（2017 实用版）［J］.中华实用儿科临床杂志，2017，32（18）：1379-1382.

［14］ 许男，刘蕊，陈莹，等.我国小儿高热惊厥急救护理发展 ［J］.中国急救复苏与灾害医学杂志，2020，15（1）：118-120.

［15］ 杨浩，陈涛.过敏性紫癜的诊治进展 ［J］.医学综述，2020，26（19）：3854-3859.

［16］ 魏慧，次旦央宗，益西拉姆，等.高原地区不同类型过敏性紫癜藏族患者发病的相关危险因素［J］.北京大学学报（医学版），2023，55（5）：923-928.

［17］ 索昂才吉.优质护理在高原地区小儿过敏性紫癜患儿中的应用效果研究［J］.中国保健营养，2021，31（21）：140.

［18］ 彭利英.儿童过敏性紫癜的饮食干预及效果观察［J］.自我保健，2023，27（6）：104-105.

［19］ 张玲玲.高原地区学龄前儿童泌尿系感染现状分析［J］.世界最新医学信息文摘（连续型电子期刊），2020，20（35）：90-91.